JN333622

理学療法MOOK 18

ICUの理学療法

責任編集

神津 玲（長崎大学大学院 医歯薬学総合研究科 医療科学専攻）

三輪書店

シリーズ編集

福井　勉（文京学院大学大学院　保健医療科学研究科）
神津　玲（長崎大学大学院　医歯薬学総合研究科　医療科学専攻）
大畑光司（京都大学大学院　医学研究科　人間健康科学系専攻）
甲田宗嗣（広島都市学園大学　健康科学部　リハビリテーション学科）

歴代シリーズ編集（五十音順）

黒川幸雄，高橋正明，鶴見隆正

本書に関するご質問・ご意見

　本書に関するご質問・ご意見等を電子メールにて受け付けています．ご住所，お名前，お電話番号等をご記入のうえ，理学療法MOOK編集室（ptmook@miwapubl.com）までお寄せください．ただし，本書の内容と関係のないご質問や，本書の範囲を超えるご質問にはお答えできませんので，ご了承ください．個人情報については，適正に管理を行い，他の目的に利用することはありません．

編集にあたって

重症患者の長期予後改善に理学療法士が貢献するために

　急速に進む高齢化と急性期医療の目覚ましい発展を背景に，ICUで管理される患者は年々重症化しており，管理にも難渋することが多くなっています．救命率の向上を目標とした短期的予後の改善とともに，救命された患者の回復期の生活を見据えた長期予後，特に身体機能や生活の質（QOL：Quality of Life）の向上を意識した治療管理のあり方がICUにおいても求められています．そのようななか，「早期リハビリテーション」は患者の長期機能予後を改善する重要な手段であり，ICUに関わるすべてのスタッフが共通の認識をもって実践する必要があります．

　理学療法は，リハビリテーションの中心的な治療介入手段です．ICUでは，最新のテクノロジーが集約された多くの医療機器が用いられて患者管理が行われますが，それとは対照的に理学療法には「ローテク，ハイタッチ」という特徴があります．ローテクであっても理学療法にしかできないことは少なくないし，何よりも患者を一人の人間として尊び，人間らしさが通った治療介入を行えることには大きな意義があります．しかし，ICUという特殊な環境下の重症患者に対しては，何よりも安全性が求められます．そのためには，患者の病態理解，治療と管理方法，各種医療機器，モニター，薬剤・・・など，きわめて多くの知識が必要であり，かつ常にアップデートしていくことが必要です．さらに，理学療法の基本的技術に加えてリスクマネジメントも不可欠で，理学療法部門の人員および勤務体制に関しても調整や工夫が求められます．スタッフ教育のあり方に関しても構築が必要です．

　また，この領域の理学療法は比較的に新しく，理学療法士の関与は必ずしも十分ではない。ICUスタッフと患者の期待に応え，信頼を得るためには理学療法士自身が知識や技術を確実に習得し，常にレベルアップしていくことが必須となります．しかしながら，そのためのテキストや文献は十分ではない現状にあります．

　このたび，理学療法MOOKシリーズとして『ICUの理学療法』を刊行する運びとなりました．本書では「MOOK」という書面の特色を活かして，ICUにおける理学療法の基本から応用まで最新の内容を広く網羅してまとめたいと思い，特にICUで管理される重症患者の病態と治療・管理に重点をおきました．そのために，臨床現場の第一線で活躍される気鋭の集中治療医および救急医，理学療法士の先生方に執筆をご依頼申し上げ，かつ以下の5つを本書の基本的コンセプトとして掲げました．

①現代ICUの基本的役割に基づいた理学療法のあり方を提示する．
②理学療法への応用を意識した病態理解のための基本的な考え方をわかりやすく示す．
③臨床理学療法士のために，標準治療をわかりやすく解説する．
④（ICUで管理される）一般的な患者を対象として，どのように理学療法を進めるかを示す．
⑤一般論（あるいはルーチンな部分）か特異的内容かを明確にする．

　たいへん勝手なお願いではありましたが，すべての先生方が期待に応える内容にまとめてくださいました．最新かつ高度な内容を理学療法士にとってわかりやすく解説いただいておりますので，どの部分からでも読み進めていくことができるはずです．また，本書の読者層の中心としてICU

で臨床業務に携わる理学療法士を想定しましたが，医師や看護スタッフ，作業療法士や言語聴覚士の皆様にとっても有用であると考えます．加えてICU以外の急性期，さらには一般病棟の理学療法実践に役立つ内容も少なくありません．多くの臨床理学療法士にとって急性期理学療法がこの一冊で網羅できるガイドブックになることを確信しております．

　最後に，本企画に賛同いただき，毎日の多忙な診療の合間にご執筆をいただきました先生方には心から敬意と感謝を申し上げます．本書がICUでの安全かつ効果的な理学療法の実践のために有効に活用され，多くの患者がその恩恵にあずかることができれば編集者にとってこれ以上大きな喜びはありません．

　　　2015年11月吉日

　　　　　　　　　　　　　　　　　　　　　　　　　　　　　　　　　　神津　玲

目次

第1章　病態理解のための基礎知識

1. 生体侵襲とその反応―重症患者の病態 ……………………………… 今中秀光　2
2. 呼吸不全 ……………………………………………………………… 中根正樹　11
3. 循環障害 ……………………………………………………… 田中啓治, 他　20
4. 腎機能障害 …………………………………………………… 原田大希, 他　32
5. 重症患者における栄養および代謝障害 ……………………………… 谷口英喜　43
6. 感染症, 炎症, 多臓器不全 …………………………………………… 垣花泰之　57
7. せん妄と認知機能障害 ………………………………………………… 鶴田良介　68
8. 神経学的問題―長期臥床とICUAWを含む …………………………… 畑中裕己　79
9. ICU患者の長期予後 …………………………………………………… 齋藤伸行　87

第2章　治療・管理

1. 重症患者評価と治療・管理の基本 …………………………… 吉田英樹, 他　102
2. 呼吸管理 ……………………………………………………… 長谷川隆一, 他　115
3. 循環管理 ……………………………………………………………… 大塚将秀　126
4. 急性血液浄化法 ……………………………………………… 服部憲幸, 他　136
5. 栄養管理 ……………………………………………………… 矢田部智昭, 他　145
6. 感染管理・対策 ……………………………………………… 土手健太郎, 他　154
7. 鎮痛・鎮静管理 ……………………………………………………… 布宮　伸　166
8. 神経集中治療 ………………………………………………………… 黒田泰弘　173
9. 術後管理 ……………………………………………………………… 尾崎孝平　191

第3章　理学療法のプログラミングと実際

1. 重症患者における早期理学療法の基本的考え方 …………………… 神津　玲　202
2. 重症患者の理学療法評価 ……………………………………………… 嶋先　晃　212
3. 安全管理 ……………………………………………………… 森沢知之, 他　222
4. 理学療法の基本手技 ………………………………………… 小幡賢吾, 他　232
5. 周術期理学療法 ……………………………………………………… 垣添慎二　242
6. 人工呼吸管理・酸素化不良・離脱困難例 …………………………… 横山仁志　257
7. 循環不全 ……………………………………………………………… 齊藤正和　267
8. 重症感染症の合併 …………………………………………………… 堀部達也　279

- 9. 意識障害・長期間にわたる深鎮静……………………………………飯田有輝　292
- 10. 外　傷………………………………………………………………………山下康次　303
- 11. ICU理学療法のための体制づくり……………………………………伊藤義広　316

第1章

病態理解のための基礎知識

　「病態の理解と把握」は，ICUにおける理学療法実践のための基本であり，最重要事項である．重症患者の病態は刻一刻と変化するとともに複雑であるが，「急性および重症」という点では共通点が多く，なおかつ過大な侵襲を受けた生体が回復していく過程もよく似ている．

　本章では重症患者の病態を系統別に解説いただいた．代表的な病態あるいは疾患の病態生理について記載されているので，それぞれの臓器障害の基本的理解とともに，その共通点は何か，つながりは何かといった点の理解も深めていただければと思う．

1 生体侵襲とその反応―重症患者の病態

今中秀光[*1]

> **Key Questions**
> 1. 該当領域における代表的な病態は何か
> 2. 病態の基本は何か
> 3. どのような治療や管理を行う必要があるか

はじめに

集中治療室（ICU：Intensive Care Unit）で治療する病態はさまざまであるが，最も多いのは手術後の全身管理であり，その中でも苦労するのは肺炎・敗血症に対する管理であろう．図1に当院のICUに入室した患者の診療科の内訳を示す．約3/4は手術後の全身管理であり，その中でも心臓血管外科手術後の患者が多数を占め，かつ長期のICU管理を要した．そこで，心臓血管外科手術後の生体反応，肺炎，敗血症を取り上げ，生体侵襲に対する反応について概説する．

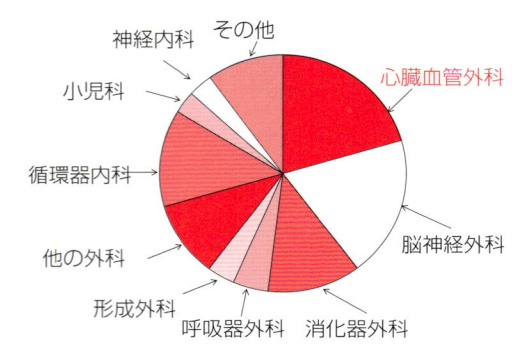

図1 当院のICUに入室した患者の診療科
約3/4が術後管理，または術後の感染症に対する全身管理である

心臓血管外科手術後の生体反応

心臓血管外科手術を受ける成人は，高齢者が多く，呼吸器・循環器・中枢神経系などの合併症を伴っていることが多い．ICUでは循環・呼吸状態の安定化を図り，早期の覚醒・抜管・離床を目指す．そのためには，バイタルサイン，検査値の推移，水分バランスに注意を払うとともに，術後合併症のリスクを早期に発見し，治療する必要がある．領域別に概説する．

1．中枢神経

術中の低血圧や塞栓，人工心肺装置やヘパリンの使用が原因で中枢神経障害が併発することがある．そこで覚醒試験により，中枢神経障害をより早期に発見することが大切である．

1）鎮痛・鎮静

術直後に鎮痛・鎮静を行う目的は，苦痛や

[*1] Hideaki Imanaka／徳島大学病院 ER・災害医療診療部

表1　人工呼吸中の鎮痛・鎮静の目的

1. 患者の快適性・安全性の確保
   ① 不安をやわらげる
   ② 動揺・興奮を抑え安静を促進する
   ③ 睡眠の促進
   ④ 気管チューブ留置の不快感の減少
   ⑤ チューブ類の自己・事故抜去の防止
   ⑥ 気管吸引の苦痛を緩和
   ⑦ 処置・治療の際の意識消失
2. 酸素消費量・基礎代謝量の減少
3. 換気の改善と圧外傷の減少
   ① 人工呼吸器との同調性の改善
   ② 呼吸ドライブの抑制

表2　過剰な鎮痛・鎮静の弊害

1. 意識レベルの確認が困難となる
2. 血圧低下，循環抑制
3. 呼吸抑制による低換気，無気肺
4. 人工呼吸器関連肺炎
5. 薬物性の肝機能障害
6. 離脱症候群の危険性
7. ICU退室後の抑うつ状態などの精神障害
8. 長期の安静臥床による廃用萎縮
9. 不動化による褥瘡，深部静脈血栓症，肺梗塞
10. 呼吸筋萎縮や筋力低下による人工呼吸器離脱困難

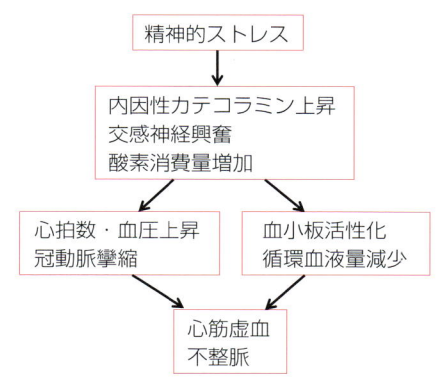

図2　精神的ストレスによる心筋虚血

不安をやわらげ，快適さを確保し，せん妄を防ぐことである（**表1**）[1]．精神的ストレスは，交感神経の興奮や酸素消費量の増加などを通じて，心筋虚血や不整脈の原因となる（**図2**）．ICUでは，患者は病気や予後に対する不安，日常生活からの隔絶，活動の制限など，さまざまなストレスを受けている．また，外部から隔離され持続的に監視される環境におかれ，医療機器の作動音や警報音にさらされている．さらに人工呼吸中は，気管チューブ留置の苦痛，理学療法，気管吸引のストレスも大きい[2]．

その結果，重症患者ではせん妄が高頻度に生じる．鎮痛・鎮静自体がせん妄を誘発，助長させることもある．また，高齢や臓器障害など患者側の因子，鎮静薬・鎮痛薬，ストレスにより，ICUせん妄（ICUAD：ICU-Acquired Delirium）が起こりやすい．せん妄が発症すると，認知機能や身体機能が障害され，長期予後や死亡率が悪化する．

一方，鎮痛・鎮静が過剰になれば，意識レベルの確認が困難になるだけではなく，循環動態が不安定になる（**表2**）．呼吸抑制が強くなると，換気量が低下し無気肺が生じやすくなる．気道の防御反射を抑制するので，人工呼吸器関連肺炎（VAP：Ventilator-Associated Pneumonia）の危険性が増える．肝機能障害，離脱症候群などの副作用が起こりうる．

これらを防ぐべく，米国集中治療学会から鎮痛・鎮静，せん妄に関するガイドラインが発表されており[3]，医療スタッフ間で，鎮痛・鎮静の目的，目標とするレベルを共有し，日々それを確認・修正する必要がある．まず，患者が快適に過ごしているかどうか，目標の状態にあるかどうかを評価する．目標の状態でないと評価した場合は，フローチャートに沿って原因を取り除き，治療していく（**図3**）．最初は，薬剤に頼らず環境の適正化を図る．人工呼吸中で話せない時は非言語的なコミュニケーション技術を用い，患者の意思や希望を明らかにし，理解度に合わせて現状や処置，ケアについて説明する．

過剰な鎮静を防ぐためには，プロトコールを利用したり，1日1回持続鎮静を中断する

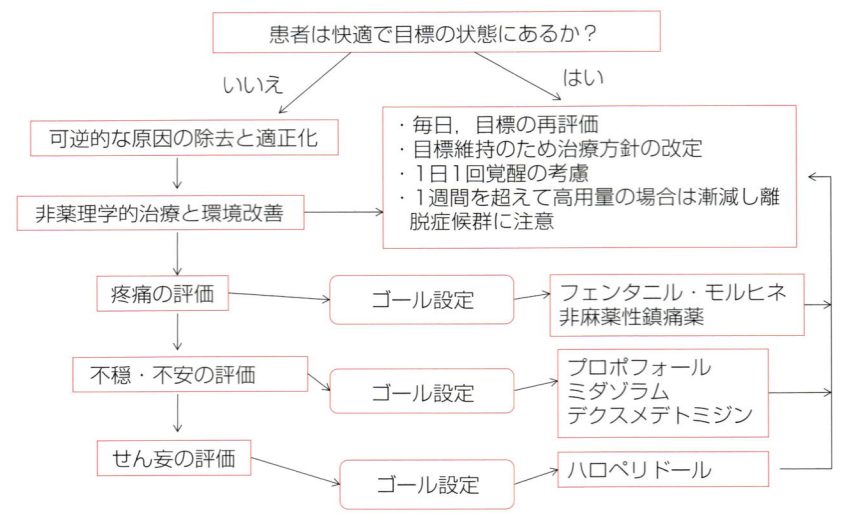

図3 重症患者の鎮痛・鎮静アルゴリズム

```
                患者は快適で目標の状態にあるか？
               ↙いいえ              ↘はい
     可逆的な原因の除去と適正化    ・毎日，目標の再評価
              ↓                   ・目標維持のため治療方針の改定
     非薬理学的治療と環境改善      ・1日1回覚醒の考慮
              ↓                   ・1週間を超えて高用量の場合は漸減し離
         疼痛の評価 → ゴール設定 →  脱症候群に注意
              ↓                        ↓
                                 フェンタニル・モルヒネ
                                 非麻薬性鎮痛薬
         不穏・不安の評価 → ゴール設定 → プロポフォール
                                      ミダゾラム
                                      デクスメデトミジン
         せん妄の評価 → ゴール設定 → ハロペリドール
```

表3　ABCDEバンドル

A：awaken the patient daily
　　1日1回の鎮静・覚醒試験を行う
B：breathing
　　1日1回の自発呼吸試験を行う
C：coordination, choice of sedatives or analgesics
　　A＋Bの併用と鎮痛・鎮静薬の選択
D：delirium monitoring and management
　　せん妄のモニターと対策
E：early mobility and exercise
　　早期離床と運動

のが有用である．1日1回持続鎮静を中断することは，患者を覚醒させ，鎮静の必要性を再評価することにより，不必要な鎮静を減らすことができる．鎮静中断に合わせて，人工呼吸器離脱試験を併用すると人工呼吸期間が短縮し，生命予後が改善する．さらに鎮静中断に合わせて理学療法を併用すると，退院後の自立機能が改善するという報告もある．

2）ABCDEバンドル

ABCDEバンドルは，ICU患者の予後を悪化させる因子を提言する包括的管理方針である（表3）[4]．重症患者を覚醒させ，自発呼吸を促し，鎮静を適切に行い，せん妄を防ぎ，そして早期離床を目指す．

a．awaken（鎮静・覚醒試験）

1日1回持続鎮静を中断し，覚醒（awakening）を試すと人工呼吸器からの早期離脱に効果がある．また，プロトコールを用いて鎮静レベルを調節する方法も広まっている．

b．breathing（自発呼吸試験）

1日1回，自発呼吸試験を行うと人工呼吸からの早期離脱が期待できる．

c．coordination（A・Bの併用）とchoice（鎮痛・鎮静薬の選択）

1日1回の鎮静中断と自発呼吸試験を組み合わせる，鎮痛・鎮静薬を上手に選択する，という2つの意味がかけてある．

d．delirium（せん妄のモニターと対策）

せん妄を評価して，その原因を検索し，予防策を講じる．せん妄が起こると認知機能や身体機能に障害が生じるからである．

e．early mobility and exercise（早期離床・運動）

早期にリハビリテーションを開始すると，自立を促すことでせん妄が減り，人工呼吸器離脱を促進することができる．

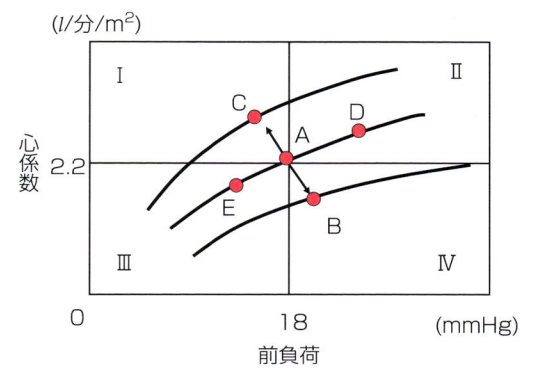

図4 Forrester 分類（前負荷と心係数）
中心静脈圧，心係数で4つの部分に分ける

2．循環器

人工心肺装置を用いる手術後では，心不全，出血がしばしば問題となる．

1）低心拍出量症候群

人工心肺装置の使用や手術操作に伴い，心筋の虚血再灌流障害，心機能障害が起こる．フィジカルアセスメントとしては，低血圧，頻脈，尿量減少，四肢末梢冷感，毛細血管再充満不良がよい指標となる．

低心拍出量症候群の因子は，前負荷・後負荷，心筋収縮力，心拍数である．心機能の理解には，中心静脈圧 18 mmHg，心係数 2.2 l/分/m^2 を境界に4つの部分に分ける Forrester 分類が有用である（図4）．例えば，境界のA点で循環が成り立っていると仮定する．輸液や輸血で前負荷を増加させれば D 点へ移動し心拍出量が増加する．逆に，利尿や出血があれば E 点へ移動し心拍出量が低下する．強心薬や血管拡張薬を投与すると C 点へ移動し，心機能が悪化すると B 点に移動する．

2）不整脈

人工心肺装置使用や手術操作に伴い心筋の虚血再灌流障害が発生すると，術後早期にさまざまな不整脈が出現する．急激に血圧が低下した場合は，急性冠不全や心筋梗塞の可能性を疑う必要がある．また，術後に利尿の促進や大量輸液・大量輸血を行うと，電解質バランスが崩れやすく不整脈の原因となる．

3）血圧の変動

術直後は，覚醒，末梢血管抵抗の増大，強心薬投与により，しばしば高血圧を呈する．高血圧は術後出血を誘発するだけでなく，心筋の酸素消費を増大させる．一方，低血圧もよく起こる．低血圧は循環血液量不足によるものが多いが，術後出血，心タンポナーデ，低心拍出量症候群，心筋虚血，不整脈に注意する．

4）術後出血

人工心肺装置を使用する手術では，ヘパリンを投与することにより，血液凝固因子の希釈・消耗，血小板の質的・量的変化，線溶系（線維素溶解系）亢進が起こるため，術後出血が問題となる．

心タンポナーデは，血液や浸出液が心嚢内・縦隔内に貯留し，心臓の拡張障害からショックに陥った病態である．また，それにより血圧低下，脈圧の狭小化，頻脈，心拍出量の低下，尿量減少，中心静脈圧の上昇を呈する．創部ドレーンからの出血が突然減少したり凝血塊が認められる場合は，心タンポナーデの発生に注意する．

5）低体温とシバリング

ICU 入室直後は低体温を呈することが多い．人工心肺中は低体温に誘導されるほか，麻酔薬により体温調節機構が障害され，また手術室の冷環境にさらされるなど容易に低体温に陥る．この低体温により不整脈が起こりやすくなり，体血管抵抗が上昇し高血圧，術後出血，心拍出量低下を引き起こすことがある．また，シバリングが起こると酸素消費量が著明に増えるため，予備力の乏しい患者では負担となる．

3．呼吸器

術後の呼吸器合併症の危険因子は，①上腹部・胸部の手術，大血管手術，②緊急手術，

表4 術後急性期にみられる呼吸不全
1. 無気肺
2. 肺水腫
3. 血胸，気胸，胸水貯留
4. 肺炎
5. 換気不全
6. 急性呼吸促迫症候群（ARDS）

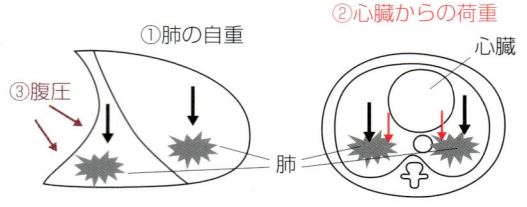

図5 背側無気肺の発生
①肺自身の自重，②拡張した心臓の荷重，③腹圧のため，背側の肺がより圧迫され，肺胞が虚脱する

③高齢，④長時間の手術，⑤術前の健康状態不良，⑥心不全，⑦低蛋白血症，⑧慢性閉塞性肺疾患の既往，⑨喫煙である[5]．高齢者では，もともと呼吸機能低下や脳血管障害を合併している場合が多い．加えて，手術侵襲が大きかったり，創痛が強いと呼吸器合併症を併発しやすく，長期にわたり人工呼吸を要することも多い．

低酸素血症が重篤になれば，心臓，脳，腎臓など重要臓器への酸素供給が障害され，心機能低下，意識障害，腎障害が引き起こされる．手術侵襲を契機として合併する呼吸不全には，さまざまな成因が関与する（**表4**）．

1）無気肺

無気肺は，術後に最も多く発生する呼吸器合併症で，原因として気道の閉塞，胸郭の異常，呼吸筋力の低下，胸腔内の貯留物，心臓・肺の重量による肺の圧迫があげられる．危険因子は高齢，呼吸器疾患，喫煙，肥満，開胸手術，上腹部手術，創痛，長期臥床である．

気道が完全あるいは部分的に閉塞すると末梢の肺胞ガスが吸収され，無気肺となる．気道の閉塞は喀痰貯留，気道出血，異物，不適切な位置の気管チューブが原因となる．

鎮静薬・筋弛緩薬の投与により，胸郭の広がろうとする力が低下し，肺容量が減少したり，肥満・腹水・腹部膨満のある患者を背臥位にすると横隔膜が押し上げられ，無気肺が生じやすい．また，ICUの重症患者で四肢・呼吸筋の筋力が低下する現象（ICUAW：ICU Acquired Weakness）が最近注目されている．ICUAWは敗血症，多臓器不全，気管支喘息，甲状腺機能亢進，高血糖，ステロイド投与との関連が指摘されており，長期人工呼吸の原因となる．

術後には，さまざまな理由で胸腔に血液，空気，胸水が貯留するが，これらは肺の拡張を障害し，しばしば無気肺を併発する．

心拡大がある患者を背臥位とすると，心臓の裏に位置する肺が圧迫され無気肺に陥りやすい．急性呼吸促迫症候群（ARDS：Acute Respiratory Distress Syndrome）や心原性肺水腫では，肺そのものも重くなっており重力の影響を受けやすい肺胞が虚脱し，いわゆる荷重域の無気肺（背側無気肺）となる（**図5**）．

2）肺水腫

肺水腫は，静水圧性と透過性亢進性に二分できる．静水圧性肺水腫の代表は心原性肺水腫であり，心機能の低下，輸液過剰，腎障害，血液希釈などによって生じる．透過性亢進型の肺水腫としてARDS，再灌流性肺水腫があげられる．

3）血胸，気胸，胸水貯留

血胸は創部出血の胸腔へのたれこみ，ドレナージ手技に起因することも珍しくない．気胸は中心静脈カテーテル留置，開胸操作，手術操作による肺損傷，人工呼吸に関連した肺損傷で起こりうる．心不全，低蛋白血症，乳び管損傷があると胸水が貯留しやすい．

4）肺炎

肺炎も頻度の高い呼吸合併症である．診断

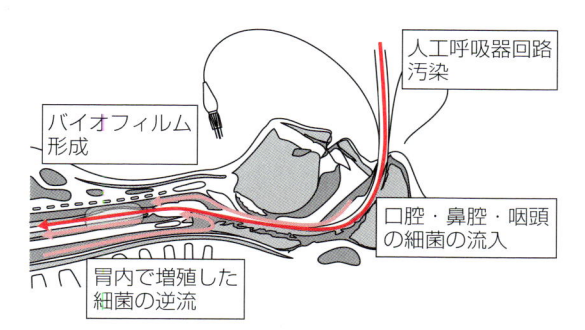

図6 人工呼吸器関連肺炎（VAP）の発生機序
①胃で増殖した細菌の逆流，②口腔・鼻腔・咽頭に定着した細菌の気管への流入，③気管チューブ表面でのバイオフィルム形成，④人工呼吸器の回路汚染，がVAPの誘因とされている

表5 人工呼吸器関連肺炎（VAP）予防バンドル

①手指衛生，口腔ケアを確実に実施する
②人工呼吸器の回路を頻回に交換しない
③適切な鎮静・鎮痛を図る．特に過鎮静を避ける
④人工呼吸器からの離脱ができるか，毎日評価する
⑤人工呼吸中の患者を背臥位で管理しない

は発熱，白血球増加，喀痰培養の臨床情報と，胸部X線像からなされるが，肺水腫，肺出血，無気肺との鑑別診断はしばしば困難である．人工呼吸の期間が延びるほど肺炎の発生頻度が増加するので，可能なかぎり人工呼吸からの早期離脱，早期離床を目指す．なお，上半身を挙上した体位をとることによって人工呼吸に関連した肺炎が減少する．

5）換気不全

換気栓の原因として頻度が高いのは，鎮痛・鎮静による呼吸抑制である．意識障害，甲状腺機能低下，低栄養，代謝性アルカローシスでも呼吸ドライブは抑制される．低栄養や電解質異常では呼吸筋力が障害される．一方，気道抵抗が増えたり，肺・胸郭が硬くなると呼吸仕事量が増え，耐えられなくなると換気不全に陥る．慢性閉塞性肺疾患の急性増悪，気管支喘息，気道分泌物の貯溜，細い気管内チューブは，抵抗負荷となる．胸郭側の因子として胸郭変形，肥満，胸・腹部手術後，胸水，腹水貯溜が，肺側の因子として肺炎，肺うっ血，肺水腫などがあげられる．

6）急性呼吸促迫症候群

ARDSは著明な低酸素血症，呼吸困難，胸部X線像でび漫性の浸潤影を呈する症候群である．肺炎，誤嚥，敗血症，人工心肺，虚血再灌流障害，大量輸血などさまざまな原因で起こりうる．これらの原因をきっかけとして全身の炎症が起こり肺血管内皮の透過性が亢進することにより，血漿成分が間質や肺胞に漏出し，肺の重量が増加し，荷重域の肺胞が虚脱しやすくなる．この結果，換気の可能な肺胞が減少し，ガス交換能が低下し，肺が硬くなり，呼吸困難を呈する．

対策として原因となる病態を治療するとともに，人工呼吸管理で呼吸を補助する．人工呼吸管理では，肺障害進行の抑制を図るため，一回換気量や気道内圧を制限したり，呼気終末陽圧を高めに設定することが推奨されている．

4．腎機能障害と栄養管理

腎機能障害は，低心拍出量症候群，人工心肺装置の使用，大量出血により発生する．また，心臓血管外科術後に急性腎不全を発症すると予後が悪化する．腎機能障害を予防するためには，まず脱水にしないこと，心拍出量・血圧を正常に保つことが大切である．過剰の利尿薬投与は，脱水，電解質バランスの崩れを招き腎機能障害の原因となる．

ICUで栄養療法を進める前提として血行動態の安定が必要である．術後早期は，腸管運動が血管作動薬によって抑制され厳密な水分管理が必要となるため，栄養増量は難しい．低栄養は合併症を増加させる可能性がある一方[6]，過剰な栄養の投与によってはしばしば肝障害を起こし，二酸化炭素産生過剰を介して呼吸負荷が増大する．手術直後は高血糖に

なりやすく，高血糖は死亡率を悪化させるため血糖管理が重要である[7]．血行動態が安定すれば，早期の腸管栄養を心がける．絶食が長引くと腸管の絨毛上皮が萎縮し，感染抵抗力が低下するからである．

肺炎

VAPは，人工呼吸開始48時間以降に新たに発生する肺炎のことである．①胃で増殖した細菌が気管内へ逆流する，②口腔・鼻腔・咽頭に細菌が定着し気管内へ流入する，③気管チューブの表面に菌が付着しバイオフィルムが形成され剝がれ落ちる，④人工呼吸器の回路汚染が気管内へ流入する，が誘因とされる（図6）．危険因子を認識したうえで包括的な対策を実施する必要がある．

前述のように，VAPの発生には気管チューブが関与している．気管チューブのカフ圧が低すぎるとカフ上部に貯留した汚い分泌物が気管内に落ち込んでVAPが発生する．カフ圧を適正に維持する，カフ上部の分泌物を除去するなどの対策により，VAPの発生頻度が減少する．複数の予防策をまとめて適用するバンドルによってVAP発生頻度が低下する．日本集中治療医学会[8]から提唱されているVAP予防バンドルを表5にあげる．

1．手指衛生，口腔ケアを実施する

人の手を介して病原菌が伝搬され，VAPの原因となる．接触の前後，分泌物に触れた後には必ず手洗いを行う．また，挿管中は口腔内の自浄作用が低下し，さまざまな病原菌が定着しバイオフィルムを形成する．歯垢に付着したバイオフィルムや口腔内分泌物が剝がれ落ちVAPの原因となるので，口腔ケアで歯垢をコントロールする．

2．人工呼吸器の回路を頻回に交換しない

人工呼吸器は定期的に回路交換を行ってもよいが，頻回に交換する必要はない．一方，気管内吸引を無菌的に施行するため，閉鎖式吸引システムを利用したり，一回ごとにディスポーザブル手袋，滅菌カテーテルを使用する．

3．過鎮静を避ける

人工呼吸管理が1日延びるごとにVAPが1％増加するとされる．1日1回持続鎮静を中断することで，人工呼吸期間の短縮を図りVAP発生頻度を低下させることができる[9]．現場に合った鎮静プロトコールを作成し，こまめに鎮静薬投与量を調整したり，1日1回持続鎮静を中断することがVAP予防に有用である．

4．人工呼吸器からの離脱を評価

人工呼吸器からの離脱が可能かどうか毎日評価すると，早期の離脱，早期離床に結び付く．鎮静薬の減量・中止に合わせて人工呼吸離脱の可能性を評価する．

5．背臥位を避ける

背臥位は胃内容物の逆流，口腔内容物の気管への流入を促しVAPの原因となる．人工呼吸管理中に上半身を45°だけ挙上した体位を維持すると，VAPの発生頻度が低下する[10]．したがって，人工呼吸管理中はなるべく背臥位を避け，積極的に上半身を30～45°挙上させる．

敗血症

敗血症は，感染を基盤とする全身性炎症反応症候群（SIRS：Systemic Inflammatory Response Syndrome）である．糖尿病，ステロイ

ド投与，悪性疾患，化学療法など免疫抑制状態に合併すると重症化しやすい．

その機序としては，感染症により炎症細胞やサイトカインが過剰に活性化される．その結果，末梢血管拡張に加え，血管内皮細胞の障害，組織でのエネルギー代謝の障害のため，組織の低酸素症が起こり，循環器，肺，腎臓，消化管，中枢神経系，凝固線溶系などに臓器不全が続発する．根本的な治療は感染巣除去と抗菌薬治療であり，感染をコントロールできるまで呼吸・循環器管理を中心とした補助的治療を行う．

1．循環器

初期には末梢血管が拡張し，血管透過性が亢進して血管内容量が減少するため，血圧が著しく低下する．これにより，みた目の心収縮は保たれているが，収縮能は低下している．そのため血流分布異常が起こり，消化管や腎臓などの臓器血流は減少する．微小循環レベルでは機能的毛細血管が減少し，組織の低酸素症が発生する．大量輸液と昇圧薬を用い，早期に循環動態を維持する必要がある．

2．呼吸器

ARDSがしばしば続発する．まず肺血管透過性が亢進し，血漿成分が間質や肺胞腔に漏出する結果，肺サーファクタントの機能が低下する．また，間質の浮腫のために肺の重量が増加し，荷重域の肺や下葉が虚脱しやすくなる．その結果，ガス交換能が低下し肺が固くなり，低酸素血症と換気障害を合併する．

ARDSに対しては，高頻度に人工呼吸管理が必要となる．1回換気量や気道内圧を制限し，呼気終末陽圧を高めに維持する人工呼吸管理が推奨されている．

3．腎　臓

腎血流低下と低酸素血症，高サイトカイン血症のため急性腎障害を生じる．血液浄化療法で腎機能を代行する必要があるが，特定の手技が予後を改善するという報告はない．

4．消化管

腸管吸収機能が障害される．さらに腸管のバリア機能が障害されると，腸内細菌や菌体成分が血流に入り，敗血症をより悪化させる．

5．中枢神経系

敗血症の初期症状として意識レベル，認識機能が低下する．

おわりに

集中治療を要する代表的病態として，心臓血管外科手術後，VAP，敗血症を取り上げ，生体侵襲に対する反応について概説した．いずれも循環器，呼吸器への影響が大きく，フィジカルアセスメント，諸検査，画像所見を通じて病態を把握し早期に治療を始める必要がある．最近，早期離床のために，鎮痛・鎮静方法を再考するABCDEバンドルの重要性が認識されてきている．

Conclusion

　集中治療を要する患者における生体侵襲として，心臓血管外科手術，VAP，敗血症が代表である．これらは，手術侵襲，人工心肺に伴う循環不全，呼吸不全が問題となる．循環・呼吸器管理に加え，適切に鎮痛・鎮静することで，合併症を予防し，早期離床を目指す．特にVAPは気管チューブによって起こる合併症であり，リスクの低減処置が重要である．敗血症は，感染に起因する全身炎症であり，全身臓器に障害が及ぶ．いずれの病態においても，医療チームがフィジカルアセスメントによる病態評価，全身管理を適切に継続することが大切である．

文献

1) 日本呼吸療法医学会，人工呼吸中の鎮静ガイドライン作成委員会，他：人工呼吸中の鎮静のためのガイドライン．2007（http://square.umin.ac.jp/jrcm/contents/guide/page03.html）2015年11月4日閲覧
2) 布宮　伸：クリティカルケアにおける鎮静・鎮痛の意義．布宮　伸（編）：クリティカルケアにおける鎮静・鎮痛．克誠堂，2009，pp3-10
3) Barr J, et al：Clinical practice guidelines for the management of pain, agitation, and delirium in adult patients in the intensive care unit. *Crit Care Med* **41**：263-306, 2013
4) Pandharipande P, et al：Liberation and animation for ventilated ICU patients：the ABCDE bundle for the back-end of critical care. *Crit Care* **14**：157, 2010
5) Smetana GW：Strategies to reduce postoperative pulmonary complications.（http://www.uptodate.com/online/content/topic.do?topicKey=pulm_dxs/5207&view=print）2015年11月4日閲覧
6) Engelman DT, et al：Impact of body mass index and albumin on morbidity and mortality after cardiac surgery. *J Thorac Cardiovasc Surg* **118**：866-873, 1999
7) van den Berghe G, et al：Intensive insulin therapy in critically ill patients. *N Engl J Med* **345**：1359-1367, 2001
8) 日本集中治療医学会，ICU機能評価委員会：人工呼吸関連肺炎予防バンドル2010改訂版．（http://www.jsicm.org/pdf/2010VAP.pdf）2015年11月4日閲覧
9) Kress JP, et al：Daily interruption of sedative infusions in critically ill patients undergoing mechanical ventilation. *N Engl J Med* **342**：1471-1477, 2000
10) Drakulovic MB, et al：Supine body position as a risk factor for nosocomial pneumonia in mechanically ventilated patients：a randomised trial. *Lancet* **354**：1851-1858, 1999

2 呼吸不全

中根正樹[*1]

> **Key Questions**
> 1. 代表的な病態は
> 2. 病態の基本は
> 3. どのような治療や管理を行う必要があるか

はじめに

呼吸不全は，ICUで管理される重症患者において最も多く認められる臓器不全であり，原疾患の進展に伴った全身状態悪化の比較的に初期の徴候として血圧低下や頻脈などの循環不全と同じくらいに重要な病態である．臨床においては，呼吸不全の診断はもとより，重症度・緊急度の評価，適切な治療選択，これらが可能となる臨床力を身に付けるためには本病態の理解は不可欠であり，ICUで重症患者に関わる医療スタッフはもちろんのこと，そうでない医療スタッフにおいても，呼吸生理学的な側面からみた基礎知識を習得しておくことが強く望まれるところである．

呼吸不全の定義

呼吸不全とは，原因のいかんにかかわらず，患者自身の呼吸予備力による代償では間に合わなくなった結果，血液ガス値が異常を示し，その異常によって生体が正常な機能を営めなくなった状態である[1]．血液ガス値の異常としては，動脈血酸素分圧（PaO_2：Arterial Oxygen Partial Pressure）の低下と動脈血二酸化炭素分圧（$PaCO_2$：Arterial Carbon Dioxide Partial Pressure）の上昇が代表的なものであるが，同時に「生体が正常な機能を営めなくなっている所見」を認めることが重要である．すなわち厳密には，血液ガス値の異常を認めたとしても低酸素症の徴候を認めなければ呼吸不全とは診断できないのである．

一般的には，室内気（ルームエア）を吸入している状態で動脈血を採取して血液ガス分析を行った際にPaO_2が60 Torr以下であり，なおかつ，低酸素によると思われる症状（**表1**）を呈していれば呼吸不全と診断される．例えば，室内気吸入でPaO_2が60 Torrの状態を，臨床で酸素化能の指標としてよく使用されるP/F比（PaO_2/FiO_2比）で表してみると，60÷0.2で計算され300という値が得られる．つまり，室内気吸入でPaO_2が60 Torr以下または酸素投与中も含めP/F比が300以下というのが一つの目安となることがわかる．また，生体が低酸素の状態では，呼吸中枢は刺激さ

[*1] Masaki Nakane／山形大学医学部附属病院 高度集中治療センター

表1 低酸素症による症状

程　度	代表的な症状
軽　度	軽い息苦しさ，頭痛，吐き気，あくび，不安感
中等度	強い息苦しさ，頻呼吸，努力呼吸，判断力低下，錯乱・せん妄状態，血圧上昇，頻脈，期外収縮，発汗，チアノーゼ
高　度	意識消失，呼吸減弱，低血圧，徐脈，心停止

表2 Ⅰ型呼吸不全とⅡ型呼吸不全の定義

	Ⅰ型呼吸不全	Ⅱ型呼吸不全
酸素化	室内気の吸入でPaO_2が60 Torr以下 または，P/F比が300以下 加えて，低酸素に起因する症状あり	
換　気	$PaCO_2$は45 Torr以下 正常または低下	$PaCO_2$は45 Torrを超えて増加

PaO_2：動脈血酸素分圧，$PaCO_2$：動脈血二酸化炭素分圧，P/F比：PaO_2/FiO_2比

れ呼吸が促進されるため，通常は$PaCO_2$は正常かやや低下し，決して高くはならない．症状を伴う低酸素血症であるこの状態は「低酸素性呼吸不全（hypoxic respiratory failure）」とも呼ばれる．

$PaCO_2$が正常か，やや低下する前述の呼吸不全をⅠ型呼吸不全と呼び，それとは別に低酸素血症に加えて$PaCO_2$の上昇を認めるタイプをⅡ型呼吸不全と呼ぶ分け方もある（**表2**）．Ⅱ型呼吸不全においては，酸素化（oxygenation）の低下に加えて換気（ventilation）も低下した状態であり，より複雑な病態を表している．特に進行した慢性閉塞性肺疾患（COPD：Chronic Obstructive Pulmonary Disease）の患者やCOPDの急性増悪の際に認められることが多く，Ⅰ型呼吸不全の患者の病状が悪化して呼吸筋疲労に陥った場合や，神経筋疾患による慢性呼吸不全の患者が肺炎などの低酸素をきたす病気になった場合にもⅡ型呼吸不全となりうる．

前述の病態に加えて，単なる換気不全という病態も存在する．例えば，一回換気量が少ない，呼吸数が少ない，または分時換気量が少ない，といった状態では，生体の産生する二酸化炭素（CO_2）に比べて肺から排出されるCO_2が少なくなるため，CO_2が体内に貯留し$PaCO_2$が上昇する可能性がある．肺が正常であれば，ある程度の高二酸化炭素状態となるまでは生体は低酸素血症に陥らないため，この状態は換気不全（ventilation failure）と呼ばれる．換気不全においては，$PaCO_2$が上昇するにしたがい肺胞内のCO_2が増加し酸素（O_2）が少なくなるため，肺胞低換気が原因の低酸素血症を呈する．このような病態でも血液ガス分析の結果からは，前述の分類におけるⅡ型呼吸不全と診断されることになる．

高二酸化炭素血症に関してもう一つ覚えておかなくてはならないのは，CO_2は血中で酸となりアシドーシスをきたす原因となり，その結果，酸塩基平衡が崩れることである．この急性呼吸性アシドーシスの状態では，pHは酸性に傾きアシデミア（酸血症）となり体内のさまざまな機能を低下させることになる．

呼吸不全を呈する基本的病態

1．酸素化障害

呼吸不全の定義を読んでわかるように呼吸

不全＝低酸素血症，すなわち肺における酸素化障害が基本的な病態となる．低酸素血症をきたす生理学的病態には，換気血流比不均衡，右左シャント，肺胞低換気，拡散障害，吸入気酸素分画の低下があげられる．その中でも，右左シャントと換気血流比不均衡による低酸素血症の頻度は最も高く，臨床で遭遇する酸素化障害の原因の多くは無気肺や肺水腫などによる肺胞虚脱であるため，これらを中心に酸素化障害をきたす病態を解説していく．

無気肺であっても，肺水腫であっても，肺胞が虚脱したり肺胞内が水分で満たされてしまうと正常なガス交換ができなくなる．一方，機能しなくなった肺胞にも肺動脈からの血液が流れてくる．無気肺のようにまったくガス交換がなされない肺胞を通った血液は，酸素化されず CO_2 も排出できない．換気がないにもかかわらず血流が存在するため，ヘモグロビンに酸素が結合できずに酸素運搬が悪くなる．これを右左シャントによる酸素化障害と呼ぶ．

1）肺胞虚脱

肺胞は直径約 200〜250 μm の球形をしており，およそ3億個の肺胞が人間の肺に存在する．気管から気管支の分岐に従って肺胞に至るまでにおいて，呼吸細気管支と呼ばれる肺胞を有する気管支から気道の末梢にかけて肺胞は存在する（**図1**）．通常は内部が開放された状態で，気体が存在しガス換気が行われることで，肺胞壁を介して血液中への酸素の取り込みと血液からの二酸化炭素の排出が行われている．

a．無気肺

無気肺は肺胞内の含気が失われた状態のことをいい，当然ながら無気肺の部分では換気が行われない．しかし，この部位にも血流は流れているため，静脈血は酸素化されずに肺を流れ去り低酸素血症をきたす．生理学的な病態としては右左シャントに分類される．無

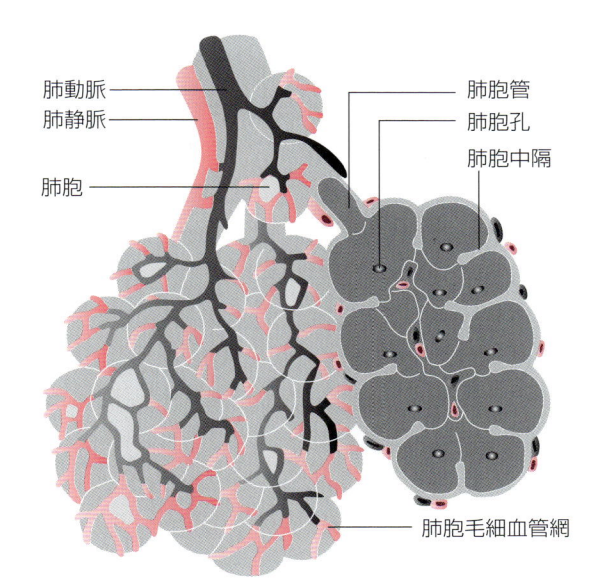

図1 肺胞の構造（右の部分は肺胞の断面）

気肺は，その発生機序から以下のような特徴を有する．

ⅰ）肺胞性無気肺

肺炎や肺水腫，急性呼吸促迫症候群（ARDS：Acute Respiratory Distress Syndrome）に至るまで，肺胞性の病因により肺胞内の含気が失われると無気肺が生じる．肺胞内は炎症性細胞や剝がれた上皮細胞，細菌の残骸，血管透過性亢進により漏出した水分や血漿成分，出血した血液，フィブリン，気管支粘膜からの分泌物などで満たされ，正常なガス交換ができなくなる．また，ARDSなどでⅡ型肺胞上皮細胞が傷害されると肺胞サーファクタントの分泌が低下するため，そのような肺胞では内腔の表面張力が失われ肺胞が虚脱する．

ⅱ）閉塞性無気肺，吸収性無気肺

気管支粘膜からの分泌物や異物，腫瘍などが原因となり気管支の内腔が完全に閉塞することで，その気管支の末梢ではガス交換がされなくなる．行き場がなくなった気体は組織に吸収されるため，やがて無気肺となる．このような無気肺を閉塞性または吸収性無気肺と呼ぶ．本来の吸収性無気肺は，高濃度酸素

を吸入した際に，肺胞内の気体が減少することによって生じた無気肺のことをいう．これはO_2の吸収がCO_2の排泄よりも速いために生じる．

iii）圧排性無気肺

胸水や胸郭変形などで肺が外から圧迫されることにより，肺胞が潰されて生じる無気肺である．胸腔内に増加したボリュームとしては，ほかに血液による血胸，空気による気胸，増殖した腫瘍でも生じる．高度の肥満，腹腔内腫瘍や腹水による腹部膨満でも，横隔膜を介して肺の下葉が押されるため圧排性無気肺を生じる．また，広義には仰臥位における背側無気肺や側臥位における下側肺の無気肺なども含まれ，肺自身の重みや縦隔の重みにより下側の肺が潰れてしまうことが原因となる．例えば，心拡大を認める患者が背臥位を強いられると心臓の重みで左下葉の無気肺が生じやすいが，これも圧排性無気肺の一つと考えられる．

b．肺水腫

血管内から肺胞内に漏出した水分，血漿成分，ひどい場合は血球成分を含んだ液体で肺胞内が満たされた状態である．水分だけだと透明な水のような痰が，血漿成分の場合は黄色い水のような痰が，赤血球をわずかに含む場合はピンク色の水のような痰であったりする．このような痰が肺胞内から喀出されるために，呼吸によって空気と混じり合い泡沫状になるのが肺水腫の痰の特徴である．なお，液体が漏出する機序には，静水力学的なものと血管透過性亢進によるものの2つがある．

i）静水力学的機序

肺の毛細血管内を流れる血液の圧が高くなると，その圧によって血管内の水分が毛細血管の内皮細胞の間隙を通って血管外に漏れ出るようになる．例えば，左心不全では左室内圧の上昇に伴って左房内圧が上昇し，次に肺静脈圧が上昇して，肺の毛細血管内圧が上昇

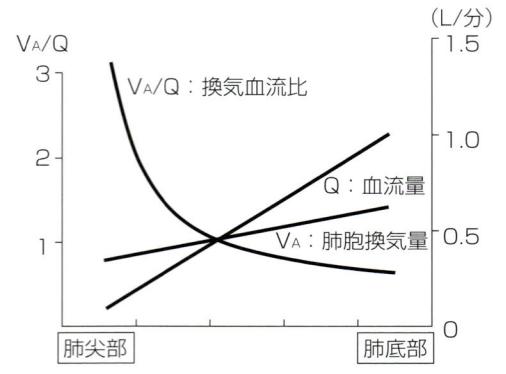

図2 立位・座位における肺胞換気量と血流量の関係

する．同じことは，例えば僧帽弁閉鎖不全症によって左房内圧が上昇した時にも生じる．

ii）血管透過性亢進

高度全身炎症の状態では，肺の毛細血管における血管外への水分の透過性が高まり，たとえ毛細血管内圧が高くなくても血管内の水分が血管外に漏れ出る．感染症，外傷，手術後などでサイトカインが産生されて全身炎症が惹起される状況では，このような現象が起こりうる．アナフィラキシーの原因であるヒスタミンでも同様なことが起きる．

2）換気血流比不均衡

図2に示すように，立位や座位においては，肺の換気も血流も肺尖部において少なく，肺底部に行くにつれて多くなる．局所における換気と血流の比率を算出したものが換気血流比であり，換気血流比は肺尖部で大きく（血流に比して換気が多い），肺底部で小さく（血流に比して換気が少ない），ということがわかる．理想的には換気血流比は1であることが最も効率がよいが，さまざまな要因によって，すべての肺の部分で1になることはあり得ない．健常肺では平均すると0.8くらいといわれている．

換気が多く血流が少ない状態，すなわち換気血流比が高い部位においては，血液の酸素分圧は肺胞内酸素分圧に近くなる半面，余計

な換気がなされていて，仮にその部位の血流が0になれば，まったくの無駄な換気（死腔換気）となり，これは死腔効果と呼ばれる．逆に換気が少なく血流が多い状態，すなわち換気血流比が低い部位においては，血液の酸素分圧は静脈血の酸素分圧に近くなり，仮にその部位の換気が0になれば血液は何もされず肺を流れるだけ（右左短絡）となり，これはシャント効果と呼ばれる．

　集中治療を受ける患者の多くは仰臥位であるが，仰臥位では血流は重力の影響で背側に多く流れ，自発呼吸の場合の換気はというと横隔膜の動きが背側で大きいため，換気血流比は保たれる．一方，全身麻酔，鎮静，筋弛緩薬によって自発呼吸がなくなった場合には，横隔膜の動きが止まるため背側の換気が少なくなる．人工呼吸による陽圧換気では，腹側の換気が多くなるため，腹側における換気血流比が増加し，背側では低下する．また，横隔膜運動がなくなると重力の影響で自身の肺の重みから背側無気肺を生じる．以上の機序によって，人工呼吸を受ける患者は低酸素血症をきたしやすい状況にある．

　同様に，例えば右肺の肺炎の患者を右下の側臥位にした場合に酸素化が悪化し，左下の側臥位にした場合に酸素化が改善するといった現象を経験することがあるが，肺炎を生じている肺胞では肺胞性無気肺が生じて換気が悪くなっているため，右下の側臥位では換気の悪い右肺に血液が多く流れ，酸素化されないまま流れ去るためである．逆にいうと，右下の側臥位に比べて左下の側臥位のほうが酸素化が悪化するような患者をみたら，右肺に比べて左肺のほうが悪いのだと予測することが可能である．

3）気道閉塞

　中枢気道の閉塞が起きると，横隔膜が呼吸運動を継続していても吸気ガスが肺胞まで届かないため低酸素血症が生じる．つまり，肺胞内に残った酸素と血液中の酸素を使い果たせば低酸素になる．意識障害をきたすような中枢神経疾患では，常に気道閉塞のリスクがあるため，気道には十分に注意を払わなくてはならない．また，横隔膜の動きがあると，気道閉塞によって換気ができていない場合でも，患者は呼吸をしているといった間違った判断をしてしまう可能性があり，ときに対応が遅れることもある．気道のトラブルによる低酸素血症は，迅速に対処しないと悲惨な結果を招くため，臨床では常に疑うことが大切であり，胸壁と腹壁の奇異性運動，胸骨上窩，鎖骨上窩や肋間が吸気に伴い引き込まれる所見を見逃してはならない．

4）肺胞低換気

　換気不全のところで説明したように，肺胞低換気の状態では，肺胞内にCO_2が高濃度に存在するようになる．そのため，肺胞内でO_2が存在する場所が減ってしまい，肺胞内酸素分圧が低下する．極端な高二酸化炭素血症を呈する状態では，肺自体が正常でもこういった機序で低酸素血症をきたしうる．肺胞低換気を生じる状態としては，中枢性の呼吸抑制作用のある薬剤の投与，神経筋疾患の症例，肺や胸郭の異常による慢性呼吸不全の状態などがあげられる．

5）右左シャント

　静脈血が肺に流れずに右心系から左心系に流れてしまうと低酸素血症をきたすが，これには心内シャントと肺内シャントがあげられる．前者では，チアノーゼ性先天性心疾患や肺高血圧を伴った心房中隔欠損症などがある．心内シャントには左右シャントと右左シャントがあるが，そのうち右左シャントだけが低酸素血症の原因となる．後者には肺動静脈瘻があげられ，実は正常でも一部の肺血流は肺胞を介さないで肺動脈から肺静脈に流れている．心内シャントと肺動静脈瘻は解剖学的シャントと呼ばれる．一方，健常者でも

多少の無気肺は存在するが，疾患としての無気肺も含め生理学的シャントと呼ばれる．右左シャントは，正常者でも全肺血流の5％以下で存在する．

　無気肺のような換気に携わらない換気血流比0の肺胞が増えた場合や，肺梗塞などで行き場がなくなった血流が肺動静脈瘻から直接に左心系に流れるようになった場合にも，右左シャントが増えることによって低酸素血症をきたしうる．

6）拡散障害

　ヘモグロビンが酸素と結合するためには，肺胞，肺胞上皮細胞，間質，肺毛細血管内皮細胞，血漿を介して，酸素分子が拡散により移動する必要がある．この拡散の過程になんらかの障害をきたした状態を拡散障害と呼ぶ．間質性肺炎が悪化すると肺胞から血漿までの間に炎症性浮腫をきたすため，拡散障害による低酸素血症が生じる．軽度であれば，安静時には低酸素血症とはなりにくく，運動時の息切れが初期症状となることが多い．また，CO_2はO_2の約20倍も速く拡散するため，拡散障害がかなり重症になり死腔換気が著明に増加したり，肺胞低換気をきたすほかの原因が重なったりしないと拡散障害だけでは高二酸化炭素血症にはなりにくい．

2．換気障害

　換気障害を生じる原因は，呼吸中枢，気道，肺，胸郭，呼吸筋力の問題に大きく分けられる．いずれの原因においても最終的に高二酸化炭素血症となる．

1）呼吸中枢の問題

　呼吸中枢は，いわずと知れた呼吸のコントロールセンターであり，第一にはCO_2の刺激によって，第二に低酸素の刺激によって，換気の調整が行われている．すなわち，体内におけるCO_2の産生が増加すると，換気が促進され，呼吸数を増やしたり一回換気量を増加させ，$PaCO_2$を正常範囲に保とうとする．また，低酸素血症になると呼吸中枢は換気を促進し，$PaCO_2$を低下させることで肺胞内のCO_2を減少させ，それによって肺胞内のO_2量を増やしPaO_2が上がるように働きかける．

　呼吸抑制作用を有する薬剤の過剰投与，呼吸中枢の障害をきたす疾患などでは，CO_2による換気調節への反応性や低酸素による換気調節への反応性が損なわれて，呼吸数の低下や一回換気量の低下を生じ，その抑制の程度によって肺胞低換気による高二酸化炭素血症を呈する．

2）気道の問題

　気道は解剖学的に上気道と下気道に分けられ，狭窄した場合，それぞれの部位で特徴がある．特に意識障害や睡眠時における舌根沈下では，上気道の狭窄をきたし換気に悪影響を与える．また，喉頭浮腫や両側反回神経麻痺においては，同じく上気道である喉頭レベルでの気道狭窄を生じ，最悪の場合，低酸素血症から意識消失，呼吸停止，心停止へと陥る可能性もある．

　下気道での気道狭窄には，気管や主気管支のレベルでの中枢気道と呼ばれる部位で腫瘍や炎症性瘢痕，外部からの圧迫などにより狭窄が生じたり，気管支喘息やCOPDのように細気管支レベルの末梢気道と呼ばれる部位での気管支狭窄が原因となるものに分けられる．

　上気道および中枢気道の狭窄では，一般的には吸気時に狭窄音が聞かれることが特徴であり吸気性喘鳴（ストライダー）と呼ばれる．喉頭や中枢気道の狭窄では頸部や前胸部の聴診で狭窄音が確認される．末梢気道の狭窄では肺野の聴診により呼気終末ないし呼気性の高音性連続性雑音（ウィーズ）が聴取されるのが特徴である．

3）肺の問題

　高範囲の無気肺などが原因となり肺障害が進行すると，肺コンプライアンスの低下が著

明となり呼吸仕事量が増加し，やがて呼吸筋疲労が進行して一回換気量が保てなくなると，換気障害に陥り高二酸化炭素血症をきたしうる．このように，肺疾患が進行し重症化すると換気障害を合併することが多い．同様なことは，肺切除術の術後に正常な肺容量が少なくなってしまった場合にも生じる．

4）胸郭の問題

側弯症や外傷後の胸郭変形，手術による胸郭変形などによって胸郭コンプライアンスが低下すると換気障害の原因となる．より多くの呼吸筋力を要するようになるため，十分な換気能力がないと換気障害が顕性化する．

5）呼吸筋力の問題

神経筋疾患などが進行すると，筋力低下が著しくなるため十分な一回換気量が得られず，呼吸回数で代償できなくなると高二酸化炭素血症に陥る．また，神経筋疾患でなくとも，通常の呼吸不全において病状が進行し，呼吸促迫が長時間に及べば，呼吸に関与する筋肉に過剰な負荷がかかった状態から呼吸筋疲労をきたし，換気障害に陥ることも少なくない．

呼吸不全の治療

低酸素血症をきたした患者における呼吸不全の治療には，まず酸素療法が行われるが，酸素療法はあくまでも対症療法であることを忘れてはいけない．例えば，肺炎であれば適切な抗菌療法を選択すること，心原性肺水腫では血行動態の安定化を図ることなど，一番大切なことは呼吸不全の原因となった原疾患を早期に的確に治療することである．しかし，呼吸不全の原因は，前述したように多様であり，臨床で多くみられる無気肺や肺水腫に対して高濃度の酸素療法だけを施行していても良い結果が得られにくい．そこで，呼吸不全の病態を考慮しながら治療戦略を選択していく必要がある．

1．肺胞虚脱の解除

無気肺にしても，肺水腫にしても，基本的な病態は肺胞内に含気がない肺胞虚脱の状態である．無気肺を解除するには，患者自身の大きな吸気陰圧によって開こうとする方法と気道内から陽圧を加えて開こうとする方法がある．前者では呼吸理学療法が，後者では簡易持続気道陽圧装置や非侵襲的陽圧換気などが使用可能であり，それでも改善が望めない場合は気管挿管による人工呼吸が必要となる．また，痰などで気道が閉塞されている場合には，それを取り除く必要があり，患者自身による効果的な咳嗽の促進，体位の工夫，鎮痛，吸気の加湿，呼吸介助の工夫など，呼吸生理学的なアプローチが重要で，さらには気管支ファイバースコープによる吸痰や気管吸引用の輪状甲状間膜カテーテル留置などが必要な状況もある．なお，圧排性無気肺では，その原因を取り除くことも効果がある．

胸水，血胸，気胸に対するドレナージは有効である．しかし，胸水や血胸の場合は要注意で，発生する原因が残存していると再度貯留してしまうこともあるため，その場合には根本的な治療も考えなくてはならない．

2．換気血流比不均衡の是正

血流の多いところの換気を改善するか，換気が良好なところの血流を増やすかが考慮される．前者では，換気が不良な肺の部分が換気されやすいように，閉塞性無気肺の閉塞機転を解除し気道を開いたり，陽圧を用いて肺胞虚脱を解除したり，重力の影響をなくして肺胞虚脱を解除したりといったことが考えられる．後者では，比較的正常な肺の部分を下側にした体位をとれば酸素化が改善する効果が得られるが，これはあくまでも一時的な対症療法でしかない．

3．換気の促進

換気障害においては，気道の問題以外は基本的に陽圧換気が必要であり，高度な換気障害では強制換気を行わざるをえない．人工呼吸が長期化することが予想される症例では，気管切開を行う必要もある．

4．気道確保

上気道狭窄における気道確保は重要であり，気道狭窄部位と狭窄の程度を評価するために，積極的に喉頭ファイバースコープを行う．患者の意識レベル，睡眠時の気道の状態，今後に悪化する可能性などを考慮して，ネーザルエアウェイ（nasal airway）の使用や体位の工夫が必要であり，喉頭浮腫では浮腫軽減のための吸入療法が有効な場合もあるが，高度の喉頭浮腫や両側反回神経麻痺においては緊急気道確保の必要性を含めて早急な対応を要する．

5．気管支拡張薬

気管支喘息やCOPDの急性増悪などで気管支攣縮をきたし，これにより換気障害を呈している場合には気管支拡張薬が適応となる．これらの疾患では，呼吸器感染を契機に発症している場合も少なくないため感染治療を含めた総合的な治療が必要な場合が多い．

呼吸不全症例の管理の基本

1．呼吸管理

1）酸素化の維持

低酸素性呼吸不全の呼吸管理としては，まずは最低限の酸素化の維持を目標として以下のような治療を行う．酸素療法は単に肺胞内酸素濃度を上げることを目的にした治療であるので，低酸素血症の原因となっている無気肺や肺水腫を改善するものではない．原疾患の治療をしながら，酸素療法の効果が思わしくない場合，特に低酸素によって換気に負担がかかっている場合には非侵襲的陽圧換気の早期導入が好ましい．そうすることによって呼吸筋疲労を回避し，気管挿管を免れることが可能である．しかし，痰が出せない症例や効果が不十分な場合には，非侵襲的陽圧換気で粘らないで早々に気管挿管を選択することも重要である．また，重症呼吸不全治療の最後の砦である体外式膜型人工肺（ECMO：Extracorporeal Membrane Oxygenation）の使用は近年着目されているが，適応を吟味することと施行に慣れた施設で行うことが重要である．

以下に優先される呼吸管理法を順にあげる．
①酸素療法．
②非侵襲的陽圧換気．
③挿管による人工呼吸．
④体外式膜型人工肺（ECMO）．

2）急性呼吸性アシドーシスの進展予防

Ⅱ型呼吸不全の症例や換気障害による高二酸化炭素血症では，CO_2による鎮静作用によって意識レベルが低下し，CO_2ナルコーシスをきたしうる．高二酸化炭素血症では交感神経が有意になり，最初は血圧上昇や頻脈を呈するが，高度になると呼吸性アシドーシスによって動脈血pHが低下するアシデミアをきたす．この状態では，逆に循環抑制を生じるため，なかなか血圧が上がらないといった状況に陥りやすい．分時換気量の維持が重要であるが，自発呼吸による換気補助で限界の場合には強制換気を導入する必要がある．

以下に呼吸管理のうえでの要点をあげる．
①分時換気量の維持．
②呼吸筋疲労の予防．
③CO_2ナルコーシスの防止．

3）気道清浄化（気道クリアランス）

痰が多い状態や咳嗽力が弱い場合には，喀痰・喀出不全となることもある．痰の量が多くても十分な呼吸予備力と喀出能力があれば経過をみれる場合も多いが，時間とともに疲

労し睡眠不足も重なって痰が出せなくなることもしばしば経験する．吸気の加湿を積極的に行い，呼吸理学療法を応用し，苦しくなる前に早めに痰の喀出を行うことが重要であり，疲労が極力少なくなるように心がける．しかし，痰が出せないと判断されたら，気管支ファイバースコープによる吸痰を行い，気管吸引用の輪状甲状間膜カテーテル留置も考慮し，それでも出せない状況では気管挿管による呼吸管理に変更したほうが賢明である．

以下に優先される呼吸管理法を順にあげる．
①痰の吸引．
②咳嗽反射の維持．
③呼吸理学療法．
④気管支ファイバースコープ．
⑤輪状甲状間膜穿刺による気管吸引．
⑥気管挿管．

2．意識レベル，精神状態

1）低酸素血症，高二酸化炭素血症による意識レベル低下

呼吸不全の患者では，低酸素血症による意識レベルの低下，高二酸化炭素血症による意識レベルの低下や興奮状態などには十分に注意し，これらの状況では気管挿管による人工呼吸へと切り替えなくてはならない．

2）せん妄

呼吸不全の患者は，原疾患による全身状態の悪化や呼吸困難のため，せん妄に陥りやすい状況にある．せん妄治療を行っても精神状態のコントロールができない場合で鎮静が必要となれば，気道の問題や呼吸抑制の問題が生じてくるため，適確なタイミングで鎮静を目的とした気管挿管による人工呼吸へと切り替える必要がある．

3．原疾患の治療

いずれにしても呼吸管理は「時間稼ぎ」にしかならないため，呼吸管理によって呼吸状態の維持ができている間に原疾患の治療をしっかり行うことが肝要である．

Conclusion

呼吸不全とは，室内気を吸入した際のPaO$_2$が60 Torr以下で低酸素に伴う症状を呈している呼吸状態である．低酸素血症の原因となりうる基本病態には，換気血流比不均衡，右左シャント，肺胞低換気，拡散障害などがある．臨床で遭遇する低酸素血症のほとんどは，無気肺や肺水腫による肺胞虚脱が原因であるため，酸素療法や呼吸理学療法でも改善しない場合には気道内に陽圧をかける非侵襲的陽圧換気を試みるべきであり，それでも酸素化障害が持続する場合には，気管挿管による人工呼吸が適用される．気道分泌物は，無気肺の原因となったり，換気障害の原因となったりするので，呼吸管理においては気道清浄化を常に意識しておく．換気障害に対しては，まずは自発呼吸による補助換気が試みられるが，無効な場合には強制換気が必要になる．

文　献
1）厚生省特定疾患「呼吸不全」調査研究班（編）：呼吸不全―診断と治療のためのガイドライン．メディカルレビュー社，1996，pp10-13

3 循環障害

田中啓治[*1]　田中啓太[*2]

> **Key Questions**
> 1. 代表的病態は何か
> 2. 病態の基本は何か
> 3. どの様な治療や管理を行う必要があるか

循環障害の概念

「循環障害」とは，血液やリンパ液の循環が妨げられることによって生ずる臓器ならびに組織の障害をいう．したがって，各臓器ごとにその病因も異なり，うっ血，虚血，出血，梗塞など，さまざまな病態が存在する．病的な循環障害（循環不全）の主たる原因が心臓にある場合は「心不全」，末梢血管に起因する場合は「末梢循環不全」と称す．病態が多岐にわたるため，本稿では集中治療室（ICU：Intensive Care Unit），冠疾患集中治療室（CCU：Coronary Care Unit）の対象となる急性心不全を中心に述べる．

急性心不全とは

急性心不全は「心臓に器質的および/あるいは機能的異常が生じて急速に心ポンプ機能の代償機転が破綻し，心室充満圧の上昇や主要臓器への灌流不全をきたし，それに基づく症状や徴候が急性に出現した状態」と定義されている[1]．種々の液性因子の変動を伴う病態であり，慢性心不全の急性増悪も含む．

1．急性心不全の病因と頻度

1）病型分類

日本循環器学会の作成した『急性心不全治療ガイドライン（2011年改訂版）』[1]では急性心不全の病態は以下の6つに大別されている．

①急性非代償性心不全．
②高血圧性急性心不全．
③急性心原性肺水腫．
④心原性ショック．
⑤高拍出性心不全．
⑥急性右心不全．

この分類は，心不全の臨床徴候と病因から分類したものである．この中には新たに発症した心疾患により心不全状態に陥ったものも，慢性心疾患が急性増悪したものも含まれる．③はこの中で肺水腫を主徴とする病態（左室後方不全），④は急激な心拍出量の減少に起因する主要臓器の循環不全，すなわち

[*1] Keiji Tanaka／日本医科大学名誉教授（元集中治療室部長）
[*2] Keita Tanaka／聖マリアンナ医科大学神経内科

表1 急性心不全の原因となる疾患 (文献2)より引用)

1. 虚血性心疾患	急性冠症候群(急性心筋梗塞:右室梗塞,中隔穿孔などを含む),陳旧性心筋梗塞,虚血性心筋症など
2. 心筋変性疾患 　1) 特発性心筋症 　2) 続発性心筋症 　3) 高血圧性心疾患	拡張型心筋症,肥大型心筋症,拘束型心筋症など アルコール心筋症,アドリアマイシン心筋症,たこつぼ心筋症 不整脈原性右室心筋症など 高血圧性危機,褐色細胞腫など
3. 弁膜疾患 　1) リウマチ性弁膜疾患 　2) 非リウマチ性弁膜疾患 　3) 乳頭筋,腱索の異常	僧帽弁狭窄・閉鎖不全,大動脈弁狭窄・閉鎖不全など 高齢者大動脈弁狭窄など 乳頭筋断裂,腱索断裂など
4. 先天性心疾患	心房中隔欠損,心室中隔欠損,ファロー四徴症など
5. 炎症性疾患	心筋炎,感染性心内膜炎,心外膜炎など
6. 不整脈に起因	頻脈性(心房細動,心室頻拍など), 徐脈性(高度房室ブロックなど)
7. 薬剤に起因	β遮断薬,抗不整脈薬,コカインなど
8. 肺疾患(肺性心)	肺動脈血栓塞栓症,原発性肺高血圧症など
9. 術後心不全	周術期心筋虚血,心筋保護の問題など
10. 周産期心不全	産褥性心筋症など
11. その他	高度貧血,甲状腺疾患,膠原病,衝心脚気,敗血症など

ショックを主徴とする病態(左室前方不全)を示しているが,いずれも急性左室不全に伴うもので,この2つは必ずしも独立した病態ではない.

心機能がひどく破綻していなくても末梢血管抵抗が著しく上昇した場合,②や逆に著しく低下し組織代謝が破綻した場合,⑤も急性心不全とみなされる.左室収縮能が維持されても種々の原因で特に拡張能が傷害されれば左室拡張不全と呼ばれる.

⑥は肺疾患に起因するいわゆる肺性心,右室心筋,心膜や三尖弁あるいは肺動脈弁異常などに基づく純然たる右心不全と左心不全(シャントを有する先天性心疾患も含む)に続発する両心不全に分けられる.いずれも右室後方不全を呈す.このように急性心不全は基礎疾患によってさまざまな病態が形成され,これに個々の代償機構や誘因,既存の非心疾患などが加わることによって,いっそう多彩となる.なお,表1[2)]に急性心不全の原因となる代表的な疾患を掲げた.

2. 頻　度

わが国の心不全患者を集計したJCARE-CARD報告[3)]では,1,692例の心不全の原因は,虚血性心疾患が32.0%と最も多く,高血圧性心疾患24.6%,拡張型心筋症24.0%,肥大型心筋症2.2%,不明15.7%であった.

臨床徴候と循環動態

1. 急性心不全の臨床徴候[4)]

Framingham研究[5)]では,大基準〔発作性夜間呼吸困難または起座呼吸,頸静脈怒張,肺ラ音,心拡大,急性肺水腫,3音ギャロップ(過剰心音),静脈圧上昇>16 cmH$_2$O,循環時間≧25秒,肝頸静脈逆流,治療に反応した体重減少≧5日間で4.5 kg〕と小基準(踝浮腫,夜間咳嗽,労作時呼吸困難,肝腫大,胸水,肺活量1/3の減少,頻脈>120/分,治療に関係ない体重減少≧5日間で4.5 kg)のうち,大基準2つ,あるいは大基準1つと小基準2つで心不全と診断している.

表2 急性心不全の自他覚症状 （文献2）より引用

自覚症状	他覚症状
●息切れ，●呼吸困難 ●咳，●痰 　胸痛 　動悸 ◎浮腫 ◎腹部膨満 ◎体重増加 ○冷汗，冷感 　全身倦怠感 　食思不振，嘔気 ○傾眠傾向，○鈍麻不安，不穏，など 　その他	●肺湿性ラ音 ●S₃ギャロップ，心雑音，心膜摩擦音 ●頻脈（あるいは著しい除脈），不整脈 ●頻呼吸，●換気量減少 ●起坐呼吸，●心臓喘息 ○血圧低下，○脈圧狭小，○奇脈 ○心原性ショック 　心濁音界拡大（打診） 　心尖拍動の変位（視診，触診） ◎頸静脈怒張，◎ hepatojugular reflux ◎下腿浮腫 ◎肝腫大 ○チアノーゼ ●低酸素血症 ○四肢冷感 ○爪床血流再分布遅延 ○乏尿，腎機能低下 ●胸水，腹水 　心嚢液貯留 　その他

色文字：Framingham 基準，●：左室後方不全，○：左室前方不全，◎：右室あるいは両室後方不全に特徴的な症状を示している

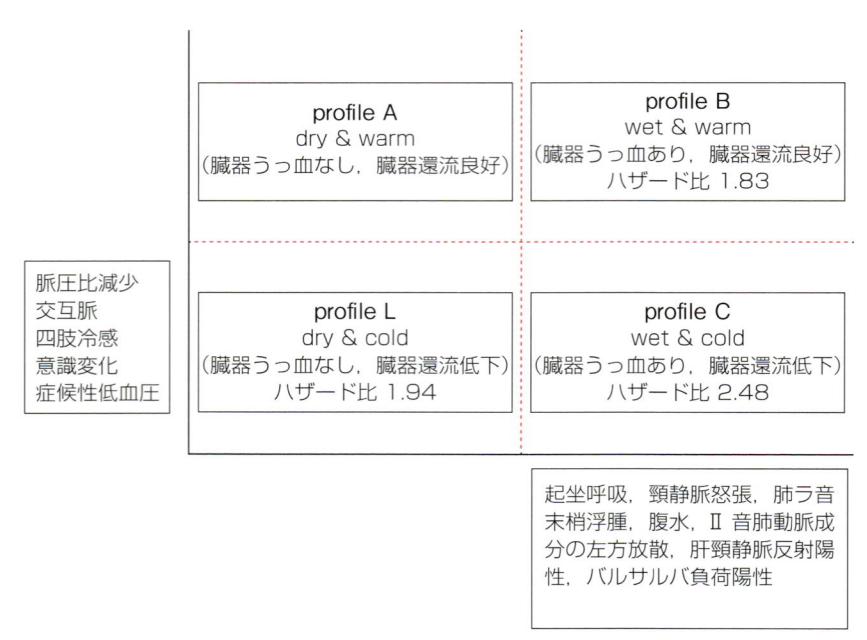

	profile A dry & warm （臓器うっ血なし，臓器還流良好）	profile B wet & warm （臓器うっ血あり，臓器還流良好） ハザード比 1.83
脈圧比減少 交互脈 四肢冷感 意識変化 症候性低血圧	profile L dry & cold （臓器うっ血なし，臓器還流低下） ハザード比 1.94	profile C wet & cold （臓器うっ血あり，臓器還流低下） ハザード比 2.48
		起坐呼吸，頸静脈怒張，肺ラ音 末梢浮腫，腹水，Ⅱ音肺動脈成 分の左方放散，肝頸静脈反射陽 性，バルサルバ負荷陽性

図1 Nohria-Stevenson 分類 （文献2）より引用

表2は急性心不全の主な自他覚症状で，色文字は Framingham 研究に含まれるものである．●は左室後方不全，○は左室前方不全，◎は右室あるいは両室後方不全に特徴的な症候を示している．

これらの症候を組み合わせることによって，Nohria ら[6]は心不全を4つの事象に分けた（図1）．そこでは，心不全徴候を有さない

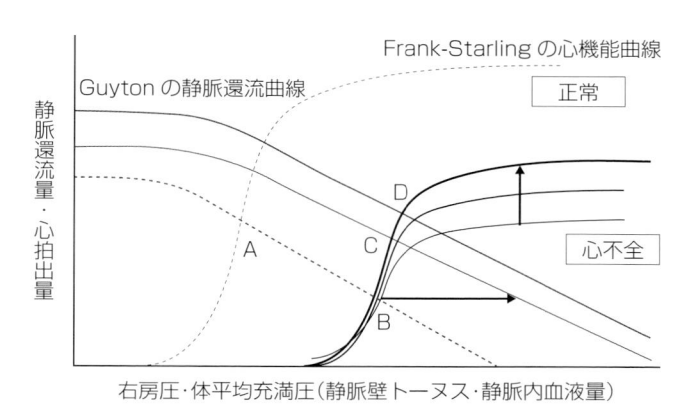

図2 Frank-Starlingの心機能曲線とGuytonの循環平衡
（文献8)より改変引用）

profile A, 起坐呼吸, 頸静脈怒張, 肺ラ音, 浮腫, 胸水, 腹水などの臓器うっ血の徴候を有する profile B, 血圧低下, 交互脈, 四肢冷感, チアノーゼ, 乏尿などの組織環流の減少を有する profile L, うっ血と環流障害の両者を有する profile C の4群とした. また, そのハザード比は profile A に対する各群の一年以内の死亡ならびに緊急心移植への移行の危険性を示しており, 主要臓器にうっ血があり, かつ血液環流が低下している profile C が最も重篤であることを示している.

2．急性心不全における循環動態（図2）

心臓から拍出される血液量は，静脈還流量（心臓の前負荷）によって規定される（Frank-Starlingの法則）[7]. すなわち静脈還流量（中心静脈圧，右房圧，肺動脈楔入圧などで評価）が増加すると，心拍出量は増加する．しかし，静脈還流量が一定のレベルを超えると，心拍出量はそれ以上の増加を伴わない．これは，静脈還流量が増加すると，右房圧が上昇しこれが一定以上になると末梢静脈圧との格差が増大して，一定の均衡を保つよう調節されているからである（Guytonの循環平衡[8]）.

心機能の低下は, Frank-Starlingの心機能曲線を右下方にシフトさせる. すると圧受容体などを介した緊急代償機構（交感神経系）によって静脈壁のトーヌスが上昇し，Guytonの静脈還流曲線は右方向に移動（循環平衡点A→B），さらに体水分量やナトリウムの保持（レニン・アンジオテンシン系など）の賦活によってさらに右方向に偏位する（循環平衡点C→D). すなわち, 末梢静脈の収縮と静脈内血液量の増大によって前負荷が増大し，心拍出量は維持される.

心機能はこの2つの法則を中心に，前負荷, 心収縮力, 心拍数, 後負荷の4つの因子によって維持される（**図3**）. つまり, 心機能は, 前負荷を増やして心拍出量を保ち, 心収縮力を増大させることによって一回心拍出量を増やし, 心拍数を増やすことによって心拍出量を維持し, 末梢血管抵抗（後負荷）を上げて組織還流圧（血圧）を保持する.

しかし, 心拍出量を増やすべく増大した前負荷は過剰であれば急性肺水腫を惹起し, 血圧を維持すべく収縮した末梢血管は後負荷の増大や末梢循環不全を引き起こす. さらに, 交感神経系の過度の興奮は頻脈や不整脈をもたらし, レニン・アンジオテンシン系の過緊張は循環体液量の余剰につながる.

このような結果で生じた過度の代償機序を是正することも, 心不全治療のうえできわめて重要である. したがって, ICUで行われるさまざまな理学療法も, これらのメカニズム

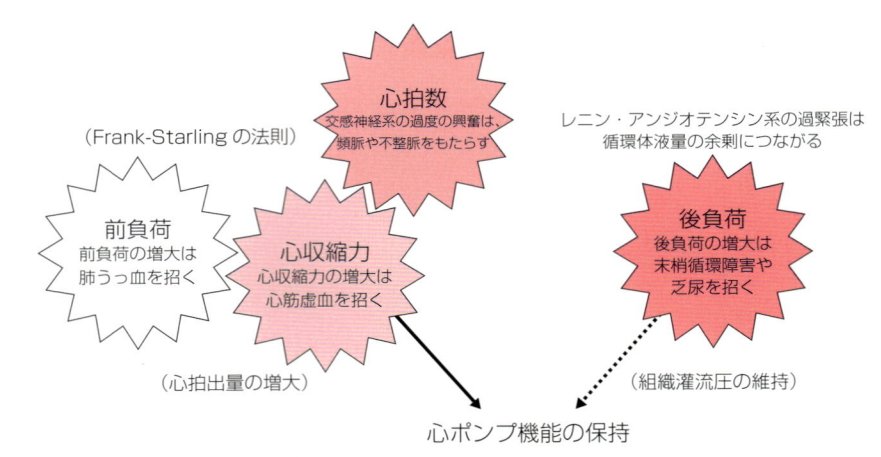

図3 心ポンプ機能を規定する4つの因子 (文献2)より引用)

前負荷（Frank-Starlingの法則）
前負荷の増大は肺うっ血を招く
（心拍出量の増大）

心拍数
交感神経系の過度の興奮は，頻脈や不整脈をもたらす

心収縮力
心収縮力の増大は心筋虚血を招く

後負荷
レニン・アンジオテンシン系の過緊張は循環体液量の余剰につながる
後負荷の増大は末梢循環障害や乏尿を招く
（組織灌流圧の維持）

心ポンプ機能の保持

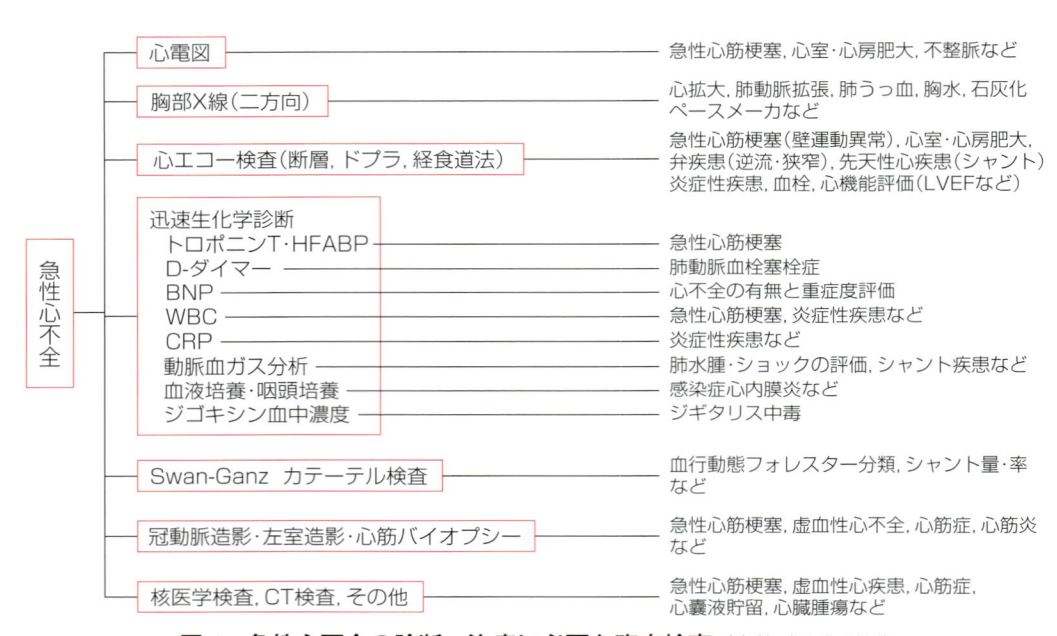

図4 急性心不全の診断・治療に必要な臨床検査 (文献2)より引用)

急性心不全
- 心電図 ──── 急性心筋梗塞，心室・心房肥大，不整脈など
- 胸部X線（二方向）──── 心拡大，肺動脈拡張，肺うっ血，胸水，石灰化，ペースメーカなど
- 心エコー検査（断層，ドプラ，経食道法）──── 急性心筋梗塞（壁運動異常），心室・心房肥大，弁疾患（逆流・狭窄），先天性心疾患（シャント），炎症性疾患，血栓，心機能評価（LVEFなど）
- 迅速生化学診断
  - トロポニンT・HFABP ──── 急性心筋梗塞
  - D-ダイマー ──── 肺動脈血栓塞栓症
  - BNP ──── 心不全の有無と重症度評価
  - WBC ──── 急性心筋梗塞，炎症性疾患など
  - CRP ──── 炎症性疾患など
  - 動脈血ガス分析 ──── 肺水腫・ショックの評価，シャント疾患など
  - 血液培養・咽頭培養 ──── 感染症心内膜炎など
  - ジゴキシン血中濃度 ──── ジギタリス中毒
- Swan-Ganzカテーテル検査 ──── 血行動態フォレスター分類，シャント量・率など
- 冠動脈造影・左室造影・心筋バイオプシー ──── 急性心筋梗塞，虚血性心不全，心筋症，心筋炎など
- 核医学検査，CT検査，その他 ──── 急性心筋梗塞，虚血性心疾患，心筋症，心嚢液貯留，心臓腫瘍など

HFABP：Heart Type Fatty Acid-Binding Protein, BNP：脳性ナトリウム利尿ペプチド, WBC：白血球, CRP：C反応性蛋白

を十分理解したうえで行われなければならない．

3. 急性心不全のための臨床検査

図4に急性心不全の診断や治療に必要な諸検査を基礎疾患に応じて列挙した．これには基本的な臨床検査に加え，迅速に測定可能なバイオマーカー，ケミカルメディエーター，薬物血中濃度などの測定も含まれる．

1）心エコー法

心エコー法の目的は重症患者のトリアージ，疾患の特定や鑑別，心機能評価，エコーガイド下治療など多岐にわたる．従来からのMモード，断層法に加え，血流ドプラ（パルス，連続波，カラー），組織ドプラ，経食道エコー，コントラストエコー，負荷エコーなど

があり，最近では携帯型ハンドヘルドエコーや三次元エコーが注目されている．集中治療ではこれらの中から，まず短時間に重要ポイントだけに絞ったフォーカスエコー法（①原因となる心疾患の診断，②収縮不全の有無，③拡張不全の有無，④右室負荷の有無を調べる）が選択される．

2）脳性ナトリウム利尿ペプチド

呼吸困難を訴えて来院する患者の中には，心不全，肺疾患，心不全を伴う閉塞性肺疾患などが混在しているが，脳性ナトリウム利尿ペプチド（BNP：Brain Natriuretic Peptide）が100 pg/m*l* 以上あれば心不全を疑う．

迅速で診断可能なバイオマーカーはBNPのほかにもトロポニンT，HFABP（Heart Type Fatty Acid-Biding Protein），D-ダイマー，高感度反応性蛋白（CRP：C-Reactive Protein）などが知られている．

4．重症度評価と集中治療室への収容

心不全の診断がほぼ確定したら，次には重症度を評価し，ICUへの収容の必要性が判断される．

1）ニューヨーク心臓協会の心機能分類

ニューヨーク心臓協会（NYHA：New York Heart Association）の心機能分類と血漿BNP値とを対比すると，クラスⅠ56.8±51.6，クラスⅡ225.4±193.0，クラスⅢ575.3±400.4，クラスⅣ1,480.1±924.7 pg/m*l* と，クラスⅣでは55.6％のBNP値が1,000 pg/m*l* を超え，他群に比べ明らかに高値であった．腎機能が低下していると高値をきたす．僧帽弁狭窄，僧帽弁逆流，収縮性心膜炎などは左室負荷がかかりにくい，すなわちBNPの上がりにくい心不全を呈するといわれ，注意を要する．

2）Killip分類

最近では，各クラスの死亡率はⅠ群（心不全なし）2.3％，Ⅱ群（肺ラ音，第Ⅲ音などの心不全徴候あり）8.1％，Ⅲ群（肺水腫）10.6％，Ⅳ群（心原性ショック）65.2％と報告されており，およそ40年前のKillipら[9]の報告と比較すると，Ⅲ群の死亡率の改善はみられるものの，心原性ショックを伴う梗塞患者の死亡率はきわめて高率である．Killip分類と対比されたAPACHE-Ⅱスコアは，Ⅰ群8.04±5.51，Ⅱ群9.85±6，Ⅲ群11.74±6.26，Ⅳ群20.21±9.98であり[10]，APACHE-ⅡスコアにKillip分類を加えることによって，より精度の高い予後評価が可能になるという．

3）脳性ナトリウム利尿ペプチド

Framingham研究に合致した重症心不全患者のBNPを連続的に測定したLogeartら[11]の報告をみると，入院時のBNPは1,015±604 pg/m*l* であった．これらのうち9例が院内死亡である．退院時のBNPは457±451 pg/m*l* にまで低下したが，退院時にBNPが700 pg/m*l* を超えていた症例は1ヵ月以内に31％，6ヵ月以内に93％が死亡，あるいは心不全により再入院した．

4）集中治療室への収容

以上より，CCUに収容して集中治療を受けるべき心不全患者は，Nohria分類cold and/or wet，NYHA心機能分類クラスⅢ・Ⅳ，Killip分類Ⅲ・Ⅳ，BNP＞500～600 pg/m*l*，APACHE-Ⅱスコア＞10などを総合的に評価して決定する．これらの条件にあてはまらなくても，致死性不整脈の出現や意識消失発作などを伴う時には対象となる（図5）．

急性心不全の治療

前述のごとく，適切な心機能や腎血流量の変動は種々の液性因子を介してもたらされるが，心不全状態では，心拍数や血圧の上昇は心筋酸素消費量や左室後負荷を増大させ，また頻呼吸や呼吸困難は呼吸筋の仕事量を増し，促進された静脈還流は肺うっ血を惹起，

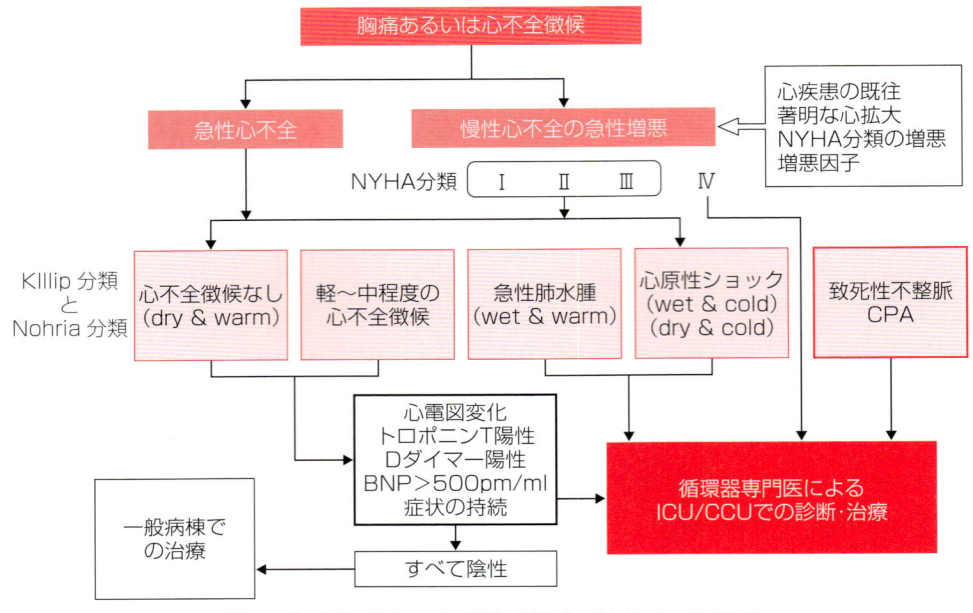

図5　集中治療室への収容の決定（文献2）より引用）

NYAH：ニューヨーク心臓協会，BNP：脳性ナトリウム利尿ペプチド

　心拍出量の低下に伴い腎血流量は減少させる．肺うっ血は低酸素状態を惹起し，循環不全は血圧の低下や尿量の減少をもたらす．
　すなわち，以下の手順によって低酸素状態が改善し，良好な血圧や尿量が保持できていれば，最低限の初期治療が順調に行われていると判断できる．①初期治療に続き，②急激に破綻をきたした循環動態を迅速に保持するとともに，③ただちにその原因となる基礎疾患を治療し，心収縮力のできるかぎりの回復を計る．次いで，④過度の代償機序を是正し，適正な前負荷および後負荷を得る．⑤かかる治療によって安定した循環動態がもたらされたならば，各種薬剤をできるかぎり減量し，残存心機能を評価し，⑥慢性心不全の治療へと移行する（図6）．

1．基本的な初期治療

1）安静および体位，鎮静

　肺うっ血が明らかな患者には背臥位による安静臥床は好ましくなく，肺動脈圧が低下し

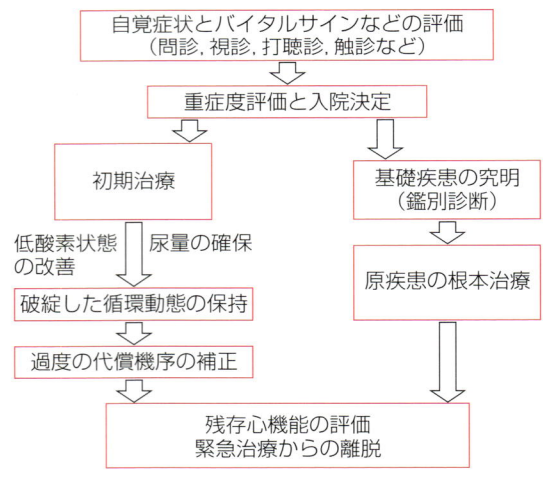

図6　急性心不全の診断治療手順（文献2）より引用）

横隔膜の上下運動が楽になる seim-fowler 位（10～30°）あるいは fowler 位（45°）が選択される．

2）酸素療法

　酸素飽和度95～98％を目標とした酸素投与が行われる．非侵襲的陽圧換気（NPPV：Non-Invasive Positive Pressure Ventilation）法

は，肺胞内への血漿成分の漏出を防ぎ，虚脱した肺胞を伸展し，動脈血の酸素化を促進させる．一方で静脈灌流を減らし，肺動脈楔入圧を低下させることによって，左室前負荷を減ずる．したがって，心不全に対する適応は重篤な肺水腫のみならず，呼吸苦と低酸素血症を伴う心不全に対しても用いることができる．救急外来などで呼吸苦を有する心不全患者に早期に適応すれば，より速い効果が期待される．同時に即効性の硝酸薬と利尿剤などによって一刻も速く心臓の前負荷を減じ，肺うっ血を改善させなければならない．吸入用の硝酸剤はマスク内にスプレーすることで即効性が期待できる．これによってNPPVの効果もさらに高まり，短期間で離脱することが可能となる．

3）モニタリング

モニタリングシステムは集中治療の要となるもので，種々のモニタリング（監視）がなされる．何をモニターするかは，患者の状態，疾患，重症度などによって異なるが，異常の早期発見とその防止，治療効果の明確な判定，予後予測などがモニタリングの目的であることから，積極的に行うべきである．わが国のガイドラインにおける各種モニタリングの有用性クラス分類とエビデンスレベルを括弧内に示した．

すべての重症患者に体温，呼吸数，心拍数，脈拍数，血圧（クラスⅠ，レベルC），時間尿量（尿道留置カテーテル），経皮的動脈血酸素飽和度（SpO_2：Parcutaneous Arterial Oxygen Saturation；クラスⅠ，レベルC）のモニターは基本である．心電図モニター（心拍数，不整脈，ST-T変化；クラスⅠ，レベルC），動脈圧モニター〔橈骨動脈カニュレーション；クラスⅡa，レベルC（血行動態が不安定な場合，頻繁に動脈血サンプルが必要な時）〕，呼吸曲線モニター（呼吸数と呼吸様式：インピーダンス法），体温モニター（深部，末梢），中心静脈圧モニター（クラスⅡb，レベルC），肺動脈圧，心拍出量，混合静脈血酸素飽和度（SvO_2：Oxygen Saturation of Mixed-venous Blood）モニター（Swan-Ganzカテーテル）などが病態に応じて選択される．

2．破綻した循環動態の保持

破綻した循環動態（低心拍出量状態）を放置しショックが遷延すると多臓器不全に至り，さらに難治となる．そのため迅速な対応が必要となる．日本循環器学会の『急性心筋梗塞（ST上昇型）の診療に関するガイドライン（2013年改訂版）[3]』などは，収縮期血圧70 mmHgを昇圧剤適応の目安としている．できればショック準備状態を察知し，ショックを未然に防ぐことが重要である．治療の到達目標は各種循環動態パラメータの改善ももちろんであるが，尿量の維持（≧0.5 ml/Kg/hr）やSvO_2（≧70％）も重要な目安と考える．このために各種カテコラミンやジギタリスをはじめとする強心薬，さらに大動脈バルンパンピング（IABP：Intra Aortic Balloon Pumping）や経皮的心肺補助法（PCSP：Percutaneous Cardio Pulmonary Support）など循環補助法が適応される．

3．原疾患の治療[11]

循環動態の保持とともに，直ちに開始しなければならないのは，急性心不全をもたらした原疾患に対する治療である．急性心筋梗塞においては，完全閉塞した梗塞責任冠動脈を一刻も早く再開通させ，梗塞範囲を最小限に止めることがきわめて重要で，組織性プラスミノーゲンアクチベータ（tPA：tissue plasminogen activator）の投与，冠動脈内血栓吸引術，経皮的冠動脈形成術（PTCA：Percutaneous Transluminal Coronary Angioplasty），ステント留置術などの冠動脈インターベンション（PCI：Percutaneous Coronary Intervention），さ

表3　過度の代償機序の是正のための治療(文献2)より引用

①左室前負荷軽減薬	
・利尿剤	フロセミド，ブメタニド，スピロノラクトンなど
・容量血管拡張薬	ニトログリセリン，硝酸イソソルビドなど
・利尿作用を有する血管拡張薬	カルペリチド
・その他	モルフィン
②左室後負荷軽減薬	
・抵抗血管拡張薬	レジチン，アプレゾリン，ニカルジピンなど
③前ならびに後負荷軽減薬	
・バランス血管拡張薬	ニコランジル，プラゾシン，ブナゾシンなど
・強心作用を有する血管拡張薬	ミルリノン，オルプリノン，アデールなど
④アンジオテンシン変換酵素阻害薬	カプトプリル，エナラプリルなど
受容体遮断薬	ロサルタンなど
⑤抗不整脈薬	
・ジゴキシン，ベラパミル，ランディオロール，アミオダロンなど	

らに外科的手段として冠動脈バイパス術などがある．心室中隔穿孔や乳頭筋断裂などに対しては緊急外科治療が選択される．弁膜症や先天性心疾患などの根本治療も基本的には外科療法である．外科療法が困難な重篤な大動脈弁狭窄症には経皮的大動脈弁形成術（PTAV：Percutaneous Transcatheter Aortic Valvluloplasty）や経カテーテル的大動脈弁植え込み術（TAVI：Transcatheter Aortic Valve Implantation），閉塞性肥大型心筋症には経皮的中隔心筋焼灼術（PTSMA：Perctaneous Transluminal Septal Myocardial Ablation）などのカテーテル治療も行われる．このような原疾患の治療こそ，急性心不全の治療法の中で最も重要かつ本質的である．

4．過度の代償機序などにより生じた循環動態の歪みの是正

血圧が維持されたなら，次は代償機序や治療によって生じた過度の循環動態の歪みを是正し適正な前負荷および後負荷を得る．しかし，心拍出量を増やすべく増大した前負荷は過剰であれば急性肺水腫を惹起し，血圧を維持すべく収縮した末梢血管は後負荷の増大や末梢循環不全を引き起こす．さらに，交感神経系の過度の興奮は頻脈や不整脈をもたら

し，レニン・アンジオテンシン系の過緊張は循環体液量の余剰につながる．これを是正するために表3のごとくの薬物治療が行われる．

5．急性心不全に必要な理学療法

前述した種々の治療の後，早期の回復を目指し，循環動態を評価しつつ，リハビリテーションに移行しなければならない．これには再発予防・予後改善という大きな目標も含まれる．

1）急性期心臓リハビリテーション（運動と教育）

適切な運動療法や薬剤・生活・疾患指導（教育）を包括したリハビリテーションは，急性期でも重要な役割を果たす．心臓リハビリテーションは実施時期によって，図7のごとく急性期（phaseⅠ：発症から約1〜2週間），回復期（phaseⅡ：一般病棟に転棟し，リハビリテーション開始より5カ月後まで），維持期（phaseⅢ：回復期以降）に分けられる．

米国医療政策研究局（AHCPR：Agency for Health Care Policy and Research）は「心臓（大血管）リハビリテーションとは，医学的な評価，運動処方，冠危険因子の是正，教育およびカウンセリングからなる長期にわたる包括

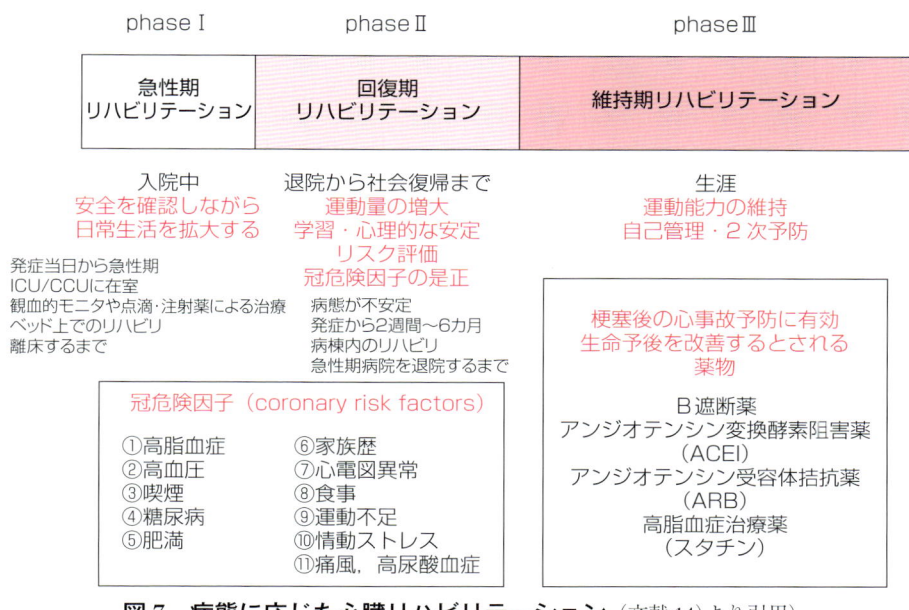

図7 病態に応じた心臓リハビリテーション（文献14)より引用）

的なプログラム」と定義している．その目的は患者の心疾患に基づく身体的・精神的影響をできるだけ軽減させ，突然死や再発作のリスクを下げ，症状を改善させ，動脈硬化などの危険因子の進展を抑制し，心理・社会的ならびに職業的状況を好転させることにある．

包括的な心臓リハビリテーションは，医師，看護師，理学療法士，臨床工学士，薬剤師，栄養士といった多職種によるチームアプローチが必要となる．ICUのリハビリテーションは重症疾患の急性期・増悪期における導入の場所であり，特に慎重な対応が望まれる．

日本循環器学会の『心血管疾患におけるリハビリテーションに関するガイドライン（2007年改訂版）』[12]は心筋梗塞における運動療法の絶対禁忌として，①2日以内の急性心筋梗塞，②内科治療により安定していない不安定狭心症，③自覚症状または血行動態異常の原因となるコントロール不良の不整脈，④症候性の高度大動脈弁狭窄症，⑤コントロール不良の症候性心不全，⑥急性の肺塞栓または肺梗塞，⑦急性の心筋炎または心膜炎，⑧急性大動脈解離，⑨意思疎通の行えない精神疾患をあげている．米国心臓協会（AHA：American Heart Association）基準では心筋梗塞発症2日以内の運動負荷試験は禁忌である．したがって，自転車や歩行などの積極的な運動療法は，発症2日以内は原則的に禁忌であり，室内歩行や室内排便負荷にとどめるべきである．再還流不成功例などで発症後数日以後もST上昇の持続する例や胸痛やST上昇を繰り返す症例，心雑音や心膜摩擦音の出現した症例などは心破裂などのリスクが高く，心筋の脆弱化が最大となる発症9日目までは血圧上昇を伴う運動療法は控えたほうがよいとされる[13]．

2）急性心不全における心臓リハビリテーションの意義

急性心不全における心臓リハビリテーションの目的は，①早期離床により過剰な安静の弊害（身体的・精神的デコンディショニング），褥瘡，肺塞栓などを予防する，②迅速かつ安全な退院と社会復帰へのプランを立案・共有し実現する，③運動耐容能の向上により生活の質（QOL：Quality of Life）を改善させる，④包括的な患者教育と疾病管理により心不全の

重症化や再入院を予防する，ことにある[14]．

急性心不全急性期における精神的サポートは患者の精神的苦痛を軽減し，入院中のQOLを高めるうえでも重要である．したがって，入院早期から心不全管理および再入院予防について包括的な患者教育を実施する．

3）静脈血栓塞栓症の予防

静脈血栓塞栓症（VTE：Venous Thromboembolism）は，ICUにおける重大な合併症である．深部静脈血栓（DVT：Deep Vein Thrombosis）に起因する肺血栓塞栓症（PTE：Pulmonary thromboembolism）は，ときには突然死，呼吸不全，右心不全を惹起し，病態をさらに増悪させるからである．的確なVTEの予防や治療はICUに収容された患者の死亡率を低下させる．それゆえ，ICUに収容されるすべての患者は，この危険が明確に評価され，防止対策が講ぜられなければならない[14]．

ICUに収容される患者はいくつもの重複した危険因子をもっている．危険因子には，①ICU収容以前から認められたもの（術後，外傷，火傷，敗血症，悪性疾患，脳卒中，脊髄損傷，高齢，心不全，呼吸不全，VTEの既往，妊娠・産褥，エストロジェンなど）と，②ICU収容後に新たに加わったもの（安静臥床，抑制，鎮静，中心静脈ライン，外科的処置，敗血症，人工呼吸器の使用，昇圧剤，人工透析など）とに分けられる．なかでも人工呼吸管理中の慢性閉塞性肺疾患（COPD：Chronic Obstructive Pulmonary Disease）関連の血栓症とカテーテル血栓症は，ICUに特有な病態である．したがって，循環器疾患も例外ではない．

中等度のリスクを有する症例には，低分子量ヘパリンか低用量未分画ヘパリンを使用して予防し，高度な出血性リスクが認められる場合には弾性ストッキングや間欠的空気圧迫法を用いて，出血リスクが減ずれば，薬物療法に変更あるいは併用するように勧告されている．ただし，循環器疾患の初期治療には，抗凝固薬や抗血小板薬が十分用いられていることが多く，血栓と出血の両方をコントロールしなくてはならない．

急性期リハビリテーションには，このような血栓塞栓症の予防措置も含まれており，四肢の挙上・屈曲運動，適切なマッサージなどは必須である．

結　論

わが国における循環器疾患に対する理学療法は，まだ十分な認識や理解がなされていない．単に運動リハビリテーションにとどまらず，総合的な治療の一環として施行されなければならない．そのためには，いままで述べた病態を十分把握したうえで，症例ごとの目標を定め，大きな視野に立った包括的理学療法プログラムを作成し，これを実行すべきである．

Conclusion

急性心不全は「心臓に器質的および/あるいは機能的異常が生じて急速に心ポンプ機能の代償機転が破綻し，心室充満圧の上昇や主要臓器への灌流不全をきたし，それに基づく症状や徴候が急性に出現した状態」[1]と定義されている．さまざまな原因があり，診断法も治療法も多彩である．しかし，いずれの病態も早期の回復を目指し，循環動態を評価しつつリハビリテーションに移行し，良好な社会復帰，再発予防，予後改善を目指さなければならない．

文 献

1) 日本循環器学会,他（編）：ダイジェスト版　急性心不全治療ガイドライン（2011年改訂版）．2011（http://www.j-circ.or.jp/guideline/pdf/JCS2011_izumi_d.pdf）2015年7月1日閲覧
2) 田中啓治：急性心不全．田中啓治,他（編）：CCUテキスト．文光堂, 2013, pp134-142
3) Tsuchihashi-Makaya M, et al：Characteristics and outcomes of hospitalized patients with heart failure and reduced vs preserved ejection fraction. Report from the Japanese Cardiac Registry of Heart Failure in Cardiology（JCARE-CARD）. *Circ J* **73**：1893-1900, 2000
4) 田中啓治：急性心不全．田中啓治,他（編）：CCUテキスト―循環器救急から集中治療管理まで．文光堂, 2013, pp134-142
5) McKee PA, et al：The natural history of congestive heart failure：the Framingham study. *N Engl J Med* **285**：1441-1446, 1971
6) Nohria A, et al：Clinical assessment identifies hemodynamic profiles that predict outcomes in patients admitted with heart failure. *J Am Coll Cardiol* **41**：1797-1804, 2003
7) Vatner SF, et al：Left ventricular response to severe exertion in untethered dogs. *J Clin Invest* **51**：3052-3060, 1972
8) Guyton AC, et al：Circulatory Physiology―Cardiac Output and its Regulation, 2nd ed. WB Saunders, Philadelphia, 1973
9) Killip T 3rd, et al：Treatment of myocardial infarction in a coronary care unit. A two year experience with 250 patients. *Am J Cardiol* **20**：457-464, 1967
10) Mercado-Martínez J, et al（GRUPO ARIAM）：APACHE-II score and Killip class for patients with acute myocardial infarction. *Intensive Care Med* **36**：1579-1586, 2010
11) Logeart D, et al：Predischarge B-type natriuretic peptide assay for identifying patients at high risk of readmission after decompensated heart failure. *J Am Coll Cardiol* **43**：635-641, 2004
11) 日本循環器学会,他（編）：ダイジェスト版ST上昇型急性心筋梗塞の診療に関するガイドライン（2013年改訂版）．2013（http://www.j-circ.or.jp/guideline/pdf/JCS2013_kimura_d.pdf）2015年7月1日閲覧
12) 日本循環器学会,他（編）：心血管疾患におけるリハビリテーションに関するガイドライン（2007年改訂版）．2007（http://www.j-circ.or.jp/guideline/pdf/JCS2007_nohara_h.pdf）2015年7月1日閲覧
13) 加藤祐子,他：心臓リハビリテーション．田中啓治,他（編）：CCUテキスト―循環器救急から集中治療管理まで．文光堂, 2013, pp264-272
14) 田中啓治,他：救急・集中治療分野．瀬尾憲正,他（編）：周術期深部静脈血栓/肺血栓塞栓症．克誠堂出版, 2013, pp184-193

4 腎機能障害

原田大希[*1]　松田兼一[*1]　森口武史[*1]

Key Questions
1. 該当領域における代表的な病態は何か
2. 病態の基本は何か
3. どのような治療や管理を行う必要があるか

はじめに

ICUにはさまざまな機能不全をきたした患者が入室するが，そのうち22～36％は入室時点で急性腎障害（AKI：Acute Kidney Injury）を発症しており[1,2]，さらにICU滞在中にAKIを発症する症例が67％存在すると報告されている[1]．また，高齢化や高血圧，糖尿病といった生活習慣病を背景とした慢性腎臓病（CKD：Chronic Kidney Disease）患者の増加[3]に伴い，AKIを伴わずとも，すでに腎機能障害を呈している患者も存在するため，これらを勘案すると腎機能障害は現代のICUにおいて，その入室患者の多くにみられる重要な疾患概念だと考えられる．一方，人体において腎臓は体液調節をつかさどる要の臓器であり，恒常性の維持に必要不可欠であるがゆえ，その障害はICU患者の病態をより重症化，複雑化させる原因となる．

本稿ではICUにおける腎機能障害の診断，病態生理，血液浄化療法を含む治療・管理について概説する．

腎機能障害の基本病態

1. ICUにおける腎機能障害とは

ICUに入室する患者の多くに腎機能障害が生じることは先に述べたが，腎機能障害の病態生理を考える際にどのようなタイプの機能障害が存在するのかを整理する必要がある．

腎機能障害は，大きくAKIとCKDに大別される．さらにAKIについては，ICU入室時点ですでにAKIに陥っている病態と，入室時には腎機能が正常であってもそれ以降にAKIに陥る病態の2つに分けられる．前者の代表例は敗血症性AKIであり，AKIの管理そのものがICU入室の目的でもある．後者の例としては，病態の悪化から進行した多臓器不全（MOF：Multiple Organ Failure）の一分症としてAKIを発症する症例や，造影剤腎症，薬剤性腎障害など検査・治療の有害事象としてAKIを発症する病態があげられる．この種々のリスクファクターを背景に，さまざまな病態で入室した患者に対して多種多様な薬剤投与，検査を行いながら管理を行うICUに

[*1] Daiki Harada, Kenichi Matsuda, Takeshi Moriguchi／山梨大学医学部 救急集中治療医学講座

表1　KDIGOのガイドラインにおけるAKIのステージ分類（文献6）より改変引用）

ステージ	血清クレアチニン値	尿量
1	基礎値の1.5〜1.9倍 または 0.3 mg/dl以下	6〜12時間 0.5 ml/kg/h未満が持続
2	基礎値の2.0〜2.9倍	12時間以上 0.5 ml/kg/h未満が持続
3	基礎値の3倍 または 4.0 mg/dl以上 または 腎代替療法の開始 または 18歳未満の場合 eGFRが35 ml/min/1.73 m²未満	12時間以上無尿 または 24時間以上 0.3 ml/kg/h未満が持続

おいて，後者の存在を理解しておくことが重要である．

　CKDについては，大手術後の周術期管理を含め，他の疾患で入室した患者がもともとCKDを抱えていたり，末期腎不全（ESRD：End Stage Renal Disease）ゆえに血液透析（HD：Hemodialysis）をすでに導入された患者であるといった病態が考えられる．また，腎機能障害の病態を考えるうえでいわゆるAcute on Chronicという概念もあり，ICU管理が長期化するほどさまざまな要素がオーバーラップし，より複雑な病態を呈するようになる．

2．診断基準とリスクファクター

　次に，腎機能障害の病態をより深く理解するためにAKIとCKDの診断基準とリスクファクターについて述べる．

1）AKIの診断基準とリスクファクター

　以前は，急激に進行する腎機能低下を呈する病態を急性腎不全（ARF：Acute Renal Failure）と呼び，長年国際的に統一された厳密な定義が存在しなかった．2004年にADQI（Acute Dialysis Quality Initiative）によってRIFLE分類[4]が発表され，さらに2007年にAKIN（Acute Kidney Injury Network）によって，RIFLE分類にいくつかの変更を加えた形でAKIN分類[5]が発表された．その後，2012年にKDIGO（Kidney Disease Improving Global Outcomes）によりRIFLE分類とAKIN分類を統合したAKIの新たな定義が提言されるとともに，AKIは早期発見および予防が可能であるというコンセプトのもと，予防・治療についても記載されたガイドラインが作成された[6]．このKDIGOのガイドラインでは，血清クレアチニン値と尿量を用いてAKIの定義およびステージ分類がなされている（表1）．本ガイドラインでは，従来では腎機能障害を意識しないような微細な変化であってもAKIの定義にあてはまることになり，AKIの早期発見および予防・治療が可能となった．AKIが明確に定義されたことには大きな意義があり，医療者が国際的に統一された認識を共有できるとともに，今後，時間的・空間的な比較検討が容易になると考えられる．

　KDIGOのガイドラインに示されたAKI発症のリスクファクターを表2に示す．この中で重要だと考えられるものは「CKDへの罹患」であり，Jamesら[7]は蛋白尿を有さないCKDでは推算糸球体濾過量（eGFR：estimated Glomerular Filtration Rate）が45〜59.9 ml/min/1.73 m²の患者で2.3倍，eGFRが30〜

表2 KDIGOのガイドラインにおけるAKI発症のリスクファクター
（文献6）より改変引用）

侵襲因子	背景因子
敗血症	脱水
重症疾患	高齢者
循環不全	女性
熱傷	黒人
外傷	慢性腎臓病
心臓手術（特に人工心肺を要するもの）	慢性疾患（心，肺，肝）
大手術	糖尿病
腎毒性物質	癌
ヨード系造影剤	貧血

44.9 m*l*/min/1.73 m^2 の患者で 5.6 倍，eGFRが 15〜29.9 m*l*/min/1.73 m^2 の患者で 13.0 倍 AKI 発症のリスクが高いことを報告した．また，糸球体濾過量（GFR：Glomerular Filtration Rate）低下と独立して，微量アルブミン尿あるいは蛋白尿が有意なリスクファクターであることも合わせて明らかにした．さらに，Cocaら[8]はAKI患者の長期予後についてメタ解析を行い，AKIを発症した患者はその後のCKD，ESRD，そして死亡のリスクが高く（それぞれハザード比 8.8，3.1，2.0），またそのAKIの重症度が高くなるほどCKD，ESRDへ移行するリスクが高まり，もともとのGFRが低いほど関係性が低いことを報告した．従来，AKIは一過性のものであり，その一部の重症例がCKDを経てESRDへ進行し，HD導入となると考えられていたが，これらの報告をもとにAKIがCKDを招き，さらに新たなAKIを引き起こすというサイクルが想定されるようになった．最初のAKIの発症ないし，重症化を抑えることが患者にとって，今まで以上に大きな意味をもつ可能性が出てきたといえる．

2）CKDの診断基準とリスクファクター

CKDの診断基準とリスクファクターについて述べる．AKIと比べCKDに関しては国際的に一定の見解が得られており，前出したKDIGOのガイドライン[6]での定義と同様，日本腎臓学会による『CKD診療ガイド2012[3]』でも「3カ月以上にわたりGFRが 60 m*l*/min/1.73 m^2 を下回り，かつ腎機能障害を示唆する所見が続くもの」と定義している．この腎機能障害を示唆する所見という項目はAKIに対しては規定されておらず，具体的には病理組織学的異常，尿検査での赤血球，白血球，尿細管上皮細胞，円柱，および蛋白尿の検出，血液検査異常，画像検査での腎臓のサイズ変化，水腎症，囊胞の検出などがあげられる．よって，過去にこれらの異常を指摘されたことがわかればCKDを疑う根拠となる．また，先に列挙した腎機能障害を示唆する所見の中で「腎の萎縮」のみがAKIでは出現せず，CKDのみに出現しうる所見であり[6]，AKI症例に腎萎縮が確認されればCKDがすでに存在していたことを疑う所見となる．

CKDのリスクファクターとしては高齢，CKDの家族歴，過去の健診における尿異常や腎機能障害および腎形態異常，脂質異常症，高尿酸血症，非ステロイド性抗炎症薬（NSAIDs：Non-Steroidal Anti-Inflammatory Drugs）などの常用薬，AKIの既往，高血圧，耐糖能障害や糖尿病，肥満およびメタボリックシンドローム，膠原病，感染症，尿路結石などがあげられる[3]．

3. 腎の解剖生理

ここで病態生理を理解する一助として，正常な腎の解剖生理を簡単に解説する．腎臓は片側150g程度の臓器であり，左右合わせてもその重量の体重に占める割合はせいぜい150分の1であるが，その役割ゆえに血流が非常に豊富であり，心拍出量の約25％にあたる血流が腎臓に流入する．腎臓はその構造上皮質と髄質に分けられるが，腎臓内での血流分布は一様ではない．皮質には全腎血流の約94％が供給されるが，運搬・供給された酸素のうち約18％しか利用されない．一方，髄質には約6％の血流しか供給されないにもかかわらず，髄質に存在する近位尿細管S3セグメントやヘンレの上行脚での酸素消費量が多いことから運搬・供給された酸素の約79％が利用される．また，皮質では筋原反応，尿細管糸球体フィードバック（TGF：Tuburo-Glomerular Feedback），交感神経系（SNS：Sympathetic Nervous System），レニン・アンジオテンシン・アルドステロン系（RAAS：Renin-Angiotensin-Aldosterone System）などにより，糸球体血流量とそれに伴うGFRを一定に保持しようとする自動調節能をもつが，髄質では血圧に依存して直線的に血流量が変化することが知られている．以上から，血圧低下が起こった場合には皮質に比べて髄質で血流低下を招きやすく，さらには酸素供給不足を起こしやすいことが理解できる．

腎機能障害の代表的な病態

次に，ICUでみられる腎機能障害の代表的な病態について順を追って解説する．

1. 敗血症性AKI

Uchinoら[9]による23カ国計54施設のICUにおける多施設前向き観察研究の結果，ICU入室患者に生じるAKIのおよそ半数が敗血症性AKIであることが報告された．また，敗血症性AKI症例は非敗血症性AKI症例に比べてより重症であり，そのうえ死亡や入院の長期化に関する独立したリスクファクターであることがBagshawら[2]によって報告された．敗血症性AKIは，ICUにおいて最も高頻度にみられる腎機能障害の一形態であり，かつ患者の予後を左右する重要な病態である．

敗血症症例において腎臓が障害される原因は一つではない．敗血症の病態は「過剰な炎症反応」であり，サイトカインストームとも呼ばれる高サイトカイン血症が感染に対する生体の防御反応として作用するとともに，さまざまな機序で腎障害が引き起こされる．発熱による体液喪失や高サイトカイン血症による血管透過性亢進が血管内脱水を惹起し，その結果，腎灌流の低下を招き，ひいてはGFRの低下を引き起こす（腎前性AKI）．また，敗血症ショックにより低灌流障害を呈せば，腎においてはその構造上，まず髄質が虚血に陥り，その結果，急性尿細管壊死（ATN：Acute Tubular Necrosis）を生じる（腎性AKI）．さらに，過剰な炎症反応の発症とそれに伴う凝固系の異常，血管内皮細胞の障害や直接的に腎臓の細胞傷害が起こりうることも知られている[10]．以前は敗血症に伴う播種性血管内凝固（DIC：Disseminated Intravascular Coagulation）による微小血栓もAKIの一因として考えられていたが，現在では関与に乏しい[11,12]という意見も存在する．

AKI発症の重要なリスクファクターとしてCKDが重要であることは先に述べたとおりであるが，近年，CKDマウスに敗血症を罹患させた場合に正常個体と比べてサイトカインの産生が増幅されることを示唆する実験結果が報告されており[13,14]，Acute on Chronicと呼ばれる病態重症化の新たな発生機序が解明されつつある．

表3　心腎連関症候群（CRS）の分類 (文献16)より改変引用)

Type	名称	一次的障害	二次的障害
1	急性心腎症候群	急激な心機能悪化（例：急性心不全，急性冠症候群，心原性ショック）	AKI
2	慢性心腎症候群	心機能の慢性異常（例：慢性うっ血性心疾患）	CKD
3	急性腎心症候群	急性腎障害（AKI）	急激な心機能不全（例：急性心不全，急性冠症候群，不整脈）
4	慢性腎心症候群	慢性腎障害（CKD）	慢性心疾患（例：左室リモデリング，心機能低下）
5	二次的心腎症候群	全身状態悪化（例：敗血症，アミロイドーシス）	心機能不全と腎機能障害

2．心腎連関症候群

次にICUでみられる腎機能障害の代表的な病態は，心腎連関症候群（CRS：Cardio-Renal Syndrome）である．心臓と腎臓は体内において離れた位置に存在し，心臓は全身に血液を送るためのポンプとして，腎臓は体内の不要なものを排出したり，体液量や電解質のバランスを調節したりするフィルターとして，それぞれ異なる役割をもつ．しかし，体液量の減少が起これば心臓では心拍出量を増やし，腎臓ではナトリウムや水の再吸収が促進されるといったように，SNS，RAAS，抗利尿ホルモン等の神経液性因子などを介して2つの臓器は常に連動し，血圧，循環血液量，体液量，電解質などの恒常性が維持されている[15]．近年，一方の臓器が障害され恒常性が崩れることによって他方の臓器障害が進むことが注目され，CRSという概念が生まれた．さらに，Roncoら[16]によってCRSが「心臓ないし腎臓の一方の急性または慢性の機能障害を引き起こす病態生理的な異常」と定義づけられるとともに，その発症機序と経過により5つに分類することが提唱された（**表3**）．ここではICUで頻回に認められる病態としてType 1 急性心腎症候群（acute cardiorenal syndrome）とType 3 急性腎心症候群（acute renocardiac syndrome）を取り上げ，簡単に解説する．

1）急性心腎症候群

急性心腎症候群は，急性心不全によってAKIが惹起される病態の総称[16]であり，さまざまな因子によりGFRが低下することが病態の中心である．

GFRの低下は，左心不全に伴う心拍出量と血圧の低下によって腎血流が低下し生じる（腎前性AKI）．もちろん，過度の腎灌流低下が起きればATNにまで発展する（腎性AKI）．また，右心不全を伴う場合には，静脈うっ滞による中心静脈圧の上昇と腎静脈圧の上昇により，GFRの低下を招く[17]．さらに右心系の拡張による左室の拡張末期容積減少は，心拍出量の低下につながり，腎血流の低下からGFRの低下を招く[18]．

また，左心不全による心拍出量の低下や右心不全による前負荷の増大がSNS，RAAS，バソプレシンやエンドセリンなどの神経液性因子を介してナトリウムと水分の貯留および全身血管収縮による後負荷を増大させる．本来であれば，これらの働きにより心拍出量は増大するはずであるが，心不全状態では心拍出量はむしろ低下してしまうことが問題となる[19]．

2）急性腎心症候群

急性腎心症候群はAKIによって急性心不全が惹起される病態の総称であり，Bagshawら[20]は発症要因を2つに分けて説明している．

まず，発生初期の心機能増悪に関わる要因を直接的要因と呼び，AKI の進行によって惹起されたサイトカインが好中球の遊走・浸潤を誘導し心筋細胞のアポトーシスを導くこと[21,22]，心拍出量維持のために活性化された SNS や RAAS により心筋細胞のアポトーシスが引き起こされること[23]，RAAS の活性化により体液量や血管収縮の調節異常が引き起こされ，心臓の前負荷，後負荷が増えることよって心筋酸素需要が上がり[24]，結局は心筋細胞のアポトーシスを導くこと[25]，血管内皮細胞や血管平滑筋細胞，尿細管細胞，心筋細胞で NADPH オキシダーゼを活性化させることにより活性酸素が生成される[24〜28]ことなどが含まれる．

次に，中期以降に関わる要因を間接的要因と呼び，尿量低下・体液貯留による容量負荷，ナトリウムの貯留による全身浮腫，電解質異常による不整脈，血液 pH 低下による心筋細胞の代謝阻害，肺血管収縮による後負荷上昇，尿毒症性物質の蓄積による心抑制が，これに含まれる[29]．

3．周術期 AKI

さらに，ICU でみられる腎機能障害の代表的な病態として周術期 AKI があげられる．外科手術症例においては，一般的に 18〜47% に AKI が生じ，そのうち 90% 以上が腎前性および腎性とされる[30]．年齢，高血圧や CKD など一般的な AKI のリスクファクターのほかに手術要因として手術時間，人工心肺時間，大動脈遮断時間，大量出血，血液希釈，大動脈内バルーンパンピング（IABP：Intra Aortic Balloon Pumping）の施行，腹腔内圧（IAP：Intra-Abdominal Pressure）の上昇などがあげられ[30]，いずれも腎灌流圧異常もしくは供給酸素量の低下を招く要素である．なかでも弁置換術や冠動脈バイパス術（CABG：Coronary Artery Bypass Graft）といった開心術における人工心肺時間と大血管手術における大動脈遮断時間，開腹手術による腹腔内圧の上昇が 3 大リスクファクターとされる[30]．

手術侵襲が加わるだけでも SNS，RAAS，抗利尿ホルモンなどの神経液性因子が賦活化され，ナトリウムと水分を貯留することで GFR は低下する．また，手術侵襲によって惹起されたサイトカイン放出に伴う血管透過性亢進によって体液は血管外へ移行し，循環血漿量の減少から GFR 低下を引き起こす機序も同時に存在する．このような状況下で，腎臓の予備力が落ちていたり，さらに腎灌流圧異常や供給酸素量低下が起きたりすれば容易に AKI を引き起こすことになる．周術期 AKI においても主な原因は腎灌流の低下による GFR の低下（腎前性 AKI）と腎低灌流による ATN（腎性 AKI）である．循環動態の変化に対して何をモニタリングし，どのように輸液管理を行い，いかに適切な血管作動薬を使用するかが周術期管理の鍵である．

4．造影剤 AKI

最後に，腎機能障害の代表病態として造影剤急性腎障害（CI-AKI：Contrast-Induced Acute Kidney Injury）をあげる．近年，IVR（Interventional Radiology）の発達によりヨード造影剤が重症患者の診断・治療に広く用いられるようになった[31]．しかし，このヨード造影剤が AKI を惹起することが問題となっている[31]．日本を含む多くの国のガイドラインでは「造影剤投与後，72 時間以内に血清クレアチニン値が前値より 0.5 mg/dl 以上，または 25% 以上増加した場合」を CI-AKI と診断している[32]．

現時点で ICU 患者全体における CI-AKI の発症率は明らかにされていないが[33]，腎機能が正常な ICU 入室症例の 18% に CI-AKI を生じたと報告されている[34]．また，ヨード造影剤を腎機能が低下した患者に対して使用す

表4 高サイトカイン血症に着目した全身管理計画

	高サイトカイン血症	非高サイトカイン血症
識別	サイトカイン測定 SIRS状態の持続	溢水の有無の確認 （体重，胸部X線，超音波）
腎不全管理	サイトカイン対策 輸液負荷	適切な腎灌流量の維持
RRTの導入	サイトカイン対策 早期導入 持続的RRT	尿量維持が困難なら早期導入 循環が不安定なら持続的RRT
心不全管理	サイトカイン対策 輸液負荷 血管作動薬 （ノルアドレナリン，ドパミン）	除水 血管作動薬 （ドパミン，ドブタミン）
呼吸不全管理	サイトカイン対策 人工呼吸管理	人工呼吸管理 除水

RRT：腎代替療法，SIRS：全身性炎症反応症候群

ることによってAKI発症のリスクが高まることが指摘されている[35]．以上から，ICUにおけるCI-AKIは，今後大きな問題となると考えている．

現在，認識されているCI-AKIの発生機序は，以下のとおりである．造影剤が腎血流に入り，一過性の血管拡張を起こすことによってアデノシン，エンドセリンの放出，一酸化窒素の合成低下が惹起され，逆に持続的な腎血管収縮，腎灌流低下が起こり，GFRが低下する．また，造影剤の腎血管内停留時間が延長し，尿細管が造影剤に暴露される時間が長くなるため，尿細管上皮に対する直接障害や活性酸素による尿細管障害が生じる[36〜38]というものである．

ICUの腎機能障害患者に対する治療・管理

これまでICUにおける代表的な腎機能障害の病態について概説してきたが，ここではその治療と管理について，以下に簡単に解説する．

1．高サイトカイン血症の有無を念頭に入れた全身管理計画

腎機能障害患者の全身管理を考える際，高サイトカイン血症が存在するか否かで管理方法に違いがあり[39]，その概略を表4に示す．敗血症性AKIのような場合には，血管内脱水を呈していることが多く大量の輸液負荷が必要であるが，溢水によって心不全となった非敗血症性AKIに対しては，腎機能改善のために除水が必要となる．なぜ，このような違いが生じるかを考えるための鍵は，サイトカインによって惹起される「血管透過性の亢進」であり，このことを考慮に入れて治療を組み立てることが重要であると，筆者らは考えている．

高サイトカイン血症であるか否かを識別するには，サイトカイン血中濃度を確認すべきである．サイトカイン血中濃度を迅速測定できない施設においては，全身性炎症反応症候群（SIRS：Systemic Inflammatory Response Syndrome）の持続日数を検討し，SIRSが持続していた場合には高サイトカイン血症の状態である可能性が高いと判断する[39]．

2. 主病態の治療・管理

腎機能障害の治療をする際には，ICU入室のきっかけとなった主病態の治療・管理が何よりも優先されることは自明である．急性心筋梗塞症例であれば冠動脈再建であり，敗血症症例であれば感染部位に対する適切なドレナージと適切な培養検体採取に基づいた抗菌化学療法である．詳細については，各疾患に対する成書を参考にされたい．

3. 血行動態の維持

腎機能障害を是正するためには，AKI症例であっても，CKD症例であっても，適切な腎灌流量が得られるだけの循環動態を維持することが重要である．

高サイトカイン血症を呈している症例では血管透過性が亢進しているがゆえ，非高サイトカイン血症症例に比べて必要とされる輸液量が多いことを理解されたい．また，AKI症例に対して尿量が保てないことを理由に輸液量を絞り，同時に大量の利尿薬が投与されているケースをしばしば目にするが，血管内低容量を招くだけで，腎機能障害の治療の観点からは本末転倒といえる．

適切な腎灌流量を得るためには，血圧や心拍数を監視するとともに超音波検査下での下大静脈（IVC：Inferior Vena Cava）径や中心静脈圧（CVP：Central Venous Pressure）などを参考にしながら十分な輸液とカテコールアミンなどの血管作動薬投与を行い，還流障害を是正すべきである．

4. 薬剤管理

ICUにおいて，治療・管理に用いられる代表的薬剤として血管作動薬，抗菌薬を，検査薬としてヨード造影剤をあげ，腎機能障害症例に対する使用上のポイントを以下に列挙する．

1）血管作動薬

血管作動薬の代表として，まずドパミンがあげられる．以前は低容量（1〜3 μg/kg/min）のドパミン使用が尿量を増加させる効果があるとされAKIに対して頻用されていたが，AKIの予防や治療には効果がないことが明らかになり[40]，さらにノルアドレナリンとのランダム化比較試験（RCT：Randomized Controlled Trial）では腎機能予後や死亡率に有意差はなく，ドパミン群で不整脈の頻度がむしろ高く心原性ショック症例では28日死亡率が増加したという結果が報告された[41]．敗血症でwarm shockに陥っていれば，末梢血管を収縮させる目的で少量のノルアドレナリンを使用したり，心不全を合併している症例ではナトリウム利尿ペプチドを併用したり，それぞれの薬剤の特徴を考え，適切なバランスで使用してゆくことが重要と考える．

2）抗菌薬

ICUにおいて使用頻度の高い薬剤の一つに抗菌薬があるが，抗菌薬は腎機能障害をきたす原因薬剤の一つである．ただし，腎障害をきたす頻度の高い抗菌薬は，ある程度決まっており，それらの抗菌薬においては腎機能別の投与量調節がある程度定まっている．とはいっても，腎機能障害を起こす可能性の高い抗菌薬を使用する際には，腎機能を経時的に評価することが重要である．さらに可能ならば，腎機能障害の程度に応じた薬剤選択や投与量，治療薬物モニタリング（TDM：Therapeutic Drug Monitoring）を薬剤師と共同すべきである．ICUの回診に薬剤師が同行したところ，予防可能な薬物副作用が66％減少したとLeapeら[42]によって報告されており，薬剤師との連携が注目を集めている．

3）ヨード造影剤

ヨード造影剤は，前述したとおり正常腎に対しても約20％の確率でCI-AKIを引き起こす[33]ため，不必要な造影剤の使用は厳に慎

むべきである．放射線検査後6時間における適切な尿量（150 m*l*/h以上）は，AKI発症率の低下と関連していることが報告されており[43]．造影剤を用いた検査が必要不可欠な症例においては，放射線科と共同で腎機能障害の程度に応じたヨード造影剤の選択および使用量の決定を行うべきである．

5．腎代替療法の導入

腎機能障害の症例に対する腎代替療法（RRT：Renal Replacement Therapy）の導入に関して，開始時期と施行方法，そして高サイトカイン対策としてのRRTについて述べる．

1）開始時期

AKIに対するRRTをいつから開始すべきなのか，これまで多くの検討がなされてきたが，Karvellasら[44]は重症患者に対するRRTの開始時期についてメタ解析を行った結果，RRT早期導入群での救命率が高かったが，RCTは2報しかなくいずれも少人数であり，早期導入が有用であるとは断定できないと報告した．一方，Ostermannら[45]は重症患者に対してRRTを開始する時は，尿素窒素，クレアチニンの濃度ではなく，無尿，溢水，臓器不全の有無を考慮して開始すべきと論じている．筆者ら[46]は，敗血症性AKIに対して持続的血液濾過透析（CHDF：Continuous Hemodiafiltration）を施行した自験例において，CHDF開始時尿量が0.3 m*l*/kg/hr以上の乏尿群と0.3 m*l*/kg/hr未満の無尿群で，その救命率を比較検討し，その結果，開始時血清クレアチニン濃度にはほとんど差がないにもかかわらず，救命率は乏尿群で84％，無尿群で58％と有意差はなかった（p＝0.06）もののかなりの開きが認められ，Ostermannらの主張と一致する結果であったことを報告した．このことから，筆者らはAKI症例においては尿量を指標としてRRTを積極的に開始するのが望ましいと考えている．

2）施行方法

RRTの施行方法について，間欠的腎代替療法（IRRT：Intermittent Renal Replacement Therapy）なのか，持続的腎代替療法（CRRT：Continuous Renal Replacement Therapy）なのかという点で長年議論が重ねられてきたが，近年のいくつかの報告[47,48]をみても循環動態が不安定な重症患者においてはCRRTを選択すべきであると考える．

3）高サイトカイン血症に対する腎代替療法

われわれは，高サイトカイン血症を呈したAKI患者にはサイトカイン吸着能をもつ血液浄化器を用いたCHDF治療を積極的に行っている．現在，わが国ではPMMA（Polymethyl Methacryrate）膜ヘモフィルターおよびAN69ST（Surface Treated）ヘモフィルターが臨床に使用可能であり，有効性についても多く報告されている[49〜51]．

おわりに

ICUにおける腎機能障害について概説した．AKIとCKDは互いにリスクファクターどうしであり，AKIに罹患しさらには重症化することでCKDに罹患する確率が上がり，またCKDに罹患することで新たなAKIを発症する可能性が高くなるということを常に念頭におき全身管理を行うことが重要であると考える．

Conclusion

ICUでは，敗血症性AKIをはじめ心不全に関連したAKI，周術期AKI，造影剤AKIなど，さまざまなAKIが発症しうる．また，入室した患者がCKDを抱えていることもある．病態の基本はAKIとCKDであるが，高サイトカイン血症を伴う場合，過剰に産生されたサイトカインによる血管透過性亢進や臓器障害が治療・管理に大きな影響を与える．また近年，AKIの発症・重症化とCKD罹患が相互に連関することが示唆され，AKI患者のCKD罹患，CKD患者のAKI発症双方を防ぐことが重要であると考えられるようになった．すべてのICU患者に対して，高サイトカイン血症の有無に留意しながら全身管理計画を立てたうえで，治療・管理にあたることが望まれる．

文献

1) Hoste EA, et al：RIFLE criteria for acute kidney injury are associated with hospital mortality in critically ill patients：a cohort analysis. *Crit Care* **10**：R73, 2006
2) Bagshaw SM, et al：Early acute kidney injury and sepsis：a multicentre evaluation. *Crit Care* **12**：R47, 2008
3) 日本腎臓学会（編）：CKD診療ガイド2012. 東京医学社，2012，pp1-145
4) Bellomo R, et al：Acute renal failure-definition, outcome measures, animal models, fluid therapy and information technology needs：the Second International Consensus Conference of the Acute Dialysis Quality Initiative（ADQI）Group. *Crit Care* **8**：204-12, 2004
5) Mehta RL, et al：Acute Kidney Injury Network：report of an initiative to improve outcomes in acute kidney injury. *Crit Care* **11**：R31, 2007
6) Kidney Disease Improving Global Outcomes（KDIGO）Acute Kidney Injury Work Group：KDIGO Ckinical Practice Guideline for Acute Kidney Injury. *Kidney Int Suppl* **2**：1-138, 2012
7) James MT, et al：Glomerular filtration rate, proteinuria, and the incidence and consequences of acute kidney injury：a cohort study. *Lancet* **376**：2096-2103, 2010
8) Coca SG, et al：Chronic kidney disease after acute kidney injury：a systematic review and meta-analysis. *Kidney Int* **81**：442-448, 2012
9) Uchino S, et al：Acute renal failure in critically ill patients：a multinational, multicenter study. *JAMA* **294**：813-818, 2005
10) 平澤博之：重症敗血症/敗血症性ショックの今日的病態生理と持続的血液濾過透析（CHDF）によるその制御．日救急医会誌 **22**：85-116, 2011
11) Lerolle N, et al：Histopathology of septic shock induced acute kidney injury：apoptosis and leukocytic infiltration. *Intensive Care Med* **36**：471-478, 2010
12) Takasu O, et al：Mechanisms of cardiac and renal dysfunction in patients dying of sepsis. *Am J Respir Crit Care Med* **187**：509-517, 2013
13) Doi K, et al：Pre-existing Renal Disease Promotes Sepsis-induced Acute Kidney Injury and Worsens Sepsis Outcome via Multiple Pathways. *Kidney Int* **74**：1017-1025, 2008
14) Leelahavanichkul A, et al：Chronic kidney disease-induced HMGB1 elevation worsens sepsis and sepsis-induced acute kidney injury. *Kidney Int* **80**：1198-1211, 2011
15) 中野宏己：心腎連関とAKI. ICUとCCU **39**：23-9, 2015
16) Ronco C, et al：Cardio-renal syndromes：report from the consensus conference of the Acute Dialysis Quality Initiative. *Eur Heart J* **31**：703-711, 2010
17) Wencker D：Acute cardio-renal syndrome：progression from congestive heart failure to congestive kidney failure. *Curr Heart Fail Rep* **4**：134-8, 2007
18) Testani JM, et al：Effect of Right Ventricular Function and Venous Congestion on Cardio-Renal Interactions during the Treatment of Decompensated Heart Failure. *Am J Cardiol* **105**：511-516, 2010
19) Sarraf M, et al：Cardiorenal syndrome in acute decompensated heart failure. *Clin J Am Soc Nephrol* **4**：2013-2026, 2009
20) Bagshaw SM, et al：Cardiorenal syndrome type 3：pathophysiologic and epidemiologic considerations. *Contrib Nephrol* **182**：137-157, 2013
21) Kelly KJ, et al：Distant effects of experimental renal ischemia/reperfusion injury. *J Am Soc Nephrol* **14**：

1549-1558, 2003
22) Kinsey GR, et al : Inflammation in acute kidney injury. *Nephron Exp Nephrol* **109** : e102-107, 2008
23) Jackson G, et al : ABC of heart failure. Pathophysiology. *BMJ* **320** : 167-170, 2000
24) Shah BN, et al : The Cardiorenal Syndrome : A Review. *Int J Nephrol* : Article ID 920195, 2011
25) Qin F, et al : NADPH oxidase is involved in angiotensin II-induced apoptosis in H9C2 cardiac muscle cells : effects of apocynin. *Free Radic Biol Med* **40** : 236-246, 2006
26) Chabrashvili T, et al : Effects of ANG II type 1 and 2 receptors on oxidative stress, renal NADPH oxidase, and SOD expression. *Am J Physiol Regul Integr Comp Physiol* **285** : R117-124, 2003
27) Nakagami H, et al : NADPH oxidase-derived superoxide anion mediates angiotensin II-induced cardiac hypertrophy. *J Mol Cell Cardiol* **35** : 851-859, 2003
28) Griendling KK, et al : Angiotensin II stimulates NADH and NADPH oxidase activity in cultured vascular smooth muscle cells. *Circ Res* **74** : 1141-1148, 1994
29) Chuasuwan A, et al : Cardio-renal syndrome type 3 : epidemiology, pathophysiology, and treatment. *Semin Nephrol* **32** : 31-39, 2012
30) Calvert S, et al : Perioperative acute kidney injury. *Perioper Med* **1** : 6, 2012
31) McCullough PA : Contrast-induced acute kidney injury. *J Am Coll Cardiol* **51** : 1419-1428, 2008
32) 日本腎臓学会, 他（編）：腎障害患者におけるヨード造影剤使用に関するガイドライン 2012. 東京医学社, 2012, pp1-97
33) 長谷弘記：造影剤による AKI. ICU と CCU **39** : 37-43, 2015
34) Polena S, et al : Nephropathy in critically Ill patients without preexisting renal disease. *Proc West Pharmacol Soc* **48** : 134-135, 2005
35) Bruce RJ, et al : Background fluctuation of kidney function versus contrast-induced nephrotoxicity. *AJR Am J Roentgenol* **192** : 711-718, 2009
36) Detrenis S, et al : Lights and shadows on the pathogenesis of contrast-induced nephropathy : state of the art. *Nephrol Dial Transplant* **20** : 1542-1550, 2005
37) Persson PB, et al : Pathophysiology of contrast medium-induced nephropathy. *Kidney Int* **68** : 14-22, 2005
38) Heinrich MC, et al : Cytotoxic effects of ionic high-osmolar, nonionic monomeric, and nonionic iso-osmolar dimeric iodinated contrast media on renal tubular cells in vitro. *Radiology* **235** : 843-849, 2005
39) 松田兼一, 他：多臓器不全（MOF）の病態と治療. 槇野博史, 他（編）：腎疾患・透析最新の治療 2011-2013. 南江堂, 2011, pp369-373
40) Bellomo R, et al : Low-dose dopamine in patients with early renal dysfunction : a placebo-controlled randomised trial. Australian and New Zealand Intensive Care Society (ANZICS) Clinical Trials Group. *Lancet* **356** : 2139-2143, 2000
41) De Backer D, et al : Comparison of dopamine and norepinephrine in the treatment of shock. *N Engl J Med* **362** : 779-789, 2010
42) Leape LL, et al : Pharmacist participation on physician rounds and adverse drug events in the intensive care unit. *JAMA* **282** : 267-270, 1999
43) Stevens MA, et al : A prospective randomized trial of prevention measures in patients at high risk for contrast nephropathy : results of the P.R.I.N.C.E. Study. Prevention of Radiocontrast Induced Nephropathy Clinical Evaluation. *J Am Coll Cardiol* **33** : 403-411, 1999
44) Karvellas CJ, et al : A comparison of early versus late initiation of renal replacement therapy in critically ill patients with acute kidney injury : a systematic review and meta-analysis. *Crit Care* **15** : R72, 2011
45) Ostermann M, et al : Renal replacement therapy in critically ill patients with acute kidney injury-when to start. *Nephrol Dial Transplant* **27** : 2242-2248, 2012
46) 松田兼一, 他：腎代替療法. 内科 **110** : 419-22, 2012
47) VA/NIH Acute Renal Failure Trial Network : Intensity of renal support in critically ill patients with acute kidney injury. *N Engl J Med* **359** : 7-20, 2008
48) Dellinger RP, et al : Surviving Sepsis Campaign : international guidelines for management of severe sepsis and septic shock, 2012. *Intensive Care Med* **39** : 165-228, 2013
49) Matsuda K, et al : Comparison of efficacy between continuous hemodiafiltration with a PMMA membrane hemofilter and a PAN membrane hemofilter in the treatment of a patient with septic acute renal failure. *Transfus Apher Sci* **40** : 49-53, 2009
50) Matsuda K, et al : Comparison of efficacy between continuous hemodiafiltration with a PMMA high-performance membrane dialyzer and a PAN membrane hemofilter in the treatment of septic shock patients with acute renal failure. *Contrib Nephrol* **173** : 182-190, 2011
51) Shiga H, et al : Continuous hemodiafiltration with a cytokine-adsorbing hemofilter in patients with septic shock : a preliminary report. *Blood Purif* **38** : 211-218, 2014

5 重症患者における栄養および代謝障害

谷口英喜[*1]

> **Key Questions**
> 1. 該当領域における代表的な病態は何か
> 2. 病態の基本は何か
> 3. どのような治療や管理を行う必要があるか

はじめに

ICUでは，重症患者に対して，呼吸・循環管理を主体とした生命維持に加え，栄養および代謝管理も実施される．栄養および代謝障害が生じると，治療やリハビリテーションに非常に不利な状況となり，患者の予後回復を遅延させる[1]．栄養不良が進行すると，骨格筋や平滑筋，心筋などの筋肉量が低下し，臓器や生体機能の障害を呈する．この状態が蛋白・エネルギー低栄養状態（PEM：Protein-Energy Malnutrition；ペム）と呼ばれる．PEMでは，脂肪や筋肉の異化・分解が進み，身体機能が低下する．PEMが進行し，身体の蛋白質の25〜35％が失われると，死亡するおそれさえある（nitrogen death）[2]．重症患者では，糖代謝異常が生じても免疫機能の低下や易感染の状態となる．また，電解質異常やビタミン，微量元素の欠乏によっても心筋や神経筋肉に異常をきたし，全身状態が不安定となる．日本静脈経腸栄養学会が示した『静脈経腸栄養ガイドライン第3版』[3]の冒頭には，「栄養管理の重要性」として5項目があげられている（**表1**）．重症患者においても，この5項目はすべて適応されると考えられる．本稿では，重症患者にみられるPEMをはじめとした栄養および代謝障害の病態と，その予防・治療について概説する．

蛋白・エネルギー低栄養状態（PEM）

ここでは，重症患者の栄養障害の病態に近いといわれている開発途上国の子どもによくみられるマラスムス（marasmus）型とクワシオルコル型（kwashiokor）栄養不良の病態生理について概説する（**図1**）[4]．マラスムス型は開発途上国の小児に多くみられる飢餓による栄養不良で，体重減少が著明である．長期間の栄養不良のため，栄養不良が緩徐に進行し低蛋白血症にはなりにくい．一方，クワシオルコル型は，もともと栄養不良ではなかった子どもがなんらかの原因で食事摂取ができなくなったり感染症が起きたりして急激に進行した栄養不良で低蛋白血症が顕著である．

[*1]Hideki Taniguchi／神奈川県立保健福祉大学保健福祉学部栄養学科

表1 栄養管理の重要性（文献3）より引用）

①適切な栄養補給が健康を維持するための基本である．適切な栄養補給が行われなければ身体の構成成分が正常に維持できず，その機能を正常に発現できない
②栄養障害は，エネルギー需要が増加している患者，蛋白異化が亢進している患者，栄養素の利用能が低下している患者，組織や臓器障害がある患者で特に進行しやすい
③すでに栄養障害に陥っていたり，大手術，重症外傷，広範囲熱傷など高度のストレスを受けたり，消化管機能障害，肝・腎機能障害，糖尿病などのために臓器障害や代謝障害を起こしたりすると，適切な栄養管理を実施しなければ急速に栄養障害が進行する
④栄養障害が進行すると，組織・臓器の機能不全，創傷治癒遅延，感染性合併症の発生，原疾患の治癒障害ないしは悪化をもたらす
⑤適切な栄養アセスメントを行い，栄養状態を維持・改善するための方策を講じることが医療の基本である

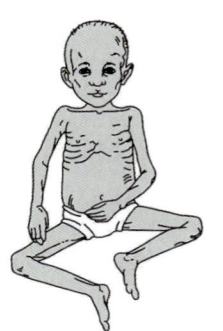

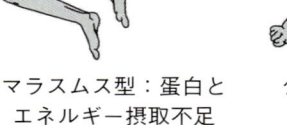

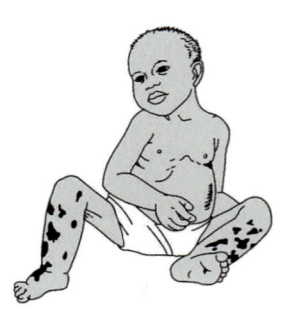

マラスムス型：蛋白と　　クワシオルコル型：蛋白
エネルギー摂取不足　　　摂取不足と代謝亢進

図1 マラスムス型およびクワシオルコル型栄養不良（文献4）より改変引用）

蛋白・エネルギー低栄養状態（PEM）を理解するために健常時の栄養代謝を知る

　生体機能および生命を維持するために，生体では代謝が重要な役割を担っている．摂取された栄養素（蛋白質，糖質，脂質，ビタミン，微量元素）は，消化管で吸収および消化され門脈を経て肝臓に運ばれる．肝臓では各栄養素が代謝され，ブドウ糖の代謝の際にはエネルギー〔アデノシン三リン酸（ATP：Adenosine Triphosphate）〕が産生され，ATPはすべての生命活動のエネルギー源となる．アミノ酸は同化されて体蛋白や核酸に，脂肪酸も同化されて細胞膜の基質となり，生命活動を維持する．一方，過剰に摂取されたブドウ糖は肝臓にグリコーゲンとして貯蔵され，必要に応じてエネルギー源やアミノ酸，脂肪酸に合成される．逆にグリコーゲンの枯渇，外部からのブドウ糖供給がないなどの場合には，体蛋白や脂肪がエネルギー源として動員される．すべての代謝・合成には，ビタミンや微量元素が必要とされる．栄養代謝は，生体の生命維持にとって重要な役割を担っている（図2）[5]．

　症状として，浮腫や腹水，脂肪肝による腹部膨満などがみられる．ICUにおける熱傷や重症感染症，敗血症などの重症患者では，エネルギー需要が多く蛋白異化が亢進しており，クワシオルコル型に類似した栄養不良を呈することが多い．実際の臨床現場では，マラスムス型とクワシオルコル型の混在型（マラスムス性クワシオルコル）の栄養不良がほとんどである．栄養不良のタイプによる各種栄養パラメータを表2に示す．これらの栄養不良を総じてPEMと呼ぶ．PEMでは，筋力や免疫力，呼吸機能，体温調節能などが低下し，精神的には抑うつ症状を呈する．PEMが進行すると，生命維持機能が破綻する．

表2 栄養不良のタイプによる各種栄養パラメータ

パラメータ \ タイプ	マラスムス	クワシオルコル	マラスムス性クワシオルコル
体重	↓	―	↓
上腕周囲長	↓	―	↓
血清アルブミン値	―	↓	↓
末梢血総リンパ球数	―	↓	↓
免疫機能	―↓	↓	↓

― : 比較的保たれる

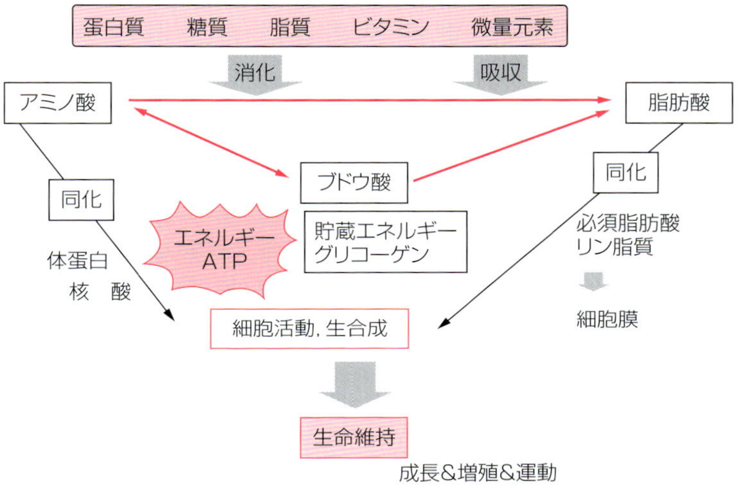

図2 生体における栄養代謝の役割

蛋白・エネルギー低栄養状態（PEM）を理解するために侵襲時の代謝障害を知る

　侵襲時には，健常時と異なった神経・内分泌系の変動や免疫系の反応と飢餓の影響によって，著しい代謝変動が生じる．侵襲時には，アドレナリン，ノルアドレナリンなどのカテコールアミン，コルチゾール，副腎皮質刺激ホルモン（ACTH：Adrenocorticotropic Hormone），グルココルチコイド，成長ホルモン（GH：Growth Hormone），グルカゴン，抗利尿ホルモン（ADH：Antidiuretic Hormone），レニン，アルドステロンなどのストレスホルモンの分泌量が増加する（**図3**）．ストレスホルモンの作用によって，侵襲時には，自らを守るべく自己防衛反応が発現する．この防御反応が契機となり，生体はPEMを呈する危険性に陥る[6]．侵襲時に生体で起きている代謝変動を**表3**にまとめて示す．

1．水・電解質代謝

　侵襲により，循環動態を維持して重要臓器（脳，心臓など）の血流を維持する目的に，細胞外液量を増加させるように生体は機能す

> **Memo　健常時のエネルギー源**
>
> 　生体における健常時のエネルギー源は，臓器により異なる．脳・腎臓・血球はブドウ糖を，骨格筋では，速筋はブドウ糖を，遅筋は脂肪酸をエネルギー源としている．侵襲時や飢餓時には，生命を維持するためにエネルギー源を変える．

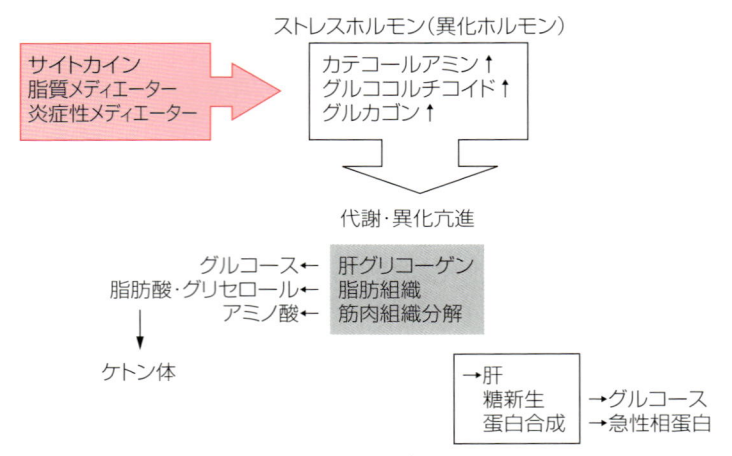

図3　侵襲時の代謝反応

る．その際，ADHとアルドステロンの分泌量を増加させ，ナトリウムと水分の排泄減少および再吸収を促進させる．水分貯留による希釈とナトリウムの細胞外から細胞内への移動（カリウムとの交換）が起こるために，低ナトリウム血症を呈する場合が多い．侵襲により，細胞内で最も多い陽イオンであるカリウムが，骨格筋細胞の崩壊や損傷部の細胞からの遊出によって，多量に組織間や血管内に移行される．その結果，カリウムの尿中排泄が増加する．また，脂肪1kgの酸化により1,000mlの水が，骨格筋1kgの分解によって730mlの水と，その蛋白質の酸化により250mlの水が生まれる．よって，侵襲に伴う異化により体重が2kg減少（脂肪1kg，蛋白1kgの喪失と仮定した場合）すると，約2Lの水分が体内で産生されることになる．臨床症状としては，尿量の減少や低ナトリウム血症，高カリウム血症，浮腫として現れる．侵襲が抑まるとADHおよびアルドステロンの分泌が減少し，尿量および尿中ナトリウムの排泄増加と尿中カリウム排泄が減少する．これにより，血管外に存在した水分（浮腫など）が排泄され，体重減少が認められる[6]．

> **Memo　患者の現在の糖質供給路を理解する**
>
> エネルギー源として利用される糖質の供給には，次の3つの経路がある．①経口的または人工栄養（経静脈栄養，経腸栄養）による供給経路（外因的なエネルギー供給である．通常の食事摂取や経静脈栄養，経腸栄養が含まれる），②グリコーゲンからの供給経路（内因的なエネルギー供給源で，飢餓や侵襲時に活用される経路である．グリコーゲンは肝臓に約100g，筋肉に約300〜500g程度貯蔵されている），③糖新生からの供給経路の内因的なエネルギー供給で，筋蛋白の分解を経て糖新生が行われる．短期間の飢餓では肝臓が主な，長期間の飢餓では肝臓と腎臓が主な糖新生の場所となる）．患者が現在どの経路により糖質の供給を得ているのかを推察することは，栄養および代謝を理解するうえで重要である．通常では，①が栄養供給の主経路である．しかし，異常時になると②，③が生体で機能するようになる．

2．糖代謝

侵襲時には，エネルギー消費量が増えるために，血中のグルコースを増加させるように生体は機能する．このエネルギー消費の増加は，免疫機能の賦活化にもよる．カテコール

表3 侵襲時における代謝変動（臨床徴候）

水・電解質	水分	貯留	浮腫，乏尿
	ナトリウム	保持	
	カリウム	排泄	
炭水化物	糖の消費	亢進	高血糖
	解糖	亢進	
	糖新生	亢進	
蛋白質	アミノ酸消費	亢進	PEM 急性期相蛋白 （CRP）の増加
	蛋白異化	亢進	
	蛋白合成	亢進	
脂質	脂肪崩壊	亢進	PEM
	遊離脂肪酸	上昇	
	ケトン体	増加	
ビタミン	ビタミンB1消費	亢進	代謝性アシドーシス
	水溶性ビタミン	不足	

PEM：蛋白・エネルギー低栄養状態，CRP：C反応性蛋白

アミンやグルココルチコイド，グルカゴン，GHの分泌増加によって，肝臓のグリコーゲンがブドウ糖に分解されエネルギー源となる．筋蛋白の分解産物であるアラニンからの糖新生も亢進する．さらに，侵襲時には末梢組織におけるインスリン感受性の低下によりグルコースの利用率が低下し，血糖値が高くなる（侵襲が手術の場合は，外科的糖尿病と呼ばれる）[7]．侵襲時に血糖値が上昇することは，生命維持活動にとって合目的ではあるが，内因性のエネルギーが消費されることになり，PEMの一因となる．

3．蛋白・脂質代謝

侵襲時には，ストレスホルモンの分泌亢進や飢餓，炎症などにより蛋白異化が亢進する．分解される蛋白は骨格筋が主であり，血中に放出されたアラニンやグルタミンなどの糖原性アミノ酸は，それぞれ肝，腎でブドウ糖に合成される（糖新生）．ストレスホルモンの分泌亢進は，脂肪組織中のトリグリセリドを加水分解させて脂肪酸とグリセロールの血中放出を促す．脂肪酸は，肝および末梢組織でアセチルCoAを経てクエン酸回路に入り，エネルギー源として利用される．侵襲時の蛋白・脂質代謝も，内因性エネルギーの消費で急激な体重減少を呈し，PEMの一因となる．

4．ビタミン・微量元素の代謝

脂溶性ビタミン（A, D, E, K）や微量元素などは体内貯蔵量が大きく，欠乏症は比較的起こりにくいと考えられている．しかし，水溶性ビタミンであるビタミンB_1，リボフラビンは体内貯蔵量が小さく，欠乏症をきたしやすい．ビタミンB_1が欠乏すると，好気性の糖代謝が機能せずに嫌気性代謝が働き，乳酸が産生され，代謝性（乳酸）アシドーシスを呈する（図4）[8]．特に，糖質主体の高カロリー輸液による栄養管理を行う場合や侵襲下で糖代謝が亢進している場合には，ビタミンB_1の消費量が増加するために欠乏状態に陥りやすい．各種ビタミンが欠乏した際の症状を図5に示す．

重症患者における蛋白・エネルギー低栄養状態の病態

1. 重症患者における蛋白・エネルギー低栄養状態の治療への影響

1）創傷治癒の遅延

PEMでは，創傷治癒の過程に必要な線維芽細胞からのコラーゲン合成が機能しなくなる．ビタミンCや亜鉛，マグネシウムなどが欠乏しても，コラーゲン合成が機能しなくなる．その他，創傷治癒の時期に応じてさまざまな栄養素が必要とされる．創傷治癒に必要な栄養素と，その働きについて図6に示す．

なお，PEMでは創傷治癒に関連するほとんどの栄養素が不足する[7]．

2）免疫機能の低下

PEMでは，リンパ球や抗体の産生能が低下する．皮膚や気道，消化管粘膜のバリア機能も低下する．以上の理由から，PEMでは易感染性となる．特に，腸管粘膜では動物実験においては，絶食により腸絨毛が萎縮して消化管バリア機能が低下し，細菌が体内に移行する減少（bacterial translocation）が報告されている[8]．この悪循環によりPEMがさらに悪化し，負の連鎖を呈する．

3）人工呼吸器からの離脱遅延

PEMでは，肋間筋や横隔膜筋などの呼吸筋が減少し，人工呼吸離脱が遅延する．人工呼吸器管理中の栄養管理については，『急性呼吸不全による人工呼吸患者の栄養管理ガイドライン2011年版』[9]において「急性呼吸促迫症候群（ARDS：Acute Respiratory Distress Syndrome）で代表される急性呼吸不全や慢性呼吸不全増悪患者に対する管理では，人工呼吸で換気とガス交換を維持し，疾患に対する根本的な治療を行い，患者が回復するまでの間，適切な栄養管理を施行することが重要である」と述べられている．適切な栄養管理を

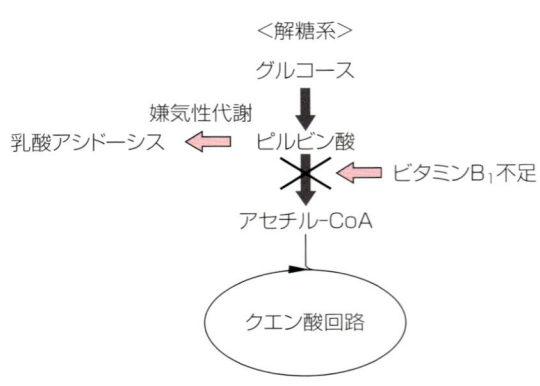

図4　ビタミンB₁不足による乳酸アシドーシスの発生

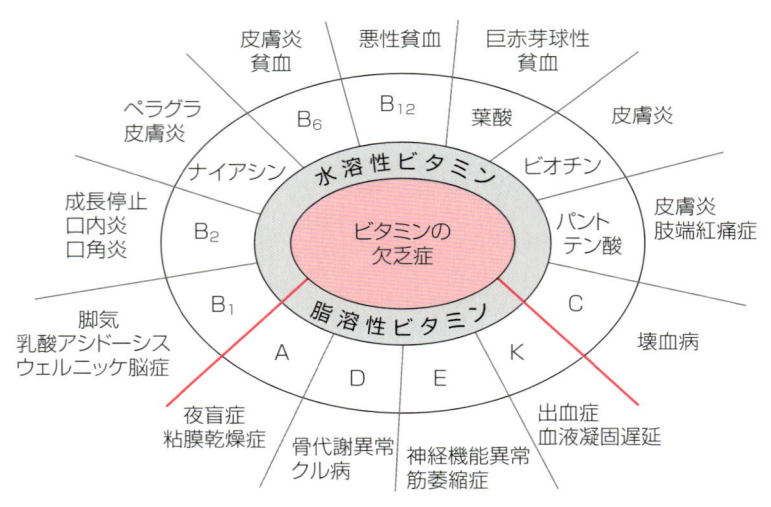

図5　各種ビタミン欠乏の症状

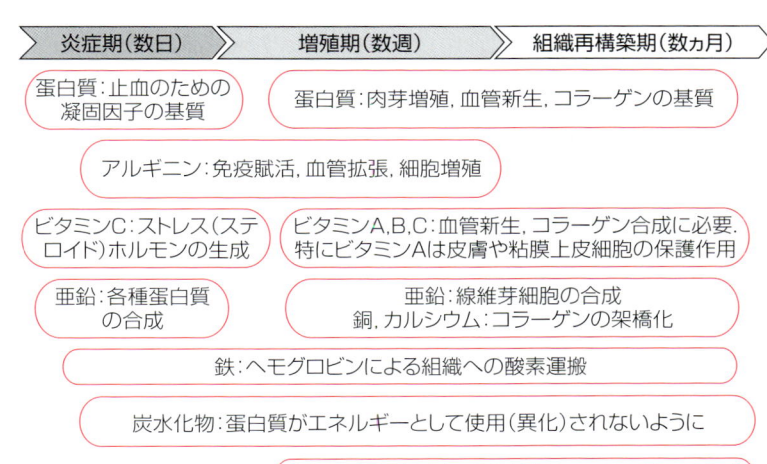

図6 創傷治癒に必要な栄養素とその働き

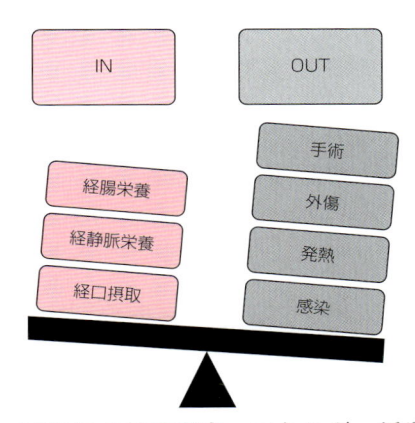

炎症期（数日）／増殖期（数週）／組織再構築期（数ヵ月）

- 蛋白質：止血のための凝固因子の基質
- 蛋白質：肉芽増殖，血管新生，コラーゲンの基質
- アルギニン：免疫賦活，血管拡張，細胞増殖
- ビタミンC：ストレス（ステロイド）ホルモンの生成
- ビタミンA,B,C：血管新生，コラーゲン合成に必要．特にビタミンAは皮膚や粘膜上皮細胞の保護作用
- 亜鉛：各種蛋白質の合成
- 亜鉛：線維芽細胞の合成　銅，カルシウム：コラーゲンの架橋化
- 鉄：ヘモグロビンによる組織への酸素運搬
- 炭水化物：蛋白質がエネルギーとして使用（異化）されないように
- 多価不飽和脂肪酸：線維芽細胞，コラーゲンの合成

図7 ICUにおける蛋白・エネルギー低栄養状態（PEM）の発生機序

IN：経腸栄養，経静脈栄養，経口摂取
OUT：手術，外傷，発熱，感染

実施してPEMを予防する，進行を阻止する，あるいはPEMを改善させることが，人工呼吸器からの離脱でも重要である[10]．

2．重症患者における蛋白・エネルギー低栄養状態（PEM）の病態

重症患者では，さまざまな要因により栄養障害が生じる．栄養障害には，栄養不良のほか，過剰栄養も含まれるが，本稿では栄養不良（特に，PEM）に関して述べる．PEMの患者は，ICUに入室する以前からPEMである場合とICUに入室してから栄養不良を併発しPEMを呈するようになった場合がある．ICUにおけるPEMの発生機序は，エネルギー摂取量（経静脈栄養，経腸栄養，経口摂取）とエネルギー消費量（基礎代謝，ストレス因子，活動因子）の不均衡により生じる（図7）．エネルギー摂取量と消費量がほぼ等しければ，PEMを呈することは，ほぼないと考えてよい．PEMを呈した場合には，エネルギー摂取量と消費量のバランスが崩れていることが推測される（表4）．ICUに入室している患者では，十分なエネルギー投与が実施されていても，侵襲（炎症や感染など）により異化が亢進した状態で，エネルギーの過剰消費が起こり，PEMを呈する．このような患者では，骨格筋量の減少が著しい．例えば，敗血症では1日に260gの蛋白異化が起こり，約1 kgの筋肉の喪失に相当する．生体の反応は，飢餓時には代謝を低下させ，窒素排泄を抑えて蛋白の維持に向かう．一方，侵襲時には侵襲の大きさに応じて代謝を亢進させ，侵襲からの回復を早める．飢餓と侵襲時における代謝反応の違いを以下に概説するとともに表5に示す．

表4 エネルギーバランスと蛋白・エネルギー低栄養状態（PEM）の関係

エネルギー摂取量	エネルギー消費量	PEMの存在
正常	正常	ない
不足	正常	ほぼある
正常	亢進	ほぼある
不足	亢進	高い割合である

表5 飢餓と侵襲時における代謝反応の比較

	慢性飢餓	侵襲
代謝率	↓	↑↑
生体燃料	保存	消費
体蛋白質	保存	消費
尿中窒素	↓	↑↑
体重減少	緩徐	急速

1）飢餓（摂食障害も含む）によるエネルギー摂取量の不足

ヒトは，摂食障害や飢餓などでエネルギー摂取量の不足が起きると，内因性の基質（糖質，脂質，蛋白質）を自己消費して生命活動を維持する仕組みを有している．動員される基質の種類と時期は，飢餓の期間に応じて変化する（図8）[11]．飢餓の初期には，生体は体内に貯蔵されているグリコーゲンや筋蛋白，脂肪を動員して不足分を補う．しかし，飢餓が長期間に及ぶと，外部への窒素放出を極力抑え，体蛋白を維持するように臓器のエネルギー利用様式を変化させる．急性飢餓と慢性飢餓の栄養代謝反応の違いを図9に示す．

a．急性飢餓

短期間（およそ72時間以内）の飢餓では，肝臓や筋肉のグリコーゲンがエネルギー源として利用される．脳では糖質であるグルコー

Memo 絶食期間による体蛋白の喪失量

Gambleら[12]は，ヒト（囚人）において絶食と体蛋白の崩壊量の関係を検討した．図では，縦軸を体蛋白の減少量，横軸を絶食期間とし，ブドウ糖投与量を変化させた検討結果が示されている[12]．

研究結果として6日間で失われる体蛋白は，ブドウ糖投与0g（飢餓）で約400g失われ，ブドウ糖投与50gで約300g失われ，ブドウ糖投与が100gで約200g失われ，ブドウ糖投与が200gで約200g失われる．

体蛋白100gの喪失は，骨格筋で約1kgの喪失に相当する．この結果は，ブドウ糖投与により体蛋白の異化（PEM）を防げることを示しており，飢餓時における栄養投与の根拠ともなっている．一方，ブドウ糖の投与だけでは体蛋白の異化（PEM）は，完全には抑制できないことを示す結果ともなり，アミノ酸の投与の必要性も示唆された結果となった．

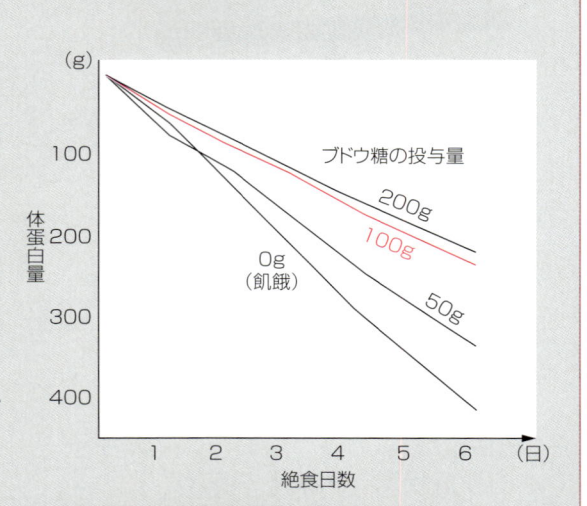

図 絶食による体蛋白量の減少（文献12）より引用）

スだけがエネルギー源として利用できる．肝臓のグリコーゲンが分解されてグルコースになりエネルギー源となる．しかし，その貯蔵量は約 100 g と少なく，わずか 1 日で枯渇してしまう．続いて，筋肉に蓄えられているグリコーゲン（約 300～500 g）がアラニン，ピルビン酸に分解され，肝臓や腎臓における糖新生を経てグルコースになり，エネルギー源となる．これらの反応には，血中でのグルカゴンやノルアドレナリン，バソプレッシン，アンジオテンシンⅡの上昇，インスリンの分泌低下などが関与している．特に高齢者では，わずかな骨格筋の崩壊でも身体機能の低下をもたらす可能性があり，饑餓への対策が重要である．

b．慢性飢餓

長期間の飢餓では，体蛋白の崩壊および尿中への窒素排出を減少させ，体蛋白の維持を図る．そのために，エネルギー源をグルコースから脂肪酸やケトン体へ変える．骨格筋は，脂肪組織が分解されて生じた脂肪酸をエネルギー源とする．脂肪組織からはケトン体も産生され，心・腎・骨格筋においてエネルギー源として利用される．心・腎・骨格筋におけるケトン体の利用を低下させ，血中のケトン体を増加させる．グルコースを利用していた脳が，慢性飢餓時にはケトン体をエネルギー源として利用するように変化する．そして，グルコースの消費量を抑え，糖新生と異化を抑制し，体蛋白の崩壊を防ぐ．同時にカテコラミンや甲状腺ホルモンの分泌量を低下させ，基礎代謝率を低下させる．

2）侵襲によるエネルギー消費量の増加

ICU において侵襲とは，外傷や骨折，手術，熱傷，出血，感染などの生体の恒常性を乱すような刺激のことを指す．生体に侵襲が加わると，生体は内部環境を維持して損傷を修復し，感染防御能を高めるために，さまざまな反応を引き起こす．これらの反応は，生体が侵襲を克服し生命を維持するために必要不可欠なものである．侵襲に伴い，栄養代謝反応は侵襲直後から傷害期，異化期，同化期の 3

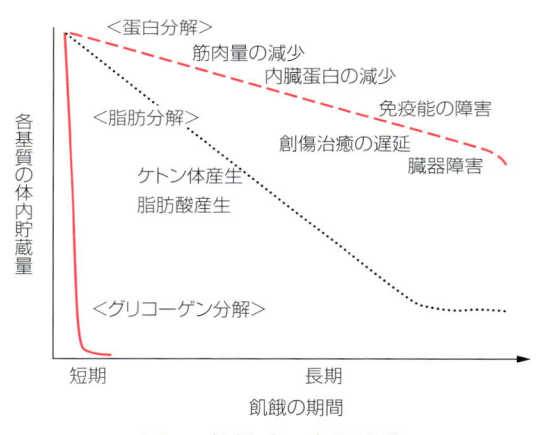

図 8　飢餓時の自己消費

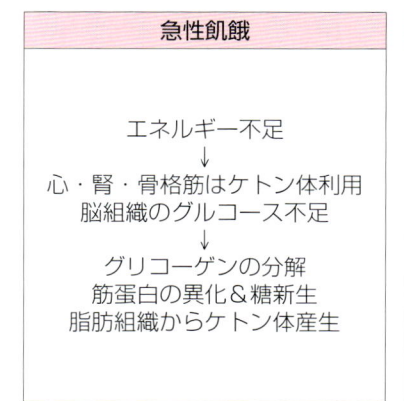

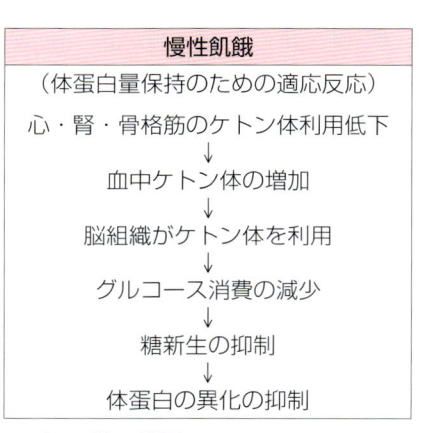

図 9　飢餓時のエネルギー代謝

つの期間で異なった様相を呈する（**図10**）[14]．異化期は著しい内分泌系，代謝系の変動によって体蛋白や脂肪の崩壊が生じ，同化期では失われた体組織の修復が行われる[6,7,11]．

a．傷害期

侵襲直後には，血行動態が不安定になるために生命維持が優先され，心拍出量や酸素消費量，基礎代謝量が減少する．傷害期は，侵襲直後だけに限られた短期間である．

b．異化期

異化期では，蛋白質や脂肪の異化で，治癒反応の目的に内因性エネルギーが供給される．侵襲によりサイトカインや脂質メディエーター，炎症性メディエーターなどが全身に分泌され，糖質コルチコイド，グルカゴン，カテコールアミンなどのいわゆるストレスホ

> **Memo　手術侵襲におけるMooreの4相**
>
> 侵襲の中でも，特に手術後の回復過程をMooreは内分泌系，代謝系の変動や臨床所見を統合して4相に分類した[14]．第1相は傷害期（injury），第2相は転換期（turning point），第3相は筋回復期（muscular strength），第4相は脂肪蓄積期（fat gain）と呼ばれている．第1，2相は異化相，第3，4相は同化相と同じ代謝形態を示しており，異化相では著しい内分泌系，代謝系の変動によって体蛋白や脂肪の崩壊が生じ，同化相では失われた体組織の修復が行われる．

> **Memo　三大栄養素の生体内保有量と消費可能量**
>
> ①糖質：肝臓，筋肉にグリコーゲンとして貯蔵されている．貯蔵グリコーゲンは300〜500gにすぎず，侵襲開始後，半日で消費される．
> ②蛋白質：重要な生体機能に関わり，体内に多く存在する．しかし，蛋白質は貯蔵されることはない．Longら[13]によれば，侵襲の程度によって，尿中窒素の排泄量とエネルギー消費量が変化することを示した（**図**）．
>
> 侵襲時には外部からの栄養補給が十分に行われないと，急速な体蛋白の喪失と体重減少が生じてしまう．
> ③脂肪：体内に多く貯蔵され，熱効率にも優れている．多量の喪失にも生体は耐えうることができ，分解によって容易に血中に動員される．長期間の侵襲に対するエネルギー源としては，貯蔵脂肪が利用される．
>
> **図　侵襲の程度と尿中窒素の排泄量・エネルギー必要量**
> （文献13)より引用）

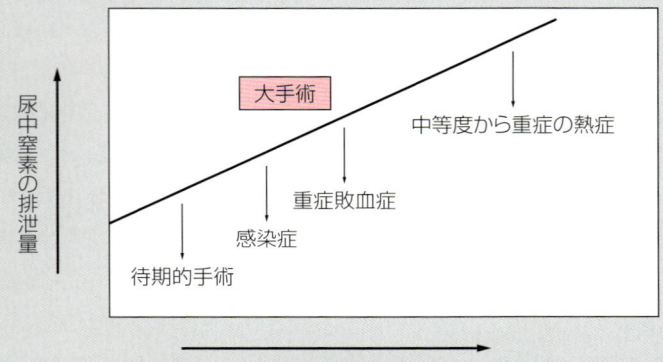

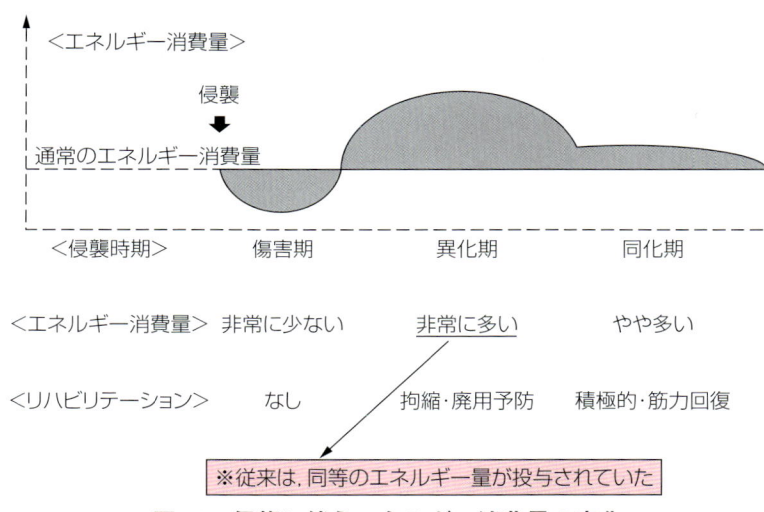

図10 侵襲に伴うエネルギー消費量の変化

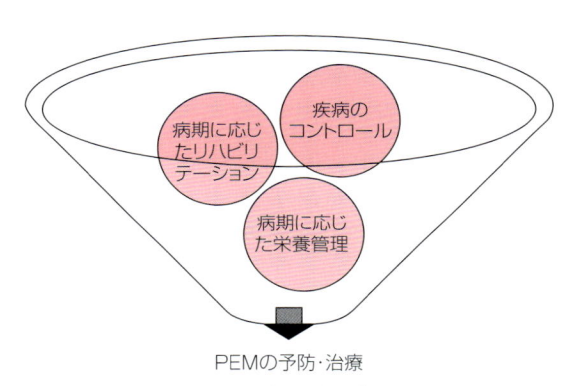

図11 蛋白・エネルギー低栄養状態（PEM）の予防・治療

ルモンの分泌が高まり，代謝および異化が亢進する．同時に，侵襲に伴う組織損傷の修復および外部からの病原体の侵入を防ぐために免疫系を活性化させる．また，ストレスホルモンの影響を受け，脂肪組織からは脂肪酸およびグリセロールが，肝臓からはグリコーゲンが分解されグルコースが，筋組織からはアミノ酸が放出され，それぞれエネルギー源として使用される．脂肪酸は，そのままあるいは肝臓でケトン体に変換されて心・腎・骨格筋のエネルギー源として使用される（**図2**）．骨格筋から放出されたアミノ酸と脂肪組織から放出されるグリセロールは肝臓・腎臓における糖新生に利用され，産生されたグルコースは創傷部位や血球・神経系・腎・骨格筋で使用される．この異化期に起こった栄養代謝反応の結果，PEMが発生する．

c．同化期

疾患の治療や炎症のコントロールが達成されると，体内で失われた糖質，脂質，蛋白質の合成が始まる．侵襲後のホルモン変動が消失し，蛋白異化の亢進が治まり，窒素バランスが負から正に戻り，筋力が回復し始める．この時期が同化と呼ばれ，エネルギーを使用して生命維持機能を回復させる重要な課程である．同化期に，適切な栄養管理とリハビリテーションを行うことで，疾病からの予後回復が促進される．同化期には，侵襲後に失った脂肪を回復するために脂肪の蓄積も起こる．

蛋白・エネルギー低栄養状態（PEM）の予防・治療

PEMの予防・治療は，PEMに至る疾病（侵襲や感染，炎症，外傷など）のコントロールと病態・病期に応じた適切な栄養管理と，リハビリテーションの実施である（**図11**）．本

稿では，重症患者における栄養管理の考え方に関して概説する．近年，重症患者における至適投与エネルギー量に関しては，過剰なエネルギー投与を見直す時期にきていることが提言されている[15,16]．

1. 従来のエネルギー投与に関する考え方と問題点

侵襲刺激を受けた後の異化期には，交感神経が刺激され全身の脂肪酸やグルコースなどの内因的なエネルギー源の供給が促進される．また，交感神経刺激はインスリン抵抗性の増強や，ブドウ糖の燃焼を抑制させ，体蛋白および脂肪の分解を加速させる．創部では炎症細胞の活性化が起り，酸素消費量やサイトカインの放出が増加する．侵襲により健常時に比べエネルギー消費量は15〜20%増加し，体蛋白異化も亢進している．このため，侵襲を受けた重症患者には，体蛋白異化を抑え創傷治癒の促進や免疫応答の強化を目的として総エネルギー消費量と同程度のエネルギーが外因性に投与されていた（図10）．しかし，異化期に過剰なエネルギーが投与されても異化を抑えることはできず，かえって高血糖状態を招き感染のリスクを高めた．その機序として，侵襲時の異化亢進は侵襲に対する

> **Memo** 蛋白・エネルギー低栄養状態（PEM）の栄養補給時には refeeding syndrome に注意
>
> 長期間の栄養摂取不足の状態（飢餓状態）に対して，栄養投与を再開する際には常に refeeding syndrome の発生に注意する．飢餓状態に，栄養投与が再開されると血糖値が上昇することに伴い，インスリンの分泌増加とグルカゴンの分泌低下が起こる．生体における主な反応は，細胞内にインスリンとともにブドウ糖が取り込まれる．この際に，リンやマグネシウム，カリウム，カルシウムも細胞内に取り込まれる．ブドウ糖が解糖によりエネルギー源として利用が再開されるために補酵素としてビタミンB_1が消費される．浸透圧勾配によって，水分も細胞内へ移動する（図）．その結果，水電解質異常が生じ（2〜3日以内に），心肺機能（7日以内に）および神経系の異常（7日以降に）を呈する．不足した栄養素を補わないと，死に至る病態でもある．予防策としては，飢餓状態の患者への栄養投与の再開は少ないエネルギー量から行い，水・電解質の過不足をモニタリングし，ビタミンB_1を十分に補うことである[20]．
>
> <血液中>
> ブドウ糖
> リン
> カリウムイオン
> マグネシウムイオン
> ↓細胞内へ移動
> <細胞中>
> ブドウ糖の代謝時にビタミンB_1を消費
>
> 細胞内　インスリン　インスリン受容体
>
> **図　refeeding syndrome の病態**

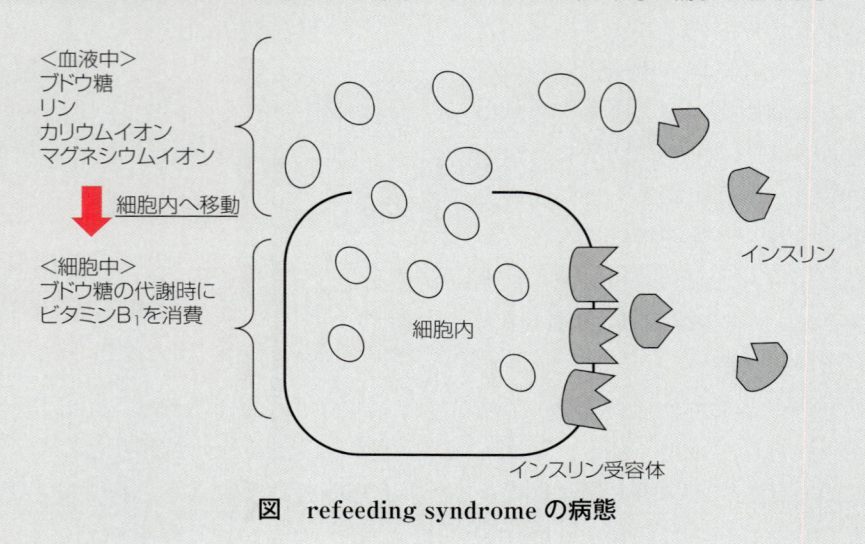

生理的な反応であり，多くのストレスホルモンやサイトカインが分泌されているためにエネルギー投与により異化を同化に変えることは不可能であることが考えられるようになった．全身で異化が亢進している飢餓とは異なり，侵襲時には，体蛋白，脂肪，皮膚などの組織では異化が亢進し，創部では同化が亢進している．この状態では，脂肪組織や体蛋白からの内因性エネルギーの供給が増加しており，外因性エネルギー（人工栄養）が大量に投与されると，過剰なエネルギー投与になり高血糖を惹起することが明らかにされた[17]．

2．異化期における血糖コントロールの重要性

異化期には，ストレスホルモンの増加やインスリン抵抗性の増強，糖新生の促進などによる侵襲起因性高血糖（stress-induced hyperglycemia）が惹起される．異化期の高血糖は，創傷治癒を遅延や，炎症反応を惹起させ，合併症増加の誘因を生み出す．侵襲からの回復能力を強化するには，インスリン抵抗性を減弱させ，血糖コントロールを安定させることが望まれる．侵襲時における栄養管理では，高血糖を避けて血糖値を 150 mg/d*l* 未満に管理すべきとされている[18]．

3．重症患者における至適投与エネルギー量

各種ガイドラインの中では，①術後早期の栄養管理も含め重症患者の急性（異化）期（72〜96 時間）には 20〜25 kcal/kg/日を超える外因性エネルギー補給は，過剰エネルギー投与となり予後を悪化させる可能性があること，②異化期を過ぎ，同化期に移行した時に外因性のエネルギー供給を 25〜35 kcal/kg/日程度に増加させること，③一方，蛋白質は異化期から 1.2〜1.5 g/kg/日程度投与し，脂肪の投与が必要な時期には総エネルギーの 20〜30％以内が安全と考えられていること，が指針として述べられている[15, 16, 19]．

Conclusion

重症患者において，侵襲により栄養および代謝障害が生じると，予後回復が遅延する．栄養不良が進行すると PEM を呈する．PEM では，骨格筋や平滑筋，心筋などの筋肉量が低下し，それにより臓器や生体機能の障害が生じる．PEM の予防・治療は，PEM に至った病態をよく理解し，病期に応じた適切な栄養およびリハビリテーションの介入を実施することである．異化期と同化期の変化を見極め，同化期に移行した時点で積極的に介入する．栄養介入は，適切なエネルギーと蛋白を投与し，不足しているビタミンや微量元素を追加する．リハビリテーション介入を同時に実施することで，失われた筋肉量の回復が期待できる．

文　献

1) De Jonghe B, et al：Respiratory weakness is associated with limb weakness and delayed weaning in critical illness. *Crit Care Med* 35：2007-2015, 2007
2) Alberda C, et al：The relationship between nutritional intake and clinical outcomes in critically ill patients：results of an international multicenter observational study. *Intensive Care Med* 35：1728-1737, 2009
3) 日本静脈経腸栄養学会（編）：静脈経腸栄養ガイドライン 第3版．照林社，2013

4) 阪本昭夫：ビジュアル臨床栄養百科 第2巻 栄養アセスメント．小学館，1996，pp8-26
5) 貴邑冨久子，他：シンプル生理学 改訂第5版．南江堂，2005，p187
6) Sobotka L, et al：Basics in clinical nutrition：Metabolic response to injury and sepsis. *Clinical Nutrition ESPEN* **4**：e1-e3, 2009
7) Blesa Malpica AL, et al：Metabolism and Nutrition Working Group of the Spanish Society of Intensive Care Medicine and Coronary units. Guidelines for specialized nutritional and metabolic support in the critically-ill patient：update. Consensus SEMICYUC-SENPE：multiple trauma patient. *Nutr Hosp* **26**：63-66, 2011
8) Souba WW, et al：The role of glutamine in maintaining a healthy gut and supporting the metabolic response to injury and infection. *J Surg Res* **48**：383-391, 1990
9) 日本呼吸療法医学会 栄養管理ガイドライン作成委員会：急性呼吸不全による人工呼吸患者の栄養管理ガイドライン2011年版．人工呼吸 **29**：75-120，2012
10) Calvo-Ayala E, et al：Interventions to improve the physical function of ICU survivors：a systematic review. *Chest* **144**：1469-1480, 2013
11) Barendregt K, et al：Simple and stress starvation. Sobotka L (ed)：Bacics in clinical nutrition 3rd ed. Publishing House Galen, Prague, 2004, pp107-113
12) Gamble JL, et al：The metabolism of fixed base during fasting. *J Biol Chem* **52**：633-695, 1923
13) Long CL, et al：Metabolic response to injury and illness：estimation of energy and protein needs from indirect calorimetry and nitrogen balance. *JPEN* **3**：452-456, 1979
14) Dudley HA：The Metabolic Response to Surgery. *Postgrad Med J* **33**：585-588, 1957
15) Weimann A, et al：ESPEN Guidelines on Enteral Nutrition：Surgery including organ transplantation. *Clin Nutr* **25**：224-244, 2006
16) Braga M, et al：ESPEN Guidelines on Parenteral Nutrition：surgery. *Clin Nut* **28**：378-386, 2009
17) Jeejeebhoy KN：Permissive underfeeding of the critically ill patient. *Nutr Clin Pract* **19**：477-480, 2004
18) Lipshutz AK, et al：Perioperative glycemic control：an evidence-based review. *Anesthesiology* **110**：408-421, 2009
19) ASPEN Board of Directors and the Clinical Guidelines Task Force：Guidelines for the use of parenteral and enteral nutrition in adult and pediatric patients. *JPEN J Parenter Enteral Nutr* **26** (**1 Suppl**)：1SA-138SA, 2002
20) Casaer MP, et al：Nutrition in the acute phase of critical illness. *N Engl J Med* **370**：1227-1236, 2014

6 感染症，炎症，多臓器不全

垣花泰之[*1]

> 🔒 **Key Questions**
> 1. 該当領域における代表的な病態は何か
> 2. 病態の基本は何か
> 3. どのような治療や管理を行う必要があるか

はじめに

　自然免疫は，下等生物から高等生物にいたるまで共通して保存された生体防御機構である．局所の感染症では，局所の炎症反応（発赤，腫脹，疼痛）にとどまるが，全身に波及すると，炎症性サイトカインが大量に産生され，発熱，頻呼吸，頻脈，白血球の増加など，全身的な炎症反応の徴候が出現する．このような病態を全身性炎症反応症候群（SIRS：Systemic Inflammatory Response Syndrome）と呼び，感染症で SIRS が引き起こされると「敗血症」と定義される[1]（図1）．敗血症により惹起される全身性の炎症反応は，外来微生物に対する生体の防御反応であるが，過剰な炎症反応が持続すると，心筋障害，急性呼吸促迫症候群（ARDS：Acute Respiratory Distress Syndrome）などをはじめとする多臓器不全を発症する．本稿では，感染症になるとなぜ炎症反応が惹起されるのか，敗血症に伴う炎症反応と多臓器不全との関連はどうなのか，炎症反応は抑えるべきものなのか，を最新の知見も含めて解説する．最後に，炎症反応と理学療法の関連についても言及したい．

感染症と炎症反応（図2）

　生命を脅かす侵襲の一つに「感染症」がある．感染症に罹患すると，われわれの体はSIRSを惹起し，侵襲に対する防御態勢をとる．われわれの免疫担当細胞（単球やマクロファージなど）は，パターン認識受容体（PRRs：Pattern-Recognition Receptors）[2]というアンテナを膜表面に発現しており，そのアンテナによって外来微生物に特徴的な病原体関連分子パターン（PAMPs：Pathogen-Associated Molecular Patterns）[3]を認識し，直ちに炎症，免疫反応を立ち上げる．細菌の細胞壁の構成成分であるリポ多糖（エンドトキシン），鞭毛の構成成分であるフラジェリン，真菌のβ-グルカン，ウイルスのリボ核酸（RNA：Ribonucleic acid）などがPAMPsに含まれる．いくつかのPRRsが知られているが，Toll様受容体（TLRs：Toll-Like Receptors）は最も重要で，かつよく知られた受容体である[4]．

[*1] Yasuyuki Kakihana／鹿児島大学大学院医歯学総合研究科　救急・集中治療医学分野

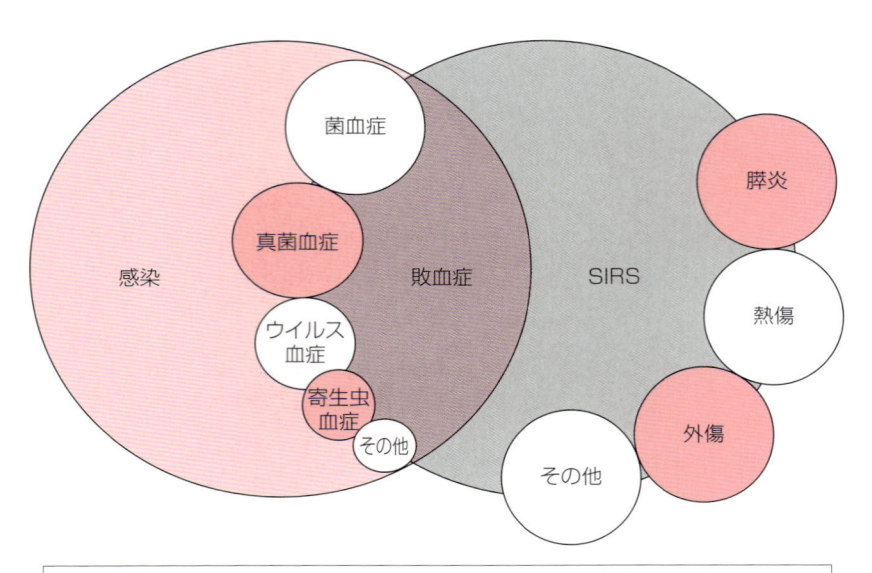

図1 感染・敗血症・全身性炎症反応症候群（SIRS）の関係，SIRS の診断基準，敗血症の定義（文献1）より改変引用）

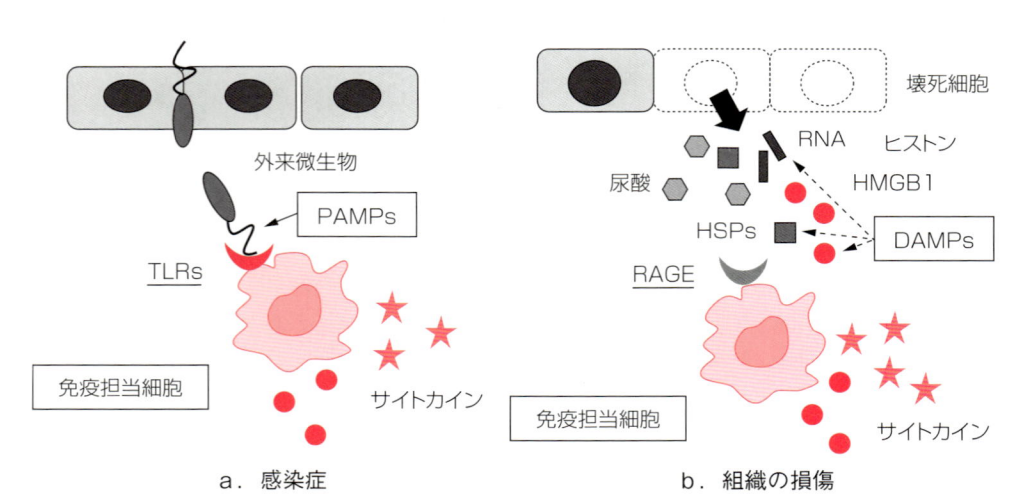

以下の項目のうち，2つ以上を満たすものを SIRS と呼ぶ
- 体温　　：＞38℃または＜36℃
- 心拍数　：＞90回/分
- 呼吸数　：＞20回/分または動脈血二酸化炭素分圧（PaCO₂）＜32 mmHg
- 白血球数：＞12,000/ml，または＜4000/ml
　　　　　または桿状球＞10％含まれる場合

敗血症の定義：「敗血症とは，感染に起因する SIRS である」

a．感染症　　　　　　　　b．組織の損傷

図2　PAMPs と DAMPs の概念

免疫細胞は，外来微生物に特徴的な病原体関連分子パターン（PAMPs；a）や，内因性ダメージ関連分子パターン（DAMPs；b）を認識し，サイトカインを放出する．TRLs：Toll 様受容体，HMGB1：High Mobility Group Box 1，RAGE：Receptor for Advanced Glycation End-Product，HSP：Heat Shock Protein，RNA：リボ核酸

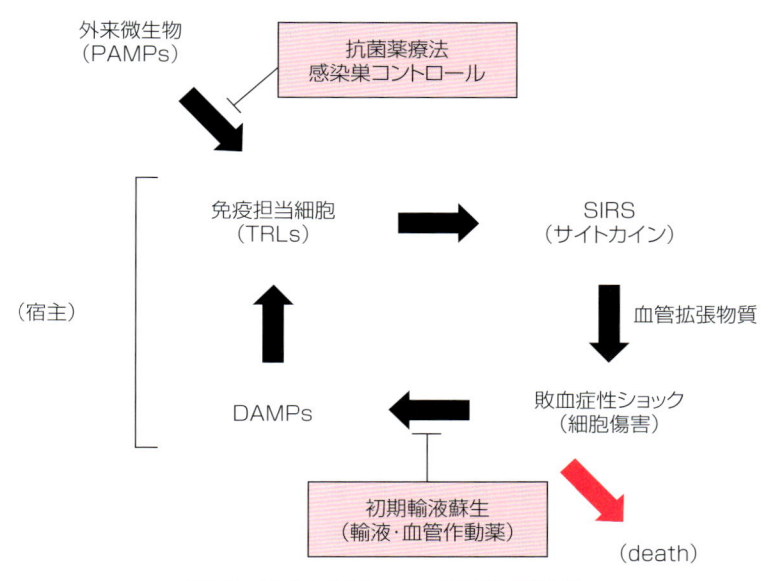

図3 敗血症性ショックの治療戦略

抗菌薬療法・感染巣コントロールにより外来微生物に特徴的な病原体関連分子パターン（PAMPs）を早く減らし，初期輸液蘇生（輸液・血管作動薬）により内因性ダメージ関連分子パターン（DAMPs）の放出を防止するのが敗血症性ショックの治療戦略である．TRLs：Toll様受容体，SIRS：全身性炎症反応症候群

TLRsなどが外来微生物のPAMPsを認識することにより，細胞内にシグナルが伝達され，NF-κB（Nuclear Factor-Kappa B）などを介して，炎症性サイトカインが過剰に産生される．この高サイトカイン血症により，血管拡張物質が多量に産生され，それに伴い血流が増加するため，外来微生物を攻撃するための白血球，免疫グロブリン，血漿タンパク質などを標的部位へ効率よく，かつ大量に送り込むことが可能になる．

しかし，その過程の中で血管拡張物質の過剰産生が，血管拡張性ショック（血液分布異常性ショック）を誘発し，循環虚脱から細胞傷害が発生すると，核内から内因性ダメージ関連分子パターン（DAMPs：Damage Associated Molecular Patterns）が放出される．この内因性物質（DAMPs）も免疫担当細胞の膜表面にある特異的レセプターであるTLRsを介して，さらなる炎症反応を惹起する[5]．

これらの炎症性サイトカインは，さらなる臓器障害の進展を引き起こし，負のサイクルに陥らせる．つまり，感染症により炎症反応が起こるとPAMPsやDAMPsの対策が必要となる．敗血症性ショックに陥った場合の治療戦略は，①感染源の治療（ドレナージや適正抗菌薬使用によりPAMPsの量を早期に減少させること）と，②初期蘇生（壊死細胞から放出されるDAMPsの量を最小限に抑えること）をできるだけ早期に行うことである（図3）．

炎症反応と多臓器不全

1．敗血症性心筋症

感染症によりSIRSの病態を呈した場合は敗血症と定義され，また敗血症の中でも適切な輸液を行っても血圧が維持できなくなった場合を敗血症性ショックと定義している．敗

血症性ショックの病態は，初期は過剰に産生された一酸化窒素（NO：Nitric Oxide）や各種血管拡張物質により血管抵抗が減弱した「血液分布異常性ショック」の様相を呈し，末梢は温暖であるため warm shock（ウォームショック），あるいは心拍出量が増加するため高心拍出量性ショックとも呼ばれる病態を呈する．この時期の心収縮力は，維持あるいは増強していると思われがちであるが，実は早期の段階から心機能は強く抑制されており[6]，敗血症性ショックにおける心機能障害に対して「敗血症性心筋症（septic cardiomyopathy）」という概念も提唱されている[7]．

また，敗血症性ショックの病態の悪化とともに，血管拡張物質の産生の場であった血管内皮細胞の傷害も認められるようになる．特にアポトーシスを呈した血管内皮細胞から内皮細胞由来マイクロパーティクル（MP：Microparticle）と呼ばれる微小な膜小胞体が形成され，SIRS，播種性血管内凝固症候群（DIC：Disseminated Intravascular Coagulation）の病態や多臓器不全の形成に重要な役割を果たしていることも報告されている[8]．

しかし，一方では血管内皮細胞の脱落に伴い，内皮細胞から過剰に産生されていた血管拡張物質の放出が低下し，さらにエンドセリン，トロンボキサンA_2，アンギオテンシンⅡなどによる血管収縮作用も加わり，末梢循環の損なわれた cold shock（コールドショック）へ移行する．その際，体血管抵抗の増加により後負荷が上昇するため，心拍出量は低下し，低心拍出量性ショックの様相を呈することとなる．

敗血症性心筋症が最初に報告されたのは1970年代であり，心エコーや放射性同位元素を用いた研究から敗血症患者の心機能が発症早期より障害されていることが指摘されていた．敗血症患者から採取した血清を健常動物に投与すると，その心筋収縮力が低下することが報告され[9]，その心筋抑制物質の同定に関する研究が精力的に行われた．当初，この心筋抑制物質は菌体成分であるエンドトキシンが考えられていたが，その後の研究で敗血症早期より放出される TNF-α や IL-1β などの炎症誘発性サイトカイン（proinflammatory cytokine）によって，心機能を抑制することが見出され，抗 TNF-α 抗体により心筋抑制作用が軽減することも示された[10,11]．

しかし，TNF-α，IL-1β の血中濃度は敗血症発症早期の比較的早い段階で収束するため，敗血症で遷延する心機能障害はこれらの炎症誘発性サイトカインの効果だけでは説明がつかず，それ以外のいくつかの作用メカニズム（図4）も提唱されている[12]．β受容体のダウンレギュレーション（down-regulation）もその一つである．ダウンレギュレーションとは，カテコラミンに対するシグナル伝達系の異常により，カテコラミンの力価が低下する現象であり，敗血症性心筋症ではカテコラミン自体の変化と，その下流にあるシグナル伝達系の異常による場合が考えられている．ラットを用いた実験では，エンドトキシンにより心筋のβ受容体の数が減少することが示され，またβ受容体の情報伝達系における抑制性G蛋白の増加や間接的なプロテインキナーゼA活性の抑制によるカテコラミン反応性の阻害も示されている[13]．

一方で，エンドトキシンが炎症性サイトカイン，酸化ストレスなど種々の経路で細胞内ミトコンドリア，ミトコンドリアDNAを直接障害し，酸化的リン酸化の障害や細胞壊死を引き起こすこと，NOやアポトーシスが心機能障害に関与していることも指摘されている[14,15]．さらに敗血症が進行すると，筋小胞体に貯蔵してあるカルシウム（Ca）の枯渇や拡張期における筋小胞体からのCaの放出が促され，心筋収縮力の低下および不整脈を発症させることや[16]，Na-Caポンプおよび筋小

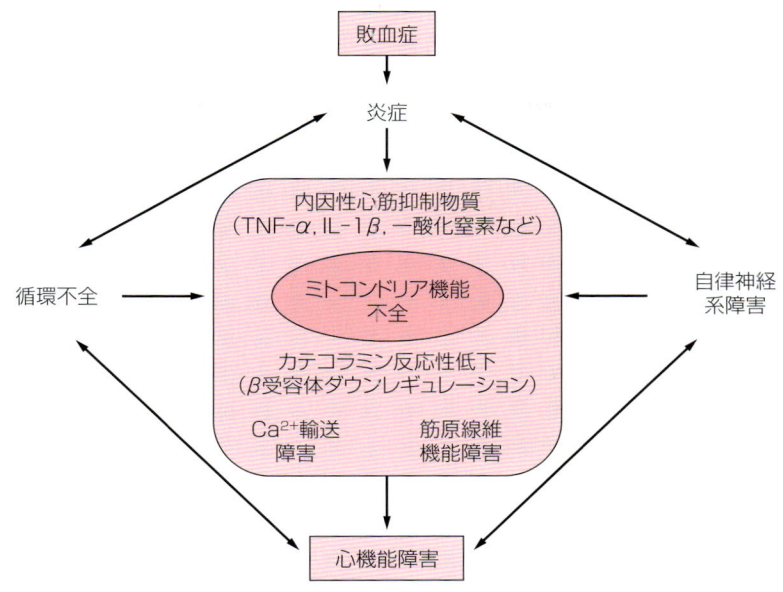

図4 敗血症による心機能障害メカニズム（文献12）より改変引用）

胞体の細胞内Ca緩衝作用が障害され，Caの過負荷が生じることで，心筋障害が助長されることなども報告されている[17]．

2．急性呼吸促迫症候群

ARDSの発症機序には，肺を直接的に傷害する肺炎や誤嚥などのほかに，肺以外に起こった原因疾患によって肺が傷害される間接損傷がある．どちらの場合も，生体の過剰な炎症反応が肺機能障害を引き起こすため，ARDSは多臓器不全症候群の一分画症ともいわれている．間接損傷の代表が敗血症であり，免疫担当細胞（単球や樹状細胞など）の膜表面にあるTLRsが微生物由来の特徴的な分子パターン（PAMPs）を認識すると，宿主側の免疫システムにスイッチが入る．NF-κBを介して多量に産生された炎症性サイトカイン，ケモカイン，血管作動性物質などは，生体各所に危険信号を発信すると同時に血管壁の透過性を亢進し，これによって血管内に待機していた好中球や免疫グロブリンなどの血漿タンパクなどは感染局所へ導き出され，侵入者に対する戦闘態勢に突入する．これが急性炎症反応である．急性炎症反応の初期に動員される宿主側の戦闘隊は，ほとんどが好中球であり，活性化された好中球は血流を介して内皮細胞に接着し肺を傷害する．ARDS症例の剖検所見には，多核白血球の肺血管内凝集，肺毛細血管の透過性亢進とそれに伴う蛋白漏出，肺胞性浮腫が認められる．

好中球減少症患者でもARDSが発症することから，好中球はARDS発症に必須の因子ではないとの意見もある[18]が，活性化補体や遊走化因子〔インターロイキン-8（IL-8）〕を投与すると数分以内に循環血中の好中球数は著明に減少し，逆に肺の微小循環に捕捉・停滞した好中球数が増加する[19]．前もって好中球を除去すると肺血管透過性亢進や肺水腫が軽減する[20]．気管支肺胞洗浄液（BALF：Bronchoalveolar Lavage Fuid）中の好中球の数は，ARDSの重症度や死亡率と相関する[21]ことから，肺微小循環に集積した好中球がARDS発症に重要な役割を果たしているのは確かである[22]．

好中球の形態はアクチン線維による細胞骨格によって決定され，炎症性サイトカイン，活性化補体，遊走化因子などに暴露されると細胞骨格が強固になり，変形能を失って楕円形を呈するようになる[23]．つまり，活性化された好中球が停留・捕捉されるためには，好中球の固さの増加（変形能の低下）と，接着分子を介した血管内皮と好中球の相互作用，そして他の臓器の毛細血管より一段と細くなった肺毛細血管網の解剖学的特性が関与している．遊走化因子であるIL-8が流血中の白血球（好中球）を活性化し，好中球の表面にL-セレクチンの発現を促すとともに，βインテグリン・ファミリーを発現させると，血管内皮細胞上のE-セレクチン，P-セレクチンと作用して（弱い接着），接着現象の第一段階であるローリング（rolling）が開始される．セレクチンは，好中球がいわば高速道路である血液循環から組織実質へ降りる（血管外に浸潤する）際に必要な分子である．さらに，好中球はIL-8などにより膜表面に接着分子インテグリンを発現させ，血管内皮細胞表面のインテグリンリガンド（ICAM-1：Intercellular adhesion Molecule-1）と強く結合すると，血管内皮細胞間を遊出して（潜り抜けて）血管外へ浸潤し，タンパク融解酵素（プロテアーゼ）や活性酸素などにより，肺胞上皮細胞，血管内皮細胞，細胞外基質を傷害する．その結果，肺に強い炎症反応が起こり，血管透過性型の肺水腫（ARDS）が招来されることになる[24]．

炎症と免疫

敗血症発症後，炎症亢進状態の程度は，病原性，細菌量，宿主の遺伝的素因や基礎疾患などのいくつかの要素によって決定されるが，元来健康な若年成人が病原性の高い菌血症に陥った場合，心血管系の虚脱，高熱および多臓器不全から発症後2, 3日以内に死亡することもある．これが，Thomas[25]が提唱した「制御を失った過剰な炎症亢進状態が，臓器不全の原因である」という場合である．しかし，実際の臨床では治療アルゴリズムの進歩に伴い，敗血症患者の大半は当初の炎症亢進期を乗り切り回復する．しかし，感染症の病態が遷延したり，新たな感染症に罹患した場合には多臓器不全に陥り，最終的に死に至ることがある．

外科系ICUで死亡した235症例の剖検の結果によると，7日以上ICUで治療を行った敗血症性ショック71名のうち63名（88.7％）に敗血症の持続した感染巣が認められたとの報告がある[26]．このことは，抗菌薬を使用し，感染源を制御する積極的な手段を講じても，感染が完治していないということである．

病原体の除去がうまくいかない重要な要因の一つが，患者の免疫能低下であると考察されている．現在のICU死亡例の多くをみてみると，最終的な死因が比較的毒性の少ない病原体による敗血症であるということや，敗血症によって潜在感染を起こすサイトメガロウイルスや単純ヘルペスウイルスなどの再活性化が相当数においてみられるということなどからも，敗血症が免疫抑制を招いているということは明らかなようである．

Ertelら[27]は，重症患者から採取した全血をリポ多糖（LPS：Lipopoly saccharide）で刺激したところ，非敗血症患者と比べ敗血症患者の血液ではサイトカインの産生能が10〜20％程度低下していることを報告している．また，末梢血単球のサイトカイン産生能は非敗血症患者の場合では15％以上であるが，敗血症患者では5％未満に過ぎなかったとの報告もある[28]．Weighardtら[29]は，術後敗血症を発症すると，単球による炎症性サイトカインおよび抗炎症性サイトカインの産生能が低下し，炎症性サイトカインの回復が良好である

症例では生存する可能性が高いという結果を報告している．つまり，感染症に伴う生体の反応は，まず過剰な炎症反応（SIRS），それに引き続き誘導される抗炎症反応がバランスをとりながら回復していくが，重症な感染症に罹患し敗血症が遷延した場合には，炎症反応・抗炎症反応のどちらもが強く抑制された免疫不全状態に陥り，そのことが予後を悪化させる直接の原因であることが明らかになってきている．

それでは，なぜ敗血症が遷延すると免疫不全状態に陥るのであろうか．遷延した敗血症患者では，本来であれば免疫系細胞の増殖が起こるべきであるが，むしろ免疫エフェクター細胞（CD4陽性・CD8陽性T細胞，B細胞，樹状細胞および単球など）がアポトーシスにより大幅に激減し[30]，それはあらゆる年齢層の敗血症に共通して認められる所見のようである[31]．このように免疫エフェクター細胞が減少することにより，外から侵入する病原体を撃退する宿主の力が大幅に低下することが容易に推察される．さらに，ヒト白血球型抗原（HLA：Human Leukocyte Antigen）-DRなどの細胞表面分子の発現低下[32]，強力なT細胞機能障害誘導活性をもつ未成熟な骨髄性細胞の集団であるミエロイド由来免疫抑制細胞（MDSC：Myeloid-Derived Suppressing Cell）の増加，異常あるいは過剰な免疫応答を抑制するための負の制御機構を備えている制御性T細胞の増加[33]などが，敗血症における免疫不全を増長している．

遷延した敗血症の病態の中で最も予後に関与しているのは，さまざまな免疫細胞の減少，外来病原体を撃退する宿主の力の大幅な低下（免疫不全状態）のようである．重症感染症に対する有効な治療戦略として，患者の免疫能を高める治療法こそが，侵入した病原体を撃退し，新規感染の発症を防ぎ，結果的に生存率向上につながるものと考えられるため，免疫能を正確に評価する検査法とその結果に基づいた免疫修飾療法の研究発展がおおいに期待される．

日本と韓国の集中治療医学会が中心となって行った「解熱剤と体温に関する多施設研究（face study）」[34]の結果をみると，敗血症例に対する解熱剤使用は，予後を有意に悪化させることが示された．また，患者体温を1.0℃ごとに群分けをして予後を検討したところ，非敗血症例に関しては36.5〜37.4℃群が最も予後が良好であったが，感染を罹患した敗血症を伴う患者に関しては37.5〜38.4℃群が，次に38.5〜39.4℃群の予後が良好であり，36.5〜37.4℃群の予後は前2群より悪い結果であった．

敗血症例では，免疫不全が予後に大きく影響することはすでに述べたとおりである．発熱は免疫力を高めるための生体の合目的な反応とすると，感染に罹患し高熱を呈している患者に対して，解熱剤を使うことはもちろんのこと，クーリングに関しても場合によっては誤った治療法になるのかもしれない．これらのことを踏まえて，体温管理の重要性をもう一度考え直す必要があるのではないだろうか．

炎症反応とリハビリテーション

現在，世界で年間2,000〜3,000万人の人が敗血症に罹患し，1,000万人以上の人が敗血症のために死亡している．敗血症の原因として発展途上国では，貧困，栄養失調，ワクチン不足などが，先進国では，高齢化，治療に伴う免疫力の低下，多剤耐性菌の出現などが問題となっている[35]．

このような状況を打開する目的で，世界集中治療医学会連合（WFSICCM：World Federation of Societies of Intensive & Critical Care Medicine）に加盟する国々が世界敗血症同盟

（GSA：Global Sepsis Alliance）をつくり，2012年より9月13日を「世界敗血症デー（World Sepsis Day）」に制定し，日本も含め世界各国でさまざまなイベントを行うとともに，2020年までに5つの主要項目（**表1**）の達成を目標に活動を行っている．この5つの項目の中で注目に値するのが，「3. 世界中のどこにおいても，適切なリハビリテーション（以下，リハ）を受けられるようにする」という項目である．敗血症患者に対し積極的なリハを推奨しているのである．しかし，敗血症は時間経過とともに病態が変化していくため，発症後のどの時期（早期，晩期）にリハを行うのかは重要な点であるが，明確な既定はない．

前述したが，敗血症の早期にはTLRsが外来病原体のPAMPsを感知し，TNFαやIL-1βなどの炎症誘発性サイトカインを過剰に産生し，その結果，サイトカインの嵐が吹き荒れる．このような急性期は，蛋白異化が亢進し栄養管理も困難であるため，早期リハの積極的介入に疑問をもつ医療関係者は多い．実は，敗血症の早期に産生される炎症誘発性サイトカイン（TNFαやIL-1β）は，インスリン抵抗性を増すだけでなく[36]，血管内皮細胞傷害や筋細胞のアポトーシスを誘導し，筋量の低下，筋萎縮，筋力低下やミオパチーを発症する[37]．さらに，これらの炎症誘発性サイトカインにより誘導された炎症性サイトカインIL-6も，筋の萎縮を引き起こすことが報告されている[38]．しかし，Petersenら[39]は，IL-6が筋萎縮を引き起こすのではなく，炎症の指標（マーカー）にすぎないと述べている．

一方，エクササイズ（運動）でも炎症性サイトカインIL-6は過剰に産生され，その濃度は運動中には通常の20倍にも上昇することが報告されているが[40]，敗血症による炎症反応と，エクササイズに伴う炎症反応との大きな違いは，炎症誘発性サイトカイン（TNFαやIL-1βなど）の産生の有無であると考えら

表1　2020年までの達成目標

①効果的な予防策により敗血症の発症率を低下させる
②成人，小児，新生児での敗血症の救命率を向上させる
③世界中のどこにおいても，適切なリハビリテーションを受けられるようにする
④敗血症に対する認知や理解を，一般市民や専門家の間でもさらに深める
⑤敗血症がもたらす負の効果と，敗血症予防と治療の正の効果を正しく評価する

れている[39]．炎症性IL-6は，炎症反応を誘発するサイトカインであると同時に，抗炎症性サイトカインなどのIL-1ra，IL-10などの発現を誘導し，単球から放出される炎症誘発性サイトカイン（TNF-α，IL-1βなど）の抑制や，ARDS発症に関連するIL-8やMIP-αの産生を抑制する作用も有している[39]．つまり，仮にエクササイズによりIL-6を産生することができれば，IL-6による抗炎症反応を利用して炎症誘発性サイトカイン（TNF-α，IL-1βなど）の過剰産生を抑制することができるのかもしれない．

確かにリハは，重症患者の予後を有意に改善することが報告されている[41]．その場合，炎症誘発性サイトカインは敗血症の比較的早期に放出されるサイトカインであるため，リハの開始時期は，できるだけ早期に行う必要がある．敗血症早期の循環動態が不安定な時期に積極的なリハがはたして可能なのであろうか．Griffithsら[42]は，筋弛緩薬を持続投与されている患者に対して，ストレッチなどの単純な受動的運動を1日3時間行い，筋線維の萎縮を有意に抑制できたと報告している．また，筋に電気刺激を行う（EMS：Electrical Muscle Stimulation）ランダム化比較試験（RCT：Randomized Controlled Trial）[43]では，EMS群は対照群と比較して筋萎縮が有意に抑制され，人工呼吸器からの離脱やICU滞在日数も有意に短かったことが示されている．さらに，心不全症例を対象に行われたEMS

は，血管内皮細胞機能だけではなく，生活の質（QOL：Quality of Life）と満足度を有意に改善することも報告されている[44]．

Kayambuら[45]は，敗血症患者に対し早期リハの効果を検討する予備研究を行い，早期リハ群では除脂肪体重が減少しなかったが，対照群（通常ケア群）では除脂肪体重の割合が7.2%も減少し，また早期リハ群ではIL-10が有意に増加（$p<0.01$）していたと報告している．このように，循環動態が不安定な敗血症性ショックの発症早期であっても，やり方しだいでは，リハの積極的な介入が可能になるのかもしれない．この結果をもとに，Kayambuら[45]は敗血症に対する早期リハの効果を検証するRCTの計画を発表しており，結果が楽しみである．

生体のバランスの破綻から循環虚脱を引き起こす．

重症感染症に対して，生体の本来の反応だけでは対応できなくなった状態が，重症敗血症・敗血症性ショックであり，積極的な治療介入が必要となる．現代の医療では，敗血症性ショック発症早期における循環虚脱に対しては，十分に対応可能になってきている．しかし，それに引き続く重度の免疫抑制状態に陥るため，新たな弱毒菌による感染症との闘いに完全勝利できていないのが現状である．

本稿では，感染症になるとなぜ炎症反応が惹起されるのか，敗血症に伴う炎症反応と多臓器不全との関連はどうなのか，発熱反応は抑えるべきものなのかに関して解説した．また，敗血症時のリハの有用性についても言及した．われわれは，臓器，細胞レベルでの内部環境の変化を理解し，その背後にある複雑な病態ネットワークを解明しながら，重症感染症に罹患した患者の予後改善を目指していく必要がある．その中で，リハは重症敗血症・敗血症性ショック患者の予後改善，QOLの改善に大きく寄与する可能性があり，今後積極的に導入していくべき治療法の一つであると考える．

おわりに

重症感染症において，外来微生物を認識した宿主側は，さまざまな炎症性生理活性物質の放出や免疫応答反応を行い，直ちに戦闘態勢に突入する．刺激を受けたそれぞれの細胞は，その命令に従おうと躍起になり，過剰な反応を誘発し，やがて細胞は恒常性を失い，

Conclusion

PAMPsを感知すると，生体は炎症反応を惹起するが，その反応が過剰になると，さまざまなメディエーターが誘導され，多臓器不全を発症する．感染症の管理のポイントは，できるだけ早期にPAMPsを減らすことと，それによって誘導される炎症誘発性サイトカインをコントロールすることである．早期のリハは，炎症誘発性サイトカインを低下させる可能性があり，今後，積極的な介入が望まれる．

文献

1) ACCP/SCCM Consensus Conference Committee：Definitions for sepsis and organ failure and guidelines for the use of innovative therapies in sepsis. *Chest* **101**：1644-1655, 1992
2) Medzhitov R, et al：A human homologue of the Drosophila Toll protein signals activation of adaptive immunity. *Nature* **388**：394-397, 1997
3) Akira S, et al：Pathogen recognition and innate immunity. *Cell* **124**：783-801, 2006

4) Blasius AL, et al：Intracellular toll-like receptors. *Immunity* **32**：305-315, 2010
5) Bianchi ME：DAMPs, PAMPs and alarmins：all we need to know about danger. *J Leukoc Biol* **81**：1-5, 2007
6) Hunter JD, et al：Sepsis and the heart. *Br J Anaesth* **104**：3-11, 2010
7) Muller-Werdan U, et al：Septic cardiomyopathy-A not yet discovered cardiomyopathy? *Exp Clin Cardiol* **11**：226-236, 2006
8) Sabatier F, et al：Interaction of endothelial microparticles with monocytic cells in vitro induces tissue factor-dependent procoagulant activity. *Blood* **99**：3962-3970, 2002.
9) Parrillo JE, et al：A circulating myocardial depressant substance in humans with septic shock. Septic shock patients with a reduced ejection fraction have a circulating factor that depresses in vitro myocardial cell performance. *J Clin Invest* **76**：1539-1553, 1985
10) Kapadia S, et al：Tumor necrosis factor-alpha gene and protein expression in adult feline myocardium after endotoxin administration. *J Clin Invest* **96**：1042-1052, 1995
11) Cain BS, et al：Tumor necrosis factor-alpha and interleukin-1beta synergistically depress human myocardial function. *Crit Care Med* **27**：1309-1318, 1999
12) Rudiger A, et al：Mechanisms of sepsis-induced cardiac dysfunction. *Crit Care Med* **35**：1599-1608, 2007
13) Böhm M, et al：Increase of myocardial inhibitory G-proteins in catecholamine-refractory septic shock or in septic multiorgan failure. *Am J Med* **98**：183-186, 1995
14) Comstock KL, et al：LPS-induced TNF-alpha release from and apoptosis in rat cardiomyocytes：obligatory role for CD14 in mediating the LPS response. *J Mol Cell Cardiol* **30**：2761-2775, 1998
15) McDonald TE, et al：Endotoxin infusion in rats induces apoptotic and survival pathways in hearts. *Am J Physiol Heart Circ Physiol* **279**：H2053-H2061, 2000
16) Marks AR, et al：Progression of heart failure：is protein kinase a hyperphosphorylation of the ryanodine receptor a contributing factor? *Circulation* **105**：272-275, 2002
17) Hassoun SM, et al：Prevention of endotoxin-induced sarcoplasmic reticulum calcium leak improves mitochondrial and myocardial dysfunction. *Crit Care Med* **36**：2590-2596, 2008
18) Braude S, et al：Adult respiratory distress syndrome after allogeneic bone-marrow transplantation：evidence for a neutrophil-independent mechanism. *Lancet* **1**：1239-1242, 1985
19) Doerschuk CM, et al：Adhesion molecules and cellular biomechanical changes in acute lung injury. *Chest* **116**：37S-43S, 1999
20) Heflin AC Jr, et al：Prevention by granulocyte depletion of increased vascular permeability of sheep lung following endotoxemia. *J Clin Invest* **68**：1253-1260, 1981.
21) Baughman RP, et al：Changes in the inflammatory response of the lung during acute respiratory distress syndrome：prognostic indicators. *Am J Respir Crit Care Med* **154**：76-81, 1996
22) Weiland JE, et al：Lung neutrophils in the adult respiratory distress syndrome. Clinical and pathophysiologic significance. *Am Rev Respir Dis* **133**：218-225, 1986
23) Maekawa M, et al：Signaling from Rho to the actin cytoskeleton through protein kinases ROCK and LIM-kinase. *Science* **285**：895-898, 1999
24) Donnelly SC, et al：Role of selectins in development of adult respiratory distress syndrome. *Lancet* **344**：215-219, 1994
25) Thomas L：Germs. *N Engl J Med* **287**：553-555, 1972
26) Torgersen C, et al：Macroscopic postmortem findings in 235 surgical intensive care patients with sepsis. *Anesth Analg* **108**：1841-1847, 2009
27) Ertel W, et al：Downregulation of proinflammatory cytokine release in whole blood from septic patients. *Blood* **85**：1341-1347, 1995
28) Sinistro A, et al：Downregulation of CD40 ligand response in monocytes from sepsis patients. *Clin Vaccine Immunol* **15**：1851-1858, 2008
29) Weighardt H, et al：Sepsis after major visceral surgery is associated with sustained and interferon-gamma-resistant defects of monocyte cytokine production. *Surgery* **127**：309-315, 2000
30) Hotchkiss RS, et al：Apoptotic cell death in patients with sepsis, shock, and multiple organ dysfunction. *Crit Care Med* **27**：1230-1251, 1999
31) Felmet KA, et al：Prolonged lymphopenia, lymphoid depletion, and hypoprolactinemia in children with nosocomial sepsis and multiple organ failure. *J Immunol* **174**：3765-3772, 2005
32) Landelle C, et al：Low monocyte human leukocyte antigen-DR is independently associated with nosocomial infections after septic shock. *Intensive Care Med* **36**：1859-1866, 2010
33) Delano MJ, et al：MyD88-dependent expansion of an immature GR-1（＋）CD11b（＋）population induces T cell suppression and Th2 polarization in sepsis. *J Exp Med* **204**：1463-1474, 2007
34) Lee BH1, et al：Association of body temperature and antipyretic treatments with mortality of critically ill patients with and without sepsis：multi-centered prospective observational study. *Crit Care* **16**：R33, 2012
35) Vincent JL, et al：Sepsis in European intensive care units：results of the SOAP study. *Crit Care Med* **34**：344-

353, 2006
36) Hotamisligil GS : Mechanisms of TNF-alpha-induced insulin resistance. *Exp Clin Endocrinol Diabetes* **107** : 119-125, 1999
37) Sharma R, et al : Cytokines, apoptosis and cachexia : the potential for TNF antagonism. *Int J Cardiol* **85** : 161-171, 2002
38) Fink H, et al : Systemic inflammatory response syndrome increases immobility-induced neuromuscular weakness. *Crit Care Med* **36** : 910-916, 2008
39) Petersen AM, et al : The anti-inflammatory effect of exercise. *J Appl Physiol* **98** : 1154-1162, 2005
40) Christian P Fischer, et al : Supplementation with vitamins C and E inhibits the release of interleukin-6 from contracting human skeletal muscle. *J Physiol* **558** : 633-645, 2004
41) Chao PW, et al : Association of postdischarge rehabilitation with mortality in intensive care unit survivors of sepsis. *Am J Respir Crit Care Med* **190** : 1003-1011, 2014
42) Griffiths RD, et al : Effect of passive stretching on the wasting of muscle in the critically ill. *Nutrition* **11** : 428-432, 1995
43) Routsi C, et al : Electrical muscle stimulation prevents critical illness polyneuromyopathy : a randomized parallel intervention trial. *Crit Care* **14** : R74, 2010
44) Karavidas A, et al : Functional electrical stimulation of peripheral muscles improves endothelial function and clinical and emotional status in heart failure patients with preserved left ventricular ejection fraction. *Am Heart J* **166** : 760-767, 2013
45) Kayambu G, et al : Early rehabilitation in sepsis : a prospective randomised controlled trial investigating functional and physiological outcomes The i-PERFORM Trial (Protocol Article). *BMC Anesthesiol* **11** : 21, 2011

7 せん妄と認知機能障害

鶴田良介[*1]

🔒 Key Questions

1. せん妄の病態メカニズムは何か
2. せん妄の危険因子は何か
3. せん妄の診断法は何か
4. せん妄を軽減する治療または ICU 管理法があるか
5. せん妄から認知機能障害への移行とは

はじめに

ICU 患者に生じるせん妄と認知機能障害を適切に，かつ迅速に診断しているであろうか．ICU 患者に生じる脳障害は，①昏睡，②せん妄，③重症疾患後の認知機能障害の3つに分類される．後者が急性期を過ぎて ICU 退室後や退院後まで残る認知機能障害をいうのに対し，前者2つを併せて急性脳機能不全（acute brain dysfunction）という．

一方，2010年秋に米国集中治療医学会が理学療法，作業療法，緩和医療，精神医療などの学会関係者を招集し，「重症疾患後，ときには急性期入院を過ぎても継続する身体機能，認知機能，メンタルヘルスの新たな，または増悪する障害」を ICU 後症候群（PICS：Post-Intensive Care Syndrome）と名づけた[1]．PICS は，ICU 生存退室者とその家族の両方に対して用いられる（図1）．つまり，ICU 患者の身体機能，認知機能，メンタルヘルスの3つは急性期から長期（約1年間）にわたって評価される必要がある．

せん妄の病態メカニズム

1．「せん妄」という用語

失見当識や短期記憶の障害，注意力の欠如，思考回路の異常などを伴う可逆的な認知過程の障害をせん妄という．せん妄の同義語に敗血症性脳症，代謝性脳症，中毒精神病，術後せん妄などがある．「ICU 症候群」という名称は慣用的に ICU という特殊な環境を強調する意味が含まれていて，そこに発生するせん妄を指すことが多いが，ICU でみられる精神症状を総称しており，混乱を招くため用いるべきでないとされている．また近年，精神障害の分類と診断の手引き（DSM-IV：Diagnostic and Statistical Manual of Mental Disorders-IV）および国際疾病分類（ICD-10：International Classification of Diseases-10）で「encephalopathy（脳症）」が「delirium（せん

[*1] Ryosuke Tsuruta／山口大学大学院医学系研究科 救急・総合診療医学分野

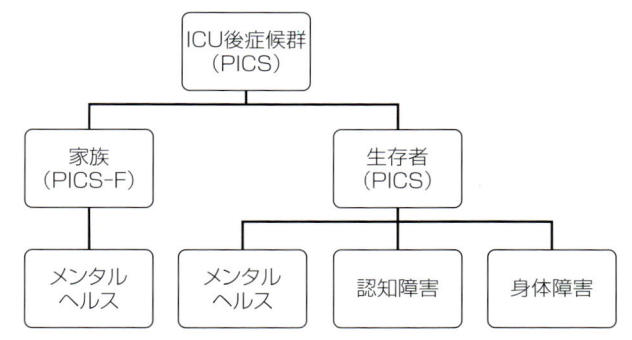

図1 ICU後症候群（PICS）の概念図 （文献1）より改変引用）

妄）」に置き換わったことから，敗血症性脳症も敗血症関連せん妄（sepsis-associated delirium）と呼ぶほうが適切である．

2．せん妄の発症メカニズム（仮説）

術後せん妄と敗血症関連せん妄について，そのメカニズムを説明する．

1）術後せん妄

外科侵襲または術後感染症により全身性炎症が惹起され，腫瘍壊死因子 α（TNF-α：Tumor Necrosis Factor-α），インターロイキン6（IL-6：Interleukin-6），IL-1β などの炎症性メディエータがマクロファージから放出され，脳へと移行する．加齢，炎症，薬物などによる原因で脆弱になった血液脳関門（BBB：Blood-Brain Barrier）を炎症性メディエータが通過し，マイクログリアを活性化する．その結果，さらに炎症性メディエータが放出され，神経炎症（neuroinflammation）が起こる．それに伴い神経機能不全や神経死が起こり，回復までの時間によりせん妄，術後認知機能不全（postoperative cognitive dysfunction），認知症が生じる．

マイクログリアは細胞表面にToll様受容体4（TLR4：Toll-Like Receptor 4）を有しており，これを介するシグナルによる神経炎症の仮説がある[2]．TLR4はエンドトキシンを代表とする病原体関連分子パターン（PAMPs：Pathogen-Associated Molecular Patterns），細胞死や細胞の損傷など，細胞のストレスに伴って放出されるダメージ関連分子パターン（DAMPs：Damage-Associated Molecular Patterns）を認識する．また，抗コリン性薬物，オピオイドなどの種々の薬物を介するXAMPs（Xenobiotic-Associated Molecular Patterns）によるマイクログリアのTLR活性ともいわれている．

2）敗血症関連せん妄

術後せん妄に比べ，敗血症関連せん妄のほうが循環動態の変化がより大きく，脳循環障害や血管内皮障害を受けやすい状態である．その病態には，血管内皮の活性化とBBBの崩壊，脳ミトコンドリア機能障害，神経伝達物質の異常，脳循環障害の複合的な関与が推定されている（図2）[3]．

せん妄の危険因子

せん妄の危険因子に関しては表1に示したように，種々の因子があげられる[4]．これらを複合的に組み合わせ，臨床現場で検証したものに，PRE-DELIRIC（PREdiction of DELIRium in ICu patients）モデルがある[5]．これはICUせん妄の10の危険因子，すなわち年齢，重症度〔APACHEⅡ（Acute Physiology and Chronic Health Evaluation）Ⅱ〕スコア，入院形態（外科，内科，外傷，神経・脳神経），昏睡，感染症，代謝性アシドーシス，鎮静薬の使用，モ

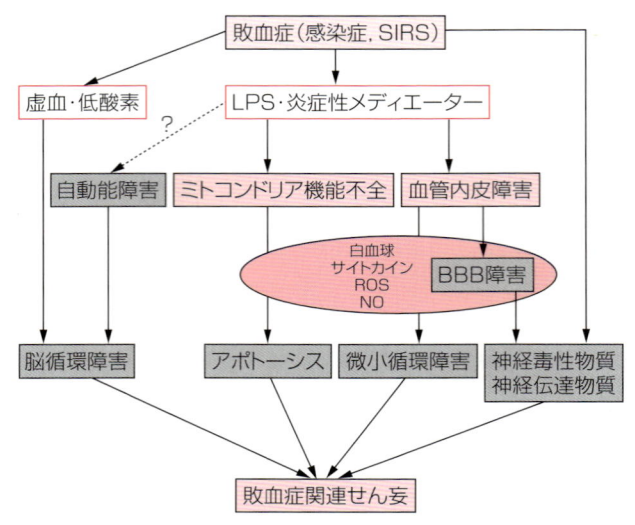

図2 敗血症関連せん妄のメカニズム（文献3）より引用）
SIRS：全身性炎症反応症候群，LPS：Lipopolysaccharide，
ROS：活性酸素，NO：一酸化窒素，BBB：血液脳関門

表1 ICU患者のせん妄発症の危険因子（文献4）より引用）

患者要因	急性疾患	医原性または環境要因
年齢（高齢） 基礎疾患（高血圧症など） 基礎にある認知障害	敗血症 低酸素血症 重症度スコア（APACHE IIスコアなど）	代謝性障害 抗コリン性薬物（抗うつ薬，鎮痙薬など） 鎮静，鎮痛薬（ベンゾジアゼピン系鎮静薬，オピオイドなど）

ルヒネの使用，尿素濃度，緊急入院で構成されている．PRE-DERILICモデルは，ICU入室24時間以内に入手できる項目で構成されており，活性酸素（ROC：Reactive Oxygen Species）曲線下面積は0.87（95％信頼区間0.85〜0.89）と，そのせん妄予測能は非常に高かった．このPRE-DERILICモデルを6カ国，8つのICUで国際的に検証し，再校正したものも良好な結果であった．

ICU入室の時点で高齢者，またはすでに認知症のある患者や重症度の高い患者は，せん妄を発症する可能性が高いことを認識しておく必要がある．敗血症などの感染症が主病態あるいは併発症である患者，ベンゾジアゼピン系鎮静薬，またはオピオイドを使用している患者では，これらがせん妄の危険因子であることを意識し，これらの因子の可能なかぎりの改善・回避に努めることが重要である．

せん妄の診断法

1. Confusion Assessment Method for the Intensive Care Unit

CAM-ICU（Confusion Assessment Method for the Intensive Care Unit）は，RASS（Richmond Agitation-Sedation Scale；**表2**)[6]を用いた鎮静レベルの評価とせん妄評価の2ステップになっており，RASSでスコア−3〜+4の場合，せん妄評価に進む．スコア−4または−5である場合は鎮静レベルが深すぎるか昏睡のため，せん妄の評価は行えない．せん妄評価は，精神状態変化の急性発症または変動

表2 Richmond Agitation-Sedation Scale (RASS) (文献7)より引用)

ステップ1：30秒間，患者を観察する．これ（視診のみ）によりスコア0～+4を判定する
ステップ2：①大声で名前を呼ぶか，開眼するようにいう．②10秒以上アイ・コンタクトができなければ繰り返す．以上の2項目（呼びかけ刺激）によりスコア－1～－3を判定する．③動きがみられなければ，肩を揺するか，胸骨を摩擦する．これ（身体刺激）によりスコア－4，－5を判定する

スコア	用語	説明	
+4	好戦的な	明らかに好戦的な，暴力的な，スタッフに対する差し迫った危険	
+3	非常に興奮した	チューブ類またはカテーテル類を自己抜去；攻撃的な	
+2	興奮した	頻繁な非意図的な運動，人工呼吸器ファイティング	
+1	落ち着きのない	不安で絶えずそわそわしている．しかし動きは攻撃的でも活発でもない	
0	意識清明な 落ち着いている		
－1	傾眠状態	完全に清明ではないが，呼びかけに10秒以上の開眼およびアイ・コンタクトで応答する	呼びかけ刺激
－2	軽い鎮静状態	呼びかけに10秒未満のアイ・コンタクトで応答	
－3	中等度鎮静状態	呼びかけに動きまたは開眼で応答するがアイ・コンタクトなし	
－4	深い鎮静状態	呼びかけに無反応，しかし，身体刺激で動きまたは開眼	身体刺激
－5	昏睡	呼びかけにも身体刺激にも無反応	

性の経過（所見①），注意力欠如（所見②），無秩序な思考（所見③），意識レベルの変化（所見④）をもって行い，4つの所見のうち所見①＋所見②＋所見③（または＋所見④）がそろえば，せん妄と診断される（**表3，図3**）[6,8]．CAM-ICUは世界中の言語に翻訳されており，日本語版も公開されている．

2．Intensive Care Delirium Screening Checklist

ICDSC（Intensive Care Delirium Screening Checklist）は，8つの項目（意識レベルの変化，不注意，失見当識，幻覚・妄想，精神的興奮・抑制，不適当な気分・会話，睡眠・覚醒のサイクル障害，1日のうちの症状の変動）のうち4項目以上，陽性の場合をせん妄と診断する（**表4**）[6]．

鎮静の有無にかかわらず評価するのがCAM-ICUで，ICDSCの場合は，鎮静によって引き起こされた意識レベルの変化，注意力欠如，精神運動抑制の評価には，注意を喚起している．ICDSCの場合には，その診断の基本は24時間以上かけた患者観察による．8項目中1～3項目が陽性のsubsyndromal delirium

を識別できる．

せん妄を軽減するICU管理法

これまでのところICU患者のせん妄の発症を皆無にする方法はない．しかしながら，せん妄日数を減らす薬理学的・非薬理学的方法はいくつか報告されてきた．

1．非薬理学的せん妄軽減法

1）早期リハビリテーション開始

機能的自立の基礎基準を満たした患者を対象とし，①1日1回鎮静中断中に早期運動・モビリゼーション（理学・作業療法）開始（介入群）と②1日1回鎮静中断中にプライマリケアチームが指示した療法を実施（対照群）に無作為に割り付けた[9]．退院時に機能的自立状態に回復した患者は，対照群の35％に比べ，介入群で59％であった．介入群では，対照群よりせん妄日数が有意に短く（中央値2.0対4.0日），人工呼吸器フリー日数（23.5対21.1日）が長かった．

同様に，職種間連携チームで，参加（engaging），教育（educating），遂行（executing），

表3 Confusion Assessment Method for the Intensive Care Unit（CAM-ICU）（文献6）より引用）

CAM-ICU　所見と種類		
所見① 急性発症または変動性の経過	ある	なし
A．基準線からの精神状態の急性変化の根拠があるか？ 　　　　　　あるいは B．（異常な）行動が過去24時間の間に変動したか？ すなわち，移り変わる傾向があるか，あるいは鎮静スケール（例えば，RASS），グラスゴーコーマスケール（GCS）または以前のせん妄評価の変動によって証明されるように，重症度が増減するか？		
所見② 注意力欠如	ある	なし
注意力スクリーニングテスト（ASE：Attention Screening Examination）の聴覚か視覚のパートでスコア8点未満により示されるような，患者は注意力を集中させるのが困難だったか？		
所見③ 無秩序な思考	ある	なし
4つの質問のうちの2つ以上の誤った答え，および（または）指示に従うことができないことによって証明されるような，無秩序あるいは首尾一貫しない思考の証拠があるか？ 【質問（交互のセットAとセットB）】		

セットA	セットB
1．石は水に浮くか？	1．葉っぱは水に浮くか？
2．魚は海にいるか？	2．ゾウは海にいるか？
3．1グラムは，2グラムより重いか？	3．2グラムは，1グラムより重いか？
4．釘を打つのにハンマーを使用してもよいか？	4．木を切るのにハンマーを使用してもよいか？

【指示】
1．評価者は，患者の前で評価者自身の2本の指を上げてみせ，同じことをするよう指示する
2．今度は評価者自身の2本の指を下げた後，患者にもう片方の手で同じこと（2本の指を上げること）をするよう指示する

所見④ 意識レベルの変化	ある	なし
患者の意識レベルは清明以外の何か．例えば，用心深い，嗜眠性の，または昏迷であるか？（例えば，評価時にRASSの0以外である） 意識明瞭：自発的に十分に周囲を認識する 用心深い/緊張状態：過度の警戒 嗜眠性の：傾眠傾向であるが，容易に目覚めることができる，周囲のある要素には気づかない．または，軽く刺激すると十分に認識する 昏迷：強く刺激した時に不完全に目覚める．または，力強く，繰り返し刺激した時のみ目覚め，刺激が中断するや否や昏迷患者は無反応の状態に戻る		
CAM-ICUの全体評価（所見①と所見②かつ所見③か所見④のいずれか）	はい	いいえ

RASS：Richmond Agitation-Sedation Scale

評価（evaluating）の4Eアプローチで急性呼吸不全の医療の質の向上（QI：Quality Improvement）をbefore/afterスタディで比較したものがある[10]．これでも早期のリハビリテーションは，せん妄でない日数の割合を有意に増加させた．

2）ICUの環境整備

新しいICUを建設した際にICUの大部屋（旧ICU）と個室（新ICU）の異なる環境でせん妄日数を比較した報告がある[11]．新ICUでは旧ICUよりせん妄日数が有意に短縮した（2.0対3.0日）．その違いの生じた理由を新ICUでの昼間の時間帯の光量の強さと結論している．

3）睡眠の質の向上

既出のQIを患者の睡眠に関して3段階で短期間に行い，せん妄/昏睡（せん妄または昏睡）フリー日数を比較した報告がある[12]．睡眠のQIとして，日中の覚醒促進，夜間の消灯，音の軽減，適温，疼痛管理などを行った．その結果，せん妄/昏睡フリー状態が1.6倍改善した．

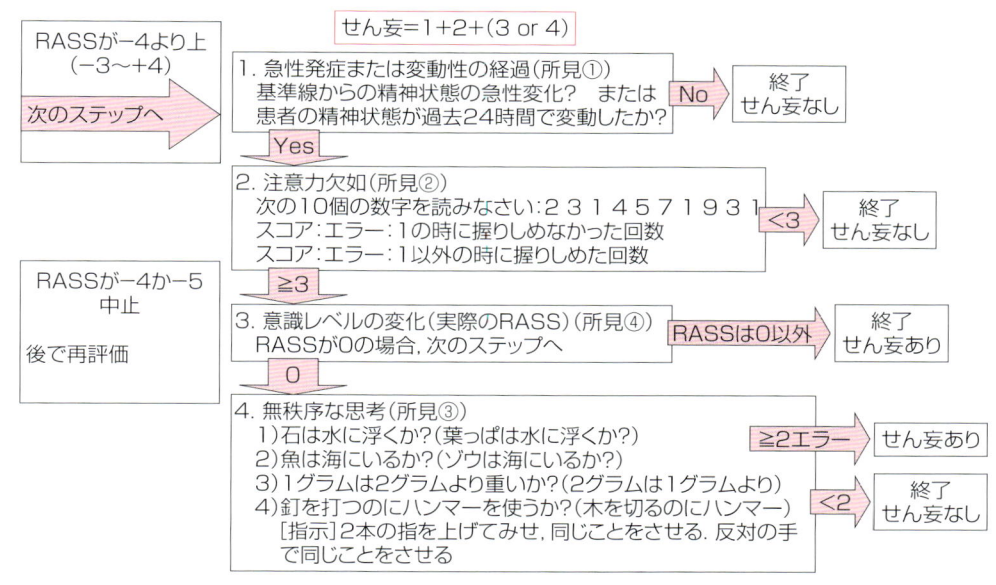

図3 日本語版 CAM-ICU のフローチャート （文献8）より改変引用）

```
RASSが-4より上        せん妄=1+2+(3 or 4)
(-3～+4)
                    1. 急性発症または変動性の経過（所見①）
次のステップへ →        基準線からの精神状態の急性変化？ または    No → 終了
                      患者の精神状態が過去24時間で変動したか？           せん妄なし
                    Yes
                    2. 注意力欠如（所見②）
                      次の10個の数字を読みなさい：2 3 1 4 5 7 1 9 3 1
RASSが-4か-5          スコア：エラー：1の時に握りしめなかった回数     <3 → 終了
中止                   スコア：エラー：1以外の時に握りしめた回数            せん妄なし
後で再評価             ≥3
                    3. 意識レベルの変化（実際のRASS）（所見④）    RASSは0以外 → 終了
                      RASSが0の場合、次のステップへ                      せん妄あり
                    0
                    4. 無秩序な思考（所見③）
                      1) 石は水に浮くか？（葉っぱは水に浮くか？）
                      2) 魚は海にいるか？（ゾウは海にいるか？）    ≥2エラー → せん妄あり
                      3) 1グラムは2グラムより重いか？（2グラムは1グラムより）
                      4) 釘を打つのにハンマーを使うか？（木を切るのにハンマー）  <2 → 終了
                      [指示] 2本の指を上げてみせ、同じことをさせる。反対の手       せん妄なし
                      で同じことをさせる
```

RASS：Richmond Agitation-Sedation Scale

表4 Intensive Care Delirium Screening Checklist（ICDSC）（文献6）より引用）

このスケールはそれぞれ8時間のシフトすべて、あるいは24時間以内の情報に基づき完成される。明らかな徴候がある＝1ポイント；アセスメント不能、あるいは徴候がない＝0で評価する。それぞれの項目のスコアを対応する空欄に0または1で入力する

1.	意識レベルの変化：Ⓐ反応がないか、Ⓑなんらかの反応を得るために強い刺激を必要とする場合は、評価を妨げる重篤な意識障害を示す。もしほとんどの時間、昏睡Ⓐあるいは昏迷状態Ⓑである場合、ダッシュ（－）を入力し、それ以上評価を行わない。Ⓒ傾眠、あるいは反応までに軽度ないし中等度の刺激が必要な場合は意識レベルの変化を示し、1点とする。Ⓓ覚醒、あるいは容易に覚醒する睡眠状態は正常を意味し、0点とする。Ⓔ過覚醒は意識レベルの異常と捉え、1点とする。
2.	注意力欠如：会話の理解や指示に従うことが困難。外からの刺激で容易に注意がそらされる。話題を変えることが困難、これらのうちいずれかがあれば1点とする。
3.	失見当識：時間、場所、人物の明らかな誤認、これらのうちいずれかがあれば1点とする。
4.	幻覚、妄想、精神異常：臨床症状として、幻覚あるいは幻覚から引き起こされていると思われる行動（例えば、空をつかむような動作）が明らかにある、現実的な検討能力の総合的な悪化、これらのうちいずれかがあれば1点とする。
5.	精神運動的な興奮あるいは遅滞：患者自身あるいはスタッフへの危険を予防するために追加の鎮静薬あるいは身体抑制が必要となるような過活動（例えば、静脈ラインを抜く、スタッフをたたく）、活動の低下、あるいは臨床上明らかな精神運動遅滞（遅くなる）、これらのうちいずれかがあれば1点とする。
6.	不適切な会話あるいは情緒：不適切な、整理されていない、あるいは一貫性のない会話、出来事や状況にそぐわない感情の表出、これらのうちいずれかがあれば1点とする。
7.	睡眠・覚醒サイクルの障害：4時間以下の睡眠、あるいは頻回の夜間覚醒（医療スタッフや大きな音で起きた場合の覚醒を含まない）、ほとんど1日中眠っている、これらのうちいずれかがあれば1点とする。
8.	症状の変動：上記の徴候や症状が24時間の中で変化する（例えば、その勤務帯から別の勤務帯で異なる）場合は1点とする。

4点以上をせん妄ありとする

表5 ABCDEバンドル（文献8）より引用）

Awakening and Breathing Coordination of daily sedation and ventilator removal trials	1日1回鎮静中断とウィニングをし，覚醒と自発呼吸の調整を行う
Delirium monitoring and management	せん妄評価とその対処
Early mobility and Exercise	早期離床と運動療法

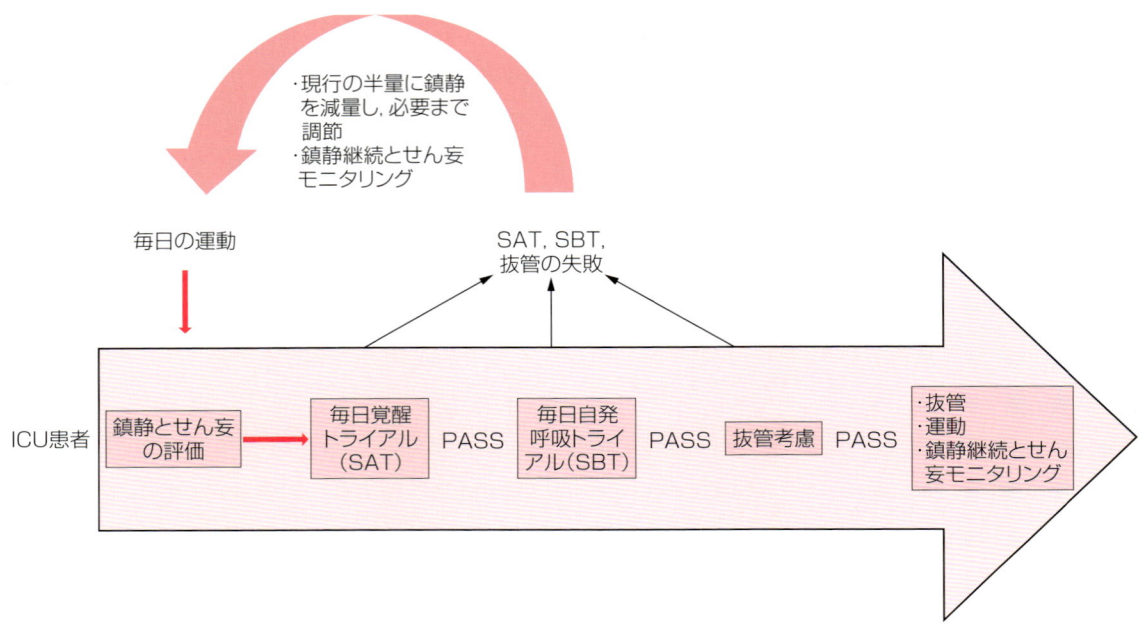

図4 ABCDEバンドル戦略（文献8）より改変引用）
SAT：Spontaneous Awakening Trial，SBT：Spontaneous Breathing Trial

4）ABCDEバンドル

ICUせん妄とICUAW（ICU-Acquired Weakness）を改善するために考案された戦略に「ABCDEバンドル」がある（表5）[8]．これは，ICUの職種間連携を促進するため，ICUケアを標準化するため，過量鎮静と人工呼吸期間の延長の悪循環を断ち切るために立案された（図4）．

2．薬理学的せん妄軽減法

1）ベンゾジアゼピン系鎮静薬の使用法の改善

日本では静注薬として未承認のロラゼパム，あるいはミダゾラムの使用がせん妄移行に有意に関連しているとの報告がある[13,14]．

鎮静薬の種類の違いによるせん妄の発症率を比較検討した二重盲検無作為化の多施設共同研究が2つある．1つはMENDS（Maximizing Efficacy of Targeted Sedation and Reducing Neurological Dysfunction）スタディと呼ばれ，ロラゼパムとデクスメデトミジン（DEX）を比較した[15]．もう1つはミダゾラムとDEXを比較したもので，SEDCOM（Safety and Efficacy of Dexmedetomidine Compared With Midazolam）スタディと称されている[16]．α_2受容体アゴニストのDEXは，従来の鎮静薬（GABA受容体アゴニスト）と異なる利点を有していることから，せん妄予防効果が期待された．結果，DEXはロラゼパムと比較して急性脳機能不全/昏睡フリー日数が有意に長

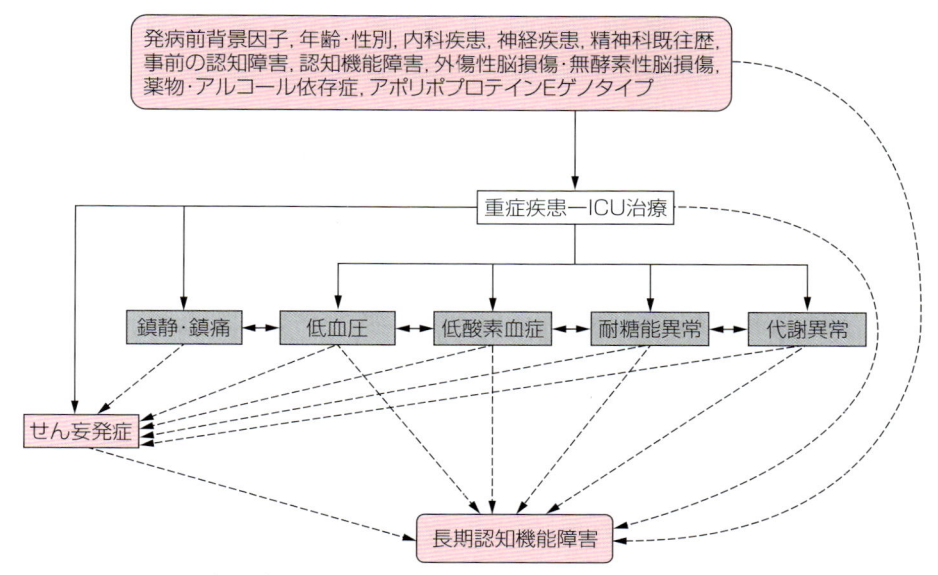

図5 ICU生存退室患者の認知機能障害の説明モデル（文献20）より改変引用）

かったが，せん妄フリー日数については有意差が得られなかった[15]．一方，SEDCOMスタディでは，せん妄の発症率はDEXで54％，ミダゾラムで77％とDEXで有意に少なかった[16]．ただし，2つのスタディで使用されたDEXの投与量は最大1.5 μg/kg/時まで可能とし，日本での許容範囲（0.2〜0.7 μg/kg/時）を大きく超えているため，その結果をそのまま導入するわけにはいかない．しかし，人工呼吸中の成人患者に鎮静薬を投与する場合には，プロポフォールやDEXのような非ベンゾジアゼピン系鎮静薬が，ミダゾラムのようなベンゾジアゼピン系鎮静薬より患者アウトカムを改善させる可能性があることから，ベンゾジアゼピン系鎮静薬を第一選択とすることは避け，投与する場合も可能なかぎり投与量を減らす必要があると考えられる．

2）ハロペリドール

ハロペリドールのせん妄予防効果については，最近相反する結果が出ている．ハロペリドール2.5 mgを8時間ごとに投与した群とプラセボを投与した群との比較検討では，14日間のせん妄/昏睡フリー日数は中央値5日と6日で有意差はなかった[17]．しかしながら，限られた条件下では，ハロペリドールのせん妄予防効果を認めた．心臓を除く腹部・胸部手術後の高齢患者を対象に，ハロペリドール0.5 mgをボーラス投与後0.1 mg/時で12時間維持した報告では，7日以内のせん妄発症率は，プラセボ群で23.2％，ハロペリドール群で15.3％と有意差を認めた[18]．また，PRE-DERILICモデルでせん妄予測50％以上，認知症・アルコール依存症の病歴のあるハイリスク患者を対象に，8時間ごとに1 mg（80歳以上には0.5 mg）をICU入室後24時間まで静脈内投与した報告では，施行前に比べ有意にせん妄の発症は減少し，せん妄フリー日数は延長した[19]．

せん妄から認知機能障害への移行

ICUを生存退室した患者に長期認知機能障害が発生する概略を示す（**図5**）[20]．せん妄の危険因子や長期認知機能障害に関わる種々の因子との関係をまとめたものであるが，ICU

患者のせん妄発症の危険因子（**表1**）の患者要因，急性疾患，医原性または環境要因と同様である．また，長期認知機能障害の発生メカニズムについては，前述の「2. せん妄の発症メカニズム（仮説）」で述べたが，神経炎症が遷延することによると考えられている．

人工呼吸を要した重症患者のICU退室後3カ月と12カ月後の総合的認知機能評価を行ったものがある[21]．せん妄日数の中央値は2日で，3カ月と12カ月後の評価で，生存者の79％，71％にそれぞれ認知機能障害を認めた．年齢，教育レベル，入室前の認知機能，重症度，重症敗血症，ICU内での鎮静薬の使用を調整した結果，せん妄日数の長さが3カ月と12カ月後の認知機能障害の独立した予測因子であった．

オランダで1,292人のICU生存退室患者に質問票を送り，18カ月後の認知機能を調査したものがある[22]．うち272人（21％）がICU滞在中にせん妄を発症した．認知機能の質問票（CFQ：Cognitive Failure Questionnaire）の結果，せん妄発症患者では，そうでない患者より社会的失態（social blunders）と認知機能障害の総合得点が有意に高かった．また，理由は不明だが，低活動型せん妄[*1]のほうがその他のタイプのせん妄患者よりメンタルヘルスがより良好だった．ちなみに，せん妄日数とCFQの記銘力，氏名の障害は相関していた．

心臓手術後のせん妄発症と術後1～12カ月の認知機能をMMSE（Mini-Mental State Examination）を使って調べた研究がある[23]．これによると術後2日目のせん妄発症は46％で，この術後せん妄のある患者は，せん妄のない患者に比べて12カ月後には有意差はなくなった（31％対20％）が，6カ月後に術前レベルより認知機能が低下している患者の割合が有意に高かった（40％対24％）．

さらに，Vanderbilt大学（米国）の内科・外科ICUの成人患者の調査によると，院内のせん妄日数の長さは退院後3カ月と12カ月の総合認知機能ならびに遂行機能の低下に独立して関連していた[24]．

HRS（Health and Retirement Study）という50歳超の米国人を代表するコホートから健康に影響を及ぼす医学的・経済的・社会的要因に関するデータを収集することを目的とした長期研究がある．これをもとに重症敗血症患者の入院前と退院後の認知機能と身体機能を調査した[25]．敗血症生還者では，入院前と比較して退院後に認知機能障害が中等度または重度に進行するリスクが3.34倍に上昇していた．こうした敗血症後の身体・認知機能障害は介護時間の増大，高齢者福祉施設への入所，うつ病を患い，しいては死亡の増加へと関連する可能性がある．

おわりに

ICUせん妄の発症は，単に3〜6カ月後の短期予後だけでなく，1年以上の長期予後にも影響を及ぼすことが明らかになってきた．せん妄の発症そのものを防止する手段は知られていないが，せん妄日数を短縮する方法の一つは明らかになった．それは，早期からのリハビリテーション開始である．そのためには，できるかぎり浅い鎮静管理が必要である．

今日，ICUの医療スタッフはICU生存退室だけを患者アウトカムの目標にするのではなく，退院後の可及的に速やかな社会復帰を目指した患者中心のトータルケアを念頭においた医療プランを構築しなければならない．

---

*1 低活動型せん妄：せん妄には，易刺激性，興奮・錯乱や不穏，幻覚などの症状を示す過活動型（hyperactive）せん妄と注意の低下，不活発，不適切な会話などの症状を示す低活動型（hypoactive）せん妄の2つがある．

> **Conclusion**
>
> ICU患者のせん妄と認知機能障害の発症メカニズムには，炎症性メディエータを介したマイクログリアの活性化や神経炎症が関わっている．そのため，せん妄を生じやすい危険因子として，加齢，重症度，感染症，既存の認知症などがあげられる．
>
> せん妄を軽減するための「ABCDEバンドル」を本格的に実践するためには，医師，看護師，理学療法士，臨床工学技士，患者とその家族がICU内で個別的に対応する方法（silo approach）から組織全体を考えた職種間連携・協働（interdisciplinary coordination）への変革が不可欠である．

文献

1) Needham DM, et al：Improvement long-term outcomes after discharge from intensive care unit：report from a atakeholders' conference. *Crit Care Med* **40**：502-509, 2012
2) Jalleh R, et al：Role of microglia and toll-like receptor 4 in the pathophysiology of delirium. *Med Hypotheses* **79**：735-739, 2012
3) 小田泰崇, 他：敗血症性脳症. *Thromb Med* **3**：215-220, 2013
4) Pandharipande P, et al：Delirium：acute cognitive dysfunction in the critically ill. *Curr Opin Crit Care* **11**：360-368, 2005
5) van den Boogaard M, et al：Development and validation of PRE-DELIRIC（PREdiction of DELIRium in ICu patients）delirium prediction model for intensive care patients：observational multicenter study. *BMJ* **344**：e420, 2012
6) 日本集中治療医学会J-PADガイドライン作成委員会：日本版・集中治療室における成人重症患者に対する痛み・不穏・せん妄管理のための臨床ガイドライン. 日集中医誌 **21**：539-579, 2014
7) 日本呼吸療法医学会人工呼吸中の鎮静ガイドライン作成委員会：人工呼吸中の鎮静のためのガイドライン. 人工呼吸 **24**：146-167, 2007
8) Vasilevskis EE, et al：Reducing iatrogenic risks：ICU-acquired delirium and weakness-crossing the quality chasm. *Chest* **138**：1224-1233, 2010
9) Schweickert WD, et al：Early physical and occupational therapy in mechanically ventilated, critically ill patients：a randomised controlled trial. *Lancet* **373**：1874-1882, 2009
10) Needham DM, et al：Early physical medicine and rehabilitation for patients with acute respiratory failure：a quality improvement project. *Arch Phys Med Rehabil* **91**：536-542, 2010
11) Zaal IJ, et al：Intensive care unit environment may affect the course of delirium. Intensive Care Med **39**：481-488, 2013
12) Kamdar BB, et al：The effect of a quality improvement intervention on perceived sleep quality and cognition in a medical ICU. *Crit Care Med* **41**：800-809, 2013
13) Pandharipande P, et al：Lorazepam is an independent risk factor for transitioning to delirium in intensive care unit patients. *Anesthesiology* **104**：21-26, 2006
14) Pandharipande P, et al：Prevalence and risk factors for development of delirium in surgical and trauma intensive care unit patients. *J Trauma* **65**：34-41, 2008
15) Pandharipande PP, et al：Effect of sedation with dexmedetomidine vs lorazepam on acute brain dysfunction in mechanically ventilated patients：the MENDS randomized controlled trial. *JAMA* **298**：2644-2653, 2007
16) Riker RR, et al：Dexmedetomidine vs midazolam for sedation of critically ill patients：a randomized trial. *JAMA* **301**：489-499, 2009
17) Page VJ, et al：Effect of intravenous haloperidol on the duration of delirium and coma in critically ill patients（Hope-ICU）：a randomised, double-blind, placebo-controlled trial. *Lancet Respir Med* **1**：515-523, 2013
18) Wang W, et al：Haloperidol prophylaxis decreases delirium incidence in elderly patients after noncardiac surgery：a randomized controlled trial. *Crit Care Med* **40**：731-739, 2012
19) van den Boogaard M, et al：Haloperidol prophylaxis in critically ill patients with a high risk for delirium. *Crit Care* **17**：R9, 2013
20) Hopkins RO, et al：Long-term neurocognitive function after critical illness. *Chest* **130**：869-878, 2006
21) Girard TD, et al：Delirium as a predictor of long-term cognitive impairment in survivors of critical illness. *Crit Care Med* **38**：1513-1520, 2010
22) van den Boogaard M, et al：Delirium in critically ill patients：impact on long-term health-related quality of

life and cognitive functioning. *Crit Care Med* **40**：112-118, 2012
23) Saczynski JS, et al：Cognitive trajectories after postoperative delirium. *N Engl J Med* **367**：30-39, 2012
24) Pandharipande PP, et al：Long-term cognitive impairment after critical illness. *N Engl J Med* **369**：1306-1316, 2013
25) Iwashyna TJ, et al：Long-term cognitive impairment and functional disability among survivors of severe sepsis. *JAMA* **304**：1787-1794, 2010

8 神経学的問題
―長期臥床とICUAWを含む

畑中裕己[*1]

> **Key Questions**
> 1. ICU入室の末梢の神経筋疾患における代表的な病態は何か
> 2. 病態の基本は何か
> 3. どのような治療や管理を行う必要があるか

はじめに

重篤な疾患（critical illness）に罹患し，ICUに入室してくる患者に対して標的とした疾患を快方に導くことができても，人工呼吸器からの離脱困難例，四肢筋力低下といった入室時には問題とされなかった神経合併症に苦しむ症例が発生することが認識されるようになった．

長期臥床，鎮静による不動状態（immobility）による廃用性萎縮は広く知られる現象であったが，その要因であるICU獲得性筋力低下（ICUAW：ICU-acquired weakness）はcritical illnessに関連する神経筋障害が関連している可能性があることが明らかになってきた．本稿では，ICUAW，重症疾患多発ニューロパチー（CIP：Critical Illness Polyneuropathy）などについて説明する．

ICUAWを巡る用語について

1977年の最初の報告は，大量の副腎皮質ステロイド薬と神経筋遮断薬を必要とした気管支喘息の重責発作の患者でミオパチーの報告であった[1]．その後，敗血症や多臓器不全の患者，もしくは両者合併した患者に生じた神経障害が報告されるようになった．電気生理学的検査により末梢神経伝導異常が実証され，1980年代にBoltonら[2]によってCIPという呼称が提唱され一気に広まっていった．同様の状況でミオパチーによる麻痺を起こす場合はCIM（Critical Illness Myopathy）[3]と呼ぶが，両者は鑑別困難なことも多く，CIP，CINM（Critical Illness Neuromyopathy）という統一的用語も提唱されている[4]．その後，ICUAP（ICU-Acquired Paresis）[5]，やICUAW[6]といった臨床症状を表す呼称が使われ出し，現在はICUAWと統一されてきている．

図1のように，ICUAWの中で電気生理学的，組織学的に証明された狭義のICUAWはCIP，CIM，CINMと分類できる．臨床的MRC（Medical Research Council）スコアの低下（筋力低下）が診断基準のメインである

[*1] Yuki Hatanaka／帝京大学医学部附属病院神経内科・神経筋電気診断センター

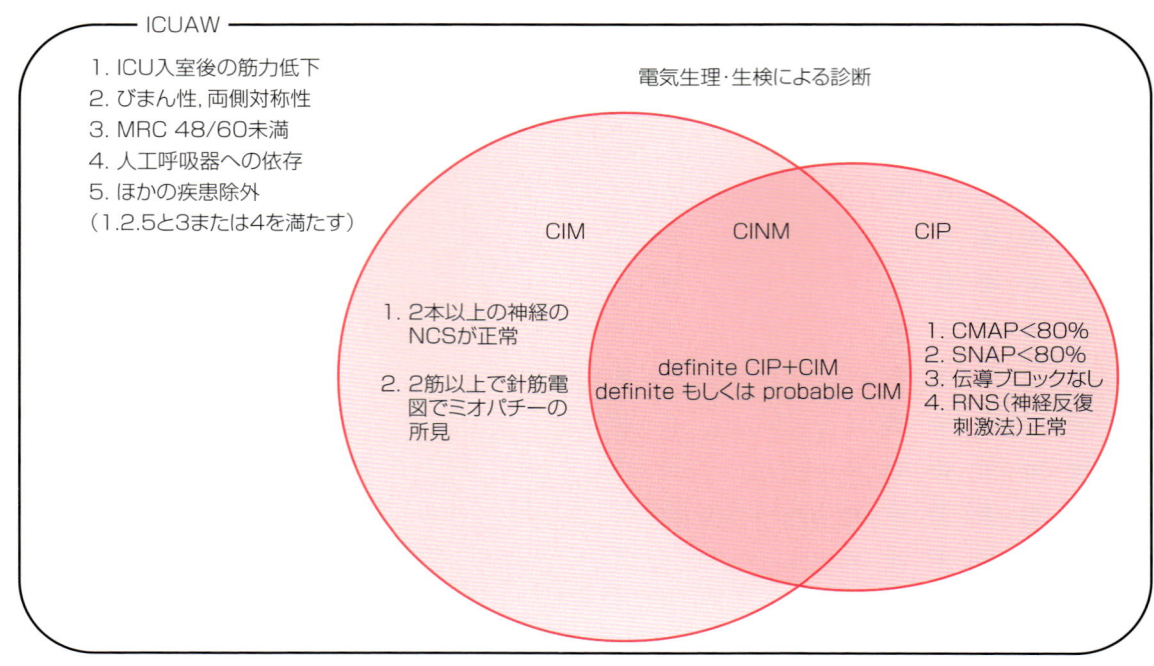

図1 ICUAW, CIM, CINM, CIP の概念
ICUAW：ICU 獲得性筋力低下, MRC：Medical Research Council, CIM：Critical Illness Myopathy, CINM：Critical Illness Neuromyopathy, CIP：Critical Illness Polyneuropathy, NCS：神経伝導検査, CMAP：複合筋活動電位, SNAP：感覚神経活動電位

ICUAW は，広く啓蒙されてきている．欠点としては，意識障害の患者の診断が MRC を測定できないため不能であり，critical illness の定義に統一基準がないことより，鑑別診断には電気生理学的検査が必要となる．

病態の基本は何か？

Critical illness という用語は，かつては死の危険にさらされたあらゆる病態を指していたが，その後，特異的に敗血症と多臓器障害（MODS：Multiple Organ Dysfunction Syndrom）からなる病態を指す用語として用いられるようになった．しかし，必ずしも感染が基礎になくても同様の病態が起こりうる（外傷・火傷など）ことから，近年では，より一般的な概念である全身性炎症反応症候群（SIRS：Systemic Inflammatory Response Syndrome）を用いて定義されている．この SIRS は ICU 入室患者の半数以上に生じ，さまざまな神経筋合併症を伴うとされている．CIP と別稿の敗血症性脳症（septic encephalopathy）がその代表で，ほかに神経筋遮断薬（NMBAs：Neuromuscular Blocking Agents）による運動ニューロパチー，ステロイドによって誘発されるミオパチー，さまざまな原因によって起こる横紋筋融解症なども神経筋合併症の一つである．

SIRS の病態では，敗血症などの刺激により，白血球，血小板などが内皮細胞に接着し，血中の好中球やフィブリン血栓を凝集させて毛細血管を閉塞する．血流のうっ滞により血管の透過性が亢進し，それに伴い局所の浮腫が生じる．血管拡張作用を有する一酸化窒素（NO：Nitric Oxide）の活性化によって細動脈の拡張が起こり，毛細血管の流速がさらに低

表1 critical illness 関連の神経筋疾患 (文献9）より引用）

	病態	発生率	臨床的特徴	電気生理学的特徴	血清CK値	筋生検	予後
polyneuropathy	critical illness polyneuropathy	よく起こる	弛緩性四肢麻痺，呼吸筋力低下	運動神経および感覚神経の軸索変性	おおよそ正常	脱神経変化による萎縮	さまざま
神経筋接合部障害	一過性神経筋接合部障害	神経筋遮断薬の使用後によく起こる	弛緩性四肢麻痺，呼吸筋力低下	RNS異常	正常	正常	良好
critical Illness myopathy	thick-filament myosin loss	ステロイド，神経筋遮断薬，敗血症時によく起こる	弛緩性四肢麻痺，呼吸筋力低下	針筋電図で安静時電位 CMAP振幅低下 CMAP持続時間延長	軽度上昇	thick (myosin) filament 減少	良好
	rabdomyosis（横紋筋融解症）	まれ	弛緩性四肢麻痺	おおよそ正常 わずかにfibrillation	著明な上昇（ミオグロビン尿）	正常または軽度の壊死	良好
	necrotizing myopathy of intensive care	まれ	弛緩性四肢麻痺，呼吸筋力低下	重度のミオパチー	著明な上昇 ミオグロビン尿	著明な壊死	悪い
	disuse (cachectic) myopathy	よく起こる	筋肉の萎縮	正常	正常	正常またはtypeⅡ萎縮	良好
	combined polyneuropathy and myopathy	一般的	弛緩性四肢麻痺，呼吸筋力低下	polyneuropathy とミオパチーを合併していることを示唆	さまざま	脱神経変化とミオパチー	さまざま

polyneuropathy：多発神経障害，critical illness polyneuropathy：重症疾患多発ニューロパチー，disuse (cachectic) myopathy：廃用性ミオパチー，CMAP：複合筋活動電位，RNS：Repetitive nerve stimulation（反復神経刺激法）

下し，必須の栄養物質の器官実質への供給が障害される．例えば，人工呼吸器で動脈血の酸素化を十分に行っていても，臓器実質では重篤な酸素負積となり，多臓器不全をもたらすことになる．特に末梢神経では，毛細血管に自動調節能がないことから，いっそう微細循環が障害されやすく，血管透過性が亢進して神経内膜に浮腫が起こり，さらに組織に虚血が生じるという末梢神経血管の微小循環不全に陥る．特にエネルギー需要の高い軸索輸送に関連する構造蛋白が障害されると主として遠位の軸索変性を起こし，CIPを起こすものと考えられている．

CIMの原因は，酸素，栄養の供給不足，蛋白異化亢進，筋線維修復遺伝子の発現不足とされている[7]．また，不動状態による廃用性萎縮（disuse atrophy）は，健常人でも10日間の不動状態により筋蛋白質の合成の低下と異化が亢進し，筋量の減少が生じるとされており，疾患で不動状態になると，微小循環機能が障害され，インスリン抵抗性になり，神経筋障害を引き起こし筋蛋白の崩壊につながるとされている．

発症率は，critical illnessに陥った患者（重軽症含めて）に神経筋障害は57％（9〜87％）と報告されており，一般的であることを念頭におくべきである（表1）．

表2　ICU獲得性筋力低下（ICUAW）の診断基準 （文献6）より引用）

1. critical illness 発症後に進行した筋力低下
2. 筋力低下はびまん性（近位・遠位筋ともに）左右対称性，弛緩性．脳神経領域は正常
3. 24時間以上の間隔をあけて2回以上行った Medical Research Council（MRC）スコア（筋力評価）両側の肩関節外転，肘関節屈曲，手関節伸展，股関節屈曲，膝関節伸展，足関節背屈の計12筋の合計が60点の満点で48点未満，または検査可能な筋の平均MRCスコアが4点未満である
4. 人工呼吸器に依存している
5. 背景にある重症疾患と関連しない筋力低下の原因が除外されている

（1，2，5 および 3か4のいずれかを満たす）

表3　重症疾患多発ニューロパチー（CIP）の診断基準 （文献8）より引用）

1. critical illness に罹患している患者に生じる
2. 四肢筋力低下または，心臓，肺疾患の原因を除外され神経筋に起因したと考えられる人工呼吸器離脱困難がある
3. 電気生理学的検査にて運動神経および感覚神経の軸索性 polyneuropathy がある
4. 反復刺激法で decrement（漸減）現象を認めない

CIPの診断時にはギランバレー症候群，チアミン欠乏症，ヒ素，タリウム中毒，ポリフィリアなどの急性軸索性 polyneuropathy を除外診断する必要がある

表4　CIM（Critical Illness Myopathy）の診断基準 （文献8）より引用）

1. critical illness に罹患している患者に生じる
2. 四肢筋力低下または，神経筋に起因したと考えられる（心臓，肺疾患を除外した）人工呼吸器離脱困難がある
3. conduction block のない CMAP 振幅の低下（正常下限の80%以下）が2本以上の神経に認める
4. 感覚神経伝導検査が正常であること SNAP 振幅＞正常の80%下限
5. 針筋電図にて early recruitment もしくは normal recruitment の干渉をもつ，short-duration，low-amplitude MUP を観察する．fibrillation potential はあってもなくてもよい．もしくは CMAP 持続時間の延長または筋膜興奮性の低下を direct muscle stimulation で証明できる
6. 反復刺激法にて漸減現象を認めない
7. 筋生検で myosin loss もしくは necrosis を伴ったミオパチーの所見を認める

conduction block：伝導ブロック，early recruitment：早期動員，short-duration：短期，low-amplitude：低振幅電位，MUP：運動単位電位，fibrillation potential：線維自発電位，reduced muscle membrane excitabillity：筋膜興奮性の低下，myosin loss：ミオシン低下，necrosis：壊死

診断基準

筋電計が常時備えられている ICU は少なく，聴性脳幹反応（ABR：Auditory Brainstem Response），体性感覚誘発電位（SEP：Somatosensory Evoked Potential）のモニタリングが行われていても，その機器で末梢神経の評価まで行うことのできる施設は少ない．筋力評価のみの MRC スコアでまずは ICUAW を疑い，その後，電気生理検査を追加していくというのが現実的であると考える．

ICUAW の診断基準（**表2**），CIP の診断基準（**表3**）と CIM の診断基準（**表4**）を示す[8]．CIM の診断基準は難しく，direct muscle stimulation を行っている機関はまれであり，筋生検も侵襲的なためハードルは高いが，CIM のほうが CIP より頻度が高いのではないかと考えられている．CINM の診断基準は，ICUAW，CIP，CIM（probable もしくは definite）すべての診断基準を満たすものである．また鑑別診断が大事であり，ギランバレー症候群との鑑別点を**表5**に示す．

CIP では血清クレアチンキナーゼ（CK），髄液蛋白の上昇は認められないことが多く，

表5 GBS-AIDP〔ギランバレー症候群（脱髄型）〕，GBS-axonal form〔ギランバレー症候群（軸索型）〕とCIPの鑑別（文献23）より引用）

	GBS-AIDP	GBS-axonal form（またはinexitable form）	CIP
神経症状発現	ICU入室前	ICU入室前	ICU入室後
先行疾患・誘因	上気道感染，消化器症状	上気道感染，消化器症状 特にcampylobacter jejuni感染	敗血症，多臓器不全，人工呼吸管理
脳神経障害	一般的	一般的	まれ
腱反射	消失	消失	多様（減弱もしくは消失）
髄液蛋白	高値	高値	正常〜軽度高値
神経伝導速度	低下	ほぼ正常ないし計測不能	ほぼ正常
遠位潜時	延長	ほぼ正常ないし計測不能	ほぼ正常
CMAP振幅	正常〜低下	低下〜消失	低下
SNAP振幅	正常〜低下	正常〜消失	低下
temporal Dispersion（TD），conduction Block（CB）	TDあり，CBあり	（CBあり？）	なし
線維自発電位	なし，ないし発症2週後以降出現	発症2週後以降出現	発症2週後以降出現
神経生検	炎症，脱髄，軸索変性	軸索変性±炎症（inexitableの場合，脱髄のこともあり）	軸索変性

TD：時間的分散，CB：伝導ブロック

他疾患の除外診断のために行うことが多い．CIMの血清CKの上昇は50％にとどまり，軽度のことも多い．

電気生理検査は，CIPでは複合筋活動電位（CMAP：Compound Musde Action Potential），感覚神経活動電位（SNAP：Sensory Nerve Action Potential）の低下が手がかりとなり，軸索型ニューロパチー（axonal neuropathy）の所見を呈する．針筋電図については，発症2〜3週間目まで安静時電位が出現しないことに注意する．CIMの電気生理検査は，CMAPの低下と持続時間の延長をみとめ，筋力低下に相関し，回復期に一致してCMAPも改善する．SNAPは正常に保たれ，反復神経刺激法も正常である．針筋電図は，安静時電位の出現が目安となるが，critical illnessの患者では意識障害の要素などで随意収縮を行うことが難しく活動電位を得ることが難しい．Direct muscle stimulationという特殊な解析法があり，CMAPの1mVを切った症例をCIPかCIMか鑑別するのに役立つと報告されている．

CIPの神経生検は，遠位軸索障害（axonal loss, distal axonopathy）であり，髄鞘の再生や脱髄は認められない．また，CIPの筋生検でも筋線維の萎縮や，ミオパチーの所見も合併することがある．CIMの筋生検はthick filament myosin lossを伴い，type Ⅱ fiber atrophyといったミオパチーの所見を呈する．

どのような管理・治療が必要か

CIP・CIM発症のリスクを減らすためには，SIRSの治療を積極的に行っていくことに尽きる．CIMを予防するには，NMBAsとステロイドの使用を避けることであり，過剰なNMBAsの使用はCIMを起こしやすくする．自己免疫疾患やステロイドの必要な疾患を除いては安易なコルチコステロイド濫用は

CIP・CIM の発症リスクを増すことになる．急性呼吸促迫症候群（ARDS：Acute Respiratory Distress Syndrome）治療では，高用量ステロイド使用は1週間までは効果があるが，1週間以降のステロイド使用は CIP・CIM の発症率，死亡率を上昇させるという報告がある[10,11]．

サプリメント（アルギニン，グルタミンを経腸栄養に追加），抗酸化療法，テストステロン誘導体，成長ホルモンなどが CIP・CIM 予防に試みられている．いずれもグレード C2 レベルであるが，サプリメントは神経への栄養因子でもあり，無理に制限する必要はないと考えられている．経管栄養と経静脈栄養との比較研究もまだなされていない[12~14]．

CIP に対する免疫グロブリン大量静注療法（IVIG：Intravenous Immunoglobulin）は，1994年 open trial で Wijdicks らにより，すでに CIP が発症した3症例へ投与されたが，効果は認められなかった[14]．グラム陰性桿菌による敗血症発症24時間以内の早期に IVIG（0.3 g/kg）を導入開始したところ，敗血症16症例中，IVIG を投与しなかった8症例中7症例に CIP が発症，IVIG を行った全8症例に CIP は発症せず，明らかに CIP の発症率を抑制できたという報告があり予防には有効と考えられる[15]．

血糖の厳密なコントロールが必要なことは，95症例の重症患者を前向きにみてみると，CIP・CIM に進展した症例の血糖平均値が 360 mg/dl で，CIP・CIM に進展しなかった群は 239 mg/dl であった[16]．SIRS に陥った時点でインスリンによる厳密な血糖コントロールをすることが発症予防に役立つというデータがある[17]．Cochrane collaboration review に紹介されており，このデータは麻酔薬・ステロイドホルモンの適正投与とともに参考になる[18]．

1．経皮的電気刺激

2010年，Routsi ら[19]は人工呼吸を要する敗血症患者に経皮的電気刺激を1日55分間行うと，ICUAW の発症を予防できると報告している．また，Rodriguez ら[20]は1日2回の経皮的電気刺側で優位に筋力低下を予防できたと報告している．

2．早期リハビリテーション

鎮静によるベッドでの不動化を避け，1日1回は鎮静を中断し，覚醒させることで，ICUAW が予防できる可能性が示唆されている[21,22]．

予後について

CIP の予後は，軸索型のギランバレー症候群と同じく多様であるが，軸索の変性と神経の再生が必要であり，回復期間はダメージを受けた末梢神経の再生すべき長さに比例し，重症例では運動，感覚神経の障害が長期間持続することもある．数年後でも電気生理学的には90％以上の患者が異常を呈するが，Barthel index が重症である患者は少ない[24]．高齢であること，過度の肥満や全身状態は予後に影響する．CIM は，抜管後1カ月以内に完全，もしくは機能的に問題なく回復する予後良好な疾患であると考えられている．症例によっては半年以上かかるものもあるが，CIM 単独では徐々に改善していく．血清 CK の上昇と電気生理検査は回復には関係しないとされている[25]．リハビリテーションは必須であるが，まだ大規模なスタディは行われていないが，早期離床を心がけ，長期の鎮静を継続しないように留意していくべきである[26,27]．

Conclusion

　ICUAWの対策は，スタッフへの啓蒙，早期認識，発見，家族へのインフォームドコンセント，早期運動療法，早期リハビリテーション介入があげられる．本疾患が一定の割合で発症する可能性を常に念頭におき，ICU入室時のインフォームドコンセントの1項目として，本疾患の情報を伝えるべきであると考える．

　リスク低減に対する解析が多くなされているが，発症後の治療法については確立されていなく，入室中の栄養，血糖の厳密なコントロール，筋弛緩薬，ステロイドの過剰投与を避けること，免疫グロブリン大量療法などが検討され，早期リハビリテーション導入は必須と考えられる．

文　献

1) MacFarlane IA, et al：Severe myopathy after status asthmaticus. *Lancet* **2**：615, 1977
2) Bolton CF, et al：Polyneuropathy in critically ill patients. *J Neurol Neurosurg Psychiatry* **47**：1223-1231, 1984
3) Bird SJ：Diagnosis and management of critical illness polyneuropathy and critical illness myopathy. *Curr Treat Options Neurol* **9**：85-92, 2007
4) Bednarik J, et al：Risk factors for critical illness polyneuromyopathy. *J Neurol* **252**：343-351, 2005
5) De Jonghe B, et al：Paresis acquired in the intensive care unit：a prospective multicenter study. *JAMA* **288**：2859-2867, 2002
6) Schweickert WD, et al：ICU-acquired weakness. *Chest* **131**：1541-1549, 2007
7) Bolton CF：Sepsis and the systemic inflammatory response syndrome：neuromuscular manifestations. *Crit Care Med* **24**：1408-1416, 1996
8) Latronico N, et al：Critical illness polyneuropathy and myopathy：a major cause of muscle weakness and paralysis. *Lancet Neurol* **10**：931-941, 2011
9) Bolton CF：Neuromuscular manifestations of critical illness. *Muscle Nerve* **32**：140-163, 2005
10) Murray MJ, et al：Clinical practice guidelines for sustained neuromuscular blockade in the adult critically ill patient. *Crit Care Med* **30**：142-156, 2002
11) Steinberg KP, et al：Efficacy and safety of corticosteroids for persistent acute respiratory distress syndrome. *N Engl J Med* **354**：1671-1684, 2006
12) Novak F, et al：Glutamine supplementation in serious illness：a systematic review of the evidence. *Crit Care Med* **30**：2022-2029, 2002
13) Yu YM, et al：Plasma L-5-oxoproline kinetics and whole blood glutathione synthesis rates in severely burned adult humans. *Am J Physiol Endocrinol Metab* **282**：E247-258, 2002
14) Wijdicks EF, et al：Failure of high dose intravenous immunoglobulins to alter the clinical course of critical illness polyneuropathy. *Muscle Nerve* **17**：1494-1495, 1994
15) Mohr M, et al：Effects of early treatment with immunoglobulin on critical illness polyneuropathy following multiple organ failure and gram-negative sepsis. *Intensive Care Med* **23**：1144-1149, 1997
16) van den Berghe G, et al：Intensive insulin therapy in critically ill patients. *N Engl J Med* **345**：1359-1367, 2001
17) van den Berghe G, et al：Insulin therapy protects the central and peripheral nervous system of intensive care patients. *Neurology* **64**：1348-1353, 2005
18) Hermans G, et al：Interventions for preventing critical illness polyneuropathy and critical illness myopathy. *Cochrane Database Syst Rev* **21**：CD006832, 2009
19) Routsi C, et al：Electrical stimulation prevents critical illnesss polyneuromyopathy：a randomized parallel interevention trial. *Crit Care* **14**：R74, 2010
20) Rodriguez PO, et al：Muscle weakness in septic patients requiring mechanical ventilation：protective effect of transcutaneous neuromuscular electrical stimulation. *J Crit Care* **27**：319, 2012
21) Schweickert WD, et al：Early physical and occupational therapy in mechanically ventilated, critically ill patients：a randomised controlled trial. *Lancet* **373**：1874-1882, 2009
22) Burtin C, et al：Early exercise in critically ill patients enhances short-term functional recovery. *Crit Care Med* **37**：2499-2505, 2009
23) 畑中裕己, 他：Critical illness polyneuropathy. 柳澤信夫, 他（編）：Annual Review 神経 2002. 中外医学社,

2002, pp244-250
24) David WS, et al：EMG findings in acute myopathy with status asthmaticus, steroids and paralytics. Clinical and electrophysiologic correlation. *Electromyogr Clin Neurophysiol* **38**：371-376, 1998
25) van der Schaaf M, et al：Functional outcome in patients with critical illness polyneuropathy. *Disabil Rehabil* **26**：1189-1197, 2004
26) 畑中裕己，他：Critical Illness Polyneuropathy/Myopathy の病態．ICU と CCU **36**：399-405, 2012
27) Kress JP, et al：ICU-acquired weakness and recovery from critical illness. *N Engl J Med* **370**：1626-1635, 2014

9 ICU患者の長期予後

齋藤伸行[*1]

> 🔒 **Key Questions**
> 1. 該当領域における代表的な病態は何か
> 2. 病態の基本は何か
> 3. どのような治療や管理を行う必要があるか

はじめに

重症疾患により集中治療を受けた患者の長期予後は，高齢者に対する集中治療の需要増加と短期予後の改善を背景に[1,2]，重要性が格段に増している．ICUの普及と各種治療法が発展したことにより重症患者の全身管理が進歩し，救命率は向上してきた．しかし，急性期を経て生還した後にも，さまざまな合併症という試練が待ち受けているといっても過言ではない．米国では，毎年多くの患者が重症疾患から生還しているが[3]，それらの患者の多くで身体的・認知的・精神的障害を経験することが明らかにされている．さらには，患者家族も精神的なダメージからなかなか立ち直れずにいることも指摘されている[4,5]．これらの障害は，おのおの別々に評価されてきたが，ICU入院前後の複数の因子がそれぞれに影響しているため，一元的に説明することは困難であった．そこで，これらの疾患群をまとめて集中治療後症候群（PICS：Post Intensive Care Syndrome）と称することが2012年に提唱された[6]．これは心停止後症候群（PCAS：Post-Cardiac Arrest Syndrome）[7,8]と同様に，複合的な病態を表す一つの症候群であり，わかりやすい概念として普及・啓発することを目的としているため，病理・病態生理学的疾患の定義とは異なる．この中には，神経筋疾患でないにもかかわらず人工呼吸器からの離脱困難例や重度の四肢筋力低下を示すICU獲得性筋力低下（ICUAW：ICU-Acquired Weakness）も身体的障害に含まれている．

一方，わが国における65歳以上の高齢者（以下，高齢者）人口は3,186万人（平成25年9月15日推計）で，総人口に占める割合は25.0％と世界1位である．明確な比較はないがICU患者の平均年齢は，どの疾患群においても諸外国より高いことが予想され，ICU退室後の長期予後を改善させることへの社会的ニーズは，より高いものと考えられる．

本稿ではICU患者の長期予後について，各疾患，病態での特徴や治療について概説し，加えて新たなPICSの概念について解説する．

[*1]Nobuyuki Saito/日本医科大学千葉北総病院救命救急センター

該当領域における代表的な病態は何か

　重症患者の予後の評価方法としては，臨床試験では28日生存率が多く用いられている．これは通常，手術や薬剤などに関する直接的な治療の短期予後を評価するものであり，この指標は集中治療医学の普及と進歩により改善してきている．特に，ICU患者の多くを占める重症敗血症・敗血症性ショックにおける生命転帰は，2004年に発表されたSurviving Sepsis Campaign Guideline[9]の普及により著しく改善した．オーストラリアとニュージーランドの疫学調査では，2000年の死亡率が35.0%であったのに対して，2012年では18.4%にまで低下したと報告されている[10]（図1）．しかし，重症敗血症患者の生存退院1年後の死亡率は，3〜43%とバラツキがあるもののおおむね10%は超えている（図2）[11]．また，敗血症を含むすべてのICU患者の全体の生命予後に関するオランダからの報告では，退院後の死亡率は1年後12.5%，2年後19.3%，3年後27.5%となり，年齢と性別を調整しても，オランダ人全体の死亡率（3年で8.2%）よりも有意に高いことが示されている．ただし，原疾患により死亡率は大きく異なり（図3），ICU患者全体と比べても心臓外科患者は極端に死亡率が低く（オッズ比：0.28），内科患者（1.41），癌患者（1.94）が高かった[12]．さらに，血液疾患によりICU入室した患者のICU後の死亡率は61%ときわめて高かった．これらの結果から重症疾患を一時的に克服したとしても，その後の生命転帰も決してよいとはいえず，より長期的な転帰を評価することが求められている．

　また生命予後以外の転帰として，退院後の生活の質（QOL：Quality of Life）は現在，積極的に調査されつつある．集中治療後のQOLに関するシステマティックレビューによると，重症患者の長期QOLは死亡率と同様に原疾患によるところが大きく，QOLの有意な低下を示していたのは，急性呼吸促迫症候

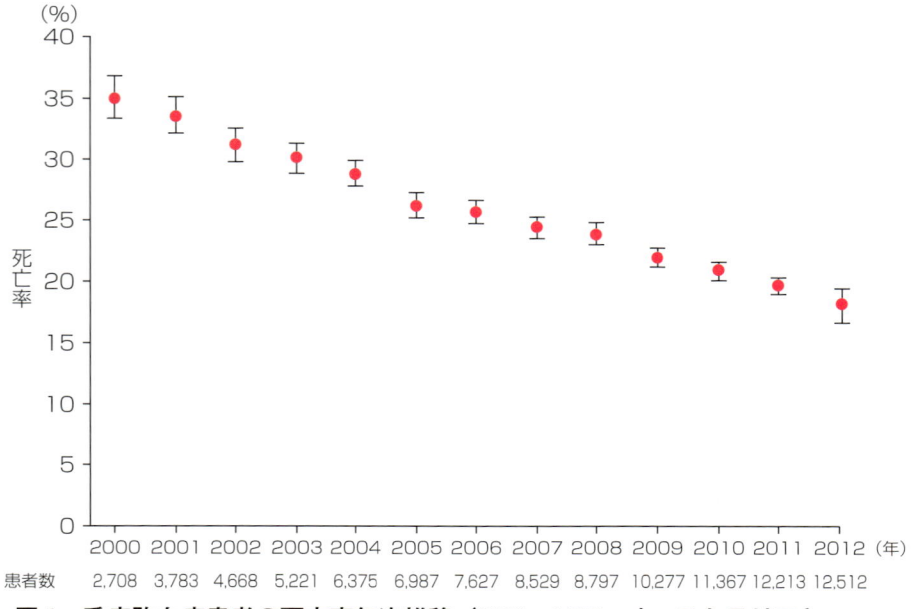

図1　重症敗血症患者の死亡率年次推移（2000〜2012；オーストラリアとニュージーランド）（文献10）より引用）

群（ARDS：Acute Respiratory Distress Syndrome），長期人工呼吸患者，重症外傷，重症敗血症だった[4,5]．一般的に重症疾患患者では，年齢と性別をマッチングさせた健常人と比較して，より低いQOLとなりうる．

QOLの評価ツールとしては，主にSF-36（MOS36-item health survey）やRAND-36，EQ-5D（EuroQol 5 Dimension），NHP（Notting-

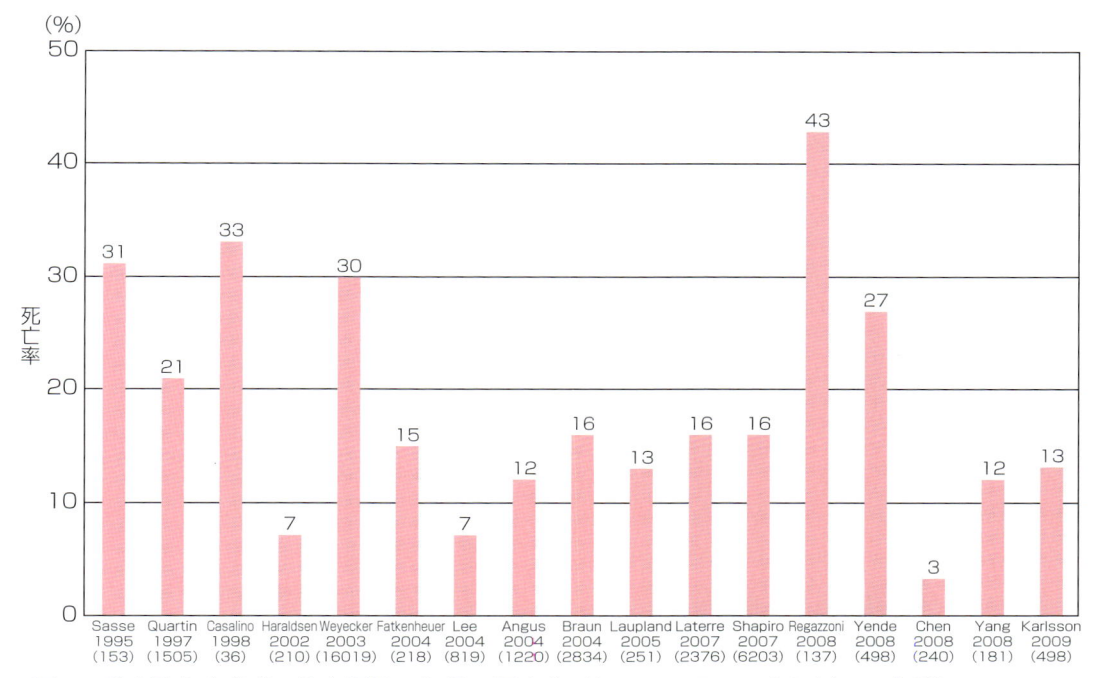

図2 重症敗血症患者の生存退院1年後の死亡率（システマティックレビューより）（文献11）より引用）

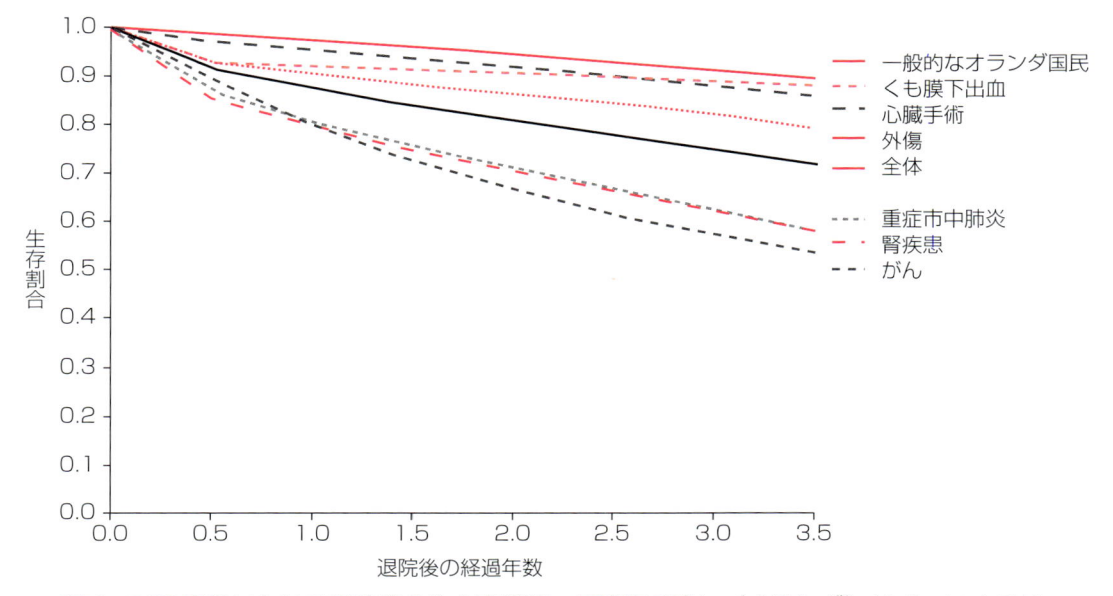

図3 ICU患者における退院後の生存率推移—原疾患の違い（オランダ）（文献12）より引用）

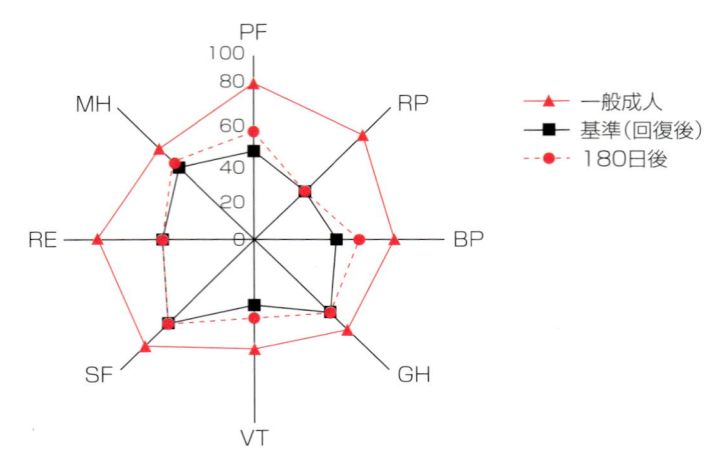

図4 敗血症性ショック患者における6カ月後の健康関連QOL評価（SF-36）（文献14）より引用）
PF：身体機能，RP：日常役割機能（身体），BP：体の痛み，GH：全体的健康感，VT：活力，SF：社会生活機能，RE：日常役割機能（精神），MH：心の健康

ham Health Profile) が用いられている[13]．この中で最も頻用されているのがSF-36で，健康関連QOL（HRQOL：Health Related Quality of Life）を測定する包括的尺度である．これは8つの質問項目，①身体機能（PF：Physical Functioning），②日常役割機能〔身体（RP：Role Physical）〕，③体の痛み（BP：Bodily Pain），④全体的健康感（GH：General Health），⑤活力（VT：Vitality），⑥社会生活機能（SF：Social Functioning），⑦日常役割機能〔精神（RE：Role Emotional）〕，⑧心の健康（MH：Mental Health）から成り立っている．フランスの敗血症性ショック患者を対象としたSF-36を用いた観察研究では，6カ月後の身体的項目は改善傾向を示していたものの，精神的項目では変化を認めなかった[14]（図4）．一般的に集中治療後のQOLにおいて，身体的な障害は緩やかではあるものの時間とともに回復していくが，精神的，情緒的な問題は改善が乏しく，むしろ悪化することもある．ARDSと長期人工呼吸患者はおおむね同様の患者群といえるが，どちらであってもICU後のQOLはすべての面で低下する．身体面ではICUAWが関連し，呼吸機能障害が残存することが指摘されている[9,15,16]．また，認知機能障害の報告も多く[17,18]，これは人工呼吸中の鎮静薬投与やICU環境などが影響していると考えられている．一般的に外傷患者は，ICU入室前は健康で若いが，受傷後はしばしば身体的および心理-社会的QOLがともに低下する．特に受傷前のQOLに身体レベルが戻れなければ，社会復帰が困難となりやすく，これがさらに心理・精神面へ影響し，実感されるQOLを低下させる[19~21]．一方，心肺停止からの生還患者，および重症急性膵炎，食道切除術後，急性腎傷害の患者では，前述の疾患群と比べるとQOLは保たれていたことから，長期予後からみた場合，病理・病態生理学的違いがあるのかもしれない[5]．

QOLを指標とする際には，重症疾患発病前とICU入室前のQOLの評価が正確に行えているわけではなく，思い出しバイアス（recall bias）も存在するため，集中治療後の低下が有意であるかどうかについては，慎重に判断する必要がある．また，臨床試験以外ではSF-36などの詳細な記録はとられるこ

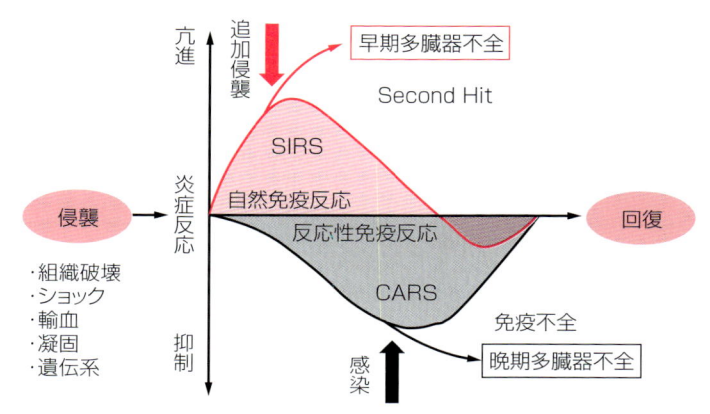

図5 侵襲に対する生体反応の推移〔全身性炎症反応症候群（SIRS）-代償性抗炎症反応症候群（CARS）モデル〕

とはないため，ある一側面に捉われやすくなる．特に身体機能改善は，わかりやすいことから，この側面のみを評価し，全体が改善していると判断しがちである．むしろ改善が乏しいとされる心理・精神・社会的側面にも配慮することが，ICU患者の長期予後を判断するうえで重要と考えられる．

病態の基本は何か

ICU患者の長期予後が不良となることは，前述のとおりである．ただし，これは以前から知られていた事実であり，ICU前後での死亡率が高いがゆえに，その後の状態については注目されなかっただけにすぎない．このように長期予後が不良となる機序に関しては，各疾患で少しずつ差異があるものの，過剰な侵襲と炎症，それに相反する生体の代償機構のアンバランスによるものと考えられる．しかし，明確な病理・病態生理学的な機序に関しては不明である．現在，考えられる機序としては，次の4つがあげられ，①高度侵襲に伴う急性期炎症反応の影響，②急性期炎症反応の遷延と臓器不全の影響，③治療のために使用した薬物（鎮静薬，鎮痛薬，ステロイド薬，筋弛緩薬など）の影響，④急性期治療中の長時間の不動化の影響，に集約される[22]．

ただし，これらも一つひとつのみで，長期予後の悪化へ関連しているのではなく，複数の因子が関連している．一方，外傷および外科系集中治療領域では，初期治療が奏功したにもかかわらず，複数の合併症により治癒が遷延するとともに，感染を繰り返し創傷治癒が進まない症例が経験されてきた．これは従来，重症患者における免疫学的応答過程として考えられてきた全身性炎症反応症候群（SIRS：Systemic Inflammation Response Syndrome）-代償性抗炎症反応症候群（CARS：Compensatory Anti-Inflammatory Response Syndrome）モデル（図5）では説明できず，遷延する炎症と免疫不全を説明するための新しいpersistent inflammation, immunosuppression and catabolism syndromeという概念が2012年に米国外傷外科学会で提案された（図6）[23]．ただし，過剰な炎症と免疫不全の遷延は，多臓器不全（MOF：Multiple Organ Failure）が関連していることは示唆されているが，まだ理論的枠組みにすぎないため今後の検討が期待されている．

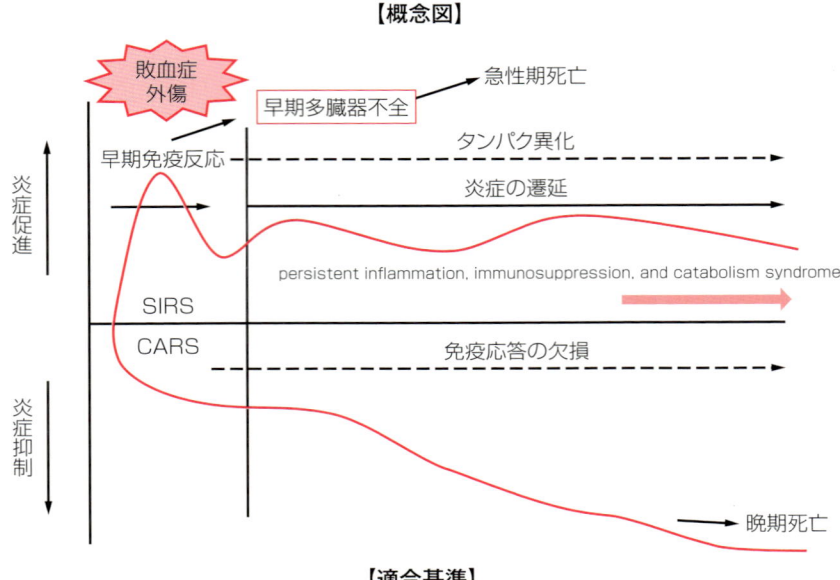

【概念図】

【適合基準】

臨床定義	基準
persistent inflammation（炎症の遷延）	ICU入院＞10日 CRP＞150 μg/dl
immunosupression（免疫抑制）	総リンパ球数＜0.80×10⁹/L
catabolism（異化）	入院中の体重減少＞10%もしくはBIM＜18 クレアチニン身長比＜80% アルブミン値＜3.0 g/dl プレアルブミン値＜10 mg/dl レチノール結合タンパク質＜10 μg/dl

図6 persistent inflammation, immunosuppression, and catabolism syndrome（文献23）より引用）
SIRS：全身性炎症反応症候群，CARS：代償性抗炎症反応症候群，CRP：C反応性タンパク，BIM：体格指数

集中治療後症候群

前述したように急性期は救命できても，長期的な死亡率が高く，QOLも低下しているということが問題視されるようになり，2012年の米国集中治療医学会の合同カンファレンスにおいて，ICU退室後の長期予後を改善するために，ICU退室後に発生する複数の合併症や障害をまとめて PICS とすることが合意された[6]．PICSには，身体的障害と認知機能障害，精神的障害，情緒的障害が含まれ，さらに患者家族の精神的障害を含むことを特徴としている[9,15,24〜26]．

PICSの概念図を，**図7**に示した．また，PICSに含まれる要素と危険因子について，**表1**にまとめたので参照していただきたい．PICSに含まれる身体的障害と認知機能障害は，日常生活に直結するため患者の最終的な転帰としてきわめて重要である．

身体的障害は，ICUAWという概念でまとめられており，臨床的には「力が弱い」ということであり，その病理学的機序はさまざまである．ただし，重症疾患の生存者は顕著な筋力低下から機能障害をきたし，少なくとも

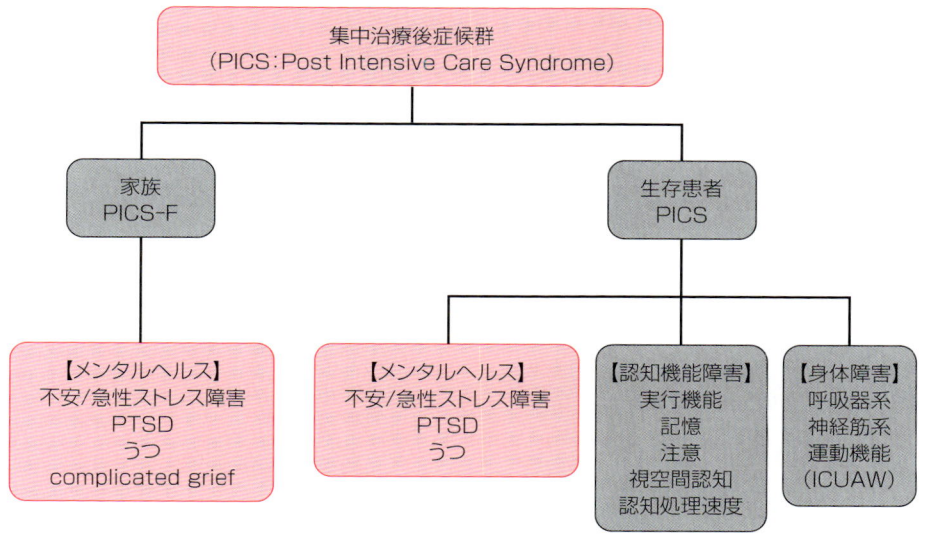

図7 集中治療後症候群の概念図（文献6）より引用）
PTSD：心的外傷後ストレス障害，F：family，complicated grief：複雑な悲嘆，ICUAW：ICU獲得性筋力低下

5年間は継続することが報告されており[27]，深刻な合併症といえる．Puthucheary ら[28]の報告によると，筋肉量の減少は超音波検査，生検組織，タンパク質-DNA比で確認可能であり，筋肉崩壊はICU入院後1週間で出現していた．タンパク質同化（合成）を上回る異化（崩壊）の亢進によりマイナスの代謝バランスへ陥ることによりICU入院10日までに40％の患者で筋肉壊死が発生し，MOFではより筋肉喪失が顕著であった．いったん喪失した筋肉を疾患治療中に元に戻すことは，きわめて困難であることが予想されることから，いかに喪失を防ぐかが重要であると考えられる．

ICUへ入院した患者では，身体機能低下のみならず，認知機能低下もきたすことが指摘されている[18]．高齢者にとっては，認知機能低下により入院は延長し，医療コストも増加してしまう．認知機能障害の危険因子としては，ICU入院中のせん妄があげられており，せん妄期間が長引くほど認知機能障害も悪くなると報告されている[29]．Pandharipande ら[30]の報告によると，ICU退室後の認知機能障害の程度は，12カ月後の時点で4人に1人が中等症のアルツハイマー病と同等程度，3人に1人が中等症の頭部外傷と同等程度であった．また，この障害は年齢や合併症の有無や鎮静鎮痛薬とは関連しておらず，せん妄期間のみが独立した危険因子であったとしており，積極的なせん妄対策が長期の認知機能障害予防へ有益である可能性が示唆された．せん妄対策に関しては，日本集中治療医学会により作成された，『日本版・集中治療室における成人重症患者に対する痛み・不穏・せん妄管理のための臨床ガイドライン』[31]を参考に実施することが適切であろう．

どのような治療や管理を行う必要があるのか

ICU患者の長期予後を改善するには，症状発生後の対症療法だけではなく，ICU在室中からの積極的な介入が必要と考えられる．前述したICUAWでは，多くの関連因子（図

表 1　集中治療後症候群（PICS）の要素と危険因子（文献 6）より改変引用）

合併症	要素	危険因子
患者転帰		
呼吸器	スパイロメトリー（肺活量，拡散能）における障害	拡散能：人工呼吸期間
神経・筋（ICUAW）	critical illness polyneuropathy/myopathy を含む	高血糖
身体機能	びまん性萎縮	SIRS，敗血症，多臓器不全
	ADL や 6 分間歩行距離の障害	不動化，床上安静，ステロイド薬（全身投与），ICUAW，年齢，緩徐に回復する肺傷害，既往（装具を要する ADL）
精神機能	抑うつ	ICU における傷害性・妄想性記憶 鎮静 退院時の精神症状 身体機能の障害
	心的外傷後ストレス	鎮静，興奮，身体拘束，傷害性・妄想性記憶
	不安	失業，人工呼吸期間，精神機能すべてに関わる危険因子，女性，若年，低学歴，ICU 前の精神症状，性格
認知機能	記憶，注意力，計画実行能力の障害	ICU 前の低知能
	精神的処理速度の障害	ICU せん妄
	視空間能の障害	鎮静，低酸素，耐糖能異常
家族転帰		
精神機能	抑うつ	女性，若年，低学歴，ICU 前の精神症状，性格，病院までの距離，訪問の制約
	心的外傷後ストレス	コミュニケーションに対する不満足，ICU 医師が思いやりと認識している受動的な意思決定への関与，意思決定と実行に関するミスマッチ
	不安	疾患の重症度と症状の進展とには関連がない
	複雑性悲嘆	患者の希望がわからなかった場合のほうが家族の複雑性悲嘆が強い，小児 ICU では退院後の父親のストレスと患児のストレスと関連している

critical illness polyneuropathy/myopathy：重症疾患多発ニューロパチー，SIRS：全身性炎症反応症候群，ICUAW：ICU 獲得性筋力低下

8[32]；敗血症，不動化，高血糖，ステロイド薬，筋弛緩薬など）が存在するため，可能なかぎりこれら回避することが予防策の第一歩となる．ステロイド薬や筋弛緩薬は，治療上やむを得ない場合を除いて使用を避けるべきである．せん妄と関連する認知機能障害を予防するためには，せん妄との関連が指摘されているベンゾジアゼピン系鎮静薬を控えるか短時間使用とすることも考慮すべきであろう[31]．また，血糖値管理は，著しい高血糖や血糖値変動を是正することを目的に行うことで，結果として ICUAW の進展予防となり，長期的な身体機能障害の回避へつながることが期待される．

人工呼吸管理を行っている患者を床上安静や不動化から早期に開放するためには，人工呼吸器から離脱するしかない．このために人工呼吸中の過剰な鎮静薬や鎮痛薬の使用を制限することは，人工呼吸期間を減少させることから，床上安静を減らすアプローチとして

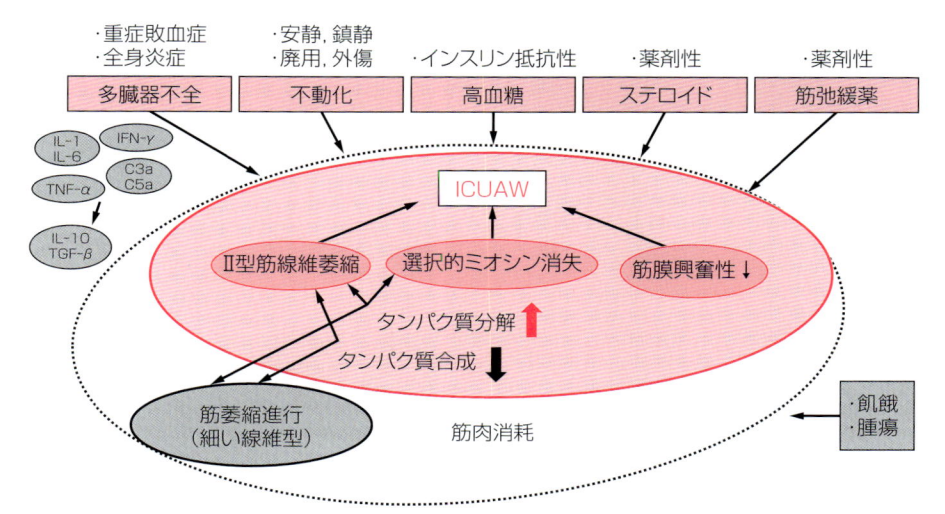

図8 重症敗血症とICU獲得性筋力低下（ICUAW）（文献32)より改変引用)
IL：インターロイキン，IFN-γ：インターフェロン，TNF-α：腫瘍壊死因子，TGF-β：トランスフォーミング増殖因子

重要である[33,34]．最近の研究では，鎮静中止を画一的に行うのではなく，適切な鎮静評価に基づくウィーニングプロトコルのほうが鎮静薬を減らすことができ，安全性も高いことが示されている[35]．さらに，標準的なICUケアをまとめたABCDEバンドル（Awakening and Breathing Coordination, Delirium monitoring/management, and Early exercise/mobility bundle）を用いて人工呼吸からの離脱を図る取り組みも提唱されている[36]．わが国でも日本集中治療医学会と日本呼吸療法学会，日本クリティカルケア看護学会の3学会合同の人工呼吸器離脱プロトコルが提案されており，この活用が期待される．

早期リハビリテーションは，ICUAWの予防と治療を同時に行うことができると考えられている．また，せん妄発症や期間を減少させるためにも早期リハビリテーションは推奨されている[31]．重症患者でさまざまな機械的サポートがある状態であっても安全に実施できることは多くの研究で証明され，短期的な臨床的効果も示されている．Baileyら[37]は，人工呼吸管理患者を40％含むICU患者において運動が早期から実施可能かを検討した．この結果，気管挿管中であっても立位保持は可能であることが証明され，運動に伴う合併症もほぼ認めなかった．この研究に引き続き，複数の早期理学療法に関する介入試験が実施され，ICU入室後，直ちに理学療法士が介入を開始することにより，ICU入室期間が短縮し，せん妄期間も減少することが示されている．さらには，退院時の身体機能（退院時の自立度や歩行距離）も改善させることも示され，退院後のQOLの向上につながるものと考えられている[38〜40]．最近の報告では，治療上，離床ができない場合や運動が制限される場合に，経皮的電気刺激装置により他動的に筋収縮を促すことにより，筋力低下を軽減する試みも行われている[41]．図9に実際の介入実施例を示した．

このような積極的な取り組みは，長期的にはICU患者において新規の心的外傷後ストレス障害（PTSD：Post Traumatic Stress Disorder）発生を抑制することに関連しているが，それ以外の効果に関しては限定的であり，まだ有効性に関して確定的とはいえない[42]．む

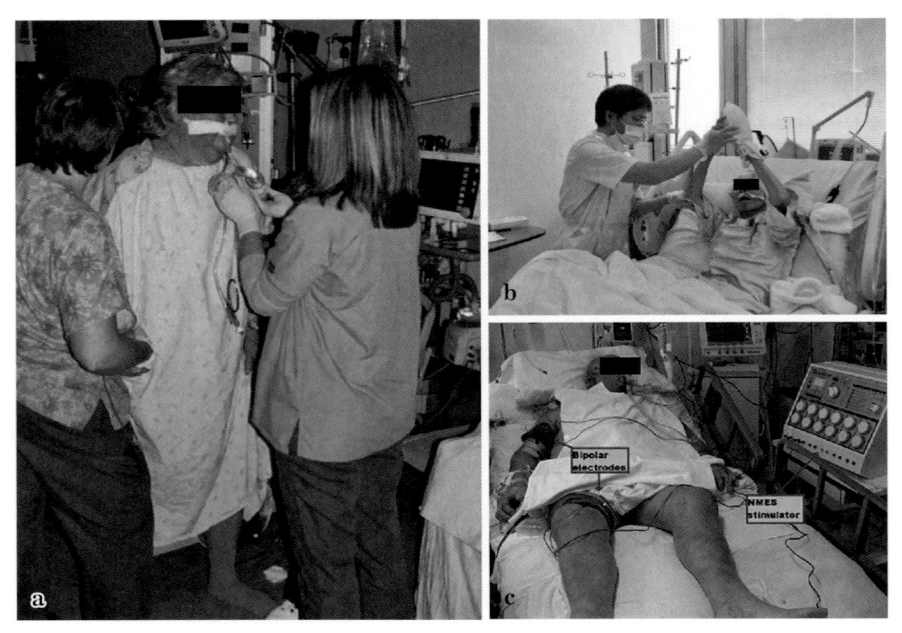

図9 早期リハビリテーションの実際 (文献38, 41)より改変引用)
a. 気管挿管下で立位歩行を行うプログラムを実施している. 専属の理学療法士により段階的運動強度が増すプログラムとなっている. 立位歩行は最終ステップである
b. 当院での理学療法士による介入. 自発呼吸トライアルに合わせて, 理学療法を実施している
c. 電気刺激装置：下肢筋に対する電気刺激は, 能動的運動が制限される場合に効果が期待される

しろ, 先進的かつ積極的なリハビリテーション（有酸素運動や電気刺激療法を含む）は, 標準的リハビリテーションと比較して1年後の死亡リスクを1.74倍に上昇させたとする報告もあり[43], 検討の余地がある. また, ICUで早期からリハビリテーションを行う際は, 医療従事者間（医師, 看護師, 理学療法士など）で情報共有を行い, 十分なリスク管理のもとで安全に実施することが重要であることはいうまでもない.

PICSは, ICU入院による家族への影響も含まれるが, 家族とともに身体的ケアを行うことや面会時間を自由にすることで患者自身の心理的回復をもたらし, 家族の心理的ストレスを減少させる可能性がある[44,45]. しかし, ICU患者と家族を包括した治療介入法は開発されておらず, 早急に解決すべき課題といえる.

最後に, ICU患者の長期予後を知るためには, ICU退室後も継続的にフォローアップしていく医療システムが必要であることは間違いない[46]. わが国では, 他院への転院や退院によりフォローアップが途切れることが多く, 長期予後を調査することは難しいのが現状である. 今後は, 集中治療に関わる医療従事者が一体となり, 自らが行った治療介入の結果を知り, 改善に努めることが望まれる.

Conclusion

　ICU で集中治療を受けた重症患者の長期予後は，生命転帰，QOL ともに不良である．特に ARDS，重症敗血症，重症外傷の場合が顕著である．通常，集中治療後の身体的障害は緩やかに回復するが，精神的・情緒的な問題は改善には難渋する．このような病態を理解するために ICU 退室後に発生する複数の合併症や障害をまとめた PICS が提案された．PICS は身体的障害と認知機能障害，精神的障害，情緒的障害を含み，さらに患者家族の精神的障害を含むことを特徴としている．PICS を回避するためには，身体的障害に影響する薬剤は使用を控え，人工呼吸器からの離脱を円滑に行うためのプロトコルなどを用いることが推奨される．また，早期からリハビリテーション介入を積極的に採用することで退院までの短期的効果が期待できる．

文献

1) Carson SS, et al：The changing epidemiology of mechanical ventilation：a population-based study. *J Intensive Care Med* **21**：173-182, 2006
2) Spragg RG, et al：Beyond mortality：future clinical research in acute lung injury. *Am J Respir Crit Care Med* **181**：1121-1127, 2010
3) Wunsch H, et al：Three-year outcomes for Medicare beneficiaries who survive intensive care. *JAMA* **303**：849-856, 2010
4) Dowdy DW, et al：Quality of life in adult survivors of critical illness：a systematic review of the literature. *Intensive Care Med* **31**：611-620, 2005
5) Oeyen SG, et al：Quality of life after intensive care：a systematic review of the literature. *Crit Care Med* **38**：2386-2400, 2010
6) Needham DM, et al：Improving long-term outcomes after discharge from intensive care unit：report from a stakeholders' conference. *Crit Care Med* **40**：502-509, 2012
7) Nolan JP, et al：Post-cardiac arrest syndrome：epidemiology, pathophysiology, treatment, and prognostication. A Scientific Statement from the International Liaison Committee on Resuscitation；the American Heart Association Emergency Cardiovascular Care Committee；the Council on Cardiovascular Surgery and Anesthesia；the Council on Cardiopulmonary, Perioperative, and Critical Care；the Council on Clinical Cardiology；the Council on Stroke. *Resuscitation* **79**：350-379, 2008
8) Neumar RW, et al：Post-cardiac arrest syndrome：epidemiology, pathophysiology, treatment, and prognostication. A consensus statement from the International Liaison Committee on Resuscitation（American Heart Association, Australian and New Zealand Council on Resuscitation, European Resuscitation Council, Heart and Stroke Foundation of Canada, InterAmerican Heart Foundation, Resuscitation Council of Asia, and the Resuscitation Council of Southern Africa）；the American Heart Association Emergency Cardiovascular Care Committee；the Council on Cardiovascular Surgery and Anesthesia；the Council on Cardiopulmonary, Perioperative, and Critical Care；the Council on Clinical Cardiology；and the Stroke Council. *Circulation* **118**：2452-2483, 2008
9) Herridge MS, et al：One-year outcomes in survivors of the acute respiratory distress syndrome. *N Engl J Med* **348**：683-693, 2003
10) Kaukonen KM, et al：Mortality related to severe sepsis and septic shock among critically ill patients in Australia and New Zealand, 2000-2012. *JAMA* **311**：1308-1316, 2014
11) Winters BD, et al：Long-term mortality and quality of life in sepsis：a systematic review. *Crit Care Med* **38**：1276-1283, 2010
12) Brinkman S, et al：Mortality after hospital discharge in ICU patients. *Crit Care Med* **41**：1229-1236, 2013
13) Garratt A, et al：Quality of life measurement：bibliographic study of patient assessed health outcome measures. *BMJ* **324**：1417, 2002
14) Nesseler N, et al：Long-term mortality and quality of life after septic shock：a follow-up observational study. *Intensive Care Med* **39**：881-888, 2013
15) De Jonghe B, et al：Paresis acquired in the intensive care unit：a prospective multicenter study. *JAMA* **288**：2859-2867, 2002

16) Schelling G, et al：Pulmonary function and health-related quality of life in a sample of long-term survivors of the acute respiratory distress syndrome. *Intensive Care Med* **26**：1304-1311, 2000
17) Rothenhäusler HB, et al：The relationship between cognitive performance and employment and health status in long-term survivors of the acute respiratory distress syndrome：results of an exploratory study. *Gen Hosp Psychiatry* **23**：90-96, 2001
18) Iwashyna TJ, et al：Long-term cognitive impairment and functional disability among survivors of severe sepsis. *JAMA* **304**：1787-1794, 2010
19) Vles WJ, et al：Prevalence and determinants of disabilities and return to work after major trauma. *J Trauma* **58**：126-135, 2005
20) MacKenzie EJ, et al：Using the SF-36 for characterizing outcome after multiple trauma involving head injury. *J Trauma* **52**：527-534, 2002
21) Dimopoulou I, et al：Health-related quality of life and disability in survivors of multiple trauma one year after intensive care unit discharge. *Am J Phys Med Rehabil* **83**：171-176, 2004
22) 平澤博之：ICU患者の長期転帰．ICUとCCU **36**：391-398, 2012
23) Gentile LF, et al：Persistent inflammation and immunosuppression：a common syndrome and new horizon for surgical intensive care. *J Trauma Acute Care Surg* **72**：1491-1501, 2012
24) Jones C, et al：Post-traumatic stress disorder-related symptoms in relatives of patients following intensive care. *Intensive Care Med* **30**：456-460, 2004
25) Kentish-Barnes N, et al：Assessing burden in families of critical care patients. *Crit Care Med* **37**：S448-456, 2009
26) Davydow DS, et al：Posttraumatic stress disorder in general intensive care unit survivors：a systematic review. *Gen Hosp Psychiatry* **30**：421-434, 2008
27) Herridge MS, et al：Functional disability 5 years after acute respiratory distress syndrome. *N Engl J Med* **364**：1293-1304, 2011
28) Puthucheary ZA, et al：Acute skeletal muscle wasting in critical illness. *JAMA* **310**：1591-1600, 2013
29) Girard TD, et al：Delirium as a predictor of long-term cognitive impairment in survivors of critical illness. *Crit Care Med* **38**：1513-1520, 2010
30) Pandharipande PP, et al：Long-term cognitive impairment after critical illness. *N Engl J Med* **369**：1306-1316, 2013
31) 日本集中治療医学会J-PADガイドライン作成委員会：日本版・集中治療室における成人重症患者に対する痛み・不穏・せん妄管理のための臨床ガイドライン．日集中医誌 **21**：539-579, 2014
32) Schefold JC, et al：Intensive care unit-acquired weakness (ICUAW) and muscle wasting in critically ill patients with severe sepsis and septic shock. *J Cachexia Sarcopenia Muscle* **1**：147-157, 2010
33) Kress JP, et al：Daily interruption of sedative infusions in critically ill patients undergoing mechanical ventilation. *N Engl J Med* **342**：1471-1477, 2000
34) Girard TD, et al：Efficacy and safety of a paired sedation and ventilator weaning protocol for mechanically ventilated patients in intensive care (Awakening and Breathing Controlled trial)：a randomised controlled trial. *Lancet* **371**：126-134, 2008
35) Mehta S, et al：Daily sedation interruption in mechanically ventilated critically ill patients cared for with a sedation protocol：a randomized controlled trial. *JAMA* **308**：1985-1992, 2012
36) Pandharipande P, et al：Liberation and animation for ventilated ICU patients：the ABCDE bundle for the back-end of critical care. *Crit Care* **14**：157, 2010
37) Bailey P, et al：Early activity is feasible and safe in respiratory failure patients. *Crit Care Med* **35**：139-145, 2007
38) Morris PE, et al：Early intensive care unit mobility therapy in the treatment of acute respiratory failure. *Crit Care Med* **36**：2238-2243, 2008
39) Schweickert WD, et al：Early physical and occupational therapy in mechanically ventilated, critically ill patients：a randomised controlled trial. *Lancet* **373**：1874-1882, 2009
40) Burtin C, et al：Early exercise in critically ill patients enhances short-term functional recovery. *Crit Care Med* **37**：2499-2505, 2009
41) Rodriguez PO, et al：Muscle weakness in septic patients requiring mechanical ventilation：protective effect of transcutaneous neuromuscular electrical stimulation. *J Crit Care* **27**：319, 2012
42) Mehlhorn J, et al：Rehabilitation interventions for postintensive care syndrome：a systematic review. *Crit Care Med* **42**：1263-1271, 2014
43) Greening NJ, et al：An early rehabilitation intervention to enhance recovery during hospital admission for an exacerbation of chronic respiratory disease：randomised controlled trial. *BMJ* **349**：g4315, 2014
44) Black P, et al：The effect of nurse-facilitated family participation in the psychological care of the critically ill patient. *J Adv Nurs* **67**：1091-1101, 2011
45) Cannon S：Family-centered care in the critical care setting：is it best practice? *Dimens Crit Care Nurs* **30**：

241-245, 2011
46) Cuthbertson BH, et al : The PRaCTICaL study of nurse led, intensive care follow-up programmes for improving long term outcomes from critical illness : a pragmatic randomised controlled trial. *BMJ* **339** : b3723, 2009

第 2 章

治療・管理

　ICUで一般的に行われる治療・管理の概要と実際について解説していただいた．一般病棟では行われない方法も多いので，初学者には難解に思われる部分も少なくないと思うが，どの項目もわかりやすく記述していただいている．それぞれの領域にはどのような方法があり，その目的と効果を理解することで理学療法実施上の注意点や問題点の認識につながるはずである．第1章の項目とほぼ対応しているため，必要に応じて前章の項目も確認しながら，理解を深めていただければと思う．

1 重症患者評価と治療・管理の基本

吉田英樹[*1]　藤谷茂樹[*2]

> 🔒 **Key Questions**
> 1. 該当領域にはどのような管理の方法があるか
> 2. 目的と方法は何か
> 3. 実施にあたってはどのように評価するのか，また注意点は何か

はじめに

「重症患者」，すなわち「ICU 入室患者」と聞くと，どのようなことを想像するだろうか．さまざまなチューブやラインが患者に接続されており，モニターにはいろいろな数値が表示され，薬剤，輸血が投与されている．そんなイメージを抱く人が多いと思う．そんな中，理学療法介入を依頼された時，自分が介入を行うことで状態を悪化させてしまうのではないかという不安は，少なからずあるだろう．

本稿では，ICU で行われている治療・管理について，何をみて，どのように評価しているのかを理解してもらうことで，前述のような不安を少しでも取り除き，安全に理学療法介入が行える一助になればと考える．

重症度スコアリングなどの評価

1．ICU 患者の重症度は，どのように評価されるのか

1）予後予測スコアリングシステム

「重症患者」の重症度は，どのように判断するのか．ICU 入室患者の重症度を数値として客観的に表すスコアリングシステムがいくつか存在する．

その中で，信頼度が高く，よく使用されるスコアリングシステムとして下記の 3 つがある．

①APACHE（Acute Physiologic and Chronic Health Evaluation）．
②SAPS（Simplified Acute Physiologic Score）．
③SOFA（Sequential Organ Failure Assessment score）．

いずれも，患者の年齢，バイタルサイン，採検査結果などを点数化し，その数値で重症度を表現するシステムである．それぞれの具体的な項目については**表 1～4** を参照していただきたい[1~3]．

APACHE と SAPS は，ICU 入室後 24 時間で最も悪い状態を評価する．点数が高いほど

[*1]Hideki Yoshida/聖マリアンナ医科大学病院救急医学講座，[*2]Shigeki Fujitani/東京ベイ・浦安市川医療センター，聖マリアンナ医科大学

表1 APACHE Ⅱスコア

生理学的指数/点数	4	3	2	1	0	1	2	3	4
深部体温（℃）	≧41	39〜40.9	—	38.5〜38.9	36〜38.4	34〜35.9	32〜33.9	30〜31.9	≦29.9
平均血圧（mmHg）	≧160	130〜159	110〜129	—	70〜109	—	50〜69	—	≦49
心拍数（/min）	≧180	140〜179	110〜139	—	70〜109	—	55〜69	40〜54	≦39
呼吸数（/min）	≧50	35〜49	—	25〜34	12〜24	10〜11	6〜9	—	≦5
酸素化 $FiO_2≧0.5$→A-aDO2で評価	≧500	350〜499	200〜349	—	<200	—	—	—	—
$FiO_2<0.5$→PaO_2で評価	—	—	—	—	>70	61〜70	—	55〜60	<55
動脈血pH	≧7.7	7.6〜7.69	—	7.5〜7.59	7.33〜7.49	—	7.25〜7.32	7.15〜7.24	<7.15
血清Na（mmol/l）	≧180	160〜179	155〜159	150〜154	130〜149	—	120〜129	111〜119	≦110
血清K（mmol/l）	≧7	6〜6.9	—	5.5〜5.9	3.5〜5.4	3〜3.4	2.5〜2.9	—	≦2.5
血清Cre濃度（mg/dl）	≧3.5	2〜3.4	1.5〜1.9	—	0.6〜1.4	—	<0.6	—	—
ヘマトクリット（%）	≧60	—	50〜59.9	46〜49.9	30〜45.9	—	20〜29.9	—	<20
白血球数（×1,000）	≧40	—	20〜39.9	15〜19.9	3〜14.9	—	1〜2.9	—	<1
GCS	15からGCS値を引いた値を点数とする								

FiO_2：吸入酸素濃度，PaO_2：動脈血酸素分圧，Na：ナトリウム，K：カリウム，Cre：クレアチニン，GCS：Glasgow Coma Scale

表2 APACHE Ⅱスコア

A：生理学的指数の合計点
B：年齢点（0点：≦44歳，2点：45〜54歳，3点：55〜64歳，5点：65〜74歳，6点：≧75歳）
C：慢性病態点（重度な臓器不全あるいは免疫不全がある患者で，①待機的手術後→2点，②手術を受けていない or 緊急手術後→5点）
A+B+Cの合計点をスコアとする

重症と判断され予後が悪い．また，SAPSは，ICU入室前の状態（予定入室か予定外入室か）も評価項目になっている点や，より単純な評価となっている点がAPACHEと異なる．

SOFAはAPACHE，SAPSと異なり，ICU入室後24時間だけでなく，その後48時間ごとにICUを退室するまで評価するため，24時間以降の状態も評価に含むことができる．さらに，スコアの平均値と最高値が死亡率とよく相関するといわれており（図1）[3]，最初の48時間で悪化した場合は死亡率が少なくとも50%以上であると予想される．各臓器機能が評価項目となっているため臨床的にも使用しやすい．

以上より，理学療法介入においては，SOFAを理解することが重要であると考える．

表3 SAPS（Simplefied Acute Physiologic Score）（文献2）より引用）

項目	値	点数
年齢（patient age）	＜40歳	0
	40-59歳	7
	60-69歳	12
	70-74歳	15
	75-79歳	16
	≧80歳	18
入院の種類（type of admission）	予定手術	0
	内科	6
	予定外の（外科）手術	8
体温（temperature）	＜39℃, ＜102.2°F	0
	≧39℃, ≧102.2°F	3
収縮期血圧（systolic blood pressure）	≧200 mmHg	2
	100〜199 mmHg	0
	70〜99 mmHg	5
	＜70 mmHg	13
心拍数（heart rate）	≧160 bpm	7
	120〜159 bpm	4
	70〜119 bpm	0
	40〜69 bpm	2
	＜40 bpm	11
GCS（Glasgow Coma Scale）	14〜15	0
	11〜13	5
	9〜10	7
	6〜8	13
	＜6	26
尿量（urine output）	≧1 l/24 hr	0
	0.5〜0.999 l/24 hr	4
	＜0.5 l/24 hr	11
白血球数（white blood cell count）	＜1,000/mm^3	12
	1,000〜19,000/mm^3	0
	≧20,000 mm^3	3
血中尿素窒素（blood urea nitrogen）	≧30 mmol/l, ≧84 mg/dl	10
	10〜29.9 mmol/l, 28〜83 mg/dl	6
	＜10 mmol/l, ＜28 mg/dl	0
カリウム（potassium level）	＜3 mEq/l	3
	3〜4.9 mEq/l	0
	≧5 mEq/l	3
ナトリウム（sodium level）	＜125 mEq/l	5
	125〜144 mEq/l	0
	≧145 mEq/l	1
重炭酸（bicarbonate level）	＜15 mEq/l	6
	15〜19 mEq/l	3
	≧20 mEq/l	0
ビリルビン（bilirubin level）	＜4 mg/dl, ＜68.4 micromol/l	0
	4〜5.9 mg/dl, 68.4〜102.5 micromol/l	4
	≧6 mg/dl, ≧102.6 micromol/l	9
PaO$_2$/FiO$_2$（人工呼吸または経鼻的持続陽圧呼吸療法）	＜100 mmHg	11
	100〜199 mmHg	9
	≧200 mmHg	6
後天性免疫不全症候群（AIDS）	Yes	17
	No	0
転移性癌（metastatic carcinoma）	Yes	9
	No	0
血液悪性腫瘍（hematologic malignancy）	Yes	10
	No	0

表4 SOFA（The Sequential Organ Failure Assessment）Score*

Variables	SOFA Score				
	0	1	2	3	4
呼吸器系 PaO_2/FiO_2, mmHg	>400	≤400	≤300	≤200[†]	≤100[†]
凝固系 血小板数×$10^3/\mu l$‡	>150	≤150	≤100	≤50	≤20
肝臓 ビリルビン, mg/dl‡	<1.2	1.2～1.9	2.0～5.9	6.0～11.9	>12.0
循環系 低血圧	低血圧ではない	平均動脈圧 <70 mmHg	Dop ≤5 or dob (any dose)[§]	Dop >5, epi ≤ 0.1, or norepi ≤0.1[§]	Dop >15, epi > 0.1, or norepi >0.1[§]
中枢神経系 グラスゴーコーマス ケール	15	13～14	10～12	6～9	<6
腎臓 クレアチニン, mg/dl or 尿量, ml/d ‖	<1.2	1.2～1.9	2.0～3.4	3.5～4.9 or <500	>5.0 or <200

*Norepi：ノルエピネフリン，Dob：ドブタミン，Dop：ドーパミン，Epi：エピネフリン，FiO_2：吸入酸素濃度
[†]呼吸補助の値
[§]アドレナリン作動薬を，少なくとも1時間投与（投与量は1分あたり μg/kg）

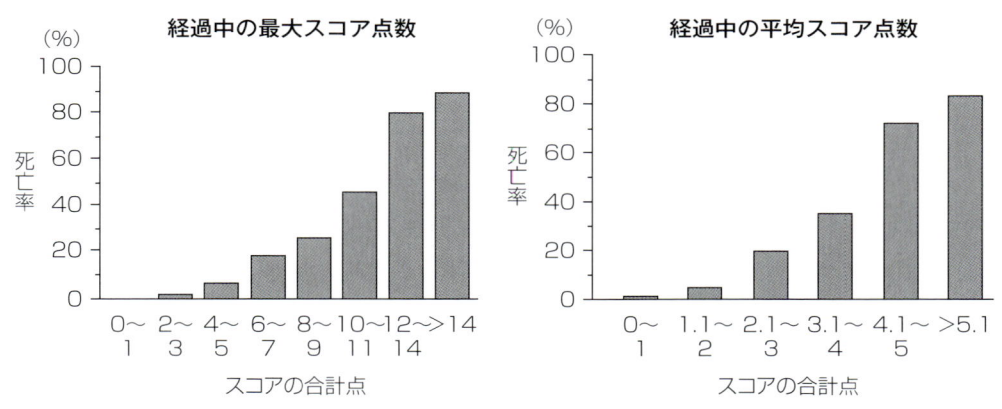

図1 SOFA scoreと死亡率の相関 （文献3）より引用）
スコアの平均値と最高値が死亡率と相関している

各種モニタリングについて

1. 重症患者はどのようにモニタリングされているのか

　患者の現状理解の大きな助けとなるのが各種モニタリングである．重症患者では，特に循環動態，呼吸状態が破綻していることが多く，特別な機器・モニタリングシステムが使用される．

1) モニタリングの目的

　まず，モニタリングを行う目的をはっきりとさせることが必要である．モニタリングの最大の目的は，患者が必要としている酸素需要を満たすだけの酸素が，全身へ適切に供給されているかを評価することである．さらに，循環動態が破綻している重症患者において

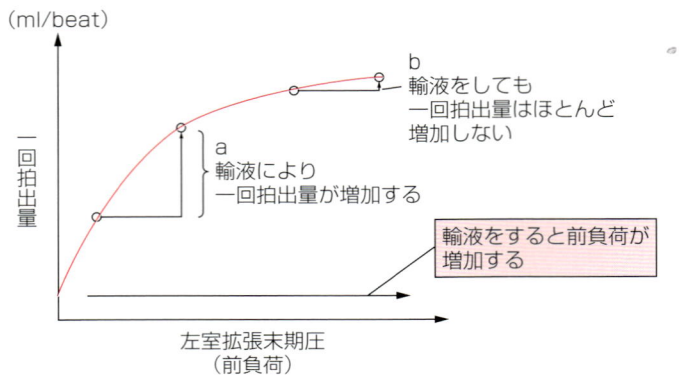

図2 フランク・スターリング曲線

は、それを立て直すためにどうアプローチすればよいかの指標を示してくれるモニタリングシステムが必要である.

a. モニタリング理解のための基礎知識

肺で取り込まれ、心拍出により全身に運搬される酸素の量、すなわち酸素供給量は以下の式で表される.

$$\begin{aligned}酸素供給量 &= 心拍出量（CO）\times 動脈血酸素含有量\\ &\fallingdotseq 心拍出量（CO）\times 1.34 \times 血中ヘモグロビン濃度（Hb）\\ &\quad \times 動脈血酸素飽和度（SaO_2）\cdots (A)\end{aligned}$$

血中ヘモグロビン濃度（Hb：Hemoglobin Concentration）、動脈血酸素飽和度（SaO_2：Arterial Oxygen Saturation）は採血検査にて測定でき、SaO_2 は経皮的動脈血酸素飽和度（SpO_2：Oxygen Saturation by Pulse Oximetry）で代用可能である。そのため、酸素供給量が十分であるかを判断するのに、心拍出量（CO：Cardiac Output）が重要となる.

$$CO = 一回拍出量（SV）\times 心拍数（HR：Heart\ Rate）\cdots (B)$$

B式より、COは、一回拍出量（SV：Stroke Volume）と相関していることがわかる.

以上より、酸素供給を把握するためにはSVのモニタリングが重要であることがわかる.

b. 重症患者へのアプローチ

循環動態が破綻している（全身の酸素需要を満たすだけの供給がされていない）患者へのアプローチは、前述のとおりに、SVを最大限まで増加させることである.

SVに影響を与えるのは、前負荷、心収縮性、後負荷である。それぞれ次のように考えると理解しやすい。「前負荷＝血管内の水分量」「心収縮性＝心臓が収縮する力」「後負荷＝血管の抵抗力」.

SVを増加させるためには、前負荷（血管内の水分量）を増加させる＝輸液負荷をするか、心収縮性（心臓が収縮する力）を増加させる＝強心薬を使用することになる。そのため、ショック患者に対しては、まず輸液負荷療法が行われる。しかし、輸液をすればするほどSVは増加するというわけではない。フランク・スターリング（Frank-Staring）の心機能曲線というものをご存じだろうか（**図2**）。左室拡張末期圧とCOの関係（前負荷とCOの関係）を表した曲線である。これをみると、左室拡張末期圧が低い時（すなわち、

前負荷が小さい時）は，前負荷を大きくすることで大幅にCO（すなわちSV）が増加することがわかる．しかし，左室拡張末期圧が高い領域では，前負荷を増加させてもCOは増加しない．輸液負荷がSVを増加させる効果があるのは，前負荷が小さい時であり，ある一定の状態に達するとその効果はなくなる．さらには，過剰な輸液は予後を悪くするという報告もされている[7,8]．

そこで，ショックに対するアプローチとして，輸液を行うべきかどうかを判断するためのモニタリングシステムがICUでは使用されている．

2）具体的なモニタリングシステムについて

血管内の水分量を推定するためのモニタリングシステムとして，中心静脈圧（CVP：Central Venous Pressure），肺動脈カテーテル（PAC：Pulmonary Artery Catheter），フロートラックセンサー™（Edwards Lifescience社），肺経由動脈熱希釈法（TPTD：Transpulmonary Thermodilution Technique）がある．それぞれの特徴および，CVP，PACが最近使用されなくなってきている経緯について解説する．

a．中心静脈圧

CVPは中心静脈カテーテルから内頸静脈の圧を測定したものである．循環血液量が多くなると血管内が満たされるため圧が高くなり，循環血液量が少なくなると低くなるとして，50年以上も循環血液量の指標として使用されてきた．

基準値は一般的に4～8 mmHgといわれており，ショックの病態では，SVを最大にすべく8～12 mmHgを目標に輸液することが推奨されている[9]．測定の簡便性から現在も使用されているが，最近の研究では，CVPは循環血液量や輸液負荷反応性の指標にならないと報告されている[4～6]．そのため，極端な高値あるいは低値を示している場合は，循環血液量が異常な状態にあることを示唆するが，それ以外の場合には指標とならない可能性がある．

b．肺動脈カテーテル

PACとは，中心静脈から刺入されたカテーテルが右房，右室を通り，先端が肺動脈内に留置されるカテーテルのことである．PACを使用することにより，右房圧（RAP：Right Atrial Pressure），肺動脈楔入圧（PAWP：Pulmonary Artery Wedge Pressure），SV，混合静脈血酸素飽和度（SvO_2：Mixed Venous Oxygen Saturation）を測定することができる．

RAPはCVPと同義であり，すでに解説したとおりである．SvO_2については後述する．PAWPとは，肺動脈を閉塞させた時の（閉塞部より遠位の）肺動脈圧である．肺動脈は毛細血管を通じて肺静脈，そして左房へとつながる．さらに，心室の拡張期には僧帽弁が開いているため，左房と左室が交通する．循環血液量の指標は，本来であれば左室拡張期容量の測定をするのが正しいが，左室拡張期容量を直接測定することは困難であるため，それに代わる指標を左室拡張終期圧とする．僧帽弁が開いている状態は，左室拡張終期圧＝左房圧＝PAWPとなる．すなわち，左室から肺動脈までがバリアがなく圧が等しくなるという原理である．そのためPAWPが循環血液量の指標になると考えられてきた．

PAWPの基準値は，6～12 mmHgといわれ，18 mmHgを超えると肺うっ血が生じる（循環血液量過剰）と考えられている．そこで，SVを増加させる必要がある時は，PAWPの目標を14～18 mmHgとして輸液負荷を行う治療が行われた．

しかし，前述はあくまで理論的な話であり，実際にPAWPはさまざまな因子により修飾を受けること，またPAWPが循環血液量の指標にはならないとの報告があること[6]，PACを使用しても患者の予後は変わらず，むしろ合併症を増加させたという報告もあ

る[11~13]ことから，PACは徐々に利用されなくなってきている．

以上より，過去にはCVP，およびPACを用いて測定されるPAWPを指標に循環動態モニタリングが行われていたが，現在，その有用性が否定されつつあることがわかる．そこで新たな指標として注目されているのがフロートラックセンサー™を用いて測定する一回拍出量変動（SVV：Stroke Volume Variation）である．このSVVは動的パラメータと呼ばれるものであり，動的パラメータにはSVV以外にも，収縮期血圧変動，脈圧変動というものがあるが，ここで動的パラメータという用語の説明，SVV以外のパラメータについて解説することは，混乱を招くことになるためあえて割愛させていただく．詳しくは成書を参照していただきたい．

c．フロートラックセンサー™

フロートラックセンサー™とは，動脈ラインから得られる波形情報からSV，SVVを算出するモニタリングシステムである．

ヒトは，呼吸をすると胸腔内圧が変化する．吸気時に胸腔内圧は陰圧となり，呼気時には大気圧に近づく．人工呼吸器管理が行われている患者では，逆のことが起こる．この胸腔内圧の変化は，静脈還流量，肺血管・左心系の圧力に変化を与える．その結果，SVは呼吸によって変化する．呼吸性変動の度合いを示したのがSVVである．SVVが大きい，すなわち呼吸によりSVの変化が大きい場合は，輸液負荷に反応する状態（循環血液量が低下している状態）であり，SVVが小さい場合は，輸液負荷に反応しない状態であるということが報告されている[14,15]．そこで，SVVが10～15％以上（文献により多少の差はあるが）の場合は，SVを増加させるために輸液負荷を行い，SVVが10％以下の場合は，輸液負荷ではなく心血管作動薬を使用するというアプローチが行われている．

ただし，SVVを使用するには条件がある．人工呼吸器管理が行われており，かつ強制換気という設定で自発呼吸がないこと，一回換気量が8 ml/kg以上あること，不整脈がないことである[14]．これらの条件を満たしている時に，輸液反応性の指標として有用であると報告されている．

d．肺経由動脈熱希釈法

SVVと同様に，CVP，PAWPの代わりに輸液の指標となるモニタリングシステムとして現在注目されているのがTPTDである．これは冷水を体内に注入し，その温度変化から得られる情報をもとに血管内水分量を推定するというシステムである．ショック時の管理，輸液反応性の指標，術後の血行動態管理の指標としての有用性が報告されている[16~18]．現在，TPTDとして使用可能なデバイスには，PiCCO®（PULSION Medical Systems社）とEV1000®（Edwards Lifesciences社）がある．

このモニタリングシステムで得られる指標（数値）のうち，前負荷の指標である全拡張終期容量/係数（GEDV/GEDI：Global End-Diastolic Volume/Index）について述べる．TPTDでは，これまで解説したCO，SV，SVVも得られる．

GEDVとは，心臓の心房・心室すべてに血液が満たされた場合の容量のことである．すなわち，拡張期の心臓内の総水分量であり，これまで述べてきた前負荷の指標となる．体格によって容量の基準が異なるため，GEDVを体表面積で割って補正した値がGEDIである．GEDIの基準値は680～800 ml/m^{2}とされており，基準値より低い値が示された時は，輸液反応性があり，基準値を上回る場合は，輸液反応性がないと考えられる．

以上，酸素供給の視点からのモニタリングシステムについて述べた．しかし，適切な酸素供給が行われているかを判断するためには，患者の酸素需要にも注目する必要がある．

重症患者，特に敗血症患者では酸素需要が非常に増大している．残念ながら酸素需要を測定するシステムは，現在のところ開発されていない．そこで，酸素需要を直接測定したものではないが，酸素の供給と需要のバランスがとれているかを表す指標として，SvO_2，中心静脈血酸素飽和度（$ScvO_2$：Central Venous Oxygen Saturation）がある．

SvO_2は，右房から得られた血液の酸素飽和度である．心臓から拍出され，全身に供給された血液は各臓器に酸素を供給し，再び心臓（右房）へ帰ってくる．そのため，右房の血液で測定されるSvO_2は，全身に供給された酸素量から，各臓器で消費された酸素量を引いた後の余った酸素の量を表す．酸素供給が少なくても低値を示し，供給量に対して消費される酸素量が多くても低値を示す．つまり，SvO_2とは酸素の供給と需要のバランスを表す指標である．

$ScvO_2$は，上大静脈から得られた血液の酸素飽和度である．下大静脈からの血液が含まれていないため，右房内の血液と値が多少異なるが，測定の目的はSvO_2と同じである．SvO_2の測定にはPACが必要であるが，$ScvO_2$は中心静脈ラインから測定可能であるため，$ScvO_2$が頻用される．SvO_2，$ScvO_2$の基準値は70〜80％程度である．敗血症治療のガイドラインでも，治療のゴールとして$ScvO_2>70\%$，$SvO_2>65\%$が推奨されている[9]．

基準値範囲を下回る場合は，酸素の需給バランスが崩れていることを示すため，前述までのモニタリングの指標から酸素供給量が十分であると考えられても，なんらかの異常が生じている可能性がある．基準範囲を上回る場合も，臓器での酸素消費の障害などの異常がある可能性があり，異常高値（$>90\%$）の場合も死亡率が増加するという報告がある[19]．

ICUで多用される薬剤

1．ICUでよく使用される薬剤は何か

ICUで多用される薬剤といえば，鎮静・鎮痛薬，各種血管作動薬があげられるが，これらについては本書の他節を参照していただきたい．ここでは，ICUでよく使用される，ストレス潰瘍予防薬，深部静脈血栓（DVT：Deep Vein Thrombosis）予防薬について解説する．

1）深部静脈血栓

ICUに入室する患者は，ICU入室というだけでDVT発症のリスクがある．また，DVTは肺塞栓症（PE：Pulmonary Embolism）という致死的な疾患を発症する可能性があり，それを予防することは非常に重要である．DVTの予防として使用される薬剤にはヘパリンがある．ヘパリンを使用している患者では出血のリスクがある．

2）ストレス潰瘍予防

ICUに入室する患者には，大きなストレスがかかる．そのストレスにより消化管潰瘍が発症し重篤な出血を起こすことが報告されている．これを予防する目的で，プロトンポンプ阻害薬（PPI：Proton Pump Inhibitor），ヒスタミン2受容体拮抗薬（H2RA：Histamine 2 Receptor Antagonist），粘膜保護薬が使用される．

ストレス潰瘍予防薬には，出血のリスクを減らすメリットがある半面，肺炎のリスクが上がるというデメリットがある．そのため，ストレス潰瘍予防薬投与の適応は，慎重に判断される必要がある．適応として確固たるものはないが，ASHPのガイドライン[21]を参考にしたものを紹介する（**表5**）．

予防薬としては，過去にはスクラルファート水和物という胃粘膜保護薬が主に使用されていたが，抗ヒスタミン薬のほうが出血を有意に抑えるという報告がなされ[22]，スクラル

表5　ストレス潰瘍予防の適応（文献21）より引用）

成人ICU患者でのストレス潰瘍予防適応の推奨（注：推奨度に差はある）
下記のうち1つでも満たす場合
・凝固機能障害がある（血小板数＜5万/mm^3，PT-INR＞1.5，APTTが正常の2倍以上） ・人工呼吸管理が48時間以上行われている ・入院1年前以内に消化管潰瘍あるいは出血の既往がある ・重症頭部外傷（Glasgow Coma Scale≦10，または1回で簡単な指示に従えない） ・体表面積＞35％の熱傷 ・肝部分切除後 ・多発外傷（Injury Severity Score≧16） ・移植患者の周術期 ・肝不全 ・脊髄外傷
下記のうち2つ以上を満たす場合
・敗血症患者 ・一週間以上のICU在室 ・6日間以上続く潜在性出血 ・高用量ステロイドの使用（ヒドロコルチゾン250 mg/日以上に相当する場合）

PT-INR：プロントロンビン時間（国際標準比），APTT：活性化部分トロンボプラスチン時間

ファート水和物は使用されなくなってきている．さらに近年，PPIのほうがH2RAよりも出血を抑えるという報告がなされ[23]，PPIが主に使用されている．

また，コストの面から経口摂取もしくは経管栄養の使用が可能となれば，すぐに経静脈投与から経口もしくは経管栄養投与へ切り替えるべきである．

輸血について

1．どのような患者に輸血は必要か

ICU患者では，一般病棟に比べ輸血を必要とする患者が多い．輸血の種類・適応について理解することで，より安全に理学療法が行えるようになる．さまざまな血液製剤が存在するが，ここでは特に重要な赤血球製剤，血小板製剤について解説する．

1）赤血球製剤

前述の「各種モニタリングについて」で述べたように，Hbは，各臓器への酸素供給において非常に重要な要素である．では，Hbはどれくらいあればよいのだろうか．実はHbの最低必要量は，はっきりとはわかっていない．

ICU入室患者において，Hbが10 g/dl 未満になった時点で輸血した場合と，7.0 g/dl 未満になるまで輸血をしなかった場合を比較した研究で両者の予後に差がなかったという結果が出ている[24]．ほかにも，上部消化管出血患者，敗血症性ショック患者においても同様の研究が行われており，どちらの研究においても7.0 g/dl 未満で輸血するほうが予後がよい，あるいは予後が変わらないという結果が出ている[25,26]．以上より，赤血球輸血はHbが7.0 g/dl を切るまでは行われないことが多い．

ただし，前述の研究では急性冠症候群（急性心筋梗塞や不安定型狭心症）を発症している患者が除外されている．そのため，急性冠症候群を発症している患者では前述の限りではない．急性冠症候群の患者に対する赤血球輸血の基準として決まったものはないが，少なくともHbが8.0 g/dl を切る場合は輸血をしたほうがよいと考えられ，また，Hb＞10 g/dl を目標として輸血したほうがよい可能性もある[27]．

以上より，Hbが7.0 g/dl未満の患者においては，介入前に必ず医師に再確認することが必要である．また，前述の研究では，いずれも理学療法介入に関する記載がないため，Hbが7.0 g/dl以上ある患者でも慎重に介入を行う必要がある．

2）血小板製剤

血小板は，出血時に止血作用を発揮する成分であり，減少すると出血のコントロールができなくなり非常に危険である．また，極端に減少した場合は，侵襲が加わらなくても自然出血を生じることがある．

では，血小板はどれくらい必要なのか．この疑問に対する明確な答えはないが，活動性出血の有無，侵襲的な処置の必要性の有無で異なると考えられる．外科的な手術が行われる場合や活動性出血がある患者には，5万/μlを保つように推奨されている（手術の種類によっては10万/μl）．侵襲が加わらなくても，自然出血を起こしうる血小板数は個々の患者によって異なるが，一般的には血小板数が1万/μl未満になった場合には，出血がなくても予防的に血小板輸血を行うことが推奨される[28〜30]．

ただし，発熱の有無，感染の有無，血小板減少の原因によって出血のリスクは異なり，血小板数が5万/μl以上あっても自然出血を認めることがある[31]．

以上より，理学療法介入を行う際は，血小板数が1万/μl未満あるいは，経過から1万/μl未満になる可能性が考えられる場合は，非常に危険であると判断し，必ず医師に確認をとる．5万/μl未満の場合でも，出血のリスクが高いということを念頭におき，医師に確認のうえで理学療法の介入を行う．

画像診断について

1. ICU患者で撮像される胸部X線では何をみるか

肺炎，無気肺，心不全，ARDS，肺水腫，気胸，脳出血，脳梗塞など，さまざまな疾患・病態の診断・評価において，画像検査は必要不可欠なものである．ここではそのすべてについて述べるのは難しいため，ICUで頻回に撮影される胸部X線について，最低限必要なチェック項目について述べる．

1）チューブとカテーテルの位置

重症患者ではさまざまなチューブが留置されていることが多い．胸部X線にて挿管チューブ，カテーテルが適切な位置にあるかを判断する基準を知ることは，安全にリハビリテーションを行ううえで非常に重要なことである．

a．気管チューブの位置

気管チューブの先端は，気管分岐部の3〜5 cm上方に位置するのが適切である．ただし，チューブ先端位置は頸部の屈曲や伸展により2 cm移動するといわれており，前述の基準は頭部が中立位にある時の基準である．

気管チューブ位置が浅すぎる場合は，事故抜管，深すぎる場合は，片肺挿管のリスクとなる．理学療法介入前後でX線の撮影を行うことは現実的ではないため，門歯からチューブ先端までの距離を確認することが推奨される．門歯でのチューブメモリが男性であれば23 cm，女性であれば21 cm程度が適切である．ただし，体格による個人差があるため，必ず介入前に門歯でのチューブメモリを確認しておく．

b．中心静脈カテーテル

中心静脈カテーテル先端は（大腿静脈から挿入されているとき以外），上大静脈内に位置するのが適切である．胸部X線上では，右前方の（腹側の）第3肋間あるいは気管分岐

部が，上大静脈と右房の境界の位置に一致する．カテーテルの先端は，その部位かそれより少し上方に位置しているのが適切である．

カテーテル位置が深すぎる場合，まれではあるが心臓穿孔のリスクがある．逆に浅すぎる場合は，カテーテルが抜けてきている可能性がある．刺入部から先端までの距離は，右鎖骨下および右内頸静脈から挿入している場合は 14.5 cm 程度，左から挿入している場合は 18.5 cm 程度である．気管チューブと同様，理学療法介入前後に必ず挿入部のチューブメモリを確認する．

c．経鼻胃管チューブ

経鼻胃管チューブは，先端および側面の孔がすべて胃内に収まっている状態が適切である．側面の孔が食道部にあると投与された水分が逆流しやすくなり，誤嚥のリスクとなる．通常の成人では鼻孔の固定部から 55 cm 程度で十分に胃内に留置されると考える．まれではあるが，気管内に誤挿入されることもある．

2）無気肺，気胸について

a．無気肺について

無気肺とは，肺胞が虚脱し肺の容量が低下した状態のことである．気道の一部が，喀痰や血餅などで閉塞し肺胞内に空気が入らなくなり肺胞が虚脱する場合，あるいは気胸や胸水の影響で肺が外から圧迫されて肺胞が虚脱する場合に生じる．

胸部 X 線では X 線透過性低下部位の増加，横隔膜や心臓の境界の不明瞭化（無気肺は下肺野で形成されることが多いため），縦隔や葉間ラインの偏位（無気肺形成により肺容積が小さくなり，縦隔や健常肺が引っ張られる）が認められる．

透過性が低下した領域内に，「エアブロンコグラム（air bronchogram）」と呼ばれる透過性が保たれている部位（肺胞は虚脱しているが，気管は虚脱せずに空気を含んでいる場合に生じる）が認められる場合は，気胸や胸水による圧迫で生じた無気肺であり，エアブロンコグラムを認めない場合は気管の閉塞が原因の無気肺であることが多い．理学療法介入により無気肺解除が可能な病態も多いため，無気肺を疑う場合は，積極的に医師と相談し介入計画を立案するのがよいと考える．

b．気胸について

気胸とは胸腔内に空気が存在し，それにより肺が虚脱した状態のことである．外傷などにより，外界と胸腔内が交通して生じる場合と，肺胞損傷により気道からの空気が胸腔内へ漏れることで生じる場合がある．外傷患者以外では後者のことが多い．

胸部 X 線では，空気がたまった部分は肺より透過性が亢進する（黒く写る）ため，肺との境界が白い線としてみえる．座位や立位で撮像されている場合は，肺尖部の透過性が亢進している．背臥位で撮像されている場合は，胸腔内の空気が体の前面全体へ広がり，肺との境界が写らないため診断が困難なことがある．背臥位で撮像された場合の気胸の特徴には，以下のものがある．①体前面の肋骨横隔膜角の溝の透過性亢進，②気胸を発症している側の上腹部の透過性亢進，③気胸を発症している側の横隔膜と心臓の辺縁の明瞭化．いずれも，X 線透過性の高い空気が体の前面にたまることで生じる特徴である．

また，背臥位で撮像すると，背中の皮膚のしわが，あたかも気胸腔と肺の境界線のように白く写ることがある．この場合は，気胸と異なり肺の血管陰影が，その白い線を超えてしっかりと胸腔全体まで追える．気胸を疑った場合は，血管陰影の確認も重要である．気胸は悪化すると呼吸不全を起こし，場合によっては，胸腔内の空気が心臓を圧迫することで循環不全が生じる（緊張性気胸）こともある危険な病態である．緊張性気胸では，縦隔の対側への偏位が起こる．また，前述したように，背臥位で撮像した場合は，空気が前

胸部に貯留し，病側の横隔膜が対側に比べて押し下げられ，「deep sulcus sign」と呼ばれる所見（胸膜と横隔膜の間の溝が深く低下している像）が認められる．

> **Conclusion**
>
> 　重症患者を客観的に評価するスコアリングシステムがあることを理解したうえで，ベットサイドで実際に患者を観察・評価する．その際，患者の酸素供給・需要に着目し，各種モニタリングシステムの意味を理解したうえで適切な評価を行う．また，ICU で使用される予防薬，輸血について，その投与目的を理解する．そして，重症患者でよく使用される各種チューブの適切な位置を理解し，安全な介入ができるように心がける．以上を踏まえたうえで，理学療法の介入を行うことで安全な介入ができると考える．

文　献

1) Knaus WA, et al：APACHE Ⅱ：a severity of disease classification system. *Crit Care Med* **13**：818-829, 1985
2) Le Gall, et al：A new simplified acute physiology score (SAPS Ⅱ) based on a European/North American multicenter study. *JAMA* **270**：2957-2963, 1993
3) Ferreira FL, et al：Serial evaluation of the SOFA score to predict outcome in critically ill patients. *JAMA* **286**：1754-1758, 2001
4) Marik PE, et al：Does central venous pressure predict fluid responsiveness? A systematic review of the literature and the tale of seven mares. *Chest* **134**：172-178, 2008
5) Marik PE, et al：Does the central venous pressure predict fluid responsiveness? An updated meta-analysis and a plea for some common sense. *Critical care med* **41**：1774-1781, 2013
6) Osman D, et al：Cardiac filling pressures are not appropriate to predict hemodynamic response to volume challenge. *Critical care med* **35**：64-68, 2007
7) Boyd JH, et al：Fluid resuscitation in septic shock：a positive fluid balance and elevated central venous pressure are associated with increased mortality. *Critical care med* **39**：259-265, 2011
8) Wiedemann HP, et al：Comparison of two fluid-management strategies in acute lung injury. *N Engl J med* **354**：2564-2575, 2006
9) Dellinger RP, et al：Surviving sepsis campaign international guidelines for management of severe sepsis and septic shock, 2012. *Intensive Care Med* **39**：165-228, 2013
10) Marik PE, et al：Hemodynamic parameters to guide fluid therapy. *Ann Intensive Care* **1**：1, 2011
11) Sandham JD, et al：A randomized, controlled trial of the use of pulmonary-artery catheters in high-risk surgical patients. *N Engl J Med* **348**：5-14, 2003
12) Richard C, et al：Early use of the pulmonary artery catheter and outcomes in patients with shock and acute respiratory distress syndrome：a randomized controlled trial. *JAMA* **290**：2713-2720, 2003
13) Binanay C, et al：Evaluation study of congestive heart failure and pulmonary artery catheterization effectiveness：the ESCAPE trial. *JAMA* **94**：1625-1633, 2005
14) Marik PE, et al：Dynamic changes in arterial waveform derived variables and fluid responsiveness in mechanically ventilated patients：a systematic review of the literature. *Crit Care Med* **37**：2642-2647, 2009
15) Hofer CK, et al：Stroke volume and pulse pressure variation for prediction of fluid responsiveness in patients undergoing off-pump coronary artery bypass grafting. *Chest* **128**：848-854, 2005
16) Isakow W, et al：Extravascular lung water measurements and hemodynamic monitoring in the critically ill：bedside alternatives to the pulmonary artery catheter. *Am J Physiol Lung Cell Mol Physiol* **291**：L1118-1131, 2006
17) Goepfert MS, et al：Goal-directed fluid management reduces vasopressor and catecholamine use in cardiac surgery patients. *Intensive Care Med* **33**：96-103, 2007
18) Mutoh T, et al：Performance of bedside transpulmonary thermodilution monitoring for goal-directed hemodynamic management after subarachnoid hemorrhage. *Stroke* **40**：2368-2374, 2009
19) Pope JV, et al：Multicenter study of central venous oxygen saturation (ScvO(2)) as a predictor of mortality

in patients with sepsis. *Ann Emerg Med* **55**：40-46, 2010
20) Guyatt GH, et al：Executive summary：antithrombotic therapy and prevention of thrombosis, 9th ed：American college of chest physicians evidence-based clinical practice guidelines. *Chest* **41**(2 Suppl)：7S-47S, 2012
21) ASHP Therapeutic Guidelines on Stress Ulcer Prophylaxis. ASHP Commission on Therapeutics and approved by the ASHP Board of Directors on November 14, 1998. *Am J Health Syst Pharm* **56**：347-379, 1999
22) Cook D, et al：A comparison of sucralfate and ranitidine for the prevention of upper gastrointestinal bleeding in patients requiring mechanical ventilation. Canadian Critical Care Trials Group. *N Engl J Med* **338**：791-797, 1998
23) Alhazzani W, et al：Proton pump inhibitors versus histamine 2 receptor antagonists for stress ulcer prophylaxis in critically ill patients：a systematic review and meta-analysis. *Crit Care Med* **41**：693-705, 2013
24) Hébert PC, et al：A multicenter, randomized, controlled clinical trial of transfusion requirements in critical care. Transfusion Requirements in Critical Care Investigators, Canadian Critical Care Trials Group. *N Engl J Med* **340**：409-417, 1999
25) Villanueva C, et al：Transfusion strategies for acute upper gastrointestinal bleeding. *N Engl J Med* **368**：11-21, 2013
26) Holst LB, et al：Lower versus higher hemoglobin threshold for transfusion in septic shock. *N Engl J Med* **371**：1381-1391, 2014
27) Carson JL, et al：Liberal versus restrictive transfusion thresholds for patients with symptomatic coronary artery disease. *Am Heart J* **165**：964-971, 2013
28) 厚生労働省「輸血療法の実施に関する指針」(改定版)
（http//www.mhlw.go.jp/new-info/kobetu/iyaku/kenketsugo/5tekisei39.html．2015 年 7 月 10 日閲覧）
29) Wandt H, et al：Therapeutic platelet transfusion versus routine prophylactic transfusion in patients with haematological malignancies：an open-label, multicentre, randomised study. *Lancet* **380**：1309-1316, 2012
30) Stanworth SJ, et al：A no-prophylaxis platelet-transfusion strategy for hematologic cancers. *N Engl J Med* **368**：1771-1780, 2013
31) Slichter SJ, et al：Dose of prophylactic platelet transfusions and prevention of hemorrhage. *N Engl J Med* **362**：600-613, 2010
32) Eisenhuber E, et al：Bedside chest radiography. *Respir Care* **57**：427-443, 2012

2 呼吸管理

長谷川隆一[*1] 五十野博基[*2]

> **Key Questions**
> 1. ICUにおける呼吸管理にはどのようなものがあるか
> 2. 呼吸管理の目的は
> 3. ICUの呼吸管理における理学療法士の関わりは，また果たすべき役割は

ICUにおける呼吸管理の目的と質管理

ICUでは低酸素血症や高炭酸ガス血症・呼吸性アシドーシスといったガス交換障害，あるいは換気ドライブと肺・胸郭運動のミスマッチに伴う頻呼吸や呼吸困難といった「呼吸不全」を併発する重症患者が多いため，呼吸管理にはかなりの労力が注がれる．呼吸不全はほかの臓器にも影響を与えてその後の治療を難しくすることに加え，呼吸困難は患者に強い苦痛をもたらし，せん妄発症の原因となりうる．さらに近年の呼吸管理では，酸素吸入や人工呼吸に加え，ネーザルハイフロー酸素療法（NHF：Nasal High Flow Oxygen Therapy）や非侵襲的陽圧換気療法（NPPV：Non-Invasive Positive Pressure Ventilation），体外式膜型人工肺（ECMO：Extracorporeal Membrane Oxygenation）といったさまざまな方法が取り入れられ，効果は高いものの管理は非常に複雑になり，これら高度な呼吸管理を行う場としてICUが用いられている．

例えば，重症敗血症や外傷，誤嚥性肺炎などの症例ではしばしば急性呼吸促迫症候群（ARDS：Acute Respiratory Distress Syndrome）を合併するが，「肺保護換気戦略」という低1回換気量と高めの呼気終末陽圧（PEEP：Positive End-Expiratory Pressure）を組み合わせた呼吸管理や腹臥位療法などがガイドラインに示され，それに準拠した治療が推奨されている．ほかにも急性呼吸不全に対してNPPVを行う場合，NPPVが継続可能か挿管・人工呼吸へ移行するかを適切に見極めなければならない．しかし，これらすべてをICUのスタッフのみで管理するには限界があり，先進的なICUでは臨床工学技士や薬剤師，管理栄養士などが協働してプロトコールを作成し，多職種で診療にあたることでICU管理の質を維持している．特に理学療法士が参加することで，離床や運動療法を用いた気道のクリアランスや人工呼吸器の早期離脱のみならず，せん妄の予防・予後改善に大きな期待が寄せられている．

[*1] Ryuichi Hasegawa/筑波大学附属病院水戸地域医療教育センター/水戸協同病院 救急・集中治療科
[*2] Hiroki Isono/同 総合診療科

酸素療法

1. 酸素療法の目的

急性呼吸不全に対する酸素療法は，重篤な低酸素血症による致命的な障害を防止するために行われる．急性期の動脈血酸素飽和度（SaO_2：Arterial Oxygen Saturation）の目標は一般に 90〜95％とされ，95％を超える SaO_2 の優位性（アドバンテージ）は明確ではない．

一方，酸素投与器具や流量により吸入酸素濃度が変化するので，酸素化障害の程度を見極めて必要な吸入酸素濃度が得られるように酸素の投与方法および流量を設定する．特に慢性閉塞性肺疾患（COPD：Chronic Obstructive Pulmonary Disease）の急性増悪など CO_2 ナルコーシスが懸念される病態では，パルスオキシメーターを用いて経皮的動脈血酸素飽和度（SpO_2：Percutaneous Arterial Oxygen Saturation）を 88〜92％程度に維持するよう酸素流量をこまやかに調節することが重要である．可能であればベンチュリーマスクやNHFを用いると厳密に酸素濃度を規定できる．なお，酸素投与で急激な CO_2 ナルコーシスをきたした場合は，吸入酸素濃度を下げ，マスクによる用手換気やNPPVを用いて換気量を増やし，CO_2 レベルを下げて意識レベルを改善させる．

2. 酸素療法機器（図1）

酸素療法機器は，大きく「低流量システム」「高流量システム」「リザーバーシステム」に分けられる．低流量システムには"鼻カヌラ"や"酸素マスク"があり，50％以下の吸入酸素濃度が得られる．ただし，酸素流量が一定でも一回換気量や呼吸のパターンにより吸入酸素濃度は大きく変化しうる．一方，高流量システムには，「ベンチュリーマスク」や「インスピロンマスク」などがあり，口元流量が多く正確に吸入酸素濃度を設定できるが，そ

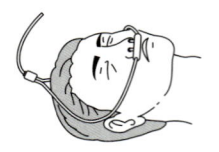

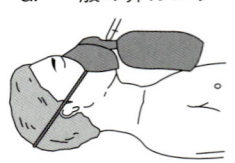

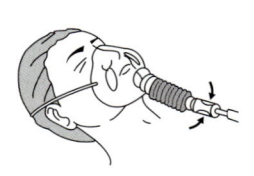

a. 一般の鼻カヌラ
b. ベンチュリーマスク（矢印の孔から空気が引き込まれる）
c. リザーバー付酸素マスク

図1 酸素投与のための器材

の構造上，高濃度酸素吸入はできない．リザーバーシステムには「リザーバー付き酸素マスク」があり，ほぼ100％近い高濃度酸素吸入が可能であるが，あくまでも緊急的な適応と考え，低酸素血症が重篤な場合はNPPVや挿管・人工呼吸といった高度な呼吸管理法を考慮すべきである．

酸素加湿については一般に酸素流量 3〜4 l/分までは必要ないとされる．酸素加湿を行う際は，加湿水の汚染を防止するため滅菌したボトルと蒸留水を用いるか，ディスポーザブルの加湿装置を用いる．

3. ネーザルハイフロー酸素療法

NHFとは，任意の酸素濃度の空気を加温・加湿し，高流量で鼻腔より吸入させる新しい酸素療法である．通常の経鼻カニューレにおける酸素流量は 0.5〜6 l/分程度であり，同時に周囲の空気を吸い込むために吸入酸素濃度は大きく変化する．NHFでは，ブレンダーを用いて吸気流速を上回る 30〜60 l/分の吸入気を発生させる「高流量システム」のため，吸入酸素濃度を一定に維持できるうえ，酸素濃度100％まで使用可能であり，酸素マスクより顔面へのストレスが少ないという利点がある．

その構造は，①酸素と空気を混合して，任

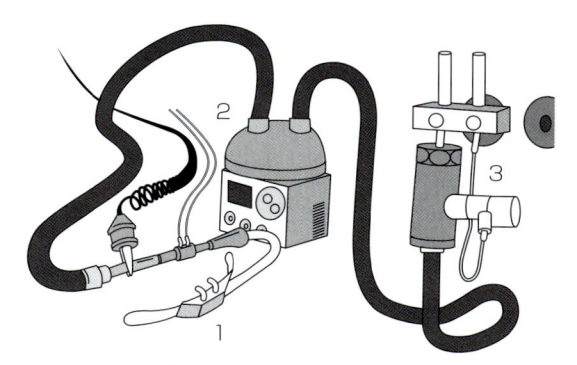

図2　NHF回路の模式図
1．専用鼻カヌラ，2．加温・加湿器，3．ブレンダー

意の酸素濃度の吸入気をつくるブレンダー，②高性能加温・加湿装置，③回路および専用鼻カニューレからなり（**図2**），ブレンダーには酸素配管と空気配管を必要とするものと酸素配管のみでベンチュリー効果によって空気を混合するものがある．NHFの効果について，通常の「酸素マスク」との比較では，NPPVの必要性や酸素化の低下が少ないという後ろ向きの検討や[1]，「ベンチュリーマスク」との比較では，有意に不快感が少なく，再挿管率も少ない（4% vs. 21%，$p=0.01$）[2]などの報告があるが，質の高いエビデンスは少ない．

　NHFは酸素濃度を自由に調節できることに加え，高流量の吸入気により鼻腔や口腔など解剖学的死腔に溜まった呼気を洗い出すことができるため，ガス交換や換気効率の改善，PEEP効果によるリクルートメントなど二次的な作用も期待されている．ただしNHFによるPEEP効果は口の開き加減によって変化し，その程度もせいぜい3〜5 cmH_2Oと考えられているので注意が必要である．また，加湿効率が高く，加湿装置の水の消費量が多いので，精製水の補充回数はかなり多くなる．

　NHFの普及により，従来NPPVや挿管・人工呼吸を必要とした症例の一部はNHFで管理可能となると思われ，装置自体はNPPVより軽く取り回しも楽なので，早期離床や運動療法中の呼吸管理として有用である．また，酸素濃度を自由に設定できることで高濃度酸素を必要とする症例にも対応でき，患者の受け入れのコンプライアンスを改善する可能性がある．欧米ではすでに在宅酸素療法や終末期の緩和ケアで用いる酸素投与機器として評価されている[3]．

非侵襲的換気療法

1．非侵襲的陽圧換気療法

　非侵襲的換気療法（NIV：Non-Invasive Ventilation）はマスクを用いて人工呼吸を行うもので，特にCOPD急性増悪や心原性肺水腫などで推奨度が高く，有用性が期待できる（**表1**）[4]．NPPVでは気管挿管を行わないため鎮痛・鎮静は不要か最小限で済み，意識は明瞭で会話や経口摂取も可能で理学療法にも協力的である場合が多い．また，NPPVでは高い気道内圧を用いることはできないが，マスクフィッティングが正しく行われ空気漏れ（リーク）が適正に調節されていれば，挿管・人工呼吸と同様に気道開存と換気補助を行うことができる．そのため，肺炎や喘息，抜管後の呼吸不全などでも用いられることが増え，理学療法に加えてマスクフィッティングや口腔ケアなど，ケアの習熟度が上がるにつれ成功率も高まってきている．

　NPPVに使用されるマスクには，「鼻マスク（ネーザルマスク）」「口鼻マスク（フェイスマスク）」「顔マスク（トータルフェイスマスク）」「ヘルメット」などがあるが，ICUの急性期ではフェイスマスクやトータルフェイスマスクが多く用いられている．ただし，マスクの受け入れには個人差があり，さまざまなタイプのマスクを症例により使い分けること，またストラップを締め過ぎないといったマスクフィッティングの工夫することが成功率を高めるには重要である．

表1　非侵襲的陽圧換気療法（NPPV）の適応疾患

推奨度	疾患および病態
A	COPD（Ⅰ），心原性肺水腫（Ⅰ），免疫不全の急性呼吸不全（Ⅱ），拘束性胸郭疾患（Ⅳ）
B	早期抜管（COPD合併でⅠ），周術期の呼吸不全（Ⅱ）
C	喘息（Ⅱ），間質性肺炎（Ⅳ），胸部外傷（Ⅱ），終末期（Ⅱ）

COPD：慢性閉塞性肺疾患，（　）はエビデンスレベル

　ICUで用いられるNPPV機器としては急性期用のBiPAP Vision®（レスピロニクス社），V60®（レスピロニクス社）などがあり，グラフィックモニターを装備し吸入酸素濃度を調節可能で，最大吸気流速も高く，さまざまな病態に対応可能である．また，V60®はバッテリーを内蔵しており，急な停電や移動時にも一定時間作動が保証されるため，安全性も高い．換気様式には持続性気道内陽圧（CPAP：Continuous Positive Airway Pressure），BiPAP（Bilevel Positive Airway Pressure），従圧式換気（PCV：Pressure Control Ventilation）などがある．CPAPは，気道に一定の陽圧をかけておくもので，心原性肺水腫など酸素化障害時に肺胞をリクルートするために使用する．BiPAPは高低2つの陽圧を用いてPEEPとプレッシャーサポートをかけるもので，COPDの急性増悪や抜管後呼吸不全など換気補助を行いたいときに用いられる．PCVはV60®に搭載され，挿管・人工呼吸と同様に吸気時間を決めて圧補助換気を行うことができ，自発呼吸の吸気時間が短すぎて頻呼吸となり，換気量が上がらないときなどに有用である．

　NPPVは挿管・人工呼吸よりも装着・離脱が容易であり，ベッドサイドで理学療法を行う際にも装着・非装着の両者を状況に応じて使い分けることが可能である．また，運動負荷を上げる場合は，あえてNPPVを装着したまま運動させることでより強い負荷量を与えることも可能なので，積極的に利用したい．

表2　陽陰圧体外式人工呼吸療法（BCV）の適応（文献5）より引用）

①COPDの急性増悪
②ARDS
③心不全
④先天性心疾患
⑤周術期に呼吸不全
⑥抜管後呼吸不全（再挿管回避）
⑦肺炎
⑧神経筋疾患

COPD：慢性閉塞性肺疾患，ARDS：急性呼吸促迫症候群

2．陽陰圧体外式人工呼吸療法

　陽陰圧体外式人工呼吸療法（BCV：Biphasic Cuirass Ventilation）は，1950年代に欧米で流行したポリオによる呼吸不全に対する「鉄の肺」という陰圧式人工呼吸器に由来する．鉄の肺は体全体を鉄製のタンクに入れ，その中を一定時間ごとに陰圧にすることで胸腔内を陰圧として吸気を補助したものであるが，しばしば気道閉塞をきたして換気量が得られず効果は限定的であった．現在用いられているBCVは，胸郭を覆うカプセル（キュイラス）の中を陰圧と陽圧の両方にコントロールすることで気道閉塞のリスクを減らし，大きな換気量を得られやすくなっている．

　ICUで用いやすいBCV機器としてはRTX®（メディベント社）がある．体格に応じてさまざまなサイズのキュイラスが提供されており，小児でも用いられる．BCVの適応としては，表2に示す病態がいわれているが[5]，いずれも絶対適応はなくBCVで不十分な場

合は速やかに別の呼吸療法を考慮する.

RTX®の換気モードとしては,「コントロールモード」「シンクロモード」「トリガーモード」「クリアランスモード」「持続陰圧モード」の5つがある. コントロールモードはPCVによる調節換気にあたり, 換気回数, I：E比（Inspiration Time/Expiration time；吸気時間と呼気時間の比）, 吸気圧, 呼気圧を設定する. 導入時の初期設定としては経験的に, 呼吸回数20回/分, 吸気圧−15〜−25 cmH$_2$O, 呼気圧＋5〜＋10 cmH$_2$Oで開始することが多い. シンクロモードとトリガーモードは, キュイラスに圧ラインを接続して患者の呼吸を捉えて同期するもので, 前者は吸気・呼気のタイミングに同調して圧支持換気（PSV：Pressure Support Ventilation）を行い, 後者は吸気のタイミングを合わせてPCVを行うものである. クリアランスモードは最大1,200回/分の振動を胸郭にかけることで, 喀痰を移動させ喀出を促すもので, 気道分泌の多い症例や神経筋疾患・呼吸器疾患による去痰不全例に用いる. 持続陰圧モードはキュイラス内に持続的に陰圧（−1〜−30 cmH$_2$O）をかけることで横隔膜を下げ, 機能的残気量を増やす効果が期待できる. SpO$_2$を上げたい場合は, RTX®側ではなく鼻カヌラやマスクを用いた通常の酸素投与を行うことになり, 吸入気酸素濃度（FiO$_2$：Fractional Concentration of Inspired Oxygen）は使用する機器や酸素流量により変化しうる.

BCVの問題としては, 装着時間が長いと皮膚障害を招いたり, 体動制限によりかえって離床が遅れたりすることがある. また, 換気量を測定できないため, 思いがけない換気不良により低酸素や高二酸化炭素血症をきたすこともあるため注意する.

気管挿管・人工呼吸療法

1. 通常の挿管・人工呼吸管理

重症の呼吸不全やNHF・NIVで改善の得られない症例, また, 意識障害や循環不全・ショックなどにより気道確保が必要な症例では, 気管挿管・人工呼吸療法が行われる. 挿管・人工呼吸では, 気管チューブによる咽頭痛や気管吸引時の苦痛を伴うため, ほとんどの症例で鎮痛・鎮静薬の投与が必要となり, また会話も困難となるためケアにかかわる医療者は文字盤の使用や唇の動きから, あるいは患者の気持ちを予想するなどしてコミュニケーションを取ることになる. 痛みやコミュニケーション不良は, 患者の不安とストレスを増加させ, その結果, 免疫力の低下や創傷治癒の遅延などの弊害を誘発することが知られており, ICUのすべての医療者は積極的に患者の苦痛を減らしストレスの軽減に努める必要がある.

挿管・人工呼吸で用いられる換気様式は「調節換気」と「補助換気」に分けられ, 前者は自発呼吸がない場合に間欠的に陽圧換気を行うもので, 自発呼吸がある場合は後者を用いることになるが, 現在の人工呼吸器は患者の自発呼吸を感知する機構（トリガー）を有しており, 特に意識してこれらを使い分けることはない. 補助換気には, 補助/調節換気（A/C：Assist/Control Ventilation）, 同期式間欠的陽圧換気（SIMV：Synchronized Intermittent Mandatory Ventilation）やPSV, CPAPなどがあり, いずれも自発呼吸をトリガーし, それに合わせて送気することで換気を補助する. また, A/CおよびSIMVには, 従量式換気（VCV：Volume Control Ventilation）とPCVがあり, 前者は設定した「一回換気量」を設定した「流速」で一定時間ごと, または患者の自発呼吸に合わせて送気し, 後者は補助する「吸気圧」を設定した時間（「吸気時間」）でや

表3 人工呼吸器のモードと設定換気項目

換気モード	設定項目
従量式換気（VCV）	一回換気量（TV），吸気流速（Vi），呼吸数（RR），呼気終末陽圧（PEEP），吸入酸素濃度（FiO$_2$），プレッシャーサポート（PS），トリガーレベル（TL）
従圧式換気（PCV）	吸気圧（Pi），吸気時間（Ti），RR，PEEP，FiO$_2$，PS，TL
圧支持換気（PSV）	PS，PEEP，FiO$_2$，TL，呼気ターミネーション，立ち上がり時間（RT）
持続性気道内陽圧（CPAP）	CPAP レベル，FiO$_2$，TL

表4 人工呼吸関連肺炎予防バンドル 2010 改訂版（VAP バンドル）（文献8）より引用）

Ⅰ．手指衛生を確実に実施する
Ⅱ．人工呼吸器回路を頻回に交換しない
Ⅲ．適切な鎮静・鎮痛をはかる，特に過鎮静を避ける
Ⅳ．人工呼吸器からの離脱ができるかどうか，毎日評価する
Ⅴ．人工呼吸中の患者を仰臥位で管理しない

はり間歇的に送気する（設定項目は表3）．近年は，気道内圧を低く管理できて，自発呼吸との同調性に優れるPCVが多く用いられる傾向にある．

一方，挿管・人工呼吸の弊害として，非生理的な気道内陽圧や過大な肺胞の伸展刺激により生じる「人工呼吸器誘発肺損傷（VILI：Ventilator Induced Lung Injury）」がある．これは気道内陽圧が関連する「圧損傷（varotrauma）」，過大な一回換気量が関連する「容量損傷（volutrauma）」，無気肺が関連する「虚脱性損傷（atelectrauma）」，免疫反応が関連する「炎症性損傷（biotrauma）」などに分けられ，気胸や縦隔気腫などの漏気に加え，炎症細胞の遊走や炎症性メディエータの産生増加を招いて肺組織の線維化や遠隔臓器の臓器障害を引き起こすと考えられている．従来VILIはARDSのような重篤な病態で生じると考えられていたが，その後の検討で通常の肺でも高い気道内圧や過大な一回換気量で換気を行うと肺の酸素化が悪化し，血中の炎症性メディエータの量が増加することが示された[6]．したがって，通常の換気設定においても，できるだけ肺にストレスを与えないことを心がけたい．

また，人工呼吸開始後48時間以上が経過した後に肺炎が新たに生じる場合があり，これは「人工呼吸器関連肺炎（VAP：Ventilator Associated Pneumonia）」と呼んで注目されている．というのも，ICUでVAPを生じると死亡率が著明に上昇することが示されたためである[7]．VAPは気管チューブを伝って口腔内や回路内の病原微生物が気道内に落ち込んで感染するもので，いわゆる「院内肺炎」である．「VAPバンドル（表4）[8]」と呼ばれる予防策によって予防しうることが明らかとなったため，国内外で感染サーベイランスの対象となりICUのケアに大きな影響を与えた．VAPバンドルではスタッフへの教育やチーム医療の重要性にも言及され，離床や気道クリアランス，鎮痛・鎮静管理などVAP予防への対策では理学療法士の役割は非常に大きなものがある．

2．特殊な人工呼吸管理

1）腹臥位人工呼吸

通常の人工呼吸管理で改善しない酸素化不良や低換気があり，加えて，主に肺の背側に肺炎や無気肺などの病変が存在する場合は，「腹臥位」として陽圧人工呼吸を行うことでガス交換の改善が期待できる．腹臥位によるガス交換改善の機序としては，①横隔膜運動の改善，②換気血流比の適正化，③背側の気道分泌物のドレナージ，④背側肺のリクルートメント，などが考えられる．

なお，ARDS 症例を対象とした検討では，従来，腹臥位人工呼吸の効果は酸素化の改善のみと限定的であったが[9,10]，2013 年に報告された Guérin ら[11]の重症 ARDS 576 症例を対象としたランダム比較対照試験（RCT：Randomized Controlled Trial）では，腹臥位は酸素化の改善のみならず死亡率を低下させた．ただし，この研究では対象症例の P/F 比（PaO_2/FiO_2）は 150 未満と重症例で，さらに 1 日 16 時間以上という長時間の腹臥位を行っており，実臨床で同様に行うにはかなりの労力と習熟を要すると思われる．

患者を腹臥位にする手順として，①人手と枕などの必要物品を集める，②点滴ルートを延長して体軸方向に揃える，③両上肢を体幹につけたまま 90°ずつ回転してゆく，④下になったほうの上肢を対側に引き抜く，⑤胸・鼠径部に枕を挿入し顔面・腹部を除圧する，⑥顔は左右どちらでも向きやすい方向に向けて，タオルなどを敷いて安定させる，⑦長時間の腹臥位で褥瘡をつくらないように，1～2 時間程度で圧迫部位を除圧し，顔の向きを変えるなどを行う．腹臥位人工呼吸を行う際には，理学療法士が積極的に関わって合併症の予防に努め，リスクおよび効果の評価を行うことが望ましい．

2）リクルートメント手技

リクルートメント手技は，PEEP では開かない末梢の虚脱肺胞に対し，気道内に比較的高い圧を一定時間負荷することで再拡張させる方法である．用手的に行う場合や人工呼吸器の設定を変更して行う場合があり，いずれの場合も，胸腔内圧の上昇による心拍出量の低下および血圧低下，高い気道内圧による肺の圧外傷（barotrauma）などが懸念される．

聴診所見や CT（computed Tomography），超音波検査などにより背側に無気肺が存在する場合や，酸素化障害が著しく高めの PEEP 値を必要とする場合などで適応となる．「40-40 法」（40 cmH$_2$O の気道内圧で 40 秒維持する）[12]や「3-breaths method」（PEEP と最高気道内圧を同時に上げて 3 呼吸維持し維持圧へ下げる，維持圧の目標 P/F＞450 を維持）[13]などいくつかの方法が検討されたが，いずれも短時間の酸素化改善効果にとどまり，また ARDS の晩期や長期人工呼吸患者では効果が減弱することもいわれている[14]．しかし，リスクを十分認識して行うことで迅速に酸素化の改善が得られる場合もみられることから，FiO$_2$ が高めの症例では試みてもよいと思われる．

3．人工呼吸器離脱

全身状態が安定してくれば，鎮静を切るか浅くして，1 日 1 回人工呼吸器離脱の評価を行う．このとき自発呼吸があれば，人工呼吸器設定を最低限の PSV 5 cmH$_2$O ＋ PEEP 3～5 cmH$_2$O としてバイタルサイン，SpO$_2$，呼吸パターンと呼吸困難，血液ガス，気道分泌物の量などを観察する．これを自発呼吸トライアル（SBT：Spontaneous Breathing Trial）と呼び，欧米のガイドライン[15]で推奨されている離脱方法である．SBT の手順を**表 5** に示す[16]．SBT を毎日行うことで人工呼吸時間が短縮し，鎮静管理と合わせると長期予後が改善する可能性も示されている[17]．

挿管・人工呼吸導入後 2 週間を過ぎても人

表5 自発呼吸トライアル（SBT）の手順 （文献16）より引用）

【SBT 開始基準】
- 頭蓋疾患への治療が十分行われており，全身状態が安定
- 急な発熱なし，感染コントロール良好
- カテコラミンが大量に投与されていない
- PEEP 3～5 cmH$_2$O で，PaO$_2$/FiO$_2$＞200（FiO$_2$ 0.5 で PaO$_2$＞100 mmHg）

【SBT プロトコール】
1. 上記を満たせば朝 8 時に鎮静 OFF，またはデクスメデトミジンに変更（鎮痛薬は継続）
2. 覚醒レベルをみながら SBT 開始（PS 3～5 cmH$_2$O，PEEP 3～5 cmH$_2$O）
3. 30 分～2 時間で結果判定（抜管基準：P/F 比＞200, f/VT＜80, 意識清明，指示動作 OK・新たな脱力・麻痺なし）
4. 抜管可能なら直ちに抜管し，酸素療法へ
5. SBT は 1 日 1 回とし，クリアできなければ元の設定に戻して翌日再度 SBT（明日までに離脱不能の原因を解除）
6. SBT は 2 時間以上行わない
7. SBT の過程および結果はカルテに記録し共有する

PEEP：呼気終末陽圧，PaO$_2$：動脈血酸素分圧，FiO$_2$：吸入酸素濃度，f/VT：呼吸数/一回換気量

工呼吸器離脱が困難，あるいは自力で気道の確保が困難な病態が合併するなど気管チューブの抜管が困難な状態が継続する場合は，一般に気管切開を考慮する．気管切開の方法としては，外科的に皮膚切開を行って気管切開口を作成する方法（外科的気管切開）と経皮的に気管内に挿入したガイドワイヤーを介して気管切開口を拡張し気管切開チューブを留置する方法（経皮気管切開）があり，後者には専用のキットを用いる．

体外式膜型人工肺

患者の自己肺のガス交換能が著しく低下し，肺保護換気戦略に加え腹臥位や筋弛緩薬の使用後も血液ガス値の目標がクリアできない場合，あるいは呼吸不全に循環不全を合併し酸素運搬ができない場合など，近年 ECMO が用いられるようになった．ECMO は患者の血液をポンプで「脱血」し，人工肺でガス交換を行った後に「送血」することでガス交換を部分的に代替し呼吸不全を改善させる，いわゆる体外循環の一つである．

一方，ECMO は侵襲性が高く，莫大な医療コストを要する救命処置の一つなので，導入にあたっては適応の厳格化が求められる．したがって，一般には ARDS など可逆性のある病態で，あまり高齢ではないこと，悪性疾患の合併がないことなどが基準となる．国際機関 ELSO（Extracorporeal Life Support Organization）のガイドラインによれば，ECMO 自体の死亡リスク（50%）を超える死亡率が想定される病態において ECMO を考慮，さらに患者死亡率が 80% 以上と想定される場合は，直ちに ECMO を導入するとしている（表6，7）[18]．

ECMO は，血管へのアクセス方法により，①静脈脱血-静脈送血（VV：Venovenous）ECMO，②静脈脱血-動脈送血（VA：Venoarterial）ECMO に分類される．また前者は主に呼吸の補助のみを行うことから「pulmonary ECMO」，後者は呼吸と循環補助の両者を行うことから「cardiac ECMO」と呼ばれる場合もあり，特に後者は，わが国では経皮的心肺補助装置（PCPS：Percutaneous Cardiopulmonary Support）という呼び方が一般的である．国際的には，ECLS（Extracorporeal Life Support）とも呼ばれている．脱血路としては

表6 成人呼吸不全に対する体外式模型人工肺（ECMO）導入基準（文献18より引用）

1. さまざまな原因による低酸素性呼吸不全
   a. 死亡率50%以上
      ：$PaO_2/FiO_2<150$（$FiO_2>90\%$）かつ/または*Murray score 2〜3
      →ECMO考慮
   b. 死亡率80%以上
      治療開始より6 hr以上経過しても，$PaO_2/FiO_2<100$（$FiO_2>90\%$）かつ/または*Murray score 3〜4
      →ECMO導入
2. 吸気プラトー圧>30 cmH₂OでもCO₂貯留
3. 重度の空気漏出症候群
4. 気管挿管が必要な肺移植予定患者
5. 急速進行性の呼吸・循環虚脱例（治療抵抗性の肺塞栓や窒息）

＊：Murray score：lung injury scoreと同義，PaO_2：動脈血酸素分圧，FiO_2：吸入酸素濃度，CO_2：二酸化炭素

表7 除外基準（文献18より引用）

1. 7日間以上にわたる高い設定の人工呼吸管理（$FiO_2>90\%$，吸気プラトー圧>30 cmH₂O）
2. 薬剤による重度の免疫不全（好中球<400/μl）
3. 最近のまたは広がる可能性のある脳出血
4. 不可逆的な重度の併存症（重度脳障害や悪性腫瘍の終末期）
5. 原則年齢制限はないが，高齢者ではリスクが増加

ECLSの絶対的な除外基準はなく，個々の症例でその危険性と有益性を客観的に評価．上記の条件では効果を期待しにくいため相対的に除外とみなす．FiO_2：吸入酸素濃度

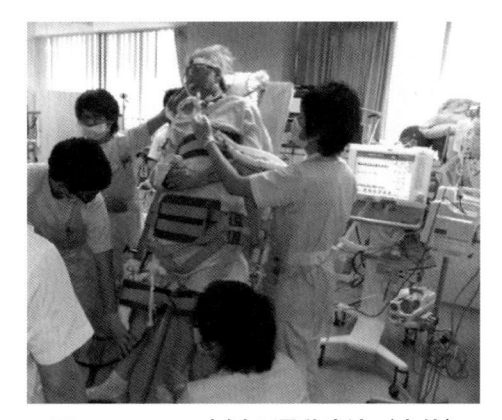

図3 ECMO症例の運動療法（立位）
理学療法士，臨床工学技士，看護師，医師など多職種で安全を確保しながらチルトテーブルを用いて立位訓練を行っている．ECMO：体外式模型人工肺

成人の場合，右内頸静脈または大腿静脈（下大静脈），送血路としてはVVでは右内頸静脈または大腿静脈，VAでは大腿動脈を選択することが多い．

成人へのECMOは1970年頃から用いられるようになり，はじめは良好な成績が得られず臨床使用は広まらなかったが，高流量のVV ECMOが行われるようになると徐々に成績が改善し，2009年の「CESAR study」ではRCTによってECMOによる生存率の改善が示された[19]．この結果を受けて，現在はARDSやインフルエンザによる肺傷害にECMOが積極的に用いられるようになり患者の予後改善に寄与している．

呼吸不全にECMOを用いると，人工呼吸器の吸気圧やPEEP，FiO_2は低めに設定できるため，肺のストレスをかなり減らすことができる．また，呼吸が楽になることで鎮痛管理が適切であれば，鎮静薬を中止し患者を覚醒させることも可能である．これによりECMO装着下であっても理学療法や離床を進めることができる．筆者らは以前，VV ECMO

使用中の症例において理学療法士を始めとする多職種の取り組みにより，回路の事故抜去を防止しつつ関節可動式訓練や立位訓練が安全に施行できることを報告した（**図3**）．これにより，気道分泌物のドレナージが改善し肺胞のリクルートメントが得られると同時に，環境整備や睡眠管理を行うことでせん妄予防効果も期待できる．ECMO中であっても理学療法が重要であることは言うまでもなく，多職種の効果的な参加を促すためには理学療法士のリーダーシップが必須である．

> **Conclusion**
>
> ICUにおける呼吸管理としては，酸素療法（ネーザルハイフロー酸素療法を含む），非侵襲的換気療法，挿管・人工呼吸療法（気管切開を含む）が一般的である．呼吸管理の目的は，ガス交換を正常に維持して他の臓器への酸素供給を十分行うとともに呼吸困難による苦痛を除き，また，気道を確保して気道分泌物のクリアランスを維持することにある．一方，呼吸不全が重篤な場合や，循環が不安定なら体外式膜型人工肺の適応となる．ICUにおいて，効果の高い高度な呼吸管理を行うためには多職種連携が欠かせず，理学療法士によるリーダーシップが大きな役割を果たす．

文献

1) Parke RL, et al：A preliminary randomized controlled trial to assess effectiveness of nasal high-flow oxygen in intensive care patients. *Respir Care* 56：265-270, 2011
2) Maggiore SM, et al：Nasal high-flow vs Venturi mask oxygen therapy after extubation：effects on oxygenation, comfort and clinical outcome. *Am J Respir Crit Care Med* 190：282-288, 2014
3) Boyer A, et al：Prognostic impact of high-flow nasal cannula oxygen supply in an ICU patient with pulmonary fibrosis complicated by acute respiratory failure. *Intensive Care Med* 37：558-559, 2011
4) 日本呼吸器学会NPPVガイドライン作成委員会（編）：NPPV（非侵襲的陽圧換気療法）ガイドライン改訂第2版．南江堂，2015, pp58-111
5) Linton DM：Cuirass Ventilation：A Review and Update. *Crit Care Resusc* 7：22-28, 2005
6) Serpa Neto A, et al：Association between use of lung-protective ventilation with lower tidal volumes and clinical outcomes among patients without acute respiratory distress syndrome：a meta-analysis. *JAMA* 308：1651-1659, 2012
7) Mirsaeidi M, et al. Predicting mortality in patients with ventilator-associated pneumonia：The APACHE II score versus the new IBMP-10 score. *Clin Infect Dis* 49：72-77, 2009
8) 日本集中治療医学会ICU機能評価委員会：人工呼吸関連肺炎予防バンドル2010改訂版．2010年11月12日．http://www.jsicm.org/pdf/2010VAP.pdf（2015年6月26日閲覧）
9) Abroug F, et al：The effect of prone positioning in acute respiratory distress syndrome or acute lung injury：a meta-analysis：areas of uncertainty and recommendations for research. *Intensive Care Med* 34：1002-1011, 2008
10) Sud S, et al：Prone ventilation reduces mortality in patients with acute respiratory failure and severe hypoxemia：systematic review and meta-analysis. *Intensive Care Med* 36：585-599, 2010
11) Guérin C, et al：Prone positioning in severe acute respiratory distress syndrome. *N Engl J Med* 368：2159-2168, 2013
12) Ferguson ND, et al：Combining high-frequency oscillatory ventilation combined with recruitment maneuvers in adults with acute respiratory distress syndrome, the Treatment of Oscillation and Open Lung Strategy (TOOLS) Trial pilot study. *Crit Care Med* 33：479-486, 2005
13) Haitsma JJ, et al：Lung protective ventilation in ARDS：the open lung maneuver. *Minerva Anestesiol* 72：117-132, 2006
14) Grasso S, et al：Effects of recruiting maneuvers in patients with acute respiratory distress syndrome ventilated with protective lung strategy. *Anesthesiology* 96：795-802, 2002
15) MacIntyre NR, et al：Evidence-based guidelines for weaning and discontinuing ventilatory support：a

collective task force facilitated by the American College of Chest Physicians ; the American Association for Respiratory Care ; and the American College of Critical Care Medicine. *Chest* **120(6Suppl)**：375S-395S, 2001
16) 長谷川隆一，他：自発呼吸トライアル（SBT）による人工呼吸離脱プロトコールの実用性と安全性—心臓血管外科術後症例の検討．ICUとCCU **32**：311-318, 2008
17) Girard TD, et al：Efficacy and safety of a paired sedation and ventilator weaning protocol for mechanically ventilated patients in intensive care（Awakening and Breathing Controlled trial）：a randomised controlled trial. *Lancet* **371**：126-134, 2008
18) Extracorporeal Life Support Organization（ELSO）. General Guidelines for all ECLS Cases. https://www.elso.org/Portals/0/IGD/Archive/FileManager/929122ae88cusersshyerdocumentselsoguidelinesgeneralalleclsversion1.3.pdf（2015年6月29日閲覧）
19) Peek GJ, et al：CESAR trial collaboration. Efficacy and economic assessment of conventional ventilatory support versus extracorporeal membrane oxygenation for severe adult respiratory failure（CESAR）：a multicentre randomised controlled trial. *Lancet* **374**：1351-163, 2009

3 循環管理

大塚将秀[*1]

> **Key Questions**
> 1. 該当領域にはどのような管理の方法があるか
> 2. 目的と方法は何か
> 3. 実施にあたってはどのように評価するのか，また注意点は何か

はじめに
―循環系の存在意義のおさらい

　体の小さな単細胞動物では，体内の代謝で必要とする酸素と栄養素は，すべて体表からの拡散現象で供給され，それで不自由はなかった．しかし，多細胞動物に進化して大きくなった個体は，拡散現象だけで体の深部の細胞にまで酸素や栄養素を届けることができなくなり，体液を流して体内の環境を均一にする必要が生じた．これが原始循環系である．原始循環系では，重力や体の動きなどで体液は受動的に流れるにすぎなかったが，さらに個体が巨大化して運動も鋭敏活発になると酸素と栄養素の供給が不足するようになり，ポンプ機能をもつ心臓が発生して体液は能動的に循環するようになった．

循環管理の目標

1．目　標

　循環系の存在意義は，体内の細胞が必要とする酸素と栄養素を確実に届けることである．酸素と栄養素の供給量の減少は，直ちに細胞の機能低下を招き，それが遷延すると細胞死という不可逆的な障害を生じる．特に，酸素の貯蔵量は消費量に対して少ないので，循環系の管理目標は「体の隅々の細胞まで必要とする酸素の供給を維持すること」と言い換えることができる．

　もう一つ,別な視点からの管理目標がある．それは，その患者の循環系が過負荷にならないように監視することである．健常な循環系でも過剰な負荷は避けなければならないが，虚血性心疾患やうっ血性心不全などの合併症をもつ患者では許容される負荷がさらに制限される．

2．循環の基礎

1）心臓の機能

　心臓が収縮して血液を送り出すためには，心臓は収縮前に血液で充満していなくてはな

[*1] Masahide Ohtsuka／横浜市立大学附属市民総合医療センター集中治療部

らない．これを前負荷（preload）という．心臓全体についてみれば，全身の組織から戻る血液量が前負荷となる．血液の拍出で重要な働きをする心室について考えれば，前負荷は収縮する直前，すなわち拡張終期の容量になる．容量は超音波検査で計測できるが，心室は弾力性をもった袋なので圧力の測定でも容量を推定することができる．このために測定される圧が中心静脈圧（CVP：Central Venous Pressure）である．CVPは右心房に近い大静脈内で測られるが，拡張期には房室弁である三尖弁が開いているので，右心室圧と等しくなる．右心室からは，その前負荷に応じて血液が拍出されるが，右心室機能や肺血管などに異常がなければ，それがそのまま左心室の前負荷となる．

心筋も含め，一般に筋肉は収縮する直前の線維長が伸ばされて長いほど強い収縮力を発生する．したがって，前負荷が大きいほど収縮力も強くなり，より多くの血液を拍出することができる．一方，あまりにも心筋線維が伸ばされていると，収縮力は逆に低下する．これらの関係をStarlingの心臓の法則（**図1**）という．

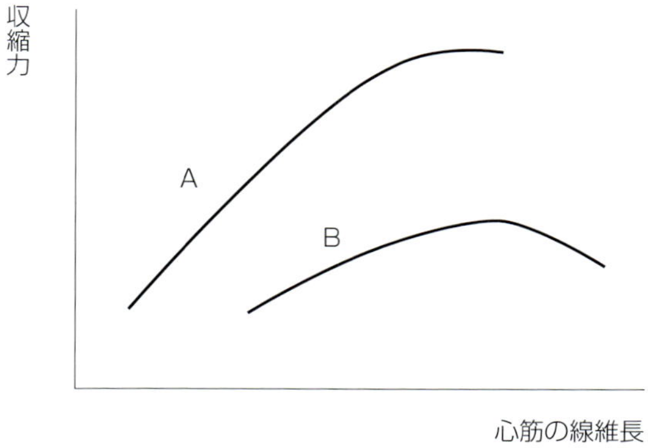

同じ前負荷が与えられても，心筋収縮力の強さによって拍出される血液量は異なる．心筋梗塞による壊死のほか，心筋症や心筋炎などで収縮力は低下する．カテコラミンなどアドレナリンβ_1受容体刺激作用のある薬物は，心筋の収縮力を増強する．

左心室が一定の力で血液を送り出そうとした時，大動脈の圧が低ければ多くの血液を送り出すことができる．しかし，大動脈圧が高ければ送り出される血液量が少なくなる．この大動脈圧のことを後負荷（afterload）という．

2）末梢の循環

循環系の目的は，末梢に酸素と栄養素を送ることなので，血液が末梢を適切に灌流して

図1 Starlingの心臓の法則
横軸は前負荷，縦軸は心収縮力・心拍出量に相当する．Aは健常な心臓，Bは心筋収縮力が低下した心臓

いることが最も重要な点となる．末梢の循環は，灌流の原動力となる平均血圧と血液の流れを妨げる要素である血管抵抗で規定される．低すぎる平均血圧では，当然末梢灌流不全を生じるが，動脈硬化性病変の存在や交感神経の過緊張で動脈の収縮が強いと，平均血圧が一般的な値に保たれていても循環不全になることがある．また，動脈硬化性病変の分布の偏りや部分的な動脈狭窄があると，局所的な循環不全を生じることもある．

循環管理に使用する薬剤

1．アドレナリンβ_1受容体作動薬

アドレナリンβ_1受容体は，固有心筋細胞，洞結節細胞，刺激伝導系細胞にあり，刺激されると固有心筋では収縮力の増強，洞結節細胞では心拍数を決定するペースメーカーレートの増加，刺激伝導系細胞では伝導の促進を起こす．その結果，心拍数の増加と心収縮力の増強に起因する心拍出量の増加をもたらす．アドレナリンβ_1受容体作動薬には，アドレナリンのほか，ノルアドレナリン，ドブタミン塩酸塩，ドパミン塩酸塩，イソプロテレノールなどがある．間接的に同じ効果を示す

薬物に，ホスホジエステラーゼⅢ（PDE Ⅲ）阻害薬がある．

2．血管拡張薬

血圧が高いと各臓器の出血性合併症が増加するので，適正な圧まで下げる必要がある．心臓にとっては，後負荷が増大するので心筋の仕事量が増加し，心筋酸素消費量が増加する．虚血性心疾患を合併している場合には，発作の誘発因子となる．収縮力が低下している心臓では心拍出量が減少する可能性もある．このようなときに血管拡張薬を投与すると，後負荷が減少して心拍出量が増加することもある．血圧は低下するが，心拍出量が増加すれば循環系の目的である「血液を流すこと」に関して改善したことになる．

動脈に作用する血管拡張薬には，カルシウム拮抗薬，アンジオテンシンⅡ受容体拮抗薬，アドレナリンα_1受容体拮抗薬，高用量のニトログリセリン（およそ$1\,\mu g/kg/min$以上），アドレナリンβ_2受容体刺激薬などがある．

冠動脈が狭窄して心筋虚血を生じている場合は，冠動脈拡張薬の投与が有効である．冠動脈拡張作用のある薬物には，亜硝酸薬（ニトログリセリン，硝酸イソソルビドなど），ニコランジルがある．攣縮による冠動脈狭窄にはベラパミルが有効である．

うっ血性心不全では，容量血管である太い静脈の拡張薬を投与することで前負荷が減少して症状が改善する．静脈拡張薬には亜硝酸薬がある．

3．血管収縮薬

末梢血管の拡張や心拍出量減少のために血圧が低下している場合，血管収縮薬の投与で血圧を上昇させることができる．血管収縮薬には，ノルアドレナリン，アドレナリン，高用量のドパミン塩酸塩，フェニレフリン塩酸塩，バソプレシンなどがある．

4．抗不整脈薬

刺激伝導系の異常や固有心筋の被刺激性亢進に起因する頻脈性不整脈に有効な抗不整脈薬には，アドレナリンβ_1受容体遮断薬，ナトリウムチャネル遮断薬，カルシウム拮抗薬，カリウムチャネル遮断薬，マグネシウムなどがある．洞徐脈の場合には，硫酸アトロピンやアドレナリンβ_1受容体刺激薬が適応となる．

循環管理に使用する機器

1．直流除細動器

直流除細動器は，頻拍性不整脈を生じている場合に，外部から強い電流を流して心筋や刺激伝導系細胞の電気活動をリセットするために用いられる．一般的には体表から通電するが，開胸手術時は直接心筋に通電する．頻回に除細動を必要とする不整脈では，体内に埋め込むものもある．ペースメーカーに除細動機能を備えたものもある．

従来の機種は，1回の通電で一方向の電流が流れる（単相性）だけだったが，最近の機種は途中で極性が反転する二相性の放電方式に変わっている．二相性のほうが少ないエネルギーでも除細動効果が高いとされている．単相性と二相性では，除細動時に設定するエネルギー量が異なるので，使用する機種の種類を知っておかなければならない．簡単な見分け方は，設定可能な最大エネルギー量が360 J（ジュール）ならば単相性，300 Jならば二相性である．

心室細動に対して用いる初回のエネルギー量は，単相性の場合は360 J，二相性で矩形波出力場合は120 J，漸減波出力の場合は150～200 Jである．心房細動に対して用いる時は，単相性では100～200 J，二相性では100～120 J，心房粗動や上室性頻拍では50～100 Jとする．

表1 ペーシングの種類

1. **体外ペーシング：ジェネレータが体外にあるものをいう**
   - 経皮体外ペーシング：通電するための電極を皮膚に貼付し，経皮的に通電を行う．大きな刺激電流を必要とし，意識下では疼痛が強い．ペーシングの確実性も低いが，緊急時に最も短時間でペーシングすることができる．通常は，経静脈的にペーシングワイヤーを留置するまでの一時的な対応として用いられる
   - 経静脈体外ペーシング：通電するためのペーシングワイヤーを内頸静脈，鎖骨下静脈，大腿静脈などから経静脈的に右心室に留置し，体外に置いたジェネレータに接続して使用する．電極は心筋壁に接触しているだけなので，体動や換気運動に伴ってペーシング不全になることがある．数日経過すると接触抵抗が増大してペーシングが困難になることもある．使用期間は1～2週間程度が目安で，それ以上ペーシングが必要な場合は，埋め込み型の永久ペーシングに移行するかワイヤーの入れ替えを考慮する
   - 心外膜体外ペーシング：外科手術時に，心外膜にペーシングリードを留置し，体外のジェネレータに接続して使用する．周術期の一時的なペーシング目的に使用される
2. **埋め込み型ペーシング：ジェネレータが体内に埋め込まれているものをいう**
   - 経静脈ペーシング：通電するためのペーシングワイヤーは鎖骨下動脈などから経静脈的に右心室や右心房に留置し，胸部や腹部の皮下に埋め込んだジェネレータに接続して使用する．ワイヤーの先端には特殊な加工が施されていて，留置から数日経つと内膜組織と一体化するため，長期にわたって良好な導通状態を保つことができる．その代わりワイヤーを抜去することは困難で，断線しても交換できない．長期使用を念頭においた方法で，ジェネレータのバッテリーが消耗したら交換して使用する
   - 心外膜ペーシング：外科的に小開胸して心外膜にペーシングワイヤーを縫合し，皮下に埋め込んだジェネレータに接続して使用する．経静脈ペーシングでは，右心房と右心室にしかアプローチできないが，心外膜ペーシングは左室ペーシングが可能である．右室ペーシングでは，左室の収縮が遅れて心機能が維持できない場合などに用いられる．他の目的の開胸手術と同時にペースメーカー植え込み術を行う場合も，この方法が用いられる

直流除細動の絶対適応は，心室細動と脈の触れない心室性頻拍である．薬物治療が無効な上室性不整脈や脈の触れる心室性頻拍は，相対的適応となる．心電図がフラットな心静止は適応とならない．

2. ペースメーカー

なんらかの理由で心拍数が減少して循環不全に陥っている場合に，外部から電気的刺激を与えて心拍数を増加させる目的で使用するのがペースメーカーである．ペーシングの方法には，ジェネレータと呼ばれる本体を置く場所と電流を流す経路で，**表1**のような種類がある．ペーシングの方式は国際的に定められた3～5文字のアルファベット[1]で表される（**表2**）．適応となる病態には，洞結節の機能が低下して適切な刺激を発生できない場合（洞機能不全症候群）と刺激伝導系の障害で電気的興奮が伝達できない場合（完全房室ブロック，洞房ブロックなど）がある．ペーシングモードは，病態と緊急度に応じて選択する．洞機能不全症候群では，心房リードのみを留置して心房ペーシング（AOOなど）を行う．しかし，心房リードを留置する時間的余裕がない緊急時には，心室ペーシングを行うことになる．完全房室ブロックでは心室ペーシング（VVIなど）が必須となる．心機能が低下した症例では，生理的な心収縮に近い効果が得られるDDDなどが選択される．さらに心機能が低下している場合は，右室と左室の収縮を同期させる目的で，両心室心外膜ペーシングを行うことがある．

リハビリテーションに関して気を付けることは，ペースメーカーの誤動作を起こさないようにすることである．前胸部（心臓）への物理的な刺激は，不整脈を誘発するリスクがあるが，それによってペースメーカーも誤動作する可能性がある．一時ペーシングの場合，

表2 ペーシングの方式

1 文字目：ペーシングする部位
　A：心房　V：心室　D：心房と心室
2 文字目：センシングする部位
　A：心房　V：心室　D：心房と心室　O：センスせず
3 文字目：電気活動をセンスした時の動作
　O：センスせずにペーシングを実施
　I：抑制（電気活動をセンスした場合はペーシング出力を出さない）
　T：同期（電気活動をセンスするとそれに同期してペーシング出力を出す）
　D：同期＆抑制（心房の電気活動をセンスしたらそれに同期して心室をペーシングし，心室の電気活動をセンスしたらペーシング出力を抑制する）
4 文字目：心拍応答機能
　O：機能なし
　R：機能有り（体動や体温に反応してペーシングレートを増加させる）
5 文字目：抗頻拍作用
　O：機能なし
　P：ペーシング
　S：電気ショック
　D：ペーシング＆電気ショック

例）
AOO：センスなし，設定リズムで心房をペーシング
AAI：心房をペーシング，心房の電気活動をセンスしたらペーシング出力を抑制
VVI：心室をペーシング，心室の電気活動をセンスしたらペーシング出力を抑制
DDD：電気活動をセンスしなければ，心房→心室の順にペーシング，心房の電気活動をセンスして心室の電気活動がなければ心房の電気活動の一定時間後に心室をペーシング，心室の電気活動があればペーシング出力を抑制

ペーシングリードは心筋に固定されていないので，体位変換などでリードが心筋から離れ，ペーシング不全を起こす可能性がある．永久ペーシングであっても，ワイヤーの留置術から時間が経っていない場合は，心内膜組織との一体化が不十分なので同様のリスクがある．

3．非侵襲的陽圧換気

非侵襲的陽圧換気（NPPV：Non-Invasive Positive Pressure Ventilation）も含め，陽圧換気は，胸腔内圧が高くなることで前負荷と後負荷の軽減をもたらし，うっ血性心不全を改善する．また，うっ血性心不全では心原性肺水腫のために酸素化が著しく悪化していることも多いが，平均気道内圧の上昇はこのような病態の酸素化能改善に著効する．低酸素血症を回避できれば，低酸素血症および交感神経過緊張状態による左心室機能低下の改善効果も期待できる．

4．大動脈内バルーンパンピング

大動脈内バルーンパンピング（IABP：Intra Aortic Balloon Pumping）は，下行大動脈に留置された細長いバルーンを，心拍に同期して拡張期にのみ膨らませる方法である．駆動する装置本体は体外に置かれ，大腿動脈から挿入されたラインを通してバルーンに接続される（図2）．バルーンを拡張させるためのガスは，分子量が小さく粘性や慣性が小さいために移動速度の速いヘリウムが用いられる．

IABPには3つの効果・使用目的がある．1つ目は，拡張期にバルーンが膨張することで末梢への血液灌流を補助する効果で，末梢循

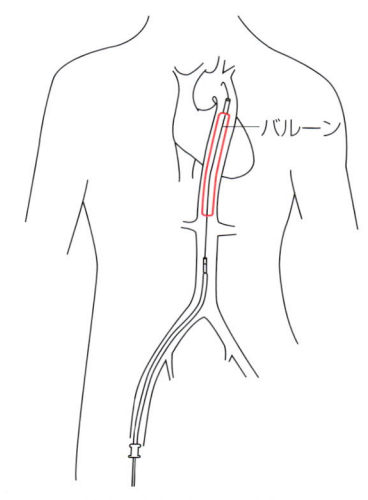

図2 IABPの概念図
大腿動脈からアプローチし，バルーンは下行大動脈内に留置される

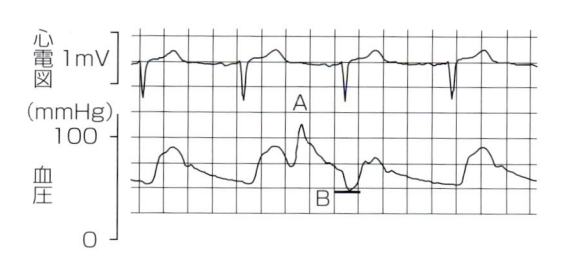

図3 大動脈内バルーンパンピング（IABP）作動中の橈骨動脈圧波形
自己心拍4回に対して1回の補助を行っている例．A：バルーンの膨張による拡張期血圧の上昇，B：バルーンの収縮による拡張終期圧の低下

環不全や低心拍出症候群に適応となる．IABP作動中の動脈圧波形を図3に示す．これは，4回の自己心拍に対して1回バルーンを膨らませる設定で記録したものである．バルーンが膨らんでいる心周期では，バルーンの補助がない心周期より拡張期の血圧が上昇している（A）ことがわかる．

IABPなどの補助がない場合，ほとんどの臓器は血圧に応じて血流が流れるので，血圧が高い収縮期に血液灌流がよくなる．しかし，左室の心筋だけは内圧が上がっている収縮期に血液は流れず，拡張期にのみ灌流する．IABPで拡張期の血圧が上昇すれば，左室の血液灌流が格段に向上する．これが2つ目の効果で，高度の虚血性心疾患がある時に適応となる．

図3をみると，バルーンが膨らんだ心周期の拡張終期血圧はバルーンが膨らまなかった心周期の拡張終期血圧に比べて低下している（B）．これは，バルーンが収縮した時に大動脈圧が一気に低下するためである．この血圧低下は，次の心収縮の後負荷を軽減することになり，収縮力増強，心拍出量増加，心筋酸素消費量減少をもたらす．これが3つ目の効果で，高度の心筋収縮力低下がある時に適応となる．

IABPは，自己の心周期と正確に同期していないと効果がないばかりか自己の心収縮を妨害することになる．IABP装置は，心電図または動脈圧波形から患者の心周期を読みとるが，それらの情報は患者から本体に直接入力する方法とベッドサイドモニターを介して接続する方法がある．一般的には，ベッドサイドモニターを介した心電図同期が多い．

リハビリテーションに関して気を付けることは，IABPの誤動作を起こさないようにすることである．そのためには，まず同期の方法を確認する．心電図同期であれば，電極が絶対に外れないようにしなければならない．電極近くの振動や体動も心電図が乱れて誤動作の原因となる．動脈圧同期の場合は，同期に用いている動脈を確認し，その動脈ラインに振動を加えないように注意する．橈骨動脈の場合，その上肢の挙上や回旋・外転で血流が減少する場合がある．また，IABP挿入側の股関節の屈曲は，バルーンにヘリウムを送るチューブの閉塞を起こす可能性がある．

5．経皮的心肺補助装置

経皮的心肺補助装置（PCPS：Percutaneus Cardiopulmonary Support）は，経皮的に穿刺して動脈路と静脈路を確保し，静脈路から脱血

した血液を酸素化してポンプで動脈路に送血する装置である．経路として，通常は大腿動静脈が用いられる．薬剤やIABPでは対処できない循環不全に対して適応となる．血液は二酸化炭素除去と酸素化の後に送血されるため，肺の酸素化障害や二酸化炭素除去効率が低下した病態に対しても用いられる．

　リハビリテーションに関して気を付けることは，脱血送血のルートを閉塞させないことである．そのためには，ルート留置側の股関節の屈曲は避けなければならない．

6．補助人工心臓

　補助人工心臓（VAD：Ventricular Assist Device/VAS：Ventricular Assist System）は，心室の心尖部に脱血用の人工血管を，大動脈には送血用の人工血管を縫着し，体内または前胸部の体外に置いたポンプに接続して使用される．ポンプはヘリウムガスまたは電気で駆動されるが，そのための装置は体外に置かれ，チューブまたはケーブルで接続される．高度の心機能の低下が長期に及ぶ場合に適応となり，通常は心移植までの循環維持に用いられる．

　長期に使用することを前提につくられているため，体位変換や体動に対しても安定に動作する．ライン類に注意すればリハビリテーションに関して特に気を付けることはない．

循環不全の原因とその対処

　循環不全，血圧低下がある場合には，不整脈の有無，循環血液量の過不足，血管抵抗の異常，心収縮力の低下の順に評価を行う．

1．不整脈

1）診　断

　診断は心電図で行う．モニター心電図で判定に困る場合は，十二誘導心電図を記録する．心拍数が60～100/分で洞調律の場合のみが正常（整脈）で，それ以外（房室結節リズム，期外収縮，ブロック，徐脈，頻脈など）はすべて不整脈になる．

2）対　処

a．徐　脈

　心拍数60/分未満の場合を徐脈という．洞結節のリズムが遅くなる洞性徐脈，洞結節のリズムが停止して下位のペースメーカーが働いている房室結節調律や心室調律のほか，房室ブロックや洞房ブロックなど，徐脈にもさまざまな種類がある．迷走神経反射のように原因となる刺激があれば，その刺激を直ちに除去する．意識レベルが低下して刺激にも反応しない場合は，胸骨圧迫を開始し，心肺蘇生の処置手順に則って対処する．

　薬剤治療としては硫酸アトロピン（成人で0.5 mg）を静注し，反応が乏しければアドレナリンβ_1受容体作動薬であるドブタミン塩酸塩，アドレナリン，イソプロテレノールの持続静注を行う．アドレナリンβ_1受容体作動薬は，投与量の厳密な調整が必要なため，必ずシリンジポンプを用い，可能なら中心静脈から投与する．薬剤で治療困難な場合や失神発作を繰り返す場合は，ペースメーカーの適応となる．緊急時は，まず一時ペーシングを行い，その後，永久ペースメーカーが必要かどうか判断する．

　リハビリテーションや医療処置に関連して生じる徐脈発作に迷走神経反射がある．これは，口腔や咽頭，目，膀胱，直腸など副交感神経の分布が豊富な部位の刺激で迷走神経心臓枝が刺激されて生じる．気管や肺胸膜にも副交感神経である迷走神経が分布しているので，気管吸引や深呼吸で徐脈になることがある．また，急激な頭部挙上や立位への体位変換で血圧が低下する起立性低血圧の場合，通常は反射性に頻脈となって血圧低下を代償するように働くが，前負荷の低下や血圧低下が

著しい場合は徐脈になる（Bezold-Jaricsh 反射）ことがある．この反射が生じると，心静止に至ることがある．

b．頻　脈

心拍数が100/分を超える場合を頻脈という．洞結節のリズムが速くなる洞性頻脈，心房細動，心房粗動，発作性上室性頻拍，心室性頻拍など，多くの原因がある．

意識レベルが低下している場合や脈が触れない場合は，直ちに胸骨圧迫を開始し，心肺蘇生の処置手順に則って対処する．心室細動や心室性頻拍など直流除細動の絶対的適応の場合は，速やかに実施する．心電図の判読に自信がもてない時は，自動体外式除細動器（AED：Automated External Defibrillator）を装着してその指示に従う．

脈が触れる場合は，緊急事態ではないが，有効な心拍出量の減少と心筋酸素消費量の増加が懸念されるので，できるだけ早く頻脈を脱することが望ましい．血管内容量と血清電解質の調整を行い，必要があれば抗不整脈を投与する．洞性頻脈の場合は，発熱や疼痛，血圧低下に対する代償反応など適切な生体反応の結果であることが多い．抗不整脈薬で脈を抑えるのではなく，原因を検索して対処することが重要である．

c．期外収縮

洞結節以外の細胞は，通常自ら刺激を発することはなく，伝達されてきた洞結節からの刺激に反応するだけである．しかし，なんらかの理由で洞結節以外の細胞が刺激を発し，それ以下の心筋が反応することを期外収縮という．QRSの幅が洞調律の時と同じ上室性と幅広い心室性とに分けられる．原因には，電解質異常，心筋虚血，交感神経の緊張亢進，アドレナリンβ_1受容体刺激作用のある薬剤の投与，心臓周囲の炎症などがある．

対処法は，電解質と循環血液量を調整し，疼痛が原因の場合は鎮痛薬を投与する．原因を除去しても頻発する場合は，抗不整脈薬の投与を考慮する．

d．危機的不整脈

危機的不整脈は，それ自体の危険性高くないが，放置すると心室細動など致命的な不整脈に移行する可能性が高いものをいう．頻発または増加する心室性期外収縮，形の異なる心室性期外収縮の混在（多源性），前の心拍のT波に重なって発生した期外収縮（R on T），数拍連発する心室性期外収縮（short run），心室頻拍などである．

心室細動と脈の触れない心室頻拍は，致死的不整脈という．危機的不整脈の対処は期外収縮に準じるが，致死的不整脈に移行する可能性が高いので，速やかな対処と厳重な観察が重要となる．

2．循環血液量の不足

1）診　断

循環血液量の不足とは，血管内容量が減少しているために心臓の前負荷が低下している状態をいう．体内の水分は，細胞内・間質・血管内の3カ所に分布しているので，体重が増加している場合や浮腫を認めて間質の水分が過剰な場合でも血管内水分量が不足していないとは言い切れない．

CVPの低下，心臓超音波検査で下大静脈径の減少，拡張終期の左室内腔の狭小化，胸部X線像で心胸郭比の減少，中心陰影の最大幅に対する心基部の幅の減少，肺動脈径の減少，奇静脈陰影の減少などで診断する．患者の平常時の状態によって，これらの絶対値は異なるので，経時的な変化を観察することが重要となる．

臥位において下肢を挙上すると，下肢に分布していた血液が体幹や心臓に移動し，輸液をして血管内容量を増した時の状態を作り出すことができる．この状態で血圧が上昇する場合には，輸液によって心拍出量の増加や血

圧が上昇する可能性が高いことを示している〔下肢伸展挙上テスト（SLR：Straight Leg Raising test）〕．

2）対　処

対処法は，細胞外液製剤を輸液する．血清ナトリウム値が低下している場合は，生理食塩液を用いることもある．

循環血液量が不足している場合は，上体の挙上だけでなくローテーションを含む体位変換で血圧が大きく低下することがある．リハビリテーションや医療処置を行う場合は，上体を挙上しないとともに不必要な体位変換を避けなければならない．やむをえず行う場合は，観血的動脈圧の推移に注意する．

3．循環血液量の過剰

1）診　断

循環血液量の過剰は，中心静脈圧の上昇，心臓超音波検査で大静脈径の拡大，拡張終期の左室内腔径の拡大，胸部X線像で心胸郭比の増大，中心陰影の最大幅に対する心基部の幅の拡大，肺動脈径の拡大，奇静脈陰影の拡大などで診断する．やはり絶対値より経時的変化が重要である．

上体を挙上（ファーラー位または座位）すると，体幹や心臓に分布していた血液が下肢に再分布し，心臓の前負荷を減少させた状態を作り出すことができる．もし，うっ血性心不全（Starling曲線のピークを越えた前負荷の状態にあること）のために心拍出量の減少や血圧低下をきたしている時は，上体の挙上で血圧が上昇する．その場合は，血管内水分量を減少させれば心拍出量が増加して血圧が上昇する可能性が高い．

2）対　処

対処法は，利尿薬を投与して循環血液量を減少させる．血液透析を行っている場合には除水量を増加させる．

循環血液量が過剰な場合は，座位から背臥位への体位変換や下肢の挙上で心不全が悪化し，血圧の低下や酸素化障害を生じることがある．リハビリテーションや医療処置を行う場合は，体位変換に注意する．また，うっ血性心不全患者では，運動耐用能が著しく低下しているので，能動的な運動や運動訓練は注意して行う．

4．血管抵抗の異常

1）診　断

肺動脈カテーテルやその他の心拍出量モニターが装着されている場合は，（平均動脈圧－中心静脈圧）÷心拍出量で体血管抵抗を求めることができる．心拍出量がモニタリングされていない場合の推定は難しいが，血管抵抗が大きい時は，中枢温度と末梢（手足）温度に差があることが多い．

2）対　処

a．血管抵抗低下の場合

対処法として，血管抵抗が低すぎて血圧を維持できない場合は，ノルアドレナリンなどの血管収縮薬を投与する．

b．血管抵抗増大の場合

対処法として，血管抵抗が高すぎて左心室に過剰な後負荷を与えていると考えられる時は，カルシウム拮抗薬などの血管拡張薬を投与する．

5．心収縮力の低下

1）診　断

心収縮力低下の診断は，心臓超音波検査で心室壁の運動を評価することで起こる．冠動脈の虚血が原因の場合は，局在性の運動低下を認めることが多い．敗血症など高度の炎症に伴う心収縮力低下の場合は，全周性に運動が低下する．

2）対　処

心筋虚血が原因の場合は，冠動脈拡張薬を投与する．必要があれば，冠動脈造影や冠動

脈インターベンションなど根本的な治療を行う．それでも十分な心拍出量が得られない場合は，ドブタミン塩酸塩などのアドレナリン β_1 受容体刺激薬を投与するが，心筋酸素消費量の増加によって心筋虚血を悪化させる可能性があるので，必要最小限の投与とする．

炎症に伴う心収縮力低下の場合は，ドブタミン塩酸塩やアドレナリンなどのアドレナリン β_1 受容体刺激薬を投与する．

薬物への反応が不十分で体が必要とする心拍出量が得られず，生命の危機に瀕している場合は PCPS の適応となる．

6．心筋虚血

1）診　断

心筋虚血は，十二誘導心電図の ST や T 波の変化で疑い，冠動脈造影で確定する．

2）対　処

対処法は，冠動脈拡張薬を投与する．冠動脈攣縮が関与している場合は，ジルチアゼムを持続投与する．必要があれば冠動脈インターベンションなど根本的な治療を行う．

心筋虚血は，心筋酸素消費量が冠動脈の酸素供給を上回った時に生じる．したがって，冠動脈血流を増加させる治療と同時に心筋酸素消費量を減少させることも考慮する．具体的には高体温，頻脈や自動運動を避け，必要最低限の血圧で維持する．

リハビリテーションに関連して注意することは，心筋酸素消費量が増加する状況を避けることである．冠動脈の器質的狭窄が原因の場合は，患者が耐えうる運動量が決まっているので運動負荷をその範囲内に収める必要がある．モニターとしては心電図に注意する．ST や T 波の変化や不整脈の出現は，心筋虚血が生じているサインであることが多い．

Conclusion

循環管理とは，体の隅々の細胞まで必要とする酸素の供給を維持することと，その患者の循環系が過負荷にならないように監視することである．そのためには，不整脈の有無，循環血液量の過不足，血管抵抗の異常，心収縮力，心筋虚血の有無について評価を行う

文　献

1) Bernstein AD, et al：The revised NASPE/BPEG generic code for antibradycardia, adaptive-rate, and multisite pacing. North AmericanSociety of Pacing and Electrophysiology/British Pacing and Electrophysiology Group. *Pacing Clin Electrophysiol* **25**：260-264, 2002

4 急性血液浄化法

服部憲幸[*1]　織田成人[*1]

Key Questions

1. 該当領域にはどのような管理方法があるか
2. 目的と方法は何か
3. 実施にあたってはどのよう評価するか，また注意点は何か

はじめに

　急性血液浄化法は，今や人工呼吸器と並び，ICUにおいて不可欠かつ一般的な治療法となっている．われわれのICUにおける各種人工補助療法施行症例数を表1に示す．血液浄化法は人工呼吸器に次ぐ頻度で施行されており，血液浄化法を施行した延べ日数は1,800日以上である．したがって，ICUで理学療法を行う理学療法士には，血液浄化法に関して十分な知識をもつことが求められる．本稿では，血液浄化法の基本的な考え方について解説し，血液浄化法施行中の患者に対する理学療法の注意点について述べる．

血液浄化法とは

　血液浄化法は，内シャントや留置カテーテルなどの「バスキュラーアクセス」を介して血液を体外に取り出し，病気の原因となっている物質（病因物質）を除去することで患者

表1　千葉大学医学部附属病院ICUにおける各種人工補助療法施行症例数（2014年入室患者1,882名）

人工呼吸器	707名（37.6%）
血液浄化法	217名（11.5%）
ペースメーカー	167名（8.9%）
体表冷却装置	44名（2.3%）
膜型人工肺（ECMO）	36名（1.9%）
補助人工心臓	
体外式	7名（0.4%）
植込式	9名（0.5%）

ECMO：Extracorporeal Membrane Oxygenation

の病態を改善しようとする治療法である（例外として血液を体外に取り出さない腹膜透析がある）．病因物質だけを選択的に除去することができない場合には，血液の全部または一部を除去し，必要に応じて輸液製剤や血液製剤を補充してから血液を血管内に戻すことで，ほかの物質とともに病因物質を除去する．最も単純な血液浄化法は瀉血療法であり，古代ギリシャ時代には，すでに瀉血療法に関する記載がみられる[1]．瀉血療法は現在でも多血症の治療や，溢水による肺水腫の緊急回避的治療法として行われることがある．しかし，瀉血療法は特定の病因物質を除去する方法と

[*1]Noriyuki Hattori, [*1]Shigeto Oda／千葉大学大学院医学研究院救急集中治療医学

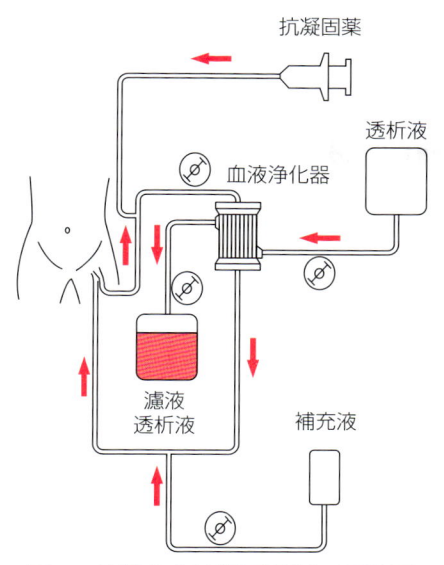

図1 持続的血液濾過透析の回路図

しては効率が悪く,捨てる必要のない物質も大量に捨てることになるため,適応は限られる.

現在主流となっている血液浄化法は,**図1**に示す持続的血液濾過透析(CHDF:Continuous Hemodiafiltration)に代表されるような,体外循環を用いた方法である.バスキュラーアクセスから体外に導かれた血液は,血液回路を経て「血液浄化器」(その形状から「カラム」と呼ぶこともある)に至る.血液浄化器の中で物質の除去が行われ,再び血液回路を通り,輸液製剤や血液製剤(補充液)が回路内に投与されたのちに,血液は体内に戻される.血液から血漿成分のみを分離して,分離した血漿から病因物質を除去する方法もある(血漿交換療法,血漿吸着療法など).

血液や透析液,濾液,補充液の流速および抗凝固薬の注入速度は,1台の器械(コンソール)で制御されている.コンソールは,回路内の圧力を持続的に測定したり,濾過や透析が設定どおりに行われているか,血液中に気泡が混入していないか,などを持続的に監視している.異常を検知した場合には,アラームにより警告したり,緊急時にはポンプの停止,血液回路のクランプなどにより体外循環を停止させる.このコンソールの進歩によって安全な血液浄化法が施行可能になったといっても過言ではない.

血液浄化器とは

血液浄化器とは後述する3つの原理(透析,濾過,吸着)を用いて血液から物質を除去するための機器であり,血液浄化法の中枢を担う部分である.血液浄化器にはさまざまな種類があり,その材質,形状,孔径などによって除去される物質が異なる.詳細は成書に譲るが,現在は筒状の容器の中に中空糸が詰められているもの(血液透析器,血液濾過器,血漿分離器など)と,ビーズ状やゲル状の物質が詰められているもの(吸着器)に大別される.ただし,吸着器の中には線維をロール状に巻いたものもある.

中空糸とは中心部が空洞になった線維で,1本の血液浄化器の中に数千〜1万本以上の中空糸が収められている.多くの場合,血液は中空糸内部を流れ,線維に空いている微小な孔を通って中空糸の外側へ物質の移動が起こる(濾過,透析).線維の素材によっては,膜への吸着が生じる場合もある.孔径の違いや中空糸の長さ,内径などによって除去される物質の種類や除去効率が変わるため,血液浄化器の設計や選択はきわめて重要である.理想的な血液浄化器とは,病因物質のみを効率よく除去し,有用物質は除去しないものであるが,現在の血液浄化器のほとんどは病因物質のみを選択的に除去することはできない.

血液浄化法の原理

全血を廃棄する瀉血や交換輸血は例外だが,血液浄化法で血液から物質が除去される

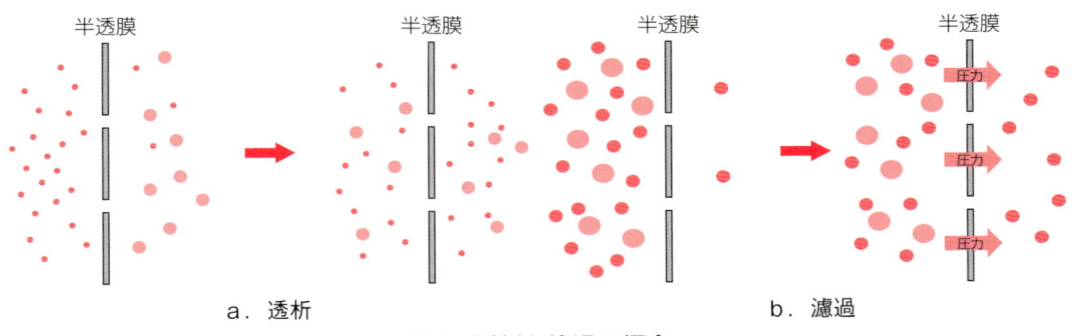

図2 透析と濾過の概念

a. 透析　　b. 濾過

表2　血液と透析液の濃度差の1例

	患者血液	重炭酸透析液
Na^+ (mEq/l)	136.0	140.0
K^+ (mEq/l)	6.4	2.0
Cl^- (mEq/l)	106.0	111.0
Ca^{++} (mEq/l)	1.12	3.5
Mg^{++} (mEq/l)	0.58	1.0
CH_3COO^- (mEq/l)		0.5
HCO_3^- (mEq/l)	19.8	35
ブドウ糖 (mg/dl)	250.0	100.0

Na^+:ナトリウムイオン、K^+カリウムイオン、Cl^-:塩化物イオン、Ca^{2+}:カルシウムイオン、Mg^{2+}:マグネシウムイオン、CH_3COO^-:酢酸イオン、HCO_3^-:重炭酸イオン

原理には、①透析（拡散）、②濾過、③吸着の3つがある。血液浄化法にはさまざまな種類があり、それらを理解するには、これらの原理を理解することが不可欠である。

1. 透　析（図2a）

一定の大きさ以下の分子、またはイオンのみを透過させる膜を半透膜という。半透膜を介して溶質が移動することを透析と呼び、主に拡散（物質が自発的に散らばり、広がる物理現象）の原理により生じる。血液浄化器の中の中空糸は半透膜でできており、中空糸の内側を通る血液と外側を流れる透析液中の溶質の濃度差（表2）に基づいて物質の移動が起こる。血液浄化法施行中は血液、透析液とも常に入れ替えられているため、透析による除去効率は血液が流れる速度（血流量）、透析液が流れる速度（透析液流量）に依存する。

また、透析が行われる面積（膜面積）や中空糸を形成する半透膜の孔径も透析効率に影響を与える。

2. 濾　過（図2b）

液体に固体が混ざっている混合物を濾材（細かい穴がたくさん空いた多孔質）に通して、穴よりも大きな固体の粒子を液体から分離する操作を濾過という。濾材を通過した液体を濾液と呼び、濾過されずに残った固体を残渣という。濾液と残渣のどちらが重要かは、濾過の用途によって異なる。血液浄化法では、「濾材＝血液浄化器の膜」「液体に固体が混ざっている混合物＝血液」「固体＝血球を含む血液中のあらゆる分子やイオン」と考えればよい。血液浄化法では通常、濾液を含む排液中に除去すべき病因物質や不要物質が含まれるが、濾過や透析は非選択的に生じるため、薬剤や栄養素などの有用物質も同時に除去されるので注意が必要である。

3. 吸　着

吸着とは、物体の界面において濃度が周囲よりも増加する現象をいう。吸着の身近な応用例としては冷蔵庫の脱臭剤（活性炭）や乾燥剤（シリカゲル）などがある。吸着する物質を吸着剤、吸着される物質を吸着質と呼ぶ。血液浄化法において、「吸着剤＝血液浄化器内の中空糸やビーズ」である。「吸着質」はそ

表3 血液浄化法で用いられる吸着剤と吸着質（治療の標的物質）の組み合わせ

活性炭	薬物（テオフィリンなど）
ポリミキシンB	エンドトキシン
ヘキサジル基固定化セルロース	β2-ミクログロブリン
セルロースジアセテート	顆粒球・単球
ポリエチレンテレフタレート	顆粒球・単球・リンパ球
硫酸デキストラン	LDL コレステロール
第四級アンモニウム	ビリルビン
トリプトファン	抗アセチルコリン抗体など
フェニルアラニン	リウマチ因子，抗核抗体など
ポリメチルメタクリレート	サイトカインなど

れらの吸着剤と結合する血液中のあらゆる物質であるが，通常は治療の標的物質を「吸着質」と考える．代表的な吸着剤と治療の標的物質の組み合わせを**表3**に示す．

血液浄化法の種類と施行頻度

代表的な血液浄化法（**表4**）とそれぞれの血液浄化法で使用されている原理などを**表5**に示す．**表5**に示すもののほかにも，清浄度の高い透析液を補充液として大量に使用するオンライン血液濾過透析（OLHDF：On-Line Hemodiafiltration）や，比較的孔径の小さな血漿分離器を用いて濾過透析を行いながら補充液の一部に新鮮凍結血漿（FFP：Frozen Fresh Plasma）を用いることで血漿交換＋CHDFと同等の効果を得ることを狙ったPDF（Plasma Filtration with Dialysis）など，さまざまな血液浄化法が行われている．また，除水のみを目的として，補充液を投与せず血液濾過を行った場合は，慣習的に限外濾過（ECUM：Extracorporeal Ultrafiltration）と呼ぶなど，複数の呼び名が混在することもあるため注意が必要である．

血液浄化法による治療は通常数時間で終了するが，血液透析（HD：Hemodialysis），血液

表4 血液浄化法の種類

- 瀉血
- 交換輸血
- 血液透析（HD：Hemodialysis）
- 血液濾過（HF：Hemofiltration）
- 血液濾過透析（HDF：Hemodiafiltration）
- 血漿交換（PE：Plasma Exchange）
- 二重濾過血漿交換法（DFPP：Double Filtration Plasmapheresis）
- 血液吸着（HA：Hemoadsorption）
- 血漿吸着（PA：Plasma Adsorption）

濾過（HF：Hemofiltration），血液濾過透析（HDF：Hemodiafiltration）などは24時間，またはそれに近い時間連続して施行する場合があり，それぞれ持続的血液透析（CHD：Continuous Hemodialysis），持続的血液濾過（CHF：Continuous Hemofiltration），CHDFと呼ぶ．持続的に施行する場合には通常，間欠的な血液浄化法よりも効率を落として施行する．両者の長所と短所を**表6**に示す．臨床現場では，これらの長所や短所を踏まえ，患者の全身状態や施設のマンパワー，経験を考慮しながら血液浄化法の施行方法を決定していくことになる．すなわち，どの血液浄化法を施行するかは疾患（治療の標的物質）と重症度，各施設の経験や事情により決定される．状態が安定している患者の血液浄化法は，透

表5 血液浄化法の種類と使用している原理など

	透析	濾過	吸着	分離※	補充液
瀉血					
交換輸血					○2)
血液透析	○		△1)		
血液濾過		○	△1)		○
血液濾過透析	○	○	△1)		○
血漿交換				○	○3)
二重濾過血漿交換法				○	○4)
血球除去療法			○		
血液吸着			○		
血漿吸着			○	○	

1) 使用する血液浄化器による
2) 合成血
3) 新鮮凍結血漿
4) アルブミン製剤またはアルブミン添加乳酸リンゲル液
※中空糸型血漿分離器を用いる膜分離法（原理は濾過）が主流だが，遠心法を行う施設もある

表6 間欠的血液浄化法と持続的血液浄化法の長所と短所

	長所	短所
間欠的	・短時間で終了 ・多人数を同時に治療可能 ・効率のよい除水，溶質除去 ・抗凝固薬の長期投与が不要 ・低コスト	・循環動態への影響が大きい ・大規模な施設が必要 ・不均衡症候群のリスクがある ・リバウンド現象のリスクがある
持続的	・循環動態に与える影響が少ない ・装置が簡便 ・緩徐な溶質除去（homeostasis 維持） ・組織内に広く分布した不用物質の除去効率がよい	・長期にわたる監視が必要 ・患者の動きが制限される ・医療スタッフの負担増加 ・抗凝固薬を連続して使用 ・血液凝固のリスクが高い ・高コスト

表7 2014年に千葉大学医学部附属病院ICUで施行した血液浄化法の内訳

持続的血液濾過透析	184名
間欠的血液透析	42名
血漿交換	15名
オンライン血液濾過透析	14名
血液吸着	2名

析室などICU以外の場所で実施されることもあるため，ICUで行われる血液浄化法は（C）HD/HF/HDFや血漿交換，血液吸着（エンドトキシン吸着療法）などが多いと考えられる．1例として2014年にわれわれのICUで施行した血液浄化法の内訳を表7に示す．

血液浄化法の適応

各種血液浄化法の主な適応疾患を表8に示す．ここではICUで施行されることが特に多いCHDFと血漿交換療法について解説する．

CHDFは図1に示すとおり，中空糸型の血液濾過器の外側に透析液を流し，透析，濾過の原理で物質を除去する．中空糸の膜素材によっては，サイトカインなどの生理活性物質

表8 各種血液浄化法の適応疾患（代表例）

瀉血	多血症，肺水腫で緊急を要する場合など
交換輸血	新生児溶血性疾患（Rh不適合溶血性黄疸など），多血症など
間欠的血液透析	慢性腎不全，急性腎不全，肺水腫，高カリウム血症，代謝性アシドーシス，一部の急性薬物中毒など
オンライン血液濾過透析	急性肝不全昏睡型（劇症肝炎），重症肝不全，慢性腎不全，急性腎不全肺水腫，高カリウム血症，代謝性アシドーシス，一部の急性薬物中毒など
持続的血液濾過/持続的血液（濾過）透析	急性腎不全，重症敗血症，急性心不全，肺水腫，高カリウム血症，代謝性アシドーシス，重症急性膵炎など
単純血漿交換	急性肝不全，術後肝不全，血栓性血小板減少性紫斑病，溶血性尿毒症症候群，抗リン脂質抗体症候群，重度血液型不適合妊娠，天疱瘡，類天疱瘡，中毒性表皮壊死症，スティーブンス・ジョンソン症候群，インヒビターを有する血友病，川崎病，一部の急性薬物中毒など
二重濾過血漿交換法	全身性エリテマトーデス，多発性骨髄腫，マクログロブリン血症，慢性C型ウイルス肝炎など
血漿吸着	多発性硬化症，慢性炎症性脱髄性多発ニューロパチー，視神経脊髄炎，重症筋無力症，ギラン・バレー症候群，巣状糸球体硬化症，家族性高コレステロール血症，閉塞性動脈硬化症，バージャー病，悪性関節リウマチ，拡張型心筋症など
血球成分除去療法	潰瘍性大腸炎，クローン病，関節リウマチ，膿疱性乾癬など
血液吸着	エンドトキシン血症，一部の急性薬物中毒など

を吸着の原理で除去することが可能である．CHDFに用いられる血液濾過器の孔径はアルブミンの喪失を抑えるように設計されているので，CHDFで除去可能な物質は，アルブミン以下の小分子・中分子量物質（水，電解質，尿素やクレアチニンなどの老廃物）である．そのため，心不全による肺水腫や腎不全による溢水，高カリウム血症，尿毒症などがCHDFの適応となる．また，敗血症や重症急性膵炎では，サイトカインなどの生理活性物質を吸着可能な血液濾過器を用いたCHDFが施行される．CHDFは通常，重炭酸透析液を使用するため，重度の代謝性アシドーシスの改善も期待できる．

血漿交換には，一般に孔径が非常に大きな中空糸型血液浄化器（血漿分離器）が用いられ，濾過の原理によって血液から血球以外の血漿成分が除去（分離）される．血漿分離器によって分離された血漿には，病因物質が含まれるため，そのまま廃棄し，代わりにFFPを補充する〔単純血漿交換（PE：Plasma Exchange）〕．PEは，CHDFでは除去できないような大分子量物質の除去が可能であり，免疫抗体や免疫複合体が関与する自己免疫性疾患などがよい適応となる．また，肝不全ではビリルビンやHDFで除去できない大分子量物質の除去が期待できるほか，大量のFFPが補充されるため凝固能の改善にも寄与する．

PEは，血漿中のほとんどすべての物質を除去できるため，適応疾患は多岐にわたる．二重濾過血漿交換療法（DFPP：Double Filtration Plasmapheresis）や血漿吸着（PA：Plasma Adsorption）で除去される物質はPEでも除去されるので，表8でDFPPやPAの適応として示した疾患は，いずれもPEの適応疾患でもある．ただし，DFPPやPAはコストや副作用の面で優れており，FFPの補充が不要な場合や治療の標的物質が明らかとなっていて，それを吸着可能な吸着器が存在する場合には，DFPPやPAを選択する場合が多い．

血液浄化法の合併症

血液浄化法の代表的な合併症には，①抗凝固薬使用に伴う出血，②カテーテル関連合併症（カテーテル閉塞，カテーテル関連感染症，血栓症，自己抜去・事故抜去など），③回路内凝固や血液浄化器の閉塞に伴う失血，血小板減少，④体外循環開始時の血圧低下，⑤低体温，⑥不均衡症候群などがある．血圧低下は循環動態が不安定な患者や小児で，低体温は体重の少ない小児で特に生じやすい．不均衡症候群は，溶質の急激な移動に伴う血液と間質の浸透圧変化によって脳浮腫や肺水腫を起こす病態で，間欠的血液透析やPEで起こることがある．さらに機器操作や薬剤投与に関連したさまざまなトラブル（回路の損傷や接続不良による失血や空気の引き込み，脱血不良に伴う抗凝固薬の引き込みや過量投与，血液濾過用補充液製剤の開通ミス，回路の誤接続，間違った血液浄化器の使用など）が起こりうる．また，持続的血液浄化法施行中は，患者の体動や体位に制限が加わるため褥瘡や廃用症候群のリスクが高まる．頻回のアラームや機器・薬剤のチェックなどによる患者のストレス，不眠，せん妄なども問題となりうる．

血液浄化法施行中の患者に対する理学療法

ICUにおけるリハビリテーションの重要性は既報のとおりであり，血液浄化法施行中の患者に対しても積極的に理学療法を施行すべきである．患者はハイリスクであるが，ICU内では厳重なモニタリングが可能で，看護師や医師も近くにいる場合が多い．リスクを管理しながら理学療法を最大限に行うことが望ましい．

1．理学療法の可否とタイミング

血液浄化法施行中は，循環動態が変動しやすく，体動に伴う脱血不良や機器トラブルが生じる可能性もあるため，血液浄化法が間欠的に行われている場合には，治療時間を避けて理学療法を計画すべきである．間欠的血液（濾過）透析施行中は，特に血行動態が変動しやすく，終了後も低血圧が続いたり患者が疲労していることが少なくないため，終了後すぐに理学療法を予定することも避けたほうが無難である．しかし，スケジュール調整やバイタルサインを厳重にモニタリングすることで安全に理学療法を行うことは可能であり，理学療法のタイミングや理学療法の内容，中止基準などについて医師や看護師とよく協議する必要がある．

持続的血液浄化法施行中の患者は，全身状態が不安定な場合が少なくないが，水分や物質の移動は間欠的な方法に比べ緩徐なため，血行動態の変動は体外循環よりも病態そのものによるところが大きい．したがって，血液浄化法施行中であることは理学療法を控える理由にならない．血行動態がきわめて不安定な場合や深鎮静中は，能動的リハビリテーションが実施できないこともあるが，関節拘縮予防などは可能である．血液浄化法は持続的に行われているので，どのタイミングで理学療法を行ってもかまわないが，回路交換の前後は血行動態が変動する可能性があるので，循環が安定していない患者では注意が必要である．逆に安定している患者では，回路交換で機器が外れるタイミングに合わせて施行すれば，理学療法中の機器トラブルを回避できる．

ICUでは患者の病態が刻々と変化し，各種の処置や看護ケアも頻回に行われるため，理学療法実施の可否やタイミングについては医師や看護師，臨床工学技士と事前に協議しておく必要がある．当院では毎朝・毎夕のカン

表9 理学療法中に起こり得る主なトラブル

1. バスキュラーアクセスのトラブル
   ・カテーテルの事故抜去
   ・カテーテルの逸脱（位置異常）
   ・血液回路の接続外れ（失血，空気混入）
2. 血液浄化機器のトラブル
   ・脱血不良
   ・回路損傷，回路外れ
   ・アラームによる警告
3. 患者の状態変化
   ・血圧変動
   ・頻脈
   ・不整脈
   ・低酸素血症
   ・意識レベルの低下
   ・患者の訴え

ファレンスに理学療法士も参加し，患者の病態や検査・治療スケジュールを把握したうえで理学療法の可否や内容，施行時間を決定している．

2. 血液浄化法施行中の理学療法の注意事項

　血液浄化法施行中の患者に理学療法を行う際に起こりうる主なトラブルを**表9**に示す．血液浄化法施行中の患者のほとんどは，留置カテーテルが挿入されており，血液回路や輸液ルートが接続されている場合も多い．理学療法開始前にカテーテルの挿入部位や挿入長，固定の状態，接続されている回路や輸液ルートの種類，投薬内容，可動範囲などについて把握すべきである．これらを十分に把握していれば，血液浄化法を施行しながら端座位や腹臥位をとることも可能である．

　理学療法中にカテーテルの事故抜去や逸脱が起こってしまった場合には，直ちに医師や看護師に報告し，到着まで患者の状態を観察する．カテーテルが完全に抜去されている場合や，刺入部からの出血がある場合には，刺入部を清潔なガーゼで圧迫する．カテーテルが逸脱した場合で，側孔が体外に露出していない場合には，それ以上逸脱しないようにカテーテルを保持して医師・看護師の到着を待つ．カテーテルの側孔が露出している場合には，側孔から出血や空気の引き込みが起こる可能性があるため，側孔を塞ぐ必要がある．フィルムで被覆できれば申しぶんないが，緊急を要する場合には，未滅菌のゴム手袋を装着した指で側孔を塞ぐのもやむを得ない．もし大量の空気を引き込んでしまった場合には，患者を左側臥位（右房を高くする），かつ頭を低くして医師の到着を待つ．

　カテーテルとの接続部位を含めて，血液回路に異常を生じた場合にも，失血や空気混入の危険がある．直ちに医師や看護師，臨床工学技士に報告するとともに，患者および回路の状態を確認する．カテーテルのクレンメを閉じるか，鉗子などで遮断すれば，それ以上の出血や患者体内へ空気が入ることは防げるので，日ごろから対応を医師と協議しておく．

　理学療法中にコンソールのアラームが発生した際は，理学療法を中断し，医師や看護師，臨床工学技士に報告し対応してもらう．到着を待つ間は患者やカテーテル，回路を観察し，カテーテルや回路に異常があれば前述の対応を行う．脱血不良によるアラームは，最も発生頻度の高いものであり，理学療法が制限されてしまうことも少なくない．カテーテルの位置調節や入れ替えで解決することもあるので，医師に評価を依頼する．脱血不良が解決しない時には，数十分の中断が可能かを医師に相談し，回路交換のタイミングに合わせて理学療法を行うことも検討する．

　ICU入室中の患者は，通常よりもバイタルサインの変動をきたしやすいが，ある程度の変動を許容しなければ理学療法を実施できない場合も少なくない．リスクや許容できる範囲は患者ごとに異なるので，理学療法中のモニタリング方法や医師・看護師への報告基準，理学療法の中止基準などについて，あらかじめ協議しておくべきである．特に患者の状態

に変化があった際は，理学療法を中止し，医師・看護師に報告する．また，喀痰吸引および用手的気道確保，バッグバルブマスクによる用手換気，心臓マッサージなどの蘇生処置は，一人でも確実に実施できるよう，日ごろから習熟しておかなくてはならない．

おわりに

血液浄化法は，施行方法や施行条件の違いによって多くのバリエーションがあるが，理学療法の実施に際して押さえておくべきポイントは限られている．押さえておくべきポイントとは，第一にトラブルの予測とトラブル発生時の対応であり，第二に患者の病態である．いずれにおいても他職種との連携は不可欠であり，日ごろから医療チーム内でコミュニケーションをとっておくことが重要である．

Conclusion

　血液浄化法は，病因物質を血液から除去することで病態の改善を図る治療法であり，ICU では CHDF や PE などが頻繁に施行されている．留置カテーテルを介して持続的に体外循環が行われる場合が多く，理学療法に際してはカテーテルや血液回路の状態を把握し，安全に理学療法を行う必要がある．また，患者は全身状態が不安定なことが少なくないため，患者の病態やトラブル対応について医師や看護師，臨床工学技士と日ごろから話し合える環境をつくっておくことが望ましい．

文　献

1) 木村文昭，他：瀉血療法．日医師会誌　**139**：334-337，2010

5 栄養管理

矢田部智昭[*1] 長野 修[*2]

> 🔒 **Key Questions**
> 1. 集中治療室における栄養管理には，どのような方法があるか
> 2. 栄養管理の目的は何か
> 3. 栄養管理の実施にあたっては，どのような評価方法があるか
> 4. 栄養管理における注意点は何か

はじめに

集中治療において，一昔前までは患者を救命することに主眼がおかれていた．しかし，今日では集中治療後症候群（PICS：Post Intensive Care Syndrome）という概念が提唱されるなど，重症患者の生命予後のみならず機能的予後にも注目し，いかに社会復帰を目指すかが治療の最終目標になっている．その点において，理学療法は重要な治療法の一つであり，集中治療室に入室早期から継続して実践されている．一方で，栄養管理も重要な治療法の一つとして近年，注目されるようになってきた．スポーツ選手がトレーニングのみならず，食生活にも注意を払っているのと同様に，集中治療患者においても理学療法と栄養管理は密接に関連している．つまり，栄養管理が不十分な状態での過度の理学療法は，患者をさらに栄養不良に陥れてしまうかもしれない．本稿では，集中治療領域における栄養療法の目的や方法を概説するとともに，栄養管理を行ううえで重要な血糖管理についても解説する．

集中治療患者における栄養管理

1．栄養管理の意義

生体が活動を行うためにはエネルギーを必要とし，さらに活動だけでなく，生体を維持するためには，アミノ酸，脂肪，ビタミンや微量元素が必要となる．これらを補うことが栄養管理の大きな目的である．また，栄養状態は免疫能にも影響を与える．集中治療患者においては，感染症を罹患している患者が多く存在し，免疫能を適切に保つことは重要である．ほかにも呼吸不全の患者においては，栄養組成の違いが呼吸状態に影響を与える可能性がある．このように集中治療領域において栄養管理は，単にエネルギーや生体に必要な栄養素の補給という目的にとどまらず，治療法の一つとして重要な意味をもつ．

[*1] Tomoaki Yatabe／高知大学医学部麻酔科学・集中治療医学講座
[*2] Osamu Nagano／高知大学医学部災害救急医療学講座

表1　経腸栄養

開始時期	・集中治療室入室24〜48時間以内 　→腸閉塞など消化管の問題，循環動態に不安定などがあれば開始しない
利点	・腸管粘膜の維持 ・バクテリアルトランスロケーションおよび臓器障害の予防
投与方法	・胃内・幽門後に留置された栄養チューブ ・小腸瘻
合併症	・栄養チューブの位置異常 　→X線撮影を行うなど適切な位置にあるかを評価する ・誤嚥（誤嚥性肺炎） 　→上半身挙上，胃内停滞量の評価，薬物的な消化管の蠕動促進の考慮など，適切な誤嚥の予防策を講じる ・下痢

2．栄養投与の方法

栄養投与の方法としては，経口摂取，経腸栄養，経静脈栄養がある．もちろん，経口摂取が可能な患者であれば，経口摂取を行うほうがよいが，集中治療領域患者においては人工呼吸器の使用などで経口摂取が困難な場合が多い．よって，ここでは経腸栄養，経静脈栄養を中心に述べる．

3．経腸栄養（表1）

1）経腸栄養の開始時期

腸管が使用可能な場合，腸管を使うことが推奨されており，ガイドライン[2]でも集中治療室入室24〜48時間以内に経腸栄養を開始することが推奨さている．以前は，排ガス，排便などの再開を指標に行われていたが，これらは待たずに開始してもよい．ただし，循環動態が不安定な状況下で無理に経腸栄養を行うことは，虚血性腸炎など合併症を引き起こす可能性があるため，慎重に判断する必要がある．

2）経腸栄養の利点

経腸栄養は，腸管粘膜の維持やバクテリアルトランスロケーションおよび臓器障害の予防の観点から有用とされる．バクテリアルトランスロケーション（bacteria translocation）とは，腸内細菌が腸管バリアを超えて，血管内に移行して全身感染症など有害な反応を起こすことである．しかし，臨床的にバクテリアルトランスロケーションと敗血症の発症を明確にしたエビデンスはないとの意見もある．

3）経腸栄養の投与方法

経腸栄養を行うための栄養チューブの先端位置については，胃内，幽門後のいずれでもかまわない．また，食道癌術後などで小腸瘻が造設されている場合，これを用いて経腸栄養を開始することができる．

4）経腸栄養の合併症とその対策

a．栄養チューブの位置異常

栄養チューブが誤って気管から肺に入っていたことに気づかずに栄養剤を投与した場合，患者は重篤な状態に陥り，最悪，死に至ることもある．そのため，X線撮影を行うなど適切な方法で栄養チューブの先端の位置を確認すべきである．体外から先端の位置が確認できる栄養チューブや栄養チューブの先端にカメラがついているものも開発されており，今後，このようなデバイスも普及してくるかもしれない．

b．誤　嚥

誤嚥による肺炎を避けることが重要である．そのためにいくつかの対策があるので，以下にあげる．

表2 経静脈栄養

開始時期	・経腸栄養が開始できない場合 ・経腸栄養だけでは十分なエネルギー量を投与できない場合
利点	・消化管の状態に依存せずに栄養投与が可能 　→腸閉塞，循環不全など腸管虚血が疑われる場合など，消化管が使用できない際に特に有用
投与方法	・末梢静脈カテーテル（概ね10%未満のブドウ糖濃度の栄養剤） ・中心静脈カテーテル 　→内頸静脈，鎖骨下静脈，大腿静脈，上肢の末梢静脈からの留置
合併症	・中心静脈カテーテルの留置に関する合併症 　→血気胸，血栓や血栓性静脈炎，カテーテル関連血流感染症，中心静脈以外の分枝への迷入 ・高血糖

①上半身を30〜45°挙上する．ただし，30°以上の挙上でなければ誤嚥の発生に差がなかったとされており，挙上角度が重要である．
②胃内の停滞量を評価し，停滞量が多ければ，投与量の減量や持続投与への変更を考慮する．
③薬物的な消化管の蠕動促進を考慮する．エリスロマイシンの静注やメトクロプラミドの静注や胃管からの投与で栄養投与の達成率が上昇するという報告がある．また，大建中湯や六君子湯など漢方薬も近年，注目されている．今後のエビデンスの蓄積が期待される．
④栄養チューブの先端を幽門後に進める．このように誤嚥を予防するための方法はいくつか提唱されている．しかし，急性期においては麻薬系鎮痛薬を使用したり，消化管浮腫など消化管の蠕動が障害されている場合がある．最近，経腸栄養でも経静脈栄養でも患者予後に差がなかったとの報告もある．経腸栄養が可能かを十分に考慮し，無理せずに経静脈栄養への移行や併用を考慮することが重要である．

c．下　痢

投与速度を遅くすることや，別の経腸栄養剤に変更するなどの対策を考慮することもある．抗生剤を使用している場合，随伴症状や検査値によっては偽膜性腸炎を否定する必要がある．

4．経静脈栄養（表2）

1）経静脈栄養の開始時期

経腸栄養が開始できない場合や，経腸栄養だけでは十分なエネルギー量を投与できない場合に経静脈栄養を行う．

2）経静脈栄養の利点

経腸栄養と異なり消化管の状態に依存せずに栄養投与が可能である．したがって，腸閉塞，循環不全など腸管虚血が疑われる場合や繰り返す誤嚥などで消化管が使用できない場合には，特に有用である．

3）経静脈栄養の投与方法

末梢静脈からも静脈栄養は可能ではあるが，高濃度のブドウ糖を含有した静脈栄養剤を投与するためには，中心静脈カテーテルを留置する必要がある．中心静脈カテーテルは，内頸静脈，鎖骨下静脈，大腿静脈から留置する場合と，上肢の末梢静脈から留置する場合がある．

4）経静脈栄養の合併症とその対策

a．中心静脈カテーテルの留置に関する合併症

①血気胸：内頸静脈や鎖骨下静脈に留置する場合に起こる可能性がある．穿刺中や

Harris-Benedict の式
男性　66.47＋13.75×体重＋5.0×身長－6.76×年齢
女性　655.1＋9.56×体重＋1.85×身長－4.68×年齢

Weir の公式
3.94×酸素消費量＋1.11×二酸化炭素排泄量（－2.17×尿中窒素排泄量）

図1　Harris-Benedict の式と Weir の公式

穿刺後に呼吸状態の変化があった場合は，特に疑う必要がある．
②血栓や血栓性静脈炎．
③カテーテル関連血流感染症：挿入時の標準感染予防策の徹底と，カテーテル関連血流感染症を疑った場合の早期抜去が重要である．
④中心静脈以外の分枝への迷入：細い血管に先端が迷入することがある．血管外への穿孔など，思わぬ合併症の原因となることもあるので，血気胸などの否定も合わせて留置後は X 線撮影で位置を確認するほうがよい．

このように中心静脈カテーテルの留置には合併症の危険性がある．そのため栄養を主目的に中心静脈カテーテルを留置する場合，経腸栄養や末梢静脈栄養では，本当に不十分なのかを十分に吟味してから行うことが大切である．

b．高血糖

胃内容停滞など経腸栄養が投与量に制限が生じやすいのに対して，経静脈栄養は医師の指示どおりに投与が可能である．そのぶん過剰栄養に注意する必要があり，高血糖をきたした場合，インスリンで血糖管理を行ったり，投与量を再考する必要がある．

5．集中治療患者におけるエネルギー必要量の推定

1）エネルギー必要量に影響を与える因子

集中治療患者では，時間単位，日単位で病態が変化することが多い．また，人工呼吸器の使用，発熱，疼痛，鎮静剤の使用，カテコールアミンの使用などエネルギー量に影響を与える因子が多く存在する．そのため，正確にエネルギー必要量を決定することは難しい．

2）エネルギー必要量の算出

エネルギー必要量を算出する方法としては，推算式や計算値を使用する方法と間接熱量計を用いる方法がある．

a．推算式

推算式としてガイドライン[3]では 25 kcal/kg/日を推奨しているが，肥満患者では過剰になるので，BMI＞30 kg/m^2 の症例では，理想体重に換算した後の値を使用するなどの考慮が必要である．

b．計算値

計算値を用いる方法としては Harris-Benedict の式を用いる方法がある．Harris-Benedict の式は，性別，年齢，体重，身長といった簡便な因子からエネルギー量を推測できるため広く用いられている（図1）．しかし，前述のように集中治療患者においては，エネルギー量を修飾する因子が多数存在するため，正確に予測できるのは 30％程度との報告もある．

c．間接熱量計

間接熱量計では，酸素消費量と二酸化炭素排泄量をもとに Weir の公式から熱量を計算する．間接熱量計ではカロリーだけでなく，エネルギー基質として何が使用されているかを呼吸商から推測することも可能である（図2）．

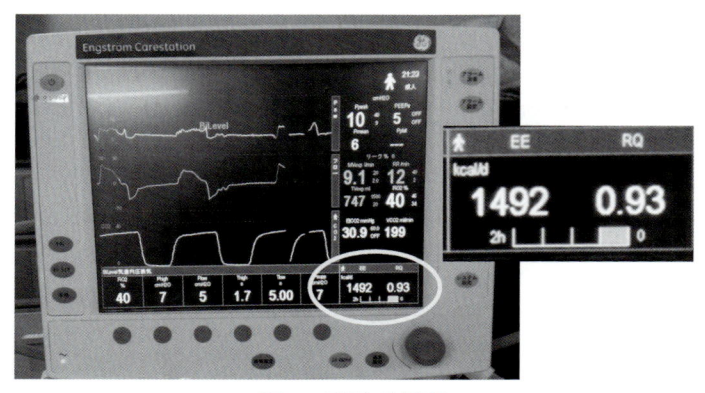

図2 間接熱量計
人工呼吸器と一体型の間接熱量計．白丸の部分（右に拡大）にエネルギー量（EE）と呼吸商（RQ）が表示される

3）何で予測するのが適切か

　これまで非常に侵襲が高いと考えられていた食道癌手術も近年，鏡視下に低侵襲に行われるようになってきた．手術後，集中治療室で鎮静して，人工呼吸管理を受けている患者において，われわれの施設で間接熱量計を用いて測定したところ，Harris-Benedictの式で求めた値の80〜90％程度であり，体重あたりに換算すると18 kcal/kg/日であることがわかった．このように集中治療領域では，前述のようにさまざまな修飾因子，また術式の進歩などがあるため，適切なエネルギー量を予測することは困難な場合が多い．なお，間接熱量計はガイドライン[3]で推奨はされているが，ほとんど普及していない．したがって，過剰栄養にならないように個々の患者の状態を十分に考慮し，計算式や推算式を用いて目標値を算出するしかない．

6．栄養評価方法

1）一般的な指標は使用可能か

　一般病棟では，栄養評価に体重測定や上腕周囲長などの身体所見，アルブミン値などの検査所見を用いる．しかし，集中治療患者の急性期では水分過剰になっていることが多く，体重を用いて評価することはできない．また，水分過剰になっていても血管内水分量が増加しているわけではなく，浮腫として増加している．そのため，上腕周囲長なども正確性に欠けるといえる．一方，血液検査から得られる指標も集中治療患者においては，炎症などさまざまな影響を受けるため評価が難しい．アルブミンは半減期が3週間程度あり，短期間の指標には向かないことと，炎症の存在，アルブミンや新鮮凍結血漿の輸血などでも値が変動する．

2）rapid turnover protein

　アルブミンよりも短期間の指標としてトランスフェリン，プレアルブミン，レチノール結合蛋白といったrapid turnover proteinもあるが，重症病態では評価が難しい．このように集中治療患者，特に急性期においては正しく栄養評価を行うことは困難である．そのため，個々の患者において病態や検査所見，患者の状態などから，栄養状態を総合的に判断することが求められる．

7．投与方法の実際

　投与カロリーの目標値を決定したら集中治療室入室後，すぐにその量を投与するのではない．経腸栄養の場合では，少量から開始し，1週間で目標の少なくとも50％を達成できる

ように増量していく．経静脈栄養の場合は，目標の80％程度が最終ゴールになるようにする．過剰栄養は有害であると考えられており，過剰な投与にならないように注意する必要がある．経腸栄養の場合で，目標の達成が困難な場合，経静脈栄養を併用し，極端な過小栄養にならない配慮も必要である．

8．蛋白投与量はどうするべきか

ガイドライン[2]では，蛋白投与量は1.2～2.0 g/日と推奨されている．例えば，体重60 kgの患者では72～120 gの蛋白投与が必要になる．一般的な経腸栄養剤では，100 mlあたり5 g程度の蛋白が含まれているので，1,440～2,400 mlの経腸栄養剤を投与する必要がある．しかし，実際に蛋白投与量と重症患者の予後に関する良質な研究は，ほとんど行われていない．また，ガイドラインの根拠になっている研究に関しても検査値の改善などの言及にとどまっている．したがって，ガイドラインで推奨されているとはいえ，確固たるエビデンスがあるわけではない．重症患者では透析療法を受けている場合もある．その場合，蛋白の喪失も増加するが，どれくらい蛋白投与を行ったらよいかもわかっていない．したがって，蛋白投与量の目標値だけにとらわれず，患者の状態や他の投与目標を考慮しながら投与設計を行うことが重要である．

9．脂肪製剤はどうするべきか

n-3系脂肪酸（エイコサペンタエン酸），γリノレン酸，抗酸化物質を強化した経腸栄養剤の使用は，抗炎症作用を発揮する可能性があるためガイドライン[2]で推奨されている．一方で，現在，経静脈栄養として使用できるn-3系脂肪酸を含んだ製剤は，わが国ではない．ただし，必須脂肪酸を補うためや，呼吸不全患者で二酸化炭素の産生を少なくするために糖質を減らしたい場合には有効である．

10．栄養投与法のまとめ

栄養管理の重要性については明らかであるが，目標値の決定や投与量，投与方法などは十分なエビデンスがないのが現状である．また，熱傷，肝不全や腎不全といった個々の病態ごとに考慮すべき栄養管理に関する課題は本稿では網羅していない．栄養管理方法は，予後にも影響を及ぼす治療法の一つであり，刻一刻と変化する集中治療患者の状態をよく把握し，最善の栄養管理を考えることが重要である．

集中治療患者における血糖管理

1．血糖値の異常が及ぼす影響

栄養管理を行ううえで血糖管理を切り離して考えることはできない．

1）高血糖

過剰な栄養投与は，高血糖を招く危険性がある．高血糖は，好中球の遊走能の低下など免疫機能の異常を招き，感染症の増加から合併症や死亡率の増加をきたす．また，蘇生後や脳神経外科の患者において高血糖が神経予後を悪くすることについては，以前より指摘されている．近年，高血糖が集中治療患者の神経筋障害（ICUAW：Intensive Care Unit Acquired Weakness）と関連する可能性も指摘されている．

2）低血糖

一方，血糖管理を行うためにインスリンを使用している場合，あるいは肝不全の患者などでは低血糖をきたすことがある．低血糖への対応が遅れると不可逆的な神経障害を起こし，予後を悪くしてしまう．特に集中治療においては，患者が人工呼吸管理を必要としていることが多く，その場合，鎮静剤で鎮静されている．鎮静下では，意識の低下や発汗な

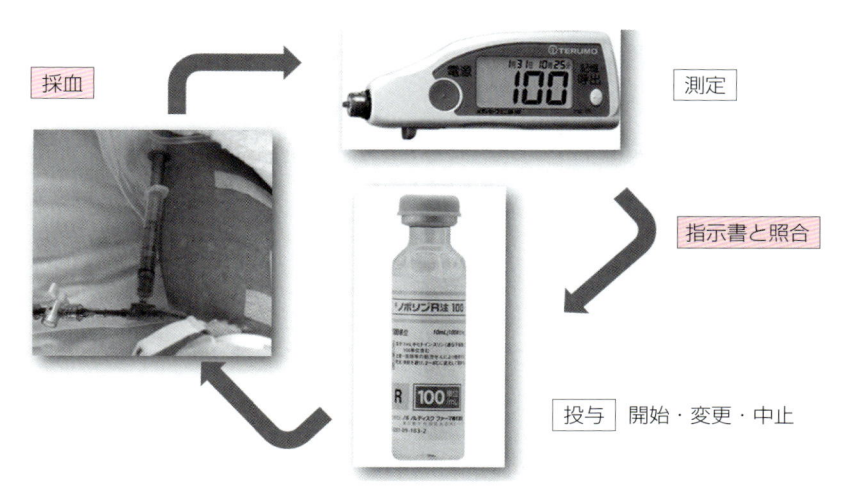

図3 スライディングスケール法

ど低血糖症状の発見が困難であることが集中治療患者において特に注意すべき点である.

2．血糖管理の目標値

2001年にベルギーの研究グループ[5]によって強化インスリン療法が報告されるまで，集中治療における血糖管理は注目されていなかった．血糖値を80〜110 mg/dlで管理することで死亡率を改善できるという強化インスリン療法は大きなインパクトがあり，世界中で実践されるようになった．しかし，実際に行ってみると低血糖が4〜25％と高率に起こることが明らかになった．2009年にオーストラリアを中心とした多国間の大規模研究[6]によって，強化インスリン療法を行うよりも180 mg/dl未満を目標にした緩やかな血糖管理のほうが予後がよいと明らかになった．そこで，現在では150〜180 mg/dlを血糖管理の目標とし，低血糖を確実に回避するという考えが一般的である．また，血糖値の変動は少ないほうがよいとか，もともと糖尿病の管理が十分でない患者では200 mg/dl程度を目標にしたほうがよいなどの議論もなされている.

3．血糖管理の実際と注意点

1）スライディングスケール法

集中治療患者での血糖管理は，スライディングスケール法を用いてインスリン持続静脈投与で行われることが多い．スライディングスケール法は，血糖測定を1日に何回か行い，測定された血糖値によってインスリンの投与量や投与変更を，医師があらかじめ記載した指示書に基づいて行われる（**図3**）．具体的には，看護師が指示された測定時間になると患者から血液を採取し，血糖測定を行う．重症患者においては1〜2時間ごとの血糖測定を行うこともあるが，状態が落ち着いていれば4時間ごとの血糖測定でもかまわない．測定された血糖値を指示書と照合し，必要であればインスリンを開始したり，すでに開始されているインスリンの投与速度を変更する．例えば，インスリンを持続で1.5単位/時で投与されている患者の血糖値が216 mg/dlであったとする．指示書に「201〜250 mg/dlの場合，0.5単位/時増量」と記載されていれば，インスリンの速度を2単位/時に変更することになる.

2）注意点

重症患者では，わずか13分の血糖測定の

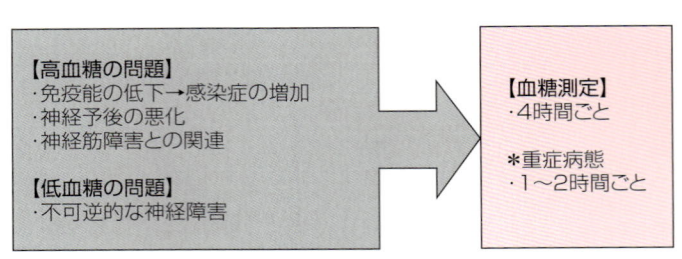

図4　血糖管理のまとめ

遅れでも低血糖が起こることがある．特に注意すべき状況は，経腸栄養が嘔吐のために中止になったが，インスリンの持続投与の流量が変更されていないなど，栄養の指示に変更があったにもかかわらず，インスリンの指示に変更がない場合である．インスリンの投与がされている患者では，理学療法中も意識の変容などに注意する必要がある．

3）血糖管理の将来

血糖測定は，看護師の労働負担を増加させ，またインスリンに関するインシデントは多く起きている．そのため，今後は持続血糖モニタリング装置や自動血糖管理装置などが普及してくるかもしれない．

4．血糖管理のまとめ

集中治療患者においては，病態によって血糖値は変化しやすい．鎮静下の患者が多いため不可逆的な神経障害を招く可能性のある低血糖は，絶対に避ける必要がある．一方で，高血糖も感染症の増加など合併症の原因となる．この点を鑑み，150～180 mg/dl 程度を目標に血糖管理を行うことが望ましい（**図4**）．

Conclusion

集中治療室における栄養管理は，経口摂取，経腸栄養，経静脈栄養の3つがあり，重症患者の多くは経口摂取が困難であるので，経腸栄養と経静脈栄養が選択される．重症患者における栄養管理は，単にエネルギーや生体に必要な栄養素の補給という目的にとどまらず，免疫能や呼吸状態，炎症反応にも影響を与える可能性がある治療法の一つとして重要な意味をもつ．集中治療領域では，適切なエネルギー量を予測することは困難な場合が多い．過剰栄養にならないように個々の患者の状態を十分に考慮し，計算式や推算式を用いて目標値を算出する．また，経腸栄養時は誤嚥に，経静脈栄養時には高血糖と中心静脈カテーテルに起因した感染症に注意する必要がある．

文　献

1) 平澤博之（編）：クリティカルケアにおける栄養管理．克誠堂出版，2009
2) 日本呼吸療法医学会栄養管理ガイドライン作成委員会：急性呼吸不全による人工呼吸患者の栄養管理ガイド

ライン 2011 年版. 人工呼吸 **29**：75-120, 2012
3) Singer P, et al：ESPEN Guidelines on Parenteral Nutrition：Intensive care. *Clin Nutr* **28**：387-400, 2009
4) Kreymann KG, et al：ESPEN Guidelines on Enteral Nutrition：Intensive care. *Clin Nutr* **25**：210-223, 2006
5) van den Berghe G, et al：Intensive insulin therapy in critically ill patients. *N Engl J Med* **345**：1359-1367, 2001
6) NICE-SUGAR Study Investigators, et al：Intensive versus conventional glucose control in critically ill patients. *N Engl J Med* **360**：1283-1297, 2009

6 感染管理・対策

土手健太郎[*1]　池宗啓蔵[*1]　出崎陽子[*1]

> **Key Questions**
> 1. ICUにおいて，院内感染を抑える感染管理・対策とは
> 2. 標準予防策，感染経路別予防策とは
> 3. カテーテル関連血流感染対策，カテーテル関連尿路感染対策，人工呼吸器関連，肺炎対策とは

はじめに

　ICUには，病院での最も重症な患者がさまざまな部署から搬入されるため，多種多様な持ち込みによる感染症を引き起こす可能性が高い．加えて患者が重篤であり，かつ抗菌薬の使用量が多いため，薬剤耐性菌による感染症を引き起こしやすい．これらの感染症は，医療従事者を介してICU内で院内感染を引き起こす危険性が高いため，体系的で厳重な感染管理・対策が必要である．この感染管理・対策は，ICU患者に接するリハビリテーション部員を含むすべての医療関係者が適切に実践することにより，その目的が達成される．本稿では，ICUでの感染管理・対策として重要な隔離予防策から，標準予防策，感染経路別予防策，ICUの環境・服装について述べた後，病態別感染対策として，血管留置カテーテル関連血流感染対策，膀胱留置カテーテル関連尿路感染対策，人工呼吸器関連肺炎対策（VAP：Ventilation Associated Pneumonia）について述べる．

標準予防策

　標準予防策は，すべての患者に対して適応される基本的対策である．2005年の厚生労働省通知「医療施設における院内感染の防止について」[1]で，感染防止の基本として標準予防策が過小あるいは過大実施にならないよう，手指衛生，手袋，ガウン，マスクなどの個人用防護具の適切な配備，医療従事者へ使用法を正しく周知することが明記されている．

　手指衛生のタイミング，手袋，マスクなどの個人用防護具の使用適応は，医療従事者と患者間の接触の性質と予想される血液・体液などへの曝露の程度によって決定する必要がある．また，同じ処置などであっても患者の状態によって個人用防護具の選択も変わる．そのため，定期的な教育・訓練および遵守状況を継続的にモニタリングすることにより，施設における標準予防策の適切な実施を推進する[2]．**表1**に標準予防策の主なものをあげ

[*1]Kentaro Dote, Keizou Ikemune, Yoko Desaki/愛媛大学医学部附属病院集中治療部

表 1　標準予防策（文献 3〜5 より改変引用）

①手指衛生
1. すべての患者との接触に対して，標準予防策を適切に実施する
2. すべての医療従事者に対して，標準予防策について教育・訓練を実施する
3. 標準予防策の遵守状況を継続的にモニタリングし，その結果を職員教育に活用する
4. 手袋使用の有無にかかわらず，患者に直接接触する前には手指衛生を行う
5. 目にみえる汚れがない場合は，アルコールを主成分とする擦式手指消毒薬を用いて手指消毒を行う
6. 手が目にみえて汚染している時は，石鹸あるいは手指洗浄消毒薬と流水で手洗いを行う
7. 手が血液やその他の体液で汚染している時は，石鹸あるいは手指洗浄消毒薬と流水で手洗いを行う
8. 創傷のない皮膚に触れた後は，手指衛生を行う
9. 手袋を外した後は，手指衛生を行う
10. 同じ患者であっても業務や処置の合間には，異なる局所部位への交差感染を防ぐために，直ちに手指衛生を行う

②手袋
1. 血液，体液あるいは分泌物，粘膜，傷のある皮膚に接触する可能性がある時，あるいは血液，体液で汚染された物品に接触する時は手袋を着用する
2. 粘膜や創傷皮膚（無菌組織を含まない）への接触の際には，清潔な（未滅菌でよい）手袋を使用する
3. ガーゼ交換時には，清潔な（未滅菌でよい）手袋を着用する
4. 患者の健全な皮膚に接触する場合であっても，医療従事者が手に切り傷，病変部，あるいは皮膚炎がある時には，清潔な（未滅菌でよい）手袋を使用する
5. 単回使用の手袋の再処理使用はしない

③マスク，ゴーグル，フェイスシールド，ガウン，エプロン
1. 着用していたガウン，エプロンは使用後直ちに外し，廃棄する
2. 処置や患者ケアの過程で，目・鼻・口の粘膜に体液などによる汚染が予測される場合は，マスク，ゴーグル，フェイスシールドを使用する
3. 使用していたマスク，ゴーグル，フェイスシールドは使用後直ちに外す
4. マスク，ゴーグル，フェイスシールドを外す際に，汚染した表面に触れないようにし，直ちに手指衛生を行う

る．

1．手指衛生

　手指衛生は感染対策の基本である．手袋の着用の有無にかかわらず，手指衛生を実施しない場合と比較して，患者に接触するたびに手指衛生を実施するほうが病原体の伝播を減少させる[6]．石けんあるいは流水による手洗いと，アルコールを主成分とする擦式手指消毒薬を用いて手指消毒を行う場面を正しく理解し，区別して実施していかなければならない．手指の除菌効果としては，普通石けんと流水による手洗いより，手指洗浄消毒薬と流水あるいはアルコールを主成分とする擦式手指消毒薬のほうが優れている[7]．そのため目にみえる汚れがない場合は，手指洗浄消毒薬による手洗いより擦式手指消毒薬を優先して使用する．

　手指衛生が必要な場面としては，血液，体液，排泄物あるいは分泌物，粘膜，創傷のある皮膚や創傷被覆材に接触した後や，患者に直接接触した前後，手袋を外した後である．同じ患者であっても，排泄物などを処理したケア後は手袋を装着していても病原体で汚染している可能性が高いため，局所間などの交差感染を防ぐためにも手指衛生を行う．

2．手　袋

　湿性生体物質（血液，体液，分泌物，粘膜，傷のある皮膚）に接触する場合には，手袋を着用してケアする．生体の無菌域である血管内や体腔に挿入，あるいは生体無菌域に接触

する場合は滅菌手袋を着用し，また無菌でない部位の処置や血液，体液で汚染された環境や医療器具などに触れる際は清潔な（未滅菌でよい）手袋を着用する．手袋使用時の破損（ピンホール）は，使用後の手袋においてビニール手袋で4.1%，ラテックス手袋で2.7%に目にみえるピンホールが生じていたと報告[8]されている．また，バンコマイシン耐性腸球菌（VRE：Vancomycin Resistant Enterococcus）保菌患者のケアを，手袋を着用して行った医療従事者のうち，約29%の人において手袋を外した後の手にVREが付着していたという報告もあり，汚染された手袋を外す際には手指汚染する可能性があること理解して，汚染した手袋を適切に除去する方法を習得しなければならない．さらに，できるだけ手指を汚染させないように除去し，除去後の手指衛生も確実に行っていかなければならない[9]．使用済みの手袋は，処置直後に外して廃棄し，同じ患者の他部位の処置の前や次の患者には新しい手袋を着用しなければならない．

3．マスク，ゴーグル，フェイスシールド，ガウン，エプロン

着衣からの感染の危険は少ないとされているが，VREの大発生がガウンと手袋の着用によってコントロールされたと報告されており[10]，下痢患者などのケアや環境を著しく汚染するような場合は，ガウン，エプロンを着用してケアする必要がある．また，医療従事者が湿性生体物質で皮膚や着衣を汚染しやすい場合は，ガウン，エプロンを着用する．ガウン，エプロンは水分を浸透させない撥水性で非浸水性の機能が必要である．

処置，ケアにおいて，体液などが飛散し血液病原菌感染の危険がある場合はマスク，ゴーグル，フェイスシールドを着用することが一つの予防策であると米国労働安全衛生局（OSHA：Occupational Safety and Health Administration）が勧告している[11]．使い捨ての物品については使用後直ちに廃棄し，使い捨てでない物品は環境や医療従事者を汚染しないよう専用ケースなどで安全に管理する．

感染源の有無にかかわらず，血液，体液，分泌物，排泄物，創傷のある皮膚・粘膜を扱う際の微生物の伝播リスクを減らすために，すべての患者に対して標準予防策を実践していくことは，患者および医療従事者双方に対して基本的かつ重要な対策である．検査結果だけで感染症の有無を判断することには限界がある．

感染経路別予防策

標準予防策は，すべての患者に対して適応される基本的対策であるが，疾患によっては標準予防策だけでは感染経路を完全に遮断できない場合がある．この時には，感染経路別予防策を付加する．感染経路別予防策には，接触予防策，飛沫予防策，空気予防策が含まれる．ICUにおいて，感染経路別予防策を行う必要がある場合は，必ずその病院の感染制御チームの協力が不可欠である．場合によっては，患者入室を制限することも必要である[12]．

感染経路別予防策が必要な特定の感染症とその期間については，数多くの病原体と病態が存在するため，ほかの成書を参照してほしい．ここでは，感染経路別予防策の主なものを表2にあげる．それぞれの病原体の感染経路や病態に応じて，必要な対策・期間内の徹底的な実践が重要である．しかしながら，過剰な対策をとることは労力と費用の浪費である．

表2 感染経路別予防策 (文献12)より改変引用)

①接触感染予防策
1. 疫学的に接触感染が重要な病原体の保菌または感染の患者には，接触感染予防策を実施する
2. 個室管理のほうがよいが，個室管理ができない場合は，ベッドの間隔は2m以上空け，患者間の移動の際は手指消毒を徹底する
3. 患者スペースに立ち入る際には，手指消毒後に手袋を着用し，退出時には手袋を外して再び手指衛生を行う
4. 着衣が患者と直接接触するか，環境表面に触れることにより着衣の汚染が予測される場合には，ガウンを着用するほうがよい
5. 患者スペースから退出する際には，ガウンを脱いで手指消毒を行う
6. 病室内の日常清掃では，モップヘッドを病室ごとに交換する
7. 病室内のカーテンは，患者ごとに交換するほうがよい

②飛沫感染予防策
1. 乳幼児のアデノウイルス感染症，インフルエンザ，喉頭ジフテリア，インフルエンザ菌性髄膜炎，髄膜炎菌性髄膜炎，アデノウイルス性肺炎，マイコプラズマ肺炎，乳幼児のA群溶連菌感染症，百日咳などが診断されるか，または疑われる場合は，飛沫感染予防策を実施する
2. 個室管理とするが，個室が不足する場合は，病原体ごとにコホート隔離する
3. コホート隔離を行う場合は，ベッドの感覚は2m以上空け，伝播を最小限にするためにカーテンなどで仕切る
4. 特殊な換気システムを設けなくてもよい

③空気感染予防策
1. 結核，麻疹，水痘が診断されるか，または疑いのある患者には，空気感染予防策を実施する
2. 空気予防策を必要とする患者をICUに入室させる時には，陰圧の病室が必要である
3. 通常のICUでは，空気予防策を必要とする患者を入室させないほうがよい
4. 医療従事者あるいは家族が部屋に入る時は，N95タイプの微粒子用マスクを着用する

ICUの環境・服装

ICUにおいて医療従事者や面会者が，日常的にガウンを着用することは感染率に影響しない[13]．しかしながら，洗浄していない医療従事者の白衣には，病原微生物が付着しており，医療従事者の手指を経由する院内感染の原因として考えられている．家族の面会者については入室時の手洗いやアルコールによる消毒が徹底していれば，ガウンの着用は必要ない．日常的なキャップやマスクの着用は，術後創感染に有意差がない[14]．また，靴の履き替え，シューズカバーの履き替えが創感染の予防や減少につながるかは明らかでない．以上より，ICU入室時のガウン，キャップ，マスクの着用，靴の履き替えは必要ない[15]．

一般的に，環境の表面の汚染は，患者看護の時に直接接触しないため，感染源になる危険性は少ない．患者への微生物の感染は，汚染している表面からスタッフや患者へ手の接触を介して起こるため，手の消毒や手洗いは微生物の移動を最小限にするために重要である．適切な環境の清掃と消毒は，常に環境を清潔に維持し，快適性を実現するとともに微生物，特に感染起因菌による汚染，拡散を防止するために基本的なことである．乾燥した環境では，グラム陽性球菌がほこりや汚れの中に生存しやすく，湿潤な環境ではグラム陰性桿菌が増殖しやすい．真菌類は，ほこりや湿った線維状物質の中に存在する[16]．**表3**にICUの環境・服装に関する推奨の主なものをあげる．

血管留置カテーテル関連血流感染対策

現在の医療において，血管内留置カテーテルは不可欠な存在であるが，その一方で，カ

表3　ICUの環境・服装・清掃（文献3,4,12）より改変引用）

1. ICU内の微生物濃度は200 CFU/m³以下で，このためには適切なフィルタの使用と適切な換気が必要である
2. ICU入室時のガウン，キャップ，マスクの着用，靴の履き替えは必要ない
3. 病院環境表面（床，壁，机など）の清掃は，中性洗剤（界面活性剤）やアルカリ性洗剤（界面活性剤）を用いて湿式の清掃で行う
4. 日常の病院環境表面の清掃に消毒薬を使用しない
5. 管理された清掃用具類を使用し，除塵，洗浄，清拭を確実に行う
6. 消毒は病院環境表面が血液や体液による汚染した場合のみ行い，使用する消毒薬は低水準か中等度水準とする
7. 病院環境表面の消毒に高水準の消毒薬を使用しない
8. ホルムアルデヒドガスによる薫蒸殺菌やグルタールアルデヒドなどの消毒薬の噴霧は，推奨しない

テーテル留置に関連した血流感染症は院内感染の重要な要因の一つである．このカテーテル関連血流感染の多くは，中心静脈カテーテルの使用と関連しており，重篤な基礎疾患をもつ immunocompromised host（免疫機能に障害のある宿主）や大手術の術後などICUの患者にも多くみられる．

厚生労働省院内感染対策サーベイランス事業（JANIS：Japanese Nosocomial Infections Surveillance）の報告[17]では，わが国のICUにおける血管留置カテーテル関連血流感染の発生率は，1.1～1.6/1,000 central line days であり，米国の2.9～9.7/1,000 central line days[18]と比較して大幅に低い．一方，わが国の一般病棟も含めた血管留置カテーテル関連血流感染の発生率は，4.6/1,000 central line days であり[19]，米国とほぼ同じレベルである．JANISの報告では，ICUから退室した後で血流感染を発症した例は含まれておらず，ICUもしくは手術室で挿入したカテーテルが一般病棟で血流感染を起こしたものとも考えられ，ICUだけでなく一般病棟も含めた感染対策が重要であると考えられる．また，わが国の売上げからみた中心静脈カテーテルの年間使用量は約180万本である[20]．このことと，血管留置カテーテル関連血流感染発症による死亡の寄与危険率（attributable mortality）が25～35％であることより[21]，約5,000人／年が血管留置カテーテル関連血流感染で死亡していると考えられる．

血管留置カテーテル関連血流感染の原因としては，カテーテル挿入部の汚染，カテーテル接続部やルートの汚染，輸液の汚染が考えられる．カテーテル挿入部の汚染の要因としては，挿入時，消毒の不徹底があげられる．手技や操作，手順などが不適切なため皮膚の細菌叢がカテーテルの挿入とともに侵入する．刺入後の刺入部の管理の不徹底，輸液とルートの管理の不徹底も要因となる．さらに回路・フィルターの長期使用，頻回の側注操作や血行動態測定時，不適切な輸液の調合あるいは不潔な通気針の使用なども要因となる[20]．

発熱や白血球の増多，穿刺部位の汚染など感染を疑う所見がみられたら，血管留置カテーテル関連血流感染を疑う．カテーテルの抜去後に解熱などの症状の改善を認めれば，血管留置カテーテル関連血流感染と診断できるが，ICU入室患者では人工呼吸器関連肺炎や術後の創感染などが合併している場合もあり診断は難しい．抜去したカテーテルの先端と血液中から同一の菌が分離され，ほかの部位からの感染が認められない場合に診断は確定するが，カテーテルの先端と血液中から同一の菌が分離される率は約12％と低率である．カテーテル先端の有菌率は，一般的には

表4　カテーテル関連血流感染予防法（文献12, 18）より改変引用）

1. 必要のない中心静脈カテーテルは挿入しない
2. 必要がなくなれば，中心静脈カテーテルはできるだけ早く抜去する
3. 感染防止のためには，鎖骨下静脈穿刺を第一選択とする
4. 大腿静脈からの中心静脈カテーテル挿入は避ける
5. 穿刺に先立って局所の剃毛はしない．除毛が必要であれば，医療用電気クリッパーなどを用いる
6. 中心静脈カテーテル挿入時の皮膚消毒には，0.5％以上のクロルヘキシジンアルコールを用いる
7. 中心静脈カテーテル挿入時は，高度バリアプレコーション（滅菌手袋，長い袖の滅菌ガウン，マスク，帽子と広い滅菌覆布）を行う
8. 定期的に中心静脈カテーテルを入れ換える必要はない
9. 中心静脈カテーテル挿入部皮膚の処置で用いる消毒薬としては，0.5％以上のクロルヘキシジンアルコールを用いる
10. 中心静脈カテーテル挿入部の皮膚の処置には，滅菌されたパッド型ドレッシングまたはフィルム型ドレッシングを使用する
11. ドレッシング交換は週1～2回，曜日を決めて定期的に行う
12. 三方活栓は手術室やICU以外では，輸液ラインに組み込まない
13. 輸液ラインは，曜日を決めて週1～2回定期的に交換する
14. 高カロリー輸液製剤は，混合時間を含め28時間以内に投与が完了するように計画する
15. 高カロリー輸液製剤を保存する必要がある場合には，無菌環境下で調製し冷蔵庫保存する
16. 薬剤の混合は，なるべく薬剤部で無菌的に行う
17. 病棟での混合薬剤数は，極力少なくする
18. 混合場所は，専用スペースで行う
19. 作業面の消毒は，消毒エタノールなどを使用する
20. 混合操作時は専用の着衣で手洗い後，非滅菌手袋を着用する

10～25％とされる[20]．

カテーテル関連血流感染を疑ったら，直ちにカテーテルを抜くか入れ替える．穿刺部位の汚染が認められる場合は，ほかの部位から入れ替える．カテーテルを留置したままでの抗菌薬の投与は控えるべきである[20]．

血管留置カテーテル関連血流感染で最も大切なことは予防することで，種々の対策で血管留置カテーテル関連血流感染の発生率を低下させることができる．血管留置カテーテル関連血流感染対策の主なものを**表4**にあげる．

1. 中心静脈カテーテルの維持管理

カテーテル皮膚刺入部の消毒剤としては，0.5％以上のクロルヘキシジンアルコールを用いる[18]．クロルヘキシジンアルコールに関してはランダム化比較試験（RCT：Randomized Controlled Trial）によって有用性を証明している報告[22]がある．

ドレッシングは，刺入部の状況でフィルム型（transparent dressing）とガーゼ型（gauze dressing）を使い分け，交換は曜日を決めて定期的に行う[12,18]．ドレッシングは，カテーテル皮膚刺入部を密封することによって消毒した状態を保つ目的で用いられるが，大きくフィルム型とガーゼ型に分けることができる．当初，ガーゼ型ドレッシングが用いられていたが，フィルム型ドレッシングが開発され，カテーテル刺入部の観察が容易で，交換間隔を長くすることができ，ケア量を減らすことができるという点から多用されるようになった．しかし，感染予防効果に関して結論は出ていない．すなわち，カテーテル刺入部のドレッシングは滅菌された材料を使用するが，特に推奨するものはなく，使いやすさと費用を考慮して選択する．

輸液ライン交換頻度については，多数の報告があるが，結論を得ない．種々の報告から，輸液セットの交換間隔が長くなってもカテー

表5 膀胱留置カテーテル関連尿路感染予防法（文献5, 12, 27より改変引用）

1. 膀胱留置カテーテルは，適応がある場合のみ留置し，医療従事者の便宜のために使用しない
2. 膀胱留置カテーテルは，不要になった段階で速やかに抜去する
3. 膀胱留置カテーテルは，滅菌済みの器具を用いて無菌操作で挿入する
4. 目にみえる汚れがある場合には，膀胱留置カテーテル挿入前に陰部洗浄を行う
5. 膀胱留置カテーテル挿入時に使用する潤滑剤は共用しない
6. 膀胱留置カテーテルと採尿バッグが一体化した閉鎖式採尿システムを使用する
7. 膀胱留置カテーテルと採尿バッグは閉鎖を維持する
8. 閉鎖式採尿システムの接続部は外さない
9. 膀胱留置カテーテルと採尿バッグは屈曲しないようにする
10. 採尿バッグは，常に膀胱より下の高さに置く
11. 採尿バッグは，床に直接接触させない
12. 採尿バッグは定期的に回収し，一杯になってから行うことは避ける
13. 尿の回収時に排液口を回収容器に接触させない
14. 尿の回収容器は患者ごとに使用し，1回ごとに洗浄して熱水消毒する
15. 尿の検体採取のため少量の新鮮尿を必要とする場合には，サンプリングポートを消毒した後，採取する
16. 無症候性細菌尿の検出のために，定期的な尿の培養検査はしない
17. 膀胱洗浄が必要な場合は，滅菌シリンジと滅菌生理食塩水を用いて無菌操作で行う

テル敗血症を増やすことはなく，現在の段階では，輸液ラインの交換頻度に関しては，曜日を決めて週2回程度，定期的に交換するという方法が推奨される[12,18]．

三方活栓の汚染度が高いことは多数報告されており，三方活栓は手術室・ICU以外では，輸液ラインに組み込むべきではない．汚染した三方活栓が血管留置カテーテル関連血流感染に関与していることは，Muellerら[23]が証明した．三方活栓を用いて側注用輸液ラインを接続する場合には，厳重な消毒操作が必要であり，輸液ラインをカテーテルハブに接続する場合と同様の消毒操作（70％アルコール）が必要である．ただし，70％アルコールにより三方活栓に亀裂が入ることがあるため，材質や形状を変えた接続装置の開発が望まれる．

膀胱留置カテーテル関連尿路感染対策

尿路感染症は，入院患者の中では最も頻度の高い院内感染であり，そのほとんどは膀胱留置カテーテルの使用を伴っている．尿路感染症の研究では，症候性尿路感染症でなく無症候性細菌尿を転帰としたものが多いが，無症候性細菌尿の予防や治療に症候性尿路感染症の予防効果があるかどうかの評価は定まっていない．症候性尿路感染症，無症候性細菌尿ともに，膀胱留置カテーテルを除去すると治癒することが多いが，ときに死亡率の高いグラム陰性菌による菌血症が起こる．なお，膀胱留置カテーテルに伴う菌血症は2〜4％に生じると報告されている[24]．

日本における入院患者の症候性尿路感染症の発生頻度は明らかではないが，JANISがICU領域において2000年から調査した結果では，0.3〜0.7％の症候性尿路感染症の出現頻度を報告している[25]．この報告は，2〜6％とする欧米のICUの報告[26]に比して著しく低いが，これはJANISではICU内に患者が在室した間の尿路感染症だけを対象としており，退室後の調査を実施していないためと考えられる．言い換えれば，尿路感染に関してはICUではなく，一般病棟や長期療養型病棟での発生頻度が高く，そのための感染対策が重要と考えられる．**表5**に膀胱留置カテーテル関連尿路感染対策の主なものをあげる．

1. 膀胱留置カテーテルの使用原則

膀胱留置カテーテルは，適応を守り使用されるべきであり，医療従事者の便宜のために使用してはならない[27]．

カテーテル関連の症候性尿路感染症と細菌尿のリスクの中で，留置期間は最も重要なリスク因子であり，膀胱留置カテーテルの使用で1日あたり3～8％の割合で細菌尿が起こる[12]．したがって，不要になったカテーテルは速やかに抜去し，漫然と使用し続けることは避ける．そのためには，膀胱留置カテーテルを扱うすべての職員が，適応および挿入方法や管理についての訓練を受け，知識と技術をもつ必要がある[12]．

膀胱留置カテーテルの挿入は無菌的に行う必要がある．血尿が強く，血塊がつくられる可能性がある場合や，尿中の浮遊物で頻回にカテーテルが閉塞する場合を除き，尿道損傷を最小限にするために，なるべく細い径のカテーテルを用いるべきである[27]．現在，わが国で使われている膀胱留置カテーテルのうち，ラテックス材質のものが全体の約80％を占め，材質がシリコンのものは約20％といわれている．また，銀合金で被覆したカテーテルの使用が次第に増加している．銀合金で被覆した膀胱留置カテーテルは，標準的なカテーテルに比べ，1週間程度の短期使用に関しては無症候性細菌尿の発生率を低下させ，費用対効果も問題ないことが示された[28]．しかし長期使用での無症候性細菌尿に対する効果や短期，または長期の症候性尿路感染症に対する効果は不明である[29]．

2. 膀胱留置カテーテルの管理

カテーテルと採尿バッグがあらかじめ接続されている清潔な閉鎖式採尿システムは，無症候性細菌尿や症候性尿路感染症のリスクを減らすことが報告されている[30]．しかし，清潔な閉鎖式採尿システムを維持しても，培養による細菌の検出率は依然20％を超える．カテーテルと採尿バッグの接合部や採尿システムの排液口は，逆行性感染を起こす可能性があり，十分な清潔管理が必要である．カテーテルまたは採尿バッグの損傷や接合部が外れたことにより内部が汚染されている可能性がある場合には，カテーテルを入れ替える．

尿の回収では標準予防策を遵守する．回収容器は1回ごとに洗浄し，ベッドパンウォッシャーなどで熱水消毒する[12]．

人工呼吸器関連肺炎対策

VAPは，気管挿管下の人工呼吸患者に対して人工呼吸開始48時間以降に新たに発生した肺炎で，重要なデバイス関連院内感染である．わが国のICUでVAPは入室患者の3～4％[17]，1,000人工呼吸器日あたり12.6症例発生し[31]，ICU内の院内感染で最も多い．VAPの発生率は，人工呼吸開始5日以内で3％/日，5～10日で2％/日，以後1％/日の割合で増加する[32]．議論はあるが，VAPによる死亡率増加は20～55％，加えて在院日数を6日間延長させるとの報告がある[33,34]．わが国のサーベイランスデータでは，VAPの発生による標準化死亡率は1.3，重症度調整後の在院日数延長は8～11日とされている[32]．したがって，適切な対策の適用によりVAP発生を予防することが重要である．表6にVAP対策の主なものをあげる．

1. 呼吸器，回路，気管チューブ，周辺器具

人工呼吸器回路内の結露の存在は，特にグラム陰性桿菌群など細菌増殖の温床となりうるため，発見時あるいは定期的に無菌的操作により取り除く．ネブライザー液も同様に細菌汚染の原因となるため，VAPの予防的観点からは使用しないほうがよい．加温加湿器の

表6　人工呼吸関連肺炎（VAP）対策（文献5, 12）より改変引用）

1. 人工呼吸器の本体を定期的に滅菌・消毒する必要はないが，VAPの原因であることが疑われる時は，呼吸器内部の回路を含め，滅菌・消毒を考慮する
2. 人工呼吸器回路は，1週間より短い間隔で定期的に交換しない
3. 回路内の結露は，患者側へ流入しないように清潔操作により除去する
4. 加温加湿器には滅菌水を用い，閉鎖式の補給システムを用いる
5. 経鼻挿管は回避する
6. カフ上部の貯留物を吸引するための側孔付き気管チューブを使用する
7. 気管チューブの抜管時，気管チューブを動かす前，体位変換前には，カフ上部や口腔内の分泌物を吸引・除去する
8. 人工呼吸中の患者を背臥位で管理しない
9. 単回使用の吸引カテーテルは1回ごと使い捨てにする
10. 気管吸引操作は清潔操作とし，必要最小限にとどめる
11. 吸引カテーテルの洗浄には滅菌水を使用する
12. 吸引回路および吸引瓶は，当該患者専用とする
13. 定期的に口腔内清拭を行う
14. 経管栄養の目的以外の経鼻胃管チューブは，できるだけ早期に抜去する
15. 経管栄養剤注入中には，上体を30～45°挙上させる
16. 以下の予防策をひとまとめにして適用する
    　手指衛生を確実に実施する
    　人工呼吸器回路を頻回に交換しない
    　適切な鎮静・鎮痛を図る．特に過鎮静を避ける
    　人工呼吸器からの離脱ができるかどうか，毎日評価する
    　人工呼吸中の患者を背臥位で管理しない

水も汚染の原因となる．体位変換前に口腔内分泌物を吸引・除去することで，VAP発生率が低下したとの観察研究[12]がある．口腔やカフ上部吸引は，害やコスト，労力が比較的少ない予防策であり，積極的に行う価値がある．

2．人工呼吸管理（体位，気管吸引，口腔内清拭，栄養管理）

1）気管挿管

気管挿管はVAPのリスク因子である．気管挿管期間を短縮するために，①個々の施設に応じた人工呼吸離脱手順を作成し，適用し定期的に評価を行う[35,37]，②自発呼吸トライアル（SBT：Spontanenous Breathing Trial）を用いて1日1回離脱の可能性を検討する[36,38]．人工呼吸器装着患者一人ひとりについて，SBTが実施可能か，日々協議・評価し，その結果を医療スタッフで共有する．そして，開始基準を満たした場合に，SBTを実施する．また，人工呼吸中には鎮静・鎮痛薬，および筋弛緩薬を適切に用いる．過鎮静や筋弛緩薬の過量投与は人工呼吸期間延長の原因となり，VAPの発生頻度を増す危険性がある．RASS（Richmond Agitation-Sedation Scale）など適切なスコアリング法[38]を用いて鎮静を客観的に評価するとともに，医療チームの中で鎮静の目的と目標スコアについての協議・評価を行い共通認識をもつ．また，日中の鎮静薬中断・減量を検討することで過鎮静が回避でき，抜管が促進されることが報告されている[39]．

2）体　位

適切な呼吸終末陽圧（PEEP：Positive End-Expiratory Pressure）の負荷により，分泌物の下気道へのたれ込みを防止できる可能性がある．背臥位はVAP発生の危険因子である．一方で，頭高位は胃内容量が増大し，逆流の危険性が多い場合に逆流防止的観点から有利と考えられるが，口腔咽頭の分泌物を誤嚥させやすい危険性もある[12]．

3）気管吸引

気管吸引は，気道内の汚染を招く危険性が

あり，必要最低限にとどめるのが望ましい．吸引チューブの洗浄には滅菌水を使用する．閉鎖式吸引システムと通常の吸引チューブの単回使用に関してはいずれの方法を使用してもよいが，閉鎖式吸引システムには患者の気道分泌物の飛沫から周囲環境や医療従事者汚染を守る利点がある．

4）口腔内清拭

口腔内清拭がVAP予防に有効である[40]．一般的なうがいや，歯ブラシを使用した口腔内機械的清拭の有効性は不明であるが，定期的な口腔内清拭による清潔保持は重要と考えられるので，誤嚥や粘膜損傷に注意しながら行う．

5）栄養管理

経管栄養チューブの存在は，VAPの危険因子である．経管栄養チューブ表面を介して上部消化管液が逆流し，これを誤嚥することでVAPが発生する．経口に比べ，経鼻胃管の存在は副鼻腔炎のリスクをも高める．一方，経管栄養そのものも逆流のリスクを増し，VAPの危険性を高める．特に背臥位での経管栄養は逆流を引き起こしやすく，上体を30～45°挙上した頭高位により逆流が防止できる．栄養剤投与を，持続あるいは間欠のいずれの方法で行ってもVAP発生率には影響しない．

経管栄養チューブを，幽門部を超えて留置すると逆流のリスクが減少し，VAP発生率が低くなる[12]．

おわりに

他の病棟と違いICU入室中の患者は，医療器械に囲まれ多くのカテーテルやラインが接続しているが，これらは患者の生命を支える必須のものである．これらの一つひとつに対し感染管理・対策が実行されている．

本稿では，ICUでの感染管理・対策として重要ないくつかのことについて述べたが，これらはほんの一部であり，詳細については成書を参照してほしい．書ききれなかったことの中に，医療従事者の持続的な教育がある．これも重要な項目である．一時的に院内感染対策ガイドラインを用いても，その変更や改正についていけなければ，結局は意味をなさない．このためには，ICUに関与するリハビリテーション部員を含む医療関係者全員の感染対策に関する持続的な教育が必要である．これらの教育を行ったうえで，すべての医療従事者が的確に実践することにより目的が達成される．

Conclusion

ICUにおいて感染管理・対策は，通常の日常診療の中でも最も重要な施策の一つである．隔離予防策には，標準予防策，感染経路別予防策などがあり，病態別感染対策には，血管留置カテーテル関連血流感染対策，膀胱留置カテーテル関連尿路感染対策，人工呼吸器関連肺炎対策などがある．本稿では，これらの感染対策や予防策の主なものを表にあげ，本文で解説した．これらの感染管理・対策を，患者に関与する医療関係者全員が徹底して実践することによってのみ，ICU内感染が抑えられる．

文献

1) 厚生労働省：医療施設における院内感染の防止について．医政指発第0201004号平成17年2月1日（http://

www.mhlw.go.jp/topics/2005/02/tp0202-1.html）2015 年 4 月 30 日閲覧
 2) Parienti JJ, et al：Hand-rubbing with an aqueous alcoholic solution vs traditional surgical hand-scrubbing and 30-day surgical site infection rates：a randomized equivalence study. *JAMA* **288**：722-727, 2002
 3) 厚生労働省：医療施設における院内感染の防止について（平成 23 年 6 月 17 日医政指発第 0617 第 1 号）
 4) Guideline for Isolation Precautions：Preventing Transmission of Infectious Agents in Healthcare Settings（CDC）2007（http://www.cdc.gov/hicpac/pdf/isolation2007.pdf）2015 年 7 月 1 日閲覧
 5) 荒川宜親（主任研究者）：医療機関における院内感染対策マニュアル作成のための手引き（JANIS ver. 5.0）2005.（https://www.nih-janis.jp/material/ver_5.0 本文 070904.pdf）2015 年 7 月 1 日閲覧
 6) McFarland LV, et al：Nosocomial acquisition of Clostridium difficile infection. *N Engl J Med* **320**：204-210, 1989
 7) Zaragoza M, et al：Handwashing with soap or alcoholic solutions? A randomized clinical trial of its effectiveness. *Am J Infect Control* **27**：258-261, 1999
 8) Korniewicz DM, et al：Integrity of vinyl and latex procedure gloves. *Nurs Res* **38**：144-146, 1989
 9) Tenorio AR, et al：Effectiveness of gloves in the prevention of hand carriage of vancomycin-resistant enterococcus species by health care workers after patient care. *Clin Infect Dis* **32**：826-829, 2001
10) Boyce JM, et al：Outbreak of multidrug-resistant Enterococcus faecium with transferable vanB class vancomycin resistance. *J Clin Microbiol* **32**：1148-1153, 1994
11) Department of Labor, Occupational Safety and Health Administration：Occupational exposure to bloodborne pathogens--OSHA. Final rule. *Fed Regist* **56**：64004-64182, 1991
12) 国立大学病院集中治療部協議会 ICU 感染制御 CPG 改訂委員会（編）：感染経路別予防策. ICU 感染防止ガイドライン改訂第 2 版. じほう, 2013, pp20-24, pp45-79, 80-85,（http://minds4.jcqhc.or.jp/minds/ICUIP/02_Ch2_ICUIP.pdf）2015 年 4 月 30 日閲覧
13) Rush J, et al：A randomized controlled trial of a nursery ritual：wearing cover gowns to care for healthy newborns. *Birth* **17**：25-30, 1990
14) Ruthman JC, et al：Effect of cap and mask on infection rates in wounds sutured in the emergency department. *IMJ Ill Med J* **165**：397-399, 1984
15) Siegel JD, et al：2007 Guideline for Isolation Precautions：Preventing Transmission of Infectious Agents in Healthcare Settings（http://www.cdc.gov/hicpac/pdf/isolation/Isolation2007.pdf）2015 年 4 月 30 日閲覧
16) Centers for Disease Control and Prevention Healthcare Infection Control Practices Advisory Committee（HICPAC）：Draft Guideline for Environmental Infection Control in Healthcare Facilities, 2001（http://www.med.navy.mil/sites/nmcp/EduTrain/Documents/FacMgmt/CDCDRAFTInfectionControlEnvironmentalGuideline.pdf）2015 年 4 月 30 日閲覧
17) 院内感染対策サーベイランス ICU 班：院内感染対策サーベイランス ICU 部門 2000 年集計　薬剤耐性菌の発生動向のネットワークに関する研究　平成 12-14 年度総括研究報告書. 2003, pp238-259
18) Centers for Disease Control and Prevention：Guidelines for the Prevention of Intravascular Catheter-Related Infections MMWR 2011；51（RR10）2011
19) 武澤　純, 他：カテーテル関連血流感染対策ガイドライン第 2 版　平成 14 年度厚生労働科学研究費（医薬安全総合研究事業）　院内感染を防止するための医療用具及び院内感染環境の管理及び運用に関する研究
20) 土手健太郎, 他：7 章　血管留置カテーテル関連血流感染対策. 行岡秀和（編）：ICU における感染対策. 真興交易医書出版部, 2005, pp102-117
21) 大久保憲：血管内留置カテーテル感染対策. Mod Physician **14**：645-646, 1994
22) Maki DG, et al：Prospective randomised trial of povidone-iodine, alcohol, and chlorhexidine for prevention of infection associated with central venous and arterial catheters. *Lancet* **338**：339-343, 1991
23) Mueller-Premru M, et al：Use of semi-quantitative and quantitative culture methods and typing for studying the epidemiology of central venous catheter-related infections in neonates on parenteral nutrition. *J Med Microbiol* **48**：451-460, 1999
24) Kunin CM, et al：Prevention of catheter-induced urinary-tract infections by sterile closed drainage. *N Engl J Med* **274**：1155-1161, 1966
25) 武澤　純：ICU における院内感染関連指標の年次推移. 集中治療部門（ICU, NICU）等, 易感染性患者の治療を担う部門における院内感染防止策に関する研究. 2006, pp23-28
26) Centers for Disease Control and Prevention（CDC）：Monitoring hospital-acquired infections to promote patient safety--United States, 1990-1999. *MMWR Morb Mortal Wkly Rep* **49**：149-153, 2000
27) Centers for Disease Control and Prevention：Guidelines for the Prevention of Catheter-Associated Urinary Tract Infections 2009 MMWR 49（08）, 2009 www.edc.gov/hicpac/cauti/001_cauti. html
28) Madeo M, et al：A study to determine whether the use of a preconnect urinary catheter system reduces the incidence of nosocomial urinary tract infections. *J Infect Prev* **6**：22-25, 2005
29) Schumn K, et al：Types of urethral catheters for management of short-term voiding problems in hospitalised adults. *Cochrane Database Syst Rev* **16**：CD004013, 2008
30) Huth TS, et al：Clinical trial of junction seals for the prevention of urinary catheter-associated bacteriuria.

Arch Intern Med **152**：807-812, 1992
31) Suka M, et al：Incidence and outcomes of ventilator-associated pneumonia in Japanese intensive care units：the Japanese nosocomial infection surveillance system. *Infect Control Hosp Epidemiol* **28**：307-313, 2007
32) Cook DJ, et al：Incidence of and risk factors for ventilator-associated pneumonia in critically ill patients. *Ann Intern Med* **129**：433-440, 1998
33) Chastre J, et al：Ventilator-associated pneumonia. *Am J Respir Crit Care Med* **165**：867-903, 2002
34) Safdar N, et al：Clinical and economic consequences of ventilator-associated pneumonia：a systematic review. *Crit Care Med* **33**：2184-2193, 2005
35) MacIntyre NR, et al：Evidence-based guidelines for weaning and discontinuing ventilatory support：a collective task force facilitated by the American College of Chest Physicians；the American Association for Respiratory Care；and the American College of Critical Care Medicine. *Chest* **120**：375S-395S, 2001
36) Brook AD, et al：Effect of a nursing-implemented sedation protocol on the duration of mechanical ventilation. *Crit Care Med* **27**：2609-2615, 1999
37) Girard TD, et al：Efficacy and safety of a paired sedation and ventilator weaning protocol for mechanically ventilated patients in intensive care（Awakening and Breathing Controlled trial）：a randomised controlled trial. *Lancet* **371**：126-134, 2008
38) Sessler CN, et al：The Richmond Agitation-Sedation Scale：validity and reliability in adult intensive care unit patients. *Am J Respir Crit Care Med* **166**：1338-1344, 2002
39) Kress JP, et al：Daily interruption of sedative infusions in critically ill patients undergoing mechanical ventilation. *N Engl J Med* **342**：1471-1477, 2000
40) Chan EY, et al：Oral decontamination for prevention of pneumonia in mechanically ventilated adults：systematic review and meta-analysis. *BMJ* **334**：889, 2007

7 鎮痛・鎮静管理

布宮　伸[*1]

Key Questions

1. 重症患者に対する鎮痛・鎮静の目的とは
2. 重症患者に対する鎮痛・鎮静管理の原則とは
3. 重症患者に対する鎮痛・鎮静評価法とは

はじめに

　集中治療を必要とする重症患者は，さまざまなストレス下にある．そもそもICU入室の原因となった疾患自体が著しい生体侵襲であることが多く，その治療のために数々の機器，装置が留置・装着され，安静臥床を強いられる．また，人工呼吸管理下であれば，気管挿管による気道の違和感ばかりでなく，定期的に繰り返される体位変換や呼吸理学療法，気管吸引による気道刺激などはもちろん，発語できないことからくる精神的苦痛など，多くの患者はそれまでの日常生活からは想像もできないような環境におかれる．近年の人工呼吸器の高性能化，高機能化は目覚ましいものがあるが，それでも人工呼吸器によって提供される陽圧人工換気自体がそもそも非生理的な呼吸であり，不快感の原因となる．

重症患者に対する鎮痛・鎮静の目的

　重症患者に対するこのような精神的および肉体的なストレスに対する配慮が必要なのはいうまでもない．しかし，このことと鎮静剤投与の必要性とは同義ではない．「人工呼吸器との同調性維持」や「患者に苦痛を記憶させない」などの理由から，これまでしばしば行われてきた持続鎮静によって生じる深すぎる鎮静（over-sedation）は，人工呼吸器関連肺炎（VAP：Ventilator Associated Pneumonia）の発生を増加させる独立危険因子であり，これによって人工呼吸期間やICU入室期間，入院期間が延長し，医療費の高騰を招く[1]ことはすでに広く知られている．

　近年では，ICUにおけるせん妄発症が重症患者の予後を悪化させる独立危険因子であり，またICU退室後の患者の認知機能障害や抑うつ，心的外傷後ストレス障害（PTSD：Post Traumatic Stress Disorders）などを引き起こす原因となって精神的な生活の質（QOL：Quality of Life）を低下させることも明らかとなっており，特にミダゾラムなどのベンゾジ

[*1] Shin Nunomiya/自治医科大学麻酔科学・集中治療医学講座集中治療医学部門

アゼピン系鎮静薬による持続鎮静がこれら重症患者のせん妄発症の危険因子である可能性が指摘されている[2]．

さらに，持続鎮静によって患者に床上安静を強いることによりICU獲得性筋力低下（ICU-AW：ICU-Acquired Weakness）と呼ばれる筋力低下を引き起こし，これもICU退室後の身体的機能障害の大きな要因となるなど，質の低い鎮静管理による精神的・肉体的・機能的障害の発生と，その弊害が次々に明らかになってきており，これらは医療者側の患者管理のつたなさによる後遺症であるとして，「医原性危険因子（iatrogenic risk）」[3]とすら呼ばれている．

2013年に公表された米国集中治療医学会の重症患者に対する鎮痛・鎮静ガイドラインの最新版（『2013 PADガイドライン』）[2]や，2014年に作成された日本集中治療医学会による同様のガイドライン（『J-PADガイドライン』）[4]では，十分な痛み対策を基盤としたうえで鎮静は必要に応じて最小限にとどめる管理法，いわゆる鎮痛優先の鎮静法〔analgesia-based sedation（「analgosedation」あるいは「analgesia-first sedation」ともいう）〕の考え方が強調されており，その背景には持続鎮静による弊害によって重症患者の予後が著しく悪化することが，すでに多くの研究によって明らかにされていることにある．さらにこの考えは，「薬は少なければ少ないほどよい（less is more）」という考えにも通じる．そもそも「鎮静（sedation）」の語源は「sedare」であり，これは和らげる，あるいは安定させるという意味である．つまり，鎮静の目的は患者の不安感を和らげ，快適さを確保することであって，鎮静剤によって「眠らせること」ではない．

言葉を換えれば，重症患者に対する鎮静の目的とは，患者の不安感や不快感，痛みなどを解消，もしくは軽減し，できるかぎり安全・快適に医療を受けられるようにすることであり，非薬理学的にこの目的が達成できるのであれば，鎮静剤投与は必要ないのである．繰り返しになるが，重症患者に対する鎮静の必要性と鎮静剤投与とは同義ではない．

重症患者に対する鎮痛・鎮静管理の原則

1．鎮痛優先の鎮静法

さまざまなストレス下にある重症患者を「必要最低限の鎮静もしくは鎮静なし」で管理するには，それなりの工夫が必要で，その大前提となるのが「適切な痛み対策」である．十分な痛み対策に基づいた管理を行えば，人工呼吸中などの重症患者であっても鎮静なしで過ごすことも可能[5]であり，不適切な鎮静管理による多くの合併症を防ぐことができる．もちろん，術後患者であれば創部痛や各種ドレーンなどの挿入部痛は容易に想起できるが，内科系患者であっても呼吸困難感や臥床による腰痛，身のおきどころのなさなど，さまざまな苦痛・疼痛を抱えていることが多い．まずは患者の苦痛・疼痛の有無とその原因を探り，非薬理学的介入が可能かどうかを検討し，可能であればそれを試みることが重要である．

しかし，非薬理学的介入による改善は一時的効果しか得られない場合もあり，また患者の状況によっては原因追求に時間をかけられない場合もある．さらに創部痛などは，そもそも非薬理学的介入では改善が得られないことが多く，しばしば鎮痛薬の投与が必要になる．

2．浅めの鎮静深度を基本とする鎮静法

十分な痛み対策を講じても，なお患者のストレスが解消されない場合は，鎮静薬の投与を考慮する．この場合も，鎮静深度が必要以上に深まりすぎないように注意することが重

要である．後述の鎮静深度判定ツールなどを用いて，こまめに患者の鎮静レベルを判定し，必要最低限の鎮静深度となるように鎮静薬投与量を調節する．一般的には，刺激で容易に覚醒するが刺激をやめると入眠する程度のレベルを目指す．過鎮静（over-sedation）を回避する具体的な方法として，前述のガイドライン[2,4]では，持続鎮静を1日1回中断して患者を十分覚醒させ，再鎮静の必要性を判断する方法（DIS：Daily Interruption of Sedatives）と，常時浅めの鎮静深度となるようなプロトコルを遵守する方法のいずれかをルーチンに用いることが推奨されている．

重症患者に対する鎮痛・鎮静評価法

1．鎮痛評価

疼痛や苦痛などのストレスは患者が主観的に感じるものであり，その程度は患者個人によって大きく異なるが，それを判断する医療者側にもそれぞれに主観がある．しかし，患者のストレスの程度を医療者側の主観を交えて「みてるのも，つらいくらい」とか「我慢できそう」などと表現していては，スタッフ間での共有ができず，患者に対して適切な治療・医療を行えなくなる恐れがある．したがって，患者の主観の程度を医療者側が客観的に共有するためには，「共通のものさし（スケール）」が必要である．患者が自分で痛みを訴えることができる（自己申告可能な）場合は，それが患者自身の痛み評価であり，ゴールドスタンダードである．この場合は痛みの程度を0〜10までの11段階で患者自身に評価してもらう数値評価スケール（NRS：Numeric Rating Scale；図1）が使いやすい．これに対して人工呼吸中などで自己申告不能な患者の場合は，BPS（Behavioral Pain Scale；表1）とCPOT（Critical-Care Pain Observation Tool；表2）が推奨されている[2,4]．

痛み対策介入の目安は，それぞれ NRS＞3，BPS＞5，CPOT＞2 であるが，この数値に満たない場合でも患者が痛みをまったく感じていないと決めつけず，注意深く観察と評価を繰り返す必要がある．重要なことは，「患者の訴えに正しく耳を傾け，医療者側の主観を交えて勝手に解釈しない」という，至極当然の考えである．「痛みの訴えがないから，痛くな

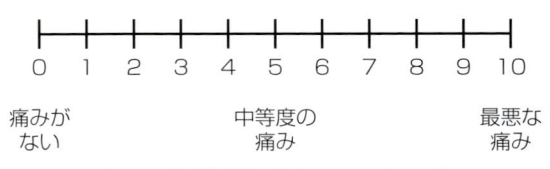

```
├──┼──┼──┼──┼──┼──┼──┼──┼──┼──┤
0  1  2  3  4  5  6  7  8  9  10
痛みが         中等度の         最悪な
ない            痛み             痛み
```

図1　数値評価スケール（NRS）

表1　Behavioral Pain Scale（BPS）（文献4より引用）

項目	説明	スコア
表情	穏やかな	1
	一部硬い（例えば，まゆが下がっている）	2
	まったく硬い（例えば，まぶたを閉じている）	3
	しかめ面	4
上肢	まったく動かない	1
	一部曲げている	2
	指を曲げて完全に曲げている	3
	ずっと引っ込めている	4
呼吸器との同調性	同調している	1
	ときに咳嗽，大部分は呼吸器に同調している	2
	呼吸器とファイティング	3
	呼吸器の調整がきかない	4

いはずだ」とか，「痛み止めを使ったので，もう痛くないはずだ」という思い込みは厳禁である．

2．鎮静評価

鎮静深度調節の際に重要な点は，目標とする鎮静深度を患者ごとに明確に定めて医療者間で共有することと，鎮静深度判定の際の医療者側の個人差をなくすことであり，理想的にはその評価に個人差の入らない客観的指標が望ましい．しかし，血圧や心拍数などのバイタルサインは患者の精神状態に応じて変動するものの，その変動は精神状態のみに特異的ではない．また，全身麻酔深度モニターとして一定の評価を得ている Bispectral Index（BIS）モニターの ICU 領域での使用には有用性が証明されていない．そのため，現時点では鎮静深度判定の個人差を臨床的許容範囲内に抑えた鎮静スケールの使用が効果的である．

1）ラムゼイ鎮静スケール

これまでに考案されたさまざまな鎮静深度判定スケールの中で，歴史的にも古くから用いられているのがラムゼイ鎮静スケール（RSS：Ramsay Sedation Scale；表3)[6]である．しかし，RSS はそもそも麻酔薬の効果判定を目的として考案されたスケールであり，麻酔（鎮静）深度判定が容易に行える利点があるものの，その判定の主眼は鎮静状態のみにおかれ，覚醒・興奮状態は細かに判定できないという欠点がある．

かつての催眠重視の鎮静法が盛んに行われ

表2 Critical-Care Pain Observation Tool（CPOT）（文献4）より引用）

指標	状態	説明	点
表情	筋の緊張がまったくない	リラックスした状態	0
	しかめ面・眉が下がる・眼球の固定，まぶたや口角の筋肉が萎縮する	緊張状態	1
	上記の顔の動きと眼をぎゅっとするに加え固く閉じる	顔をゆがめている状態	2
身体運動	まったく動かない（必ずしも無痛を意味していない）	動きの欠如	0
	緩慢かつ慎重な運動・疼痛部位を触ったりさすったりする動作・体動時に注意を払う	保護	1
	チューブを引っ張る，起き上がろうとする，手足を動かす/ばたつく，指示に従わない，医療スタッフをたたく，ベッドから出ようとする	落ち着かない状態	2
筋緊張（上肢の他動的屈曲と伸展による評価）	他動運動に対する抵抗がない	リラックスした	0
	他動運動に対する抵抗がある	緊張状態，硬直状態	1
	他動運動に対する強い抵抗があり，最後まで行うことができない	極度の緊張状態あるいは硬直状態	2
人工呼吸器の順応性（挿管患者）， または 発声（抜管された患者）	アラームの作動がなく，人工呼吸器と同調した状態	人工呼吸器または運動に許容している	0
	アラームが自然に止まる	咳きこむが許容している	1
	非同調性：人工呼吸の妨げ，頻回にアラームが作動する	人工呼吸器に抵抗している	2
	普通の調子で話すか，無音	普通の声で話すか，無音	0
	ため息，うめき声	ため息，うめき声	1
	泣き叫ぶ，すすり泣く	泣き叫ぶ，すすり泣く	2

表3 ラムゼイ鎮静スケール（RSS）

Level 1	常に体動があり，チューブやライン類を抜くおそれがある．説明してもわからない，または一時的にしか従わない
Level 2	呼名反応があり，指示に従い，落ち着いており，協力的
Level 3	閉眼しており，自発的な動きや訴えはないが，軽い呼びかけにより開眼し，離握手が可能
Level 4	入眠しており，軽い呼びかけでは呼名反応がないが，叩打や大声にハッと反応する
Level 5	入眠しており，呼名反応がなく，叩打や大声にようやく反応する
Level 6	刺激に反応がみられない

表4 Richmond Agitation-Sedation Scale（RASS）（文献4）より引用）

スコア	用語	説明	
+4	好戦的な	明らかに好戦的な，暴力的な，スタッフに対する差し迫った危険	
+3	非常に興奮した	チューブ類またはカテーテル類を自己抜去；攻撃的な	
+2	興奮した	頻繁な非意図的な運動，人工呼吸器ファイティング	
+1	落ち着きのない	不安で絶えずそわそわしている，しかし動きは攻撃的でも活発でもない	
0	意識清明な 落ち着いている		
−1	傾眠状態	完全に清明ではないが，呼びかけに10秒以上の開眼およびアイコンタクトで応答する	呼びかけ 刺激
−2	軽い鎮静状態	呼びかけに10秒未満のアイコンタクトで応答	呼びかけ 刺激
−3	中等度鎮静状態	呼びかけに動きまたは開眼で応答するがアイコンタクトなし	呼びかけ 刺激
−4	深い鎮静状態	呼びかけに無反応，しかし身体刺激で動きまたは開眼	身体刺激
−5	昏睡	呼びかけにも身体刺激にも無反応	身体刺激

ていた時代の集中治療領域では，このような鎮静状態の評価にのみ視点をおいたスケールで十分対応可能であったが，十分な痛み対策を基盤としたうえで患者が不安感や不快感，苦痛や疼痛などを感じることなく，いかに浅い鎮静状態を安全で快適に維持できるか，という考え方に移り変わった現代のICU（modern ICU）では，RSSでは明らかに力量不足である．

2）Richmoud Agitation-Sedation Scale と Sedation-Agitation Scale

RSSの長所を生かしながら覚醒・興奮状態の判定にも配慮した鎮静深度判定スケールが種々考案されてきており，近年ではRichmond Agitation-Sedation Scale（RASS）（**表4**）やSedation-Agitation Scale（SAS）（**表5**）の使用が推奨されている[2,4]．有効性や妥当性が証明されたこれらの鎮静深度判定スケールを用いて，患者の鎮静深度の評価を繰り返し，over-sedationやunder-sedation（浅すぎる鎮静）を防ぎつつ，個々の患者にとっての最適な鎮静深度が保たれるように鎮静薬投与量を細やかに調節する．そのためには24時間，常に患者のベッドサイドに存在する看護師に鎮静深度判定を委ね，鎮静薬投与量の変更を許可するプロトコルの存在が効率的であり，また絶対必要条件でもある．

おわりに

Modern ICUにおける重症患者管理の基本

表5 Sedation-Agitation Scale (SAS)

スコア	状態	説明
7	危険なほど興奮	気管チューブやカテーテルを引っ張る ベッド柵を越える．医療者に暴力的 ベッドの端から端まで転げ回る
6	非常に興奮	頻回の注意にもかかわらず静まらない 身体抑制が必要．気管チューブを噛む
5	興奮	不安または軽度興奮 起き上がろうとするが，注意すれば落ち着く
4	平静で協力的	平静で覚醒しており，または容易に覚醒し，指示に従う
3	鎮静状態	自然覚醒は困難．声がけや軽い揺さぶりで覚醒するが，放置すれば再び眠る 簡単な指示に従う
2	過度に鎮静	意思疎通はなく，指示に従わない 自発的動きが認められることがある．目覚めていないが，移動してもよい
1	覚醒不能	強い刺激にわずかに反応する，もしくは反応がない 意思疎通はなく，指示に従わない

は，①適切な鎮痛，②必要最低限の鎮静，③せん妄の管理，④早期リハビリテーションであり，その根幹は「PADバンドル」[2]や「ABCDEバンドル」[3]として広く公表されている．特に，せん妄管理は今後の重症患者管理の中心となるものと考えられているが，現時点でICUにおけるせん妄対策として有効性が証明されているものは早期リハビリテーションのみである．深鎮静で昏睡状態にある患者には，せん妄評価は行いようがなく，またリハビリテーションの実施は危険ですらある．正しくせん妄評価を行いながらリハビリテーションを進めるためには，患者の意識レベルは一定以上である必要があり，必要最小限の鎮静深度を維持することが求められるが，これは十分な痛み対策が前提である．

詳細については，ぜひJ-PADガイドライン[4]をご覧いただきたいが，重症患者管理は，「まず適切な痛み対策から始まる」ということを，再度強調しておきたい．

Conclusion

ICUにおける早期リハビリテーションは，重症患者の予後改善のためのせん妄対策として今や必須の方策である．重症患者にも早期から安全にリハビリテーションを実施するための前提として，従来のような催眠重視の鎮静法ではなく，適切な鎮静を基盤とした必要最低限の鎮静管理，いわゆる「analgesia-based sedation」が求められる．

文献

1) Arroliga A, et al：Use of sedatives and neuromuscular blockers in a cohort of patients receiving mechanical ventilation. *Chest* **128**：496-506, 2005
2) Barr J, et al：Clinical practice guidelines for the management of pain, agitation, and delirium in adult patients in the intensive care unit. *Crit Care Med* **41**：263-306, 2013
3) Vasilevskis EE, et al：Reducing iatrogenic risks：ICU-acquired delirium and weakness--crossing the quality chasm. *Chest* **138**：1224-1233, 2010
4) 日本集中治療医学会 J-PAD ガイドライン作成委員会：日本版・集中治療室における成人重症患者に対する

痛み・不穏・せん妄管理のための臨床ガイドライン．日集中医誌　21：539-579，2014
5) Strøm T, et al：A protocol of no sedation for critically ill patients receiving mechanical ventilation：a randomised trial. *Lancet*　375：475-480, 2010
6) Ramsay MA, et al：Controlled sedation with alphaxalone-alphadolone. *Br Med J*　2：656-659, 1974

8 神経集中治療

黒田泰弘[*1]

Key Questions
1. 該当領域にはどのような管理の方法があるか
2. 目的と方法は何か
3. 実施にあたってはどのように評価するのか，また注意点は何か

はじめに

神経集中治療の対象疾患は，心停止後症候群（PCAS：Post Cardiac Arrest Syndrome），頭部外傷（TBI：Traumatic Brain Injury），くも膜下出血（SAH：Subarachnoid Hemorrhage），脳梗塞，てんかん重積，急性脳症，脳出血など多岐にわたる．神経集中治療は，一次性脳傷害を対象とするよりむしろ，二次性脳傷害の発生および増悪を防止することにより，神経学的転帰を改善し，死亡率を減少させることを目的とする．

神経集中治療の基本となっている考えは，傷害脳はさまざまな全身因子（systematic factor；表1）の変動（異常）に弱く，これらにより容易にダメージを起こすこと，あるいはダメージが増悪すること，および逆に傷害脳自体がさまざまな全身因子の異常を引き起こし，またその増悪因子となりうること，である．

したがって，神経集中治療のターゲットは，

表1　神経集中治療のターゲットとなる全身因子

低血圧，高血圧，脳灌流圧異常
低酸素症，高酸素症
低炭酸ガス血症，高炭酸ガス血症
発熱
低血糖，高血糖
電解質異常

これらの全身因子の変動（異常）を是正，あるいはコントロールすることである．

過度の血圧低下・血圧上昇を避け，頭蓋内圧・脳灌流圧を適切に保つ

1. 頭蓋内圧と頭蓋内コンプライアンス

頭蓋内圧（ICP：Intracranial Pressure）とは，頭蓋内を構成する脳実質（頭蓋内容積の約80％），髄液（約10％），血液（約10％）の相互作用で均衡した髄液圧のことで，これらのいずれかの容積が増加するか，占拠性病変が出現するとICPが上昇する．ICPの正常値は5〜15 mmHgである．図1にMonro-Kellyの法則（頭蓋内圧-容量曲線）を示す．容積増

[*1] Yasuhiro Kuroda／香川大学医学部附属病院救命救急センター

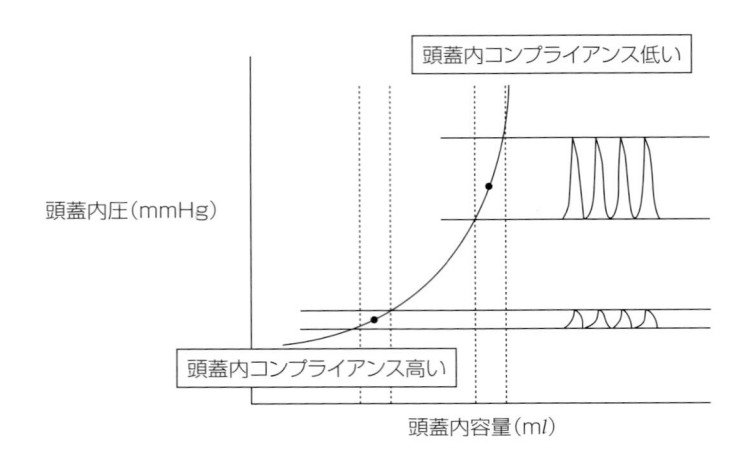

図1　Monro-Kellyの法則（頭蓋内圧-容量曲線）

$$頭蓋内コンプライアンス = \frac{体積増加分(delta\ V)}{圧増加分(delta\ P)}$$

が軽度の場合は，代償も働きICPはさほど増加しないが（＝頭蓋内コンプライアンスが高い），代償機構が破綻すると急激にICPが増加する（＝頭蓋内コンプライアンスが低い）．傷害脳ではICPを適正に調節することが必要となる．

2．脳血流の自己調節とその障害

脳血流量（CBF：Cerebral Blood Flow）は脳灌流圧（CPP：Cerebral Perfusion Pressure）によって駆動され（図2），CPPは平均動脈圧（MABP：Mean Arterial Blood Pressure）とICPの差で定義される（MABP－ICP）．CBFとCPPの関係は，「CBF＝CPP/脳血管抵抗」で表される．脳血管抵抗は，「血管径（の4乗の逆数）」「脳血管長（一定）」「血液粘度」で決定され，そのうち血液粘度はヘモグロビン（Hb：Hemoglobin）濃度によって左右される（図2）．

自己調節とはCPPが一定の範囲内（50～150 mmHg）においてCBFが一定に維持されることであり（図2），CPPの変動に対して脳血管が収縮あるいは拡張することによりCBFが一定に維持される．自己調節能の範囲であれば血圧が上昇しても脳血管は収縮し，脳血液量（CBV：Cerebral Blood Volume）が減少することによりCBFは一定に保たれ，ICPは上昇しない．自己調節能が障害されると，CBFが血圧に比例して変動する（図2）．

高血圧あるいは重症脳障害患者では，自己調節の範囲が右方にシフトしている場合がある．この場合，軽度の低血圧においてもCBFの低下，つまり脳虚血に陥る可能性がある．一方，脳障害により自己調節能が破綻すると，不用意な血圧上昇はCBFの著明な増加をきたし，ICPは急激に上昇しうる．さらにICPが上昇すると，今度はCPPが急激に低下し，ついにCBFは途絶して呼吸停止から死に至る．

PCASでは，自己心拍再開後MABPが高い患者は転帰良好であり，血管収縮薬を必要とする患者は転帰不良との報告がある[1]．急激な血圧上昇病態を呈する脳神経疾患（SAH，脳出血，脳梗塞など）の多施設レジストリにおいては，降圧薬で過剰に血圧を低下させることが転帰不良と関係していると報告されている[2]．したがって，血圧は高すぎても低すぎても障害脳によくない．特に，自己調節

$$CBF = K \times \frac{CPP \times r^4}{L \times \mu}$$

$$CPP = MABP - ICP$$

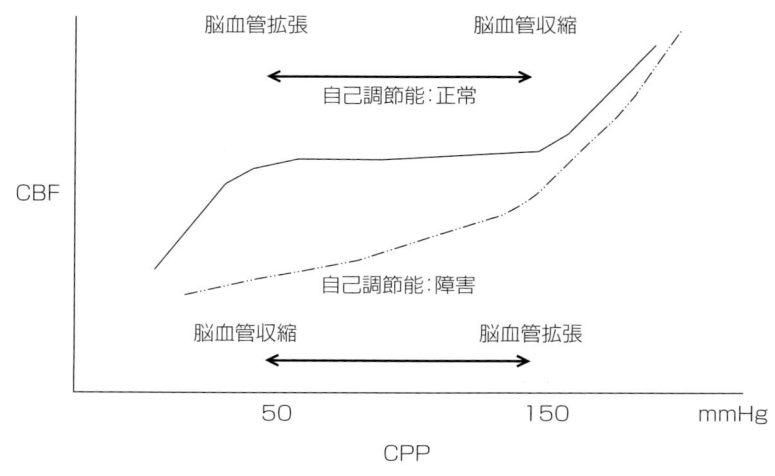

図2 脳血流量（CBF）の自己調節とその障害
K：係数，r：血管内径，L：血管長，μ：血液粘度，CPP：脳灌流圧，MABP：平均動脈圧，ICP：頭蓋内圧

障害されている場合にはそれが顕著になる．血圧が高くなることによる脳充血，脳症よりも，むしろ血圧が低くなることによる脳低灌流のほうがより脳にダメージが大きい．

3．頭蓋内圧，脳灌流圧とそのコントロール

ICPの治療閾値は，成人では15～25 mmHg程度である[3]．ICPは嘔吐や気管吸引によって著明に一過性に上昇するが，刺激終了後に速やかに前値に戻らない場合は転帰不良と関連している．ICPは瞬時の値よりもその波形情報が重要であり[3]，ICPの平均値が同じでもICPの脈圧の増大は頭蓋内コンプライアンスが低く，圧代償機能の破綻が近いことを示す．ICP亢進に対しては段階的に治療を行う（図3）．

ICPが亢進すると自己調節能が下限を越えてCPPが低下しCBFが低下し始め，脳虚血に起因する二次的脳損傷発生につながる（図2）．そのため，ICPに加えてCPPの管理も重要である．重症TBIで自己調節能の障害がなければCPP 70 mmHg以上で管理したほうが予後はよいが，自己調節能障害時においてはICP管理が優先される[4]．ICP targeted protocol（CPP＞50 mmHg）とCPP targeted protocol（CPP＞70 mmHg）の比較では，ICP targeted protocolでは脳虚血の頻度が2.4倍多いが，CPP targeted protocolでは急性呼吸促迫症候群（ARDS：Acute Respiratory Distress Syndrome）の発生率が5倍多く，結果として転帰に差はないとの報告がある[5]．2007年の米国TBIガイドラインでは，CPPは50～70 mmHgが治療閾値となり，CPPの最低値は60 mmHgから50 mmHgに下げられた[6]．

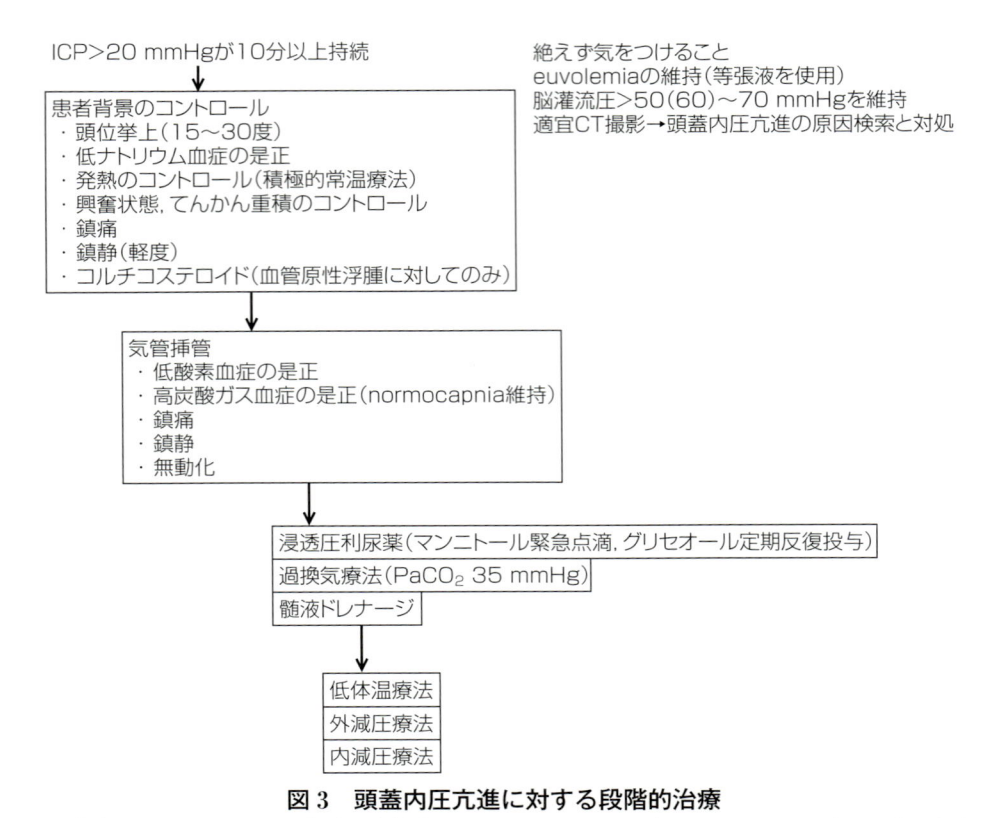

```
ICP>20 mmHgが10分以上持続
         ↓
┌─────────────────────────────────┐      絶えず気をつけること
│患者背景のコントロール            │      euvolemiaの維持(等張液を使用)
│ ・頭位挙上(15～30度)              │      脳灌流圧>50(60)～70 mmHgを維持
│ ・低ナトリウム血症の是正         │      適宜CT撮影→頭蓋内圧亢進の原因検索と対処
│ ・発熱のコントロール(積極的常温療法)│
│ ・興奮状態,てんかん重積のコントロール│
│ ・鎮痛                           │
│ ・鎮静(軽度)                     │
│ ・コルチコステロイド(血管原性浮腫に対してのみ)│
└─────────────────────────────────┘
         ↓
┌─────────────────────────────────┐
│気管挿管                          │
│ ・低酸素血症の是正               │
│ ・高炭酸ガス血症の是正(normocapnia維持)│
│ ・鎮痛                           │
│ ・鎮静                           │
│ ・無動化                         │
└─────────────────────────────────┘
         ↓
┌─────────────────────────────────┐
│浸透圧利尿薬(マンニトール緊急点滴,グリセオール定期反復投与)│
├─────────────────────────────────┤
│過換気療法(PaCO₂ 35 mmHg)        │
├─────────────────────────────────┤
│髄液ドレナージ                    │
└─────────────────────────────────┘
         ↓
┌──────────────┐
│低体温療法    │
├──────────────┤
│外減圧療法    │
├──────────────┤
│内減圧療法    │
└──────────────┘
```

図3　頭蓋内圧亢進に対する段階的治療

ICP：頭蓋内圧，normocapnia：炭酸正常状態，euvolemia：正常血液量，$PaCO_2$：動脈血二酸化炭素分圧

循環血液量を脱水・過剰ではなく正常血液量に保つ

1．正常血液量維持

　SAHでは脱水は転帰不良と関連するので，血管内容量は脱水でもなく過剰でもなく正常血液量(euvolemia)に維持する[7]．脱水の是正には等張液が推奨される．脳出血では0.9%生理食塩液を1 ml/kg/hrで投与し，正常血液量で尿量0.5 ml/kg/hr以上を目標とする．脳梗塞では脱水状態では脳浮腫が軽減する可能性もあるが，一般的には脱水は脳循環を悪化させる可能性が高いため，輸液管理目標は正常血液量とする．脳梗塞では0.9%生理食塩液を1 ml/kg/hrで静脈投与し，つまり成人で2,000～2,500 mlの輸液を行う．

　SAHでは，低ナトリウム血症を防止するためのフルオロコルチゾン，あるいはヒドロコルチゾン投与により正常血液量を維持するのに必要な輸液量を減少することができると報告されている[8]．したがって，SAHでは多尿が持続しマイナスの水分バランスが継続している場合においては，高血糖には十分対応しながらフルオロコルチゾンあるいはヒドロコルチゾン投与を考慮してもよい[9]．

　脳出血では，低浸透圧状態(>280 mOsm/L)に陥った場合は，マンニトールあるいは3%高張食塩液の投与によって積極的に治療すべきである．

　脳梗塞に対するアルブミン投与効果に関しては，ALIAS(Albumin Therapy for Neuroprotection in Acute Ischemic Stroke) trialがあり，発症5時間以内の脳梗塞に2時間かけてアルブミン2 g/kgを投与し，3カ月後の転帰が検討されている．結果として，アルブミン投与群では肺水腫となる率が高く，また特に高齢

者では死亡率が高い[10]．したがって，脳梗塞ではルーチンにアルブミンを投与する必要はない．

2．正常血液量のモニタリング

　正常血液量は脳への酸素供給を維持し，障害脳の酸素代謝維持のために必要なので，正常血液量の評価は重要である．SAHでは血管内容量のモニタリング法として，非侵襲性方法・侵襲性方法ともに推奨できるものはない[9]．ただ，血管内容量を毎日評価することが必要である．SAHでは水分バランスは血管内容量を正確には反映しない[11]が，水分バランスの把握は毎日必須である．また，中心静脈圧を単独で輸液療法の反応あるいは血管内容量の指標とすることは推奨されない[12]ので，中心静脈ラインは中心静脈圧測定目的だけに留置するべきではない．さらに，肺動脈カテーテルもリスクの割に有用とのエビデンスに乏しく，ルーチンの使用は推奨されない[13]．

　脳出血では，正常血液量は水分バランスおよび体重をモニタリングすることで維持できる．脳出血では中心静脈圧を正常に保つ（5〜8 mmHg）ことは正常血液量の維持に重要とされてきたが，特に人工呼吸中は呼気終末陽圧（PEEP：Positive End-Expiratory Pressure）を使用していることが多く，中心静脈圧の解釈には注意が必要である．

　積極的な循環動態モニタリングとして，末梢循環不全の指標である乳酸値増加や中心静脈酸素飽和度（ScvO$_2$：Central Venous Oxygen Saturation）の低下は，酸素供給不足を反映し，血圧や心拍出量を適切な状態にまで回復せよとのサインである．また，拡張末期容量係数（GEDVI：Global End-Diastolic Volume Index），一回拍出量変化（SVV：Stroke Volume Variation），脈圧変動も輸液療法の反応評価に用いられる．SVV＞10％およびGEDVI＜600 ml/m^{2}になっていれば，晶質液500 mlあるいは膠質液250 mlのいずれかでの反応を評価するとよい．輸液により前負荷が適正化されれば，SVV＜10％が達成できる．そのうえで平均血圧や心拍出量を血管収縮薬や陽性変力薬でそれぞれ改善すればよい．

3．くも膜下出血の遅発性神経障害における輸液

　再出血防止処置後，SAHが死亡・重度障害となる原因は，遅発性脳虚血（DCI：Delayed Cerebral Ischemia）あるいはDIND（Delayed Ischemic Neurologic Deficits）の発生である．脳血管攣縮（CV：Cerebral Vasospasm）が脱水状態で起これば，DINDのリスクとなる．脱水状態および低ナトリウム血症は，SAHでよくみられることが問題である．CVはSAHの70％に発生し，DCIはSAHの20〜30％にみられる脳虚血に関係する．また，血腫が脳底槽や側脳室に厚く残存していることはCVのリスクとなるので，ドレナージによるこれら血腫の排出促進も重要なCVの予防となる．またCVの発生は脳動脈瘤破裂後3〜14日が最も多いので，SAHの輸液管理もこの期間が最も重要である．

　また，SAHに対する血管内容量増加療法ではDCIを予防できない．DCIの予防と治療法としては，血管内容量の増加，血圧を一定以上に保つ，血液希釈を行うtriple H療法[14]が昔から行われてきたが，肺水腫，心筋虚血，低ナトリウム血症，脳灌流過剰〔cerebral hyperemia（脳充血）〕，脳出血などの合併症の増加が報告されている．積極的に輸液量を増やす予防的な血管内容量増加療法は，血管内容量増加よりむしろ血圧上昇効果によりCBFおよび脳内酸素分圧を増加させるが，心肺合併症が増加することが報告されているため避ける[15]．

　症候性CVあるいは血管造影でCVと診断

された場合には，血圧を高く維持し，血管内容量を増加させることは広く行われ，CV や DIC の治療に有効とされている[9,16]．ただ，2011 年のコンセンサスでは，特定の血圧閾値あるいは血管内容量の目標値は存在せず[9]，患者個々に応じて判断する必要があるとされている．血液希釈療法は議論のあるところである．SAH では貧血がよくみられ，これは酸素運搬能の低下につながるが，至適なヘモグロビン濃度およびヘマトクリット値はいまだ結論が出ていない．SAH において DCI で虚血領域が確認された場合は，他の方法に先駆け，CBF を増加させるため生理食塩液のボーラス投与を考慮する．

4．頭蓋内圧亢進においても正常血液量が基本である

ICP 亢進状態で脱水になると，CPP が減少し低酸素性虚血脳障害が増悪する．したがって，ICP 亢進患者は等張液でもって正常血液量に維持する．

とくに SAH，脳梗塞，脳出血では 0.45% 食塩液や 5% ブドウ糖などの低張液を投与してはならない．低張液は投与されると，その中の自由水が浸透圧勾配に沿って傷害脳に入り，脳浮腫を増悪させて ICP が亢進するからである．

脳出血において血腫周囲の浮腫が著明で mass effect を呈する患者に対しては，限定的な使用であるが，3% の高張食塩液を 1 ml/kg/hr で投与する方法もある．目標は傷害脳において高浸透圧（300～320 mOsm/L）および高張（Na：150～155 mEq/L）環境を作ることにより，細胞浮腫を軽減し危機的な ICP 亢進発作の発生も減らすことである．高張食塩液投与で起こりうる合併症としては，脳症，硬膜下血腫，凝固異常，過剰輸液，低カリウム血症，不整脈，高 Cl 性代謝性アシドーシス，などがある[17]ので厳重な観察と対応が必要である．また血清ナトリウム濃度は 24 時間で 12 mEq/L 以上低下させてはならない．高張食塩液投与を突然中止するとリバウンドで脳浮腫を起こし，ICP 亢進・脳ヘルニアになることがある[17]．高張食塩液が危機的な ICP 亢進発作を抑えるのか，あるいは転帰を改善させるのかについては一定の見解はない．

起こりうる電解質異常を予見し，対策する

SAH では，続発性のナトリウム喪失を是正することが重要である．低ナトリウム血症および高ナトリウム血症は共に SAH ではよくみられる．低ナトリウム血症はバソプレシン分泌過剰症（SIADH），もしくは中枢性塩類喪失によるナトリウム利尿により起こる．脳浮腫が進行する危険性があるので，低ナトリウム血症は積極的にその原因を究明し治療するべきである．さらにマグネシウムおよびカリウムも適切に補充する必要がある．

低血糖を避け，高血糖を是正する

ブドウ糖は，虚血脳において嫌気性代謝により乳酸となり脳障害を増悪させることから，ブドウ糖を含む輸液は禁忌である．脳梗塞においては，高血糖および低血糖はともに死亡率や重症度を悪化させる．

SAH において，血糖はスライディングスケール，もしくはインスリン持続静脈注で調節する．ただ，至適なコントロール範囲は答えが出ていない．低血糖は転帰不良に関係する[18]ので避けるとともに，200 mg/dl 未満に維持するのが専門家による合意事項（expert consensus）となる[9]．血糖調節は，強化インスリン療法（intensive insulin therapy）ではなく即時型の血糖コントロール（intermediate glucose control)（目標血糖 140～180 mg/d*l*）とする．

傷害脳が引き起こす不整脈への対策

頻脈，高血圧，不整脈は SAH，TBI，脳梗塞，脳出血などでよく起こり，アドレナリン過剰による症状である．特に SAH では，その 90％に 48 時間以内に心電図変化（QTc 延長，ST 低下，ST 上昇，T 陰性化）がみられるとの報告がある[19]．

気絶心臓（stunned myocardium）と呼ばれるカテコラミンの急激な放出や感情的ストレスによるとされる心筋収縮異常はたこつぼ型心筋症として有名である．たこつぼ型心筋症は SAH 患者の 20～30％にみられるが，SAH だけでなく他の神経集中治療対象疾患でも報告されている[20]．SAH で左室駆出率が 40％未満に低下した場合では，CV および脳梗塞の発生率が有意に高くなり，ICU 滞在日数や入院期間も長期化すると報告されている[21]．気絶心臓に対してはカテコラミン放出や感情的ストレスをこれ以上刺激しないような ICU 管理が求められる．

低酸素症を防止し，高酸素症も避ける

低酸素症を防止することに関しては，異論はないと思われるが，ここでは高酸素症も避ける必要があることを強調しておきたい．酸素を制御する必要性はどこからきたのかというと，虚血後血流が再開して臓器の再灌流が起こればミトコンドリアの処理能力を上回る酸素供給が起き，O_2 ラジカルが産生され組織傷害が起こることからである．

Kilgannon ら[22]は，IMPACT（Cerner Corporation, Kansas City, Missouri）database を使用し目撃のある院外心停止例で心拍再開（ROSC：Return of Spontaneous Circulation）後，吸入酸素濃度（FiO_2：Fractional Concentration of Inspired Oxygen）1.0 で管理した症例をほかと比較した．その結果，ICU 入室後 24 時間以内の動脈血酸素分圧（PaO_2：Partical Pressure of Arterial Oxygen）が 300 mmHg 以上であった群では生存率が低く，転帰良好率も低いと報告し，さらに，このデータベースの二次解析で PaO_2 が 100 mmHg 高値になると死亡の相対危険率が 1.24 倍になると報告している[23]．一方，ANZ-APD（The Australian and New Zealand Intensive Care Society Adult Patient Database）においては，12,108 人のコホート研究において ROSC 後 24 時間の最低値で高酸素症，正常酸素症，低酸素症で分けたところ，院内死亡率は高酸素症群で有意に正常酸素症よりも高値であった．しかし，院内死亡に関するオッズ比は，動脈血炭酸ガス分圧（$PaCO_2$：Partial Pressure of Carbon Dioxide in the Arterial Blood）83～93 mmHg を対象とすると高酸素症で高値とはいえず，高酸素症は死亡率と独立した関係にはなく，FiO_2 を下げる方針には注意が必要と考察している[24]．以上から，高酸素症はよくないが，他の因子の影響も考えられ，今後の検討が待たれる．

ROSC 後においては，FiO_2 を調節して正常酸素症を維持し，かつ高酸素症を防止する．

低炭酸ガス血症，高炭酸ガス血症を避ける

血液ガス分圧も CBF に影響する．脳血管の炭酸ガス反応性とは，$PaCO_2$ が 20～80 mmHg の範囲で 1 mmHg の増減に対して，CBF が 2～4％増減し，CBV が脳 100 g あたり 0.04 m*l* 増減することをいう（図 4）．$PaCO_2$ は脳血管拡張作用が強く，$PaCO_2$ が上

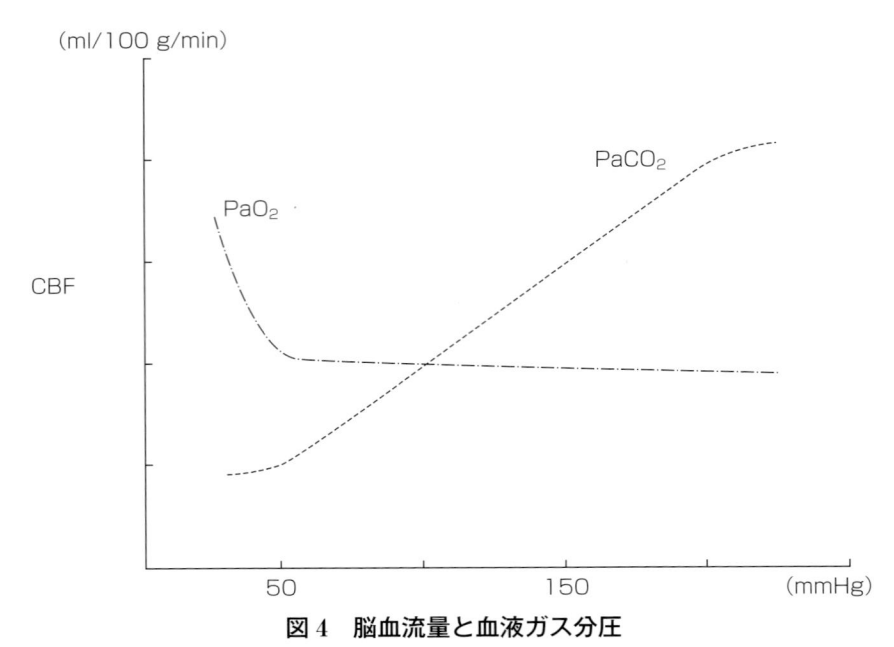

図4 脳血流量と血液ガス分圧
CBF：脳血流量，PaO$_2$：動脈血酸素分圧，PaCO$_2$：動脈血炭酸ガス分圧

昇して呼吸性アシドーシスになると脳血管は拡張してCBFが増加する．そしてCBFの増加により，CBV（＝CBF×平均通過時間）の増加を介してICPが増加した場合にはCPPが減少する．この時，自己調節能が障害されている場合では，むしろCBFが減少する可能性もある（図2）．要するに，PaCO$_2$の脳への影響はCBFに関することだけでさえ，傷害脳では簡単には把握できない．逆にPaCO$_2$が40 mmHgから20 mmHgに減少すれば，CBFは50％となる．

PaO$_2$とCBFの関係においては，PaO$_2$が50 mmHg以下では代償性にCBFが増加して酸素運搬量を維持する（図4）．これは危機的状態に対する代償機構である．

PaCO$_2$の管理はICP管理上重要であるが（図4），またPCASにおいて転帰とPaCO$_2$との関係も報告[25]されている．フィンランドの21施設のICUにおける前向き観察コホート（prospective observational cohort）研究の結果では，ROSC後24時間以内の平均PaO$_2$で評価した場合，高酸素症は転帰不良とは無関係

で，高炭酸ガス血症（PaCO$_2$＞45 mmHg）の持続時間が12カ月後の転帰良好と関係していた．そして，軽度な（moderate）高炭酸ガス血症＋中等度な（mild）高酸素症が神経学的転帰良好と関係していると推定している[25]．また，2013年にANZ-APDの観察研究（ICU 125施設，16,542人対象）において，入院後24時間以内に1回測定したPaCO$_2$で判断すると高炭酸ガス血症（PaCO$_2$＞45 mmHg）のほうが低炭酸ガス血症よりも自宅退院率が高いことが報告されている[26]．一方，院内心停止で最初の24時間以内の1点で評価した時，高炭酸ガス血症もしくは低炭酸ガス血症のいずれかのエピソードがある場合には退院時の転帰不良率が高いという報告もある[27]．

以上，転帰とPaCO$_2$との関係では一定の結果は得られておらず，今後の検討待ちである．炭酸ガスに関する管理では低炭酸ガス血症，高炭酸ガス血症を避ける．

表2 低体温療法の脳保護効果

数分後から重要となるメカニズム
1. イオンホメオスターシスの改善
2. 脳内局所高温状態を軽減
3. 抗凝固効果による血栓溶解

数時間後から重要となるメカニズム
1. アポトーシスを軽減
2. ミトコンドリア機能不全を軽減，エネルギーホメオスターシスを改善
3. フリーラジカルの過剰産生を抑制
4. 再灌流障害を軽減
5. 血液脳関門および血管壁の透過性を減少させ，浮腫を軽減
6. 細胞膜の透過性を減少，細胞内アシドーシス軽減
7. 代謝を抑制し，酸素，グルコース必要量を減少
8. 破壊的炎症反応および有害になる免疫反応を抑制
9. けいれん，てんかんを抑制

発熱に対して体温管理療法，さらに必要に応じて低体温療法を行う

1. 体温管理療法とは

　急性重症脳障害においては高率に発熱を合併し，特にSAH，TBIではその頻度が高い[28]。またPCAS[29]および脳梗塞[30]においても発熱では転帰不良と相関している。臓器は虚血により障害されるが，再灌流に伴い障害細胞に酸素が供給されることによりフリーラジカルが産生され，さらに障害が増長される。低体温療法（TH：Therapeutic Hypothermia）の主なターゲットは再灌流障害である（表2）。現在ではTHおよび常温療法（IN：Induced Normothermia）を含み，一定の体温に一定の期間管理することを意味する言葉として体温管理療法（TTM：Targeted Temperature Management）[31]が使用されつつある。

　本稿では成人で唯一THの有効性が示されているPCASに限って記述する。

2. 体温管理療法の適応

　2つのRCTでは成人ROSC後昏睡症例に対しては，神経学的転帰良好の割合がそれぞれ非体温管理群（39％，26％）に比してTH群では55％，49％と有意に増加している[32,33]。院外心停止で初回心電図が心室頻拍（VT：Ventricular Tachycardia）であり，ROSC後も昏睡状態（GCSスコア≦8，従命に従えない）にある成人症例にはTHを施行するべきである。また，院外心停止で初回心電図が無脈性電気活動（PEA：Pulseless Electrical Activity）/心静止（Asystole），もしくは院内心停止で，ROSC後も昏睡状態にある成人症例にはTHが薦められる。前述[32,33]から，THの適応は心停止の目撃者あり，心停止からROSCまでの時間が短い（60分以内），発症前の日常生活活動（ADL：Activity of Daily Living）が良好，ROSC後の循環が安定，となっている。

　2013年に，Nielsenら[34]が院外心停止例に対する33℃と36℃のTTMを比較する多施設前向き研究（TTM trial）結果を発表し，神経学的転帰および死亡率に差がないことを報告した。この結果から，院外心停止には33℃のTHをするのではなく，36℃のINでよいという認識が広まり現場には混乱が走った。現在では，院外心停止に対してはTTMを行うべきであり，36℃のINで十分な症例もあるかもしれないが，脳障害が重症（どのくらいかが不明であるが）の場合は33℃のTHにするべきであるという認識になっている[35]。

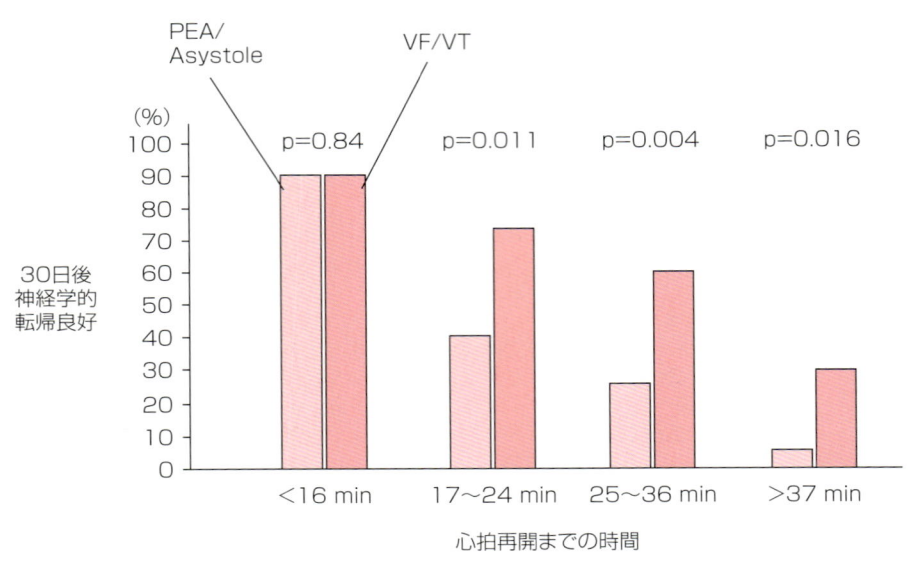

図5 心停止から心拍再開（ROSC）までの時間，初期心電図波形と神経学的転帰（文献37）より引用）
PEA：無脈性電気活動，Asystole：心静止，VF：心室粗動，VT：心室頻拍

　日本のROSC後のTHレジストリ「多施設観察研究：院外心原性心肺停止に対して標準的心肺蘇生法でROSCした452例に対するTHの検討」では[36,37]，転帰良好は55％である．このレジストリでは「心停止からROSCまでの時間」が16分未満では転帰良好は90％近くになっている[37]ので，この時間が短ければPEA/Asystole例も心室粗動（VF：Ventricular Flutter）/VT例と同様にTHのよい適応となる．「心停止からROSCまでの時間」が長くなれば当然転帰良好率は減少し，特にPEA/Asystole例ではその傾向が顕著である[37]（**図5**）．またこのレジストリにおいては，ROSC直後のGCS（Glasgow Coma Scale）スコアが高いほど転帰がよいことが報告されている[38]．この研究ではROSC直後にGCSスコア3の52％が転帰良好であり，同じ昏睡といっても他のパラメータ（脳幹反射など）も合わせて転帰を検討していくことが今後必要と推定されている．また日本では，循環動態が不安定でも，さらにROSC前から経皮的心肺補助（PCPS：Percutaneous Cardiopulmonary Support）を用いて循環を維持しながらTHを行う先進的方法が進んでいる．

3．低体温療法の方法

　THの時間のイメージを把握するために，日本のROSC後のTHレジストリ[36,37]の集計結果を**図6**に示す．まず4℃に冷却した細胞外液（糖を含まないもの．生理食塩液，リンゲル液）を30 ml/kg急速に静脈内投与する．これにより体温が1.5〜1.8℃低下する．そして，自動調節装置による体表面の冷却，あるいは血管内冷却を行う（目標32〜34℃）．現在では，目標体温を設定するとそれに応じて自動調節を行ってくれるゲルパッドを用いた体表面冷却装置（Arcticsun®）が普及している．また自動調節型の血管内冷却装置（Thermogard XP™）も今後使用可能となる．これらの装置では，膀胱温あるいは食道温などの深部体温をモニタリングしながら，これらを目標体温として設定し，その温度に最短時間で達成できるように冷却した生理食塩液などを体表面や血管内留置カテーテルなどに流して体

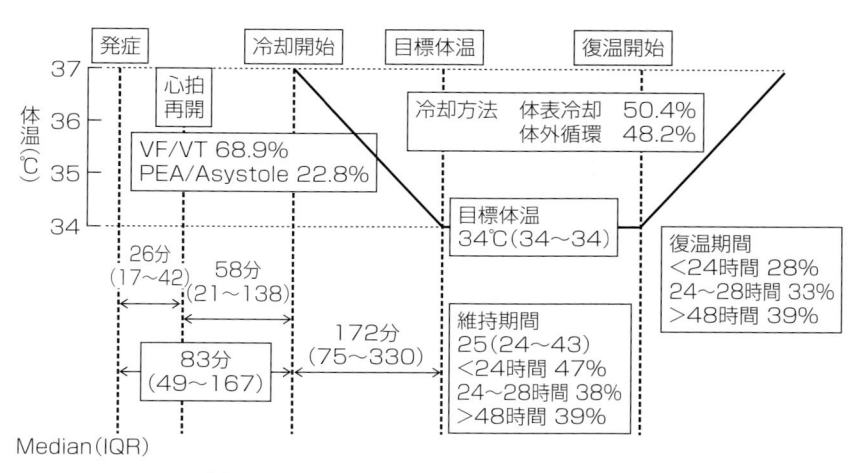

図6 低体温療法の時間的イメージ (文献36)より引用)
VF：心室粗動，VT：心室頻拍，PEA：無脈性電気活動，Asystole：心静止

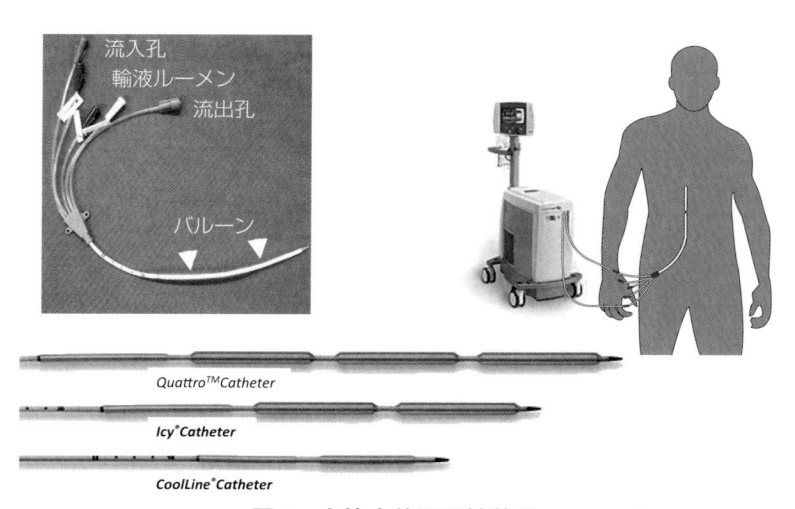

図7 血管内体温調節装置

温を低下させる．これらの装置では体温調節のための設定変更回数も非常に少なく，冷却速度も速く，看護師の労力も非常に少ない．

4．血管内体温調節装置（図7）

血管内体温調節装置とは，持続的血液浄化療法に使用するブラッドアクセスカテーテルによく似た形状のバルーンカテーテルを大腿静脈（もしくは内頸静脈）から挿入して，バルーン内に温度を調節した生理食塩液を流すことにより体温を調節する装置（Thermogard™）である．現在の保険適応は，「急性重症脳障害に対する発熱調節」であり，THが適応となるのは1年程度後になると思われる．

血管内体温調節装置では，深部体温（膀胱温あるいは食道温）をモニタリングしながら，3つのモードから1つを選択できる．maxモードでは，設定体温に最短時間で到達できるように作動する．Fever controlモードでは，体温が設定値以上に上昇しないように作動する．Rate controlモードでは，体温の変化速度

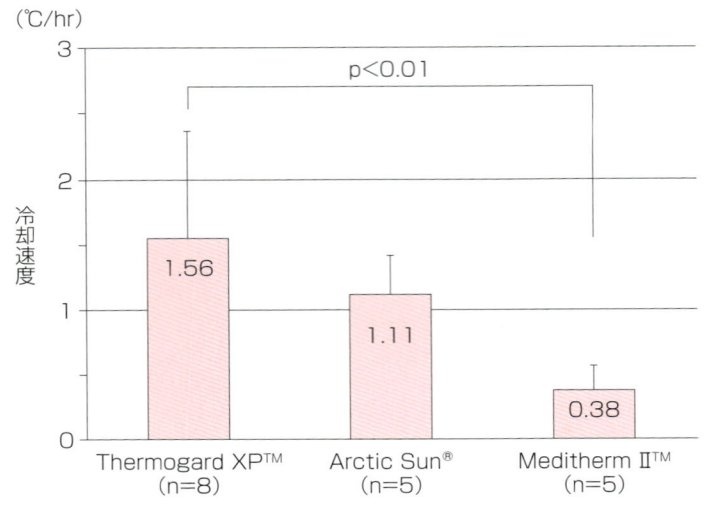

図8 低体温療法（導入時の冷却速度）（文献39）より引用）

を一定にすることができる（最小変化速度：0.1℃/hr）．

図8に筆者らの施設において使用している各種低体温装置のTH導入期における冷却速度の相違を示す．血管内冷却装置では従来の循環型冷却ブランケットに比して冷却速度が速い．

冷却速度が速いことに加えて，目標体温からの偏位（＝ふらつき）が非常に少ないことが特徴であり，合併症増加につながる過剰冷却を少なくできる．自動設定できるので看護師の業務軽減につながること，体表面にデバイスがないので清拭やリハビリテーションやケアが容易となる．中心静脈カテーテル留置に伴う一般的な注意とケア（カテーテル刺入部の清潔管理，血栓塞栓症発生への注意義務）が必要である．

5．低体温療法の導入の目安

TH導入は，心停止から6時間以内，ROSCから4時間以内に目標温度を達成することを目安に迅速に行う．その際，シバリング（全身のふるえ）を防止〔顔面，手，腕，足（先）の加温，薬物投与〕し，脱水を補正する．

THは導入期が最も注意を要する．できるだけ早期に目標体温に到達する必要があるが，過冷却にならないように注意しなければならない．血管内冷却法に比して，体表面冷却法の場合には皮膚が直接冷却されて血管が収縮するため，皮膚の温度センサーが鈍化して温度調節機能が低下する結果，過冷却になることが報告されている[40]．また，膀胱温を指標とする際には，尿量が30 ml/hr以上でないと温度測定の正確性が低下することにも注意が必要である．

なかなか患者が冷えない時は何か問題が起こっている．シバリングを防止すること，脱水を補正することが非常に重要なポイントである．

6．シバリングの予防と防止

シバリングは，体が寒さを感じた場合（33.5～35.5℃）に起こる生理反応だが，末梢血管が収縮し，循環障害など体に過度の負担がかかることになる．シバリングは体温が33.5～35.5℃の場合に顕著であるが，32℃まで低下するとむしろ起こらなくなる．したがって，短時間で急速に体温を33℃まで低下

表3 シバリング対策 （文献 41, 42) より改変引用）

1	体表面の加温 （surface counterwarming）	顔面, 手, 腕, 足（先), 顔面の皮膚の加温：ベアハッガー™などを使用（最高 43℃)
2	鎮静および鎮痛	鎮静 デクスメデトミジン（プレセデックス®）：1 μg/kg を 10 分間かけて静注．その後, 0.2〜0.7 μg/kg/hr で持続静注（24 時間まで） ミダゾラム（ドルミカム®）：0.02〜0.1 mg/kg/hr で持続静注 プロポフォール（プロポフォール）：3.0〜4.5 mg/kg/hr で持続静注 鎮痛 フェンタニル（フェンタネスト™）：0.5〜5 μg/kg/hr で持続静注
3	中枢性 α アゴニスト	メペリジン（ペチジン®）：25〜50 mg を 4 hr 以上間隔をあけて静注
4	難治性の場合	硫酸マグネシウム（硫酸 Mg 補正液®）：50 mg/kg を 10 min 程度で静注, その後 15 mg/kg/hr で持続静注 筋弛緩薬　ベクロニウム（マスキュラックス®）：0.1 mg/kg 静注後 1 μg/kg/min で持続静注 目標 BIS：40-60

BIS：Bispectral Index

させる方法では, 体温を徐々に減少させる方法と比較して 33.5〜35.5℃になっている期間が短く, 結果としてシバリングは少ないと考えられている. いずれにしてもシバリングは適切にブロックする必要がある.

表3にシバリング防止法を示す[41,42]. 顔面, 手, 腕, 足（先), 体幹の皮膚の加温という項目に注目するべきである（surface counterwarming）. 皮膚には温度センサーがあり, 皮膚温を 0.4℃上昇させればシバリング閾値は 1.0℃変化する. また顔面, 手, 足（先), は体温変化に最も感度が高い部位である. したがって, 顔面, 手, 腕, 足（先), 体幹を加温することでシバリング閾値を変え, シバリングを減らすことができる. この体表の加温は安価であり, 特に水循環ブランケット装置（体表面冷却法）使用時では, 薬物を使用することなく 40％の患者でシバリングを抑制できたとの報告がある[43].

シバリング防止を完全に行うには, その程度に応じて鎮静薬, 鎮痛薬, さらに筋弛緩薬などを使用する必要がある（**表3**). 麻薬あるいは血管拡張薬を使用する工夫も必要である. シバリングがうまくコントロールできれば末梢血管が拡張し, 末梢循環が良好になる. その結果, 四肢末梢が温かく感じるようになれば, TH において, 管理がうまくいっている証拠である. もちろん, これらの薬物の使用期間は必要最小限にすることが重要である.

7．低体温療法導入時の注意点

TH 導入時には, 脱水の補正を行う. 薬物などにより末梢血管を拡張させるので, 当然脱水になる. 脱水になっていないか絶えずモニタリングして, それを是正していくことが必要である. 当院では脈拍数が多い時は脱水を考え, エコー検査により下大静脈径を評価する. また定期的に行う血液ガス検査において, 乳酸値を測定し, 乳酸値が高値である時は, 末梢血管の収縮か脱水を疑う. これらの値が適正正常値になるまで輸液を行う.

実は, TH の目標温度, 持続時間, 復温速度などの施行方法には決まったものはない. ただ, TH の脳保護効果は数分後から理論的に期待できるので（**表2**), 目標体温への迅速な達成が必要となる. TH は神経学的転帰および死亡率を改善する全身管理で, 神経集中治療の最重要項目である.

表4 低体温療法の神経集中治療において管理する項目

1. 神経
   けいれんのコントロール：抗けいれん薬の使用
2. 循環
   ・収縮期血圧＞90 mmHg，平均血圧＞65 mmHg を維持する
     ノルアドレナリン，ドパミンを考慮
   ・徐脈：過冷却を防止，ドブタミンなどを考慮
   ・不整脈：過冷却（＜31℃）時に多い，過冷却は避ける
   ・心拍出量低下：ドブタミンなどを考慮
   ・末梢血管収縮：シバリングの防止，十分な鎮静，鎮痛
   ・循環血液量の維持：乳酸値，下大静脈径など参考に脱水を是正
   ・冠動脈再灌流療法（PCI）
3. 人工呼吸
   ・鎮静薬，鎮痛薬，筋弛緩薬：
     低体温療法時には薬物クリアランスが低下するため使用は最小限に
   ・酸素化調節：低酸素血症の防止（目標 SpO_2＞94％）
     高酸素血症の防止＊（目標 SpO_2＜100％）
     ＊過剰な酸素化はラジカルや活性酸素の産生から細胞障害を起こす．
   ・$PaCO_2$ 調節（normocapnia に維持）
     $PaCO_2$：40～45 mmHg，$ETCO_2$：35～40 mmHg
4. シバリング
   ・33.5～35.5℃で顕著となる
     体表面の加温（surface counterwarming）を行う
     鎮静薬，鎮痛薬，筋弛緩薬などの使用
     CPK のモニタリング
5. 代謝
   ・血糖調節：目標血糖値 100～180 mg/d*l*
   ・低血糖は避ける
   ・高血糖も避ける：適切なカロリー投与およびインスリン使用
6. 消化管
   ・運動障害，ストレス潰瘍
     →積極的な経腸栄養の使用（消化管運動を維持する）
7. 電解質異常
   ・低カリウム血症：復温時回復するので，維持期には積極的に是正しない
8. 血液凝固線溶異常
   ・血小板減少：血小板輸血が必要になることはない
   ・PT，PTT 延長：経過観察
9. 皮膚
   ・圧迫による褥瘡：適切な体位変換
10. 感染症
    ・易感染性：標準予防策
    ・肺炎，無気肺：肺理学療法

SpO_2：経皮的動脈血酸素飽和度，$PaCO_2$：動脈血炭酸ガス分圧，normocapnia：炭酸ガス正常状態，CPK：クレアチンフォスフォキナーゼ，PT：プロトロンビン時間，PTT：部分トロンボプラスチン時間

8．低体温療法の維持

維持期においては，32～34℃で12～24時間維持する．また，設定温度からのふらつきを少なくすることは重要である．TH 中の起こりうる合併症はある程度決まっている，予防に努めることが必須である．

TH での管理項目を表4に示す．維持温度・維持期間についても一致した意見はない．根拠となる論文[32,33]の方法をそのまま採用していることが多いのが現状である．われわれの施設では33もしくは34℃で24時間維持している．

維持期では，過冷却と温度のふらつきを最小限にすることが重要である．これらは合併

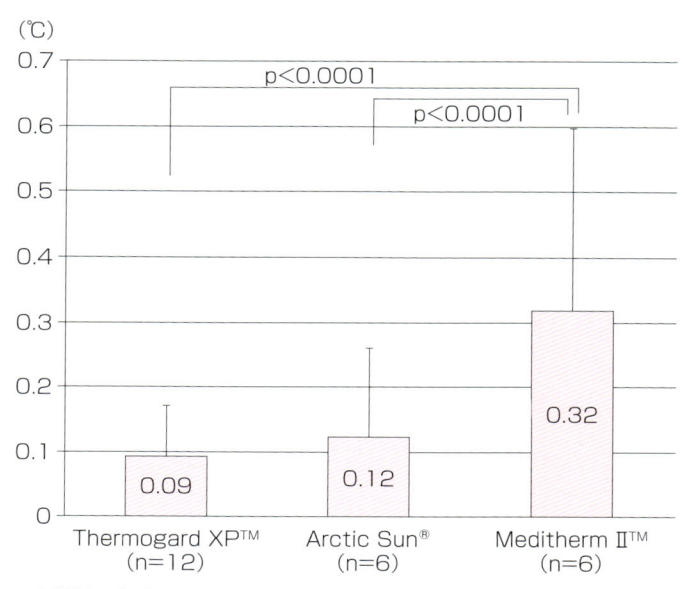

図9　低体温療法：維持期（設定温度−膀胱温度差）（文献39）より引用）

症（**表4**）の発生につながる．これらが起こることは予想されるので，予知対策できる．過冷却は前述したように導入時に起こりやすいので，特に注意が必要である．前述したように自動調節型の体温管理装置が普及してからは，過冷却は少なくなった．**図9**にわれわれの施設で経験した各種体温管理装置の目標体温と膀胱温の差を示す．自動調節型の体温管理装置では体温変動がかなり少ないことがわかる．

9．低体温療法の復温

THの復温は24〜48時間かけて行うが，復温速度に関する一致した意見はない．復温に伴い起こりうる合併症を把握し予防することが必要である．鎮静薬，鎮痛薬，筋弛緩薬を使用している場合は復温途中での中止を考慮する．

ROSC後の脳障害に対するTH時において，かつては当院でも復温を72時間かけて行っていたが，現在では24時間程度で復温している．34℃で維持した場合，36℃で復温を完了とすると2.0℃戻す必要がある．復温に要する時間は最短12時間から最長48時間以上までさまざまであり，復温速度が速いことが神経学的転帰を悪化させるかどうかははっきりとは示されていない．また特に最近では，日本でも12〜24時間と短くなる傾向がある．海外ではもっと速く，例えば1時間に0.25〜0.5℃という報告があり，これだと最短4時間で復温が完了する．ただ以下のような問題が起こることがあり，その場合は対策が必要である．

復温時期には，いままで鎮静薬などでコントロールしていたシバリングやけいれんなどが起こりやすくなる．また，導入期の輸液負荷による脳水腫，やむをえず負荷したカリウム製剤による高カリウム血症なども起こりえる．さらに（脳障害が重篤な場合では），ICP亢進症状が出現する可能性がある．これらが出現した場合は，病態を考慮しながら一時的に復温を中止するなどゆっくりと復温を行うことが必要になる．

復温を電気毛布など，あるいは前述した手動式の体温管理装置で行うと，いったん復温速度が速くなると，あわてて加温を中止して

も体温が上昇し続けることがある．前述した自動調節型の熱交換ジェルパッドを用いた体温管理装置や自動調節型の血管内体温維持装置では，1時間に○○℃との設定で積極的に加温ができるため，この点においても便利である．

復温が終了した後に発熱する場合がある．いつまで体温管理するべきかに関する根拠は明確ではない．

おわりに

神経集中治療は二次性脳障害を防止し，さらにその増悪を抑える全身管理である．体温管理療法はその中の大きな柱であるが，それだけでは意味がなく，全身因子のすべてをコントロールすることが必要である．

Conclusion

神経集中治療では二次性脳傷害の発生および増悪を防止するために以下のいろいろな全身的諸因子を調節することが必要である．過度の血圧低下，および過度の血圧上昇を避ける．頭蓋内圧および脳灌流圧（平均動脈圧－頭蓋内圧）を適切に保つ．低酸素症を防止し，高酸素症も避ける．低炭酸ガス血症，高炭酸ガス血症を避ける．循環血液量を脱水でもなく過剰でもなく正常血液量に保つ．血管内容量の評価は単一の指標によるのではなく総合的に行う．輸液は等張液を原則とする．低血糖を避け，また高血糖を是正する．輸液は糖を含まないものを原則とする．血糖調節はintermediate glucose control（目標血糖140～180 mg/dl）とする．起こりうる電解質異常を予見し，対策する．TTMを行い，発熱を是正する．必要に応じてTHを行う．

文献

1) Beylin ME, et al：Higher mean arterial pressure with or without vasoactive agents is associated with increased survival and better neurological outcomes in comatose survivors of cardiac arrest. *Intensive care med* **39**：1981-1988, 2013
2) Mayer SA, et al：Clinical practices, complications, and mortality in neurological patients with acute severe hypertension：the Studying the Treatment of Acute hyperTension registry. *Crit Care Med* **39**：2330-2336, 2011
3) Balestreri M, et al：Intracranial hypertension：what additional information can be derived from ICP waveform after head injury? *Acta Neurochir*（Wien）**146**：131-141, 2004
4) Howells T, et al：Pressure reactivity as a guide in the treatment of cerebral perfusion pressure in patients with brain trauma. *J Neurosurg* **102**：311-317, 2005
5) Robertson C, et al：Prevention of secondary ischemic insults after severe head injury. *Crit Care Med* **27**：2086-2095, 1999
6) Brain Trauma Foundation, et al：Guidelines for the management of severe traumatic brain injury. *J neurotrauma* **24**（Suppl 1）：s1-s106, 2007
7) Connolly ES, et al：Guidelines for the management of aneurysmal subarachnoid hemorrhage：a guideline for healthcare professionals from the American Heart Association/american Stroke Association. *Stroke* **43**：1711-1737, 2012
8) Katayama Y, et al：A randomized controlled trial of hydrocortisone against hyponatremia in patients with aneurysmal subarachnoid hemorrhage. *Stroke* **38**：2373-2375, 2007
9) Diringer MN, et al：Critical care management of patients following aneurysmal subarachnoid hemorrhage：recommendations from the Neurocritical Care Society's Multidisciplinary Consensus Conference. *Neurocritical care* **15**：211-240, 2011
10) Ginsberg MD, et al：The albumin in acute stroke（ALIAS）multicenter clinical trial：safety analysis of part 1 and rationale and design of part 2. *Stroke* **42**：119-127, 2011

11) Hoff RG, et al：Pulmonary edema and blood volume after aneurysmal subarachnoid hemorrhage：a prospective observational study. *Critical care* **14**：R43, 2010
12) Moretti R, et al：Inferior vena cava distensibility as a predictor of fluid responsiveness in patients with subarachnoid hemorrhage. *Neurocritical care* **13**：3-9, 2010
13) Mutoh T, et al：Performance of bedside transpulmonary thermodilution monitoring for goal-directed hemodynamic management after subarachnoid hemorrhage. *Stroke* **40**：2368-2374, 2009
14) Meyer R, et al：Current practices of triple-H prophylaxis and therapy in patients with subarachnoid hemorrhage. *Neurocritical care* **14**：24-36, 2011
15) Mutoh T, et al：Continuous cardiac output and near-infrared spectroscopy monitoring to assist in management of symptomatic cerebral vasospasm after subarachnoid hemorrhage. *Neurocritical care* **13**：331-338, 2010
16) Bederson JB, et al：Guidelines for the management of aneurysmal subarachnoid hemorrhage：a statement for healthcare professionals from a special writing group of the Stroke Council, American Heart Association. *Stroke* **40**：994-1025, 2009
17) Ziai WC, et al：Hypertonic saline：first-line therapy for cerebral edema? *J Neurol Sci* **261**：157-166, 2007
18) Naidech AM, et al：Moderate Hypoglycemia is associated with vasospasm, cerebral infarction, and 3-month disability after subarachnoid hemorrhage. *Neurocritical care* **12**：181-187, 2010
19) Mayer SA, et al：Electrocardiographic markers of abnormal left ventricular wall motion in acute subarachnoid hemorrhage. *J Neurosurg* **83**：889-896, 1995
20) Tung P, et al：Predictors of neurocardiogenic injury after subarachnoid hemorrhage. *Stroke* **35**：548-551, 2004
21) Temes RE, et al：Left ventricular dysfunction and cerebral infarction from vasospasm after subarachnoid hemorrhage. *Neurocritical care* **13**：359-365, 2010
22) Kilgannon J, et al：Association between arterial hyperoxia following resuscitation from cardiac arrest and in-hospital mortality. *JAMA* **303**：2165-2171, 2010
23) Kilgannon JH, et al：Relationship between supranormal oxygen tension and outcome after resuscitation from cardiac arrest. *Circulation* **123**：2717-2722, 2011
24) Bellomo R, et al：Arterial hyperoxia and in-hospital mortality after resuscitation from cardiac arrest. *Critical care* **15**：R90, 2011
25) Vaahersalo J, et al：Arterial blood gas tensions after resuscitation from out-of-hospital cardiac arrest：associations with long-term neurologic outcome. *Crit Care Med* **42**：1463-1470, 2014
26) Schneider AG, et al：Arterial carbon dioxide tension and outcome in patients admitted to the intensive care unit after cardiac arrest. *Resuscitation* **84**：927-934, 2013
27) Roberts BW, et al：Association between postresuscitation partial pressure of arterial carbon dioxide and neurological outcome in patients with post-cardiac arrest syndrome. *Circulation* **127**：2107-2013, 2013
28) Diringer MN：Neurocritical Care Fever Reduction Trial G. Treatment of fever in the neurologic intensive care unit with a catheter-based heat exchange system. *Crit Care Med* **32**：559-564, 2004
29) Takasu A, et al：Hyperthermia：is it an ominous sign after cardiac arrest? *Resuscitation* **49**：273-277, 2001
30) Hanchaiphiboolkul S：Body temperature and mortality in acute cerebral infarction. *J Med Assoc Thai* **88**：26-31, 2005
31) Nunnally M, et al：Targeted temperature management in critical care：a report and recommendations from five professional societies. *Crit Care Med* **39**：1113-1125, 2011
32) Bernard SA, et al：Treatment of comatose survivors of out-of-hospital cardiac arrest with induced hypothermia. *N Engl J Med* **346**：557-563, 2002
33) Holzer M, et al：Mild therapeutic hypothermia to improve the neurologic outcome after cardiac arrest. *N Engl J Med* **346**：549-556, 2002
34) Nielsen N, et al：Targeted temperature management at 33 degrees C versus 36 degrees C after cardiac arrest. *N Engl J Med* **369**：2197-2206, 2013
35) Polderman KH, et al：How low should we go? Hypothermia or strict normothermia after cardiac arrest? *Circulation* **131**：669-675, 2015
36) Yokoyama H, et al：Impact of Therapeutic Hypothermia in the Treatment of Patients With Out-of-Hospital Cardiac Arrest From the J-PULSE-HYPO Study Registry. *Circ J* **75**：1063-1070, 2011
37) Soga T, et al：Neurological Benefit of Therapeutic Hypothermia Following Return of Spontaneous Circulation for Out-of-Hospital Non-Shockable Cardiac Arrest. *Circ J* **76**：2579-2585, 2012
38) Hifumi T, et al：Effect of Admission Glasgow Coma Scale Motor Score on Neurological Outcome in Out-of-Hospital Cardiac Arrest Patients Receiving Therapeutic Hypothermia. *Circ J*. 2015［Epub ahead of print］
39) 河北賢哉：神経集中治療における血管内冷却法の有用性と安全性（シンポジウム「脳低温療法における至適冷却方法」）．第14回日本脳低温療法学会，2011
40) Gillies MA, et al：Therapeutic hypothermia after cardiac arrest：a retrospective comparison of surface and

endovascular cooling techniques. *Resuscitation* **81**：1117-1122, 2010
41) Choi HA, et al：Prevention of shivering during therapeutic temperature modulation：the Columbia anti-shivering protocol. *Neurocritical care* **14**：389-394, 2011
42) Logan A, et al：Optimal management of shivering during therapeutic hypothermia after cardiac arrest. *Crit Care Nurse* **31**：e18-30, 2011
43) Mayer SA, et al：Clinical trial of a novel surface cooling system for fever control in neurocritical care patients. *Crit Care Med* **32**：2508-2015, 2004

9 術後管理

尾崎孝平[*1]

> **Key Questions**
> 1. 術後ICU患者の特徴と対応は
> 2. 術後重症病態の考え方—術前からのアプローチは
> 3. 多様な術後に対応する多職種連携の早期リハビリテーションとは

はじめに

緊急手術を除くと，定期で実施される手術では必ず術前に問題点がチェックされる．例えば，慢性閉塞性肺疾患（COPD：Chronic Obstructive Pulmonary Disease）末期では全身麻酔は困難であり手術不能と判断される．つまり，担当医も麻酔科医も手術可能であるとの判断のもとに，術式や予後がインフォームドコンセントされ，患者および家族も手術を受けてよくなると信じるからこそ，両者が納得して手術に臨んでいる．

しかし，術後にICUという特殊な環境の中でせん妄や長期人工呼吸を余儀なくされると，患者や家族は狼狽し，術前の期待が損なわれたと感じるものである．家族は合併症について一定の説明を受けていても具体的には理解できていない場合が多く，外科医も術後に真に問題を起こすことを想定して手術に臨んでいない場合が多い．

予測や期待に反して回復過程が遅延すると長期間の人工呼吸管理などが余儀なくされ，新たな合併症が惹起されるリスクが高くなる．さらに，長期ICU滞在患者は，ICU退室後も日常動作障害や認知機能障害が長期間にわたって残存することが知られている．すなわち，早期の対応が困難になればなるほど，さらなる悪循環が形成されることになる．

このような状況は医療不信を招き，医事紛争の火種になると考えて対応しなければならない．医師のみならず，すべてのICUスタッフが同じ意識をもってあたることが重要である．患者や家族のICUに対する期待感は病棟よりも高く，信頼される場合も非難される場合も，そのレベルは病棟よりも高くなると考えておくべきである．

リハビリテーションの目標は，残された機能を最大に利用して，患者を可能なかぎり早期に自立させることである．そのためには，多職種が協同して目標達成に向けて関わっていくことが必要であり，このことが不安を抱く患者と家族に安堵と希望を与える．不信は信頼に変わると，患者と家族の協力がリハビリテーションそのものを良質にし，自立に向けてのリハビリテーションに好循環が生まれ

[*1] Kohei Ozaki／神戸百年記念病院 麻酔集中治療部，手術室・尾崎塾

る．

ICU術後患者の特性

　ICUで管理される患者の病態はさまざまであり，臨床的に術後という範疇で一括りにすることは困難である．同じくICUの管理形態もさまざまで，術後患者が術後ICU（Post-Surgical ICU）や外科ICU（Surgical ICU）だけに収容されるわけではなく，呼吸不全や中枢神経疾患が主たる病態であれば，術後であってもRCU（Respiratory Care Unit）やNICU（Neurological ICU）に収容される．つまり，「術後」という病態が存在するわけではなく，術後に併存する患者の病態が問題となる．

　一方で，術後に共通する問題として，術後疼痛，創感染などがある．そのほかにも術後急性期には，患者の日常の生活や活動性が制限される要因が多い点をあげることができる．手術侵襲が大きい場合には，その制限が厳しく長期間に及ぶ危険性が高くなる．患者の活動性の制約が長期に及べば合併症の発生は高くなり，社会生活への復帰が遅れる．当然，必要な医療費も高額になる．ただし，術後患者では術前から一定の予測をもって準備できるという利点もある．

　すなわち，術後に限らず重症患者はICUのベッドから可能なかぎり早期に離床させることが重要であるが，術後患者ではICU入室時からだけでなく，術後病態を想定して術前から介入を開始する早期のリハビリテーションが重要視されている．

ICUにおけるリハビリテーションの概念の変遷

　以前のICUでは，重症患者をより安全に管理することに主眼がおかれていた．当然，現在でも安全な患者管理は最重要課題であるが，以前は管理者が安全を確認するまでは先に進めにくかったために，実際には不要なICU管理の時間を患者に強いてきた歴史がある．例えば，人工呼吸器からの離脱を例にあげてみると，機械的な換気補助の回数を徐々に減じる以前の手法では，その都度，換気状態が適正か否かがチェックされ，抜管までに時間を要した．実際には，途中でチェックする必要のない患者にもルーチンに血液ガス所見をチェックすることが安全を担保するために必要と考えられてきた．しかし，人工呼吸管理を途中で中断して自発呼吸下に患者をおく自発呼吸トライアルを実施してみると，より早期に人工呼吸器を離脱できることが示され，離脱の成否や再挿管率などに有意差がなかった[1]．このため人工呼吸離脱に関するガイドラインでも自発呼吸トライアルが推奨されるようになった．同様に鎮静においても，過剰な鎮静で譫妄や人工呼吸離脱が遅れることを防止するために，一日に一度鎮静を中断して患者を覚醒させる自発覚醒トライアル（SAT：Spontaneous Awakening Trial）の実施が推奨されている[2]．

　これらの多くの検討の結果，可能なかぎり早期離床を心がけてICU滞在期間の短縮[3]を図り，これによって人工呼吸関連肺炎（VAP：Ventilator Associated Pneumonia）や人工呼吸器関連事象（VAE：Ventilator-Associated Events）[4]，ICU獲得性筋力低下（ICUAW：ICU-Acquired Weakness）[5]，ICU-AD（ICU Acquired Delirium）[6]などの合併症が減少することが示され，早期離床（early mobilization）が現在のICU管理の大きな潮流となっている[7]．

　このような管理概念の変遷によって，ICUにおいても可及的早期にリハビリテーションを開始する重要性が指摘され，わが国においても多くの施設で早期離床，もしくは早期リハビリテーションが推進されるようになっ

た[8]．日本集中治療医学会でも早期リハビリテーションマニュアル作成ワーキンググループが 2014 年夏に編成され，その確立や標準化への取り組みが始まっている．

理学療法と早期リハビリテーション

本書の題名は「ICU の理学療法」であるが，この用語の使用に筆者は若干の違和感をもつ．すなわち，狭義で使用される理学療法とは「なんらかの外力を利用する療法」と定義され，これらを ICU 患者に特化して体系化する意味合いは少ないと考える．また，運動療法とは運動そのものを治療や予防に利用するものとされるが，臨床現場では理学療法と明確に区分できるものではない．例えば，上肢の運動は筋力や関節のトレーニングのみならず，換気量にも影響を与え，呼吸理学療法のなかで両者を分離して論じることは困難である．本書の題名にある「理学療法」は，早期離床や早期リハビリテーションなどの包括的リハビリテーションを意味していると考えて本稿では論じていく．

リハビリテーション領域の用語の問題は，慢性期疾患を対象とするものと，急性期を対象とするものとの間で混乱が存在する．特に，呼吸の領域では各団体や専門家の間で使用する用語が異なり，意見や定義が少しずつ異なる．日本呼吸管理学会と日本呼吸器学会の両団体から出される『呼吸リハビリテーションマニュアル』[9]では，従来は COPD などに対する慢性期の呼吸リハビリテーションが主体であったが，より包括的なリハビリテーションの概念を取り入れた結果，慢性期呼吸リハビリテーションという言葉に対して「急性期呼吸リハビリテーション」もしくは「急性期からの回復期における呼吸リハビリテーション」などの用語を誕生させた．そして，このマニュアルでは呼吸に関することのみを扱っているわけでなく，運動療法や社会生活への復帰についても言及している．

一方で，集中治療領域でも早期リハビリテーションという用語が誕生する．早期リハビリテーションも呼吸に限定されたものではなく，高度急性期病床機能が推進されるなかで早期に実施すべきリハビリテーション全般を網羅し，呼吸に限定されておらず，前述の『呼吸リハビリテーションマニュアル』と重複する部分が非常に多い．

ところが，「急性期」「早期リハビリテーション」という言葉で海外文献を検索してみても「acute phase」の呼吸リハビリテーションという用語は発見できず，集中治療領域でも「early rehabilitation」は汎用されてはいない．そもそも戦傷兵士の社会復帰のために始まったリハビリテーションの目的は，患者が自立できることを継続的に支援していくことにあり，呼吸管理や集中治療の範疇を超える概念である．このために海外の文献では early mobility and exercise, early mobilization が主に使用され，邦訳として早期離床が一般的に採用されていると思われる．

一方で早期離床は，単にベッドから患者を下ろして立たせ歩行させる理学療法や運動療法だけを意味するのではなく，ABCDE バンドル（Awakening and Breathing Coordination, Delirium monitoring/management, and Early exercise/mobility bundle）[10]に示されるように離床に向けて実施すべき一連の要素と理解すべきである．しかし，離床という言葉は単に離床行為を表現しているように受け取られやすく，わが国ではより大きな枠として早期リハビリテーションという用語が標準的に使用されるようになってきている．実際に急性期患者の早期リハビリテーションの重要性は，2014 年度診療報酬改定の基本方針[11]でも示されている．

術後患者の特殊性

　緊急手術を除き，定期手術では患者の術前状態を評価しておくことが可能であり，術前の評価は重要である．術前状態に問題を有する症例では術後合併症の併発が危惧され，可能なかぎり是正してから手術に臨むように配慮されるべきである．それが困難な場合であっても，術後の合併症を予測して対応を事前に準備しておく．

　次に，手術の部位と術式によって術後にどのような問題が生じるか，想定して準備をすることが肝要である．同じ腹部手術でも開腹術か内視鏡的手術では手術侵襲が大きく異なり，上腹部か下腹部かで呼吸機能に与える影響も異なる．

　術後の病態については，手術によって問題が取り除かれて改善が期待できる場合もあるが，ICU患者ではむしろ手術によって新たな問題が発生する危険性が高いためにICUに収容されるという特殊性が存在する．例えば，一時的に呼吸機能や肝機能などの機能が低下したり，麻酔薬や輸液の負荷が術後に影響を与えたりする．

　そして，痛みの問題は術後においては特に重要で，鎮痛をどのように実施するか事前に検討し，鎮痛効果を適切な評価法でチェックする必要がある．

　鎮痛は薬物や神経ブロックだけでなく，痛みが緩和できる体位管理や外科的処置，気管吸引，口腔ケアなど検討すべき課題は多い．よって，どのような鎮痛処置が実施されるか，またその効果と副作用を検討し，計画的な対応を実施することが求められる．

　術後のリハビリテーションの実施は，術前・術中の問題がどのような経過や帰結になっているかを監視しつつ患者評価を行い，可及的早期に開始する．

　そのほかにも，体位管理や鎮痛を困難にする褥瘡やドレーン，人工肛門造設などへの配慮も必要になる．

術前の患者評価

　術前に評価すべき項目は，単なる身体所見にとどまらない．包括的な早期リハビリテーションを安全に実施するためには，四肢・体幹などの可動性や筋力だけでなく，運動を安全に維持できる呼吸や循環，栄養や嚥下機能など全般にわたっての評価が不可欠である．さらに，患者の協調性や精神状態，社会的要因も評価に加える必要が存在し，評価項目は多岐に及ぶ（**表1**）．

　評価項目の内容は，個々の患者病態で当然異なり，重点的に検討すべき因子が何かをまず抽出する．その上で患者の活動性を回復させる際に運動や離床という負荷が抽出項目に加わった状況を想定し，具体的に検討しておく．

　しかしながら，慢性呼吸不全の呼吸リハビリテーションや心臓リハビリテーションの領域では，社会復帰に向けたリハビリテーションをどのように実施すべきかがEBM（Evidence Baced Medicine）やガイドラインとして示されるものの，それ以外の分野ではまだまだ不明なことが多いのが事実である．いつ，何を，どのように実施するかは，ある程度の目安や経験則に頼らざるを得ず，注意深く実施しながら具体的な方針を探る行程を踏むべきである．したがって，以下のような行程で具体策を検討する．

①予後に影響を与える危険な因子を最も重要な項目から列挙する．
②①の項目に問題が生じた場合にどのような症状が認められるか．
③同じく検査・画像所見にどのような変化が生じるか．
④予後や転機に影響を与える危険な負荷は

表1　術前の患者評価項目

1. **現在の身体状況**（可能であれば安静時とストレス負荷時）
   血圧，脈拍，呼吸数，体温，SpO$_2$
   栄養状態，嚥下機能（口腔歯牙を含む）
   姿勢維持，四肢運動能力（立位，歩行，運動耐容能），関節可動域
2. **基礎疾患**
   心血管系：高血圧，低血圧，虚血性心疾患，不整脈，末梢循環障害
   中枢神経系：運動・知覚障害，意識レベル，高次中枢神経機能（認知およびオリエンテーション能力，せん妄など），脳血管病変
   代謝栄養系：糖尿病，痛風，肝機能低下，低蛋白，サルコペニア，肥満
   血液・凝固系：貧血，出血傾向，凝固障害，免疫細胞機能
   呼吸機能：拘束性・閉塞性障害，COPD，睡眠時無呼吸症候群，呼吸様式，咳嗽能力，発声能力
   消化管系：歯牙不良および義歯，口腔内清浄度，嚥下能力（誤嚥），消化管出血，排便機能（便秘，人工肛門）
   腎・泌尿器系：腎機能障害，排尿障害
   筋・関節系：関節可動域障害と神経症状（頸部など），関節拘縮・強直，筋力低下
   感覚器系：視力障害，聴力障害，平衡機能障害，末梢知覚異常
   精神状態：うつ，神経症，協調性など
   その他：
3. **社会的要因**
   家族：キーパーソンの特定，協力度
   社会的要因：手術で特にストレスになるもの（仕事，経済，地位など）

SpO$_2$：経皮的動脈血酸素飽和度，COPD：慢性閉塞性肺疾患

何で，どの程度のものか．

⑤安全に実施できる負荷の程度の目安を具体的にする．

【例：危険因子】
ⅰ：不整脈（心室性期外収縮），ⅱ：高血圧…

ⅰについて
①胸部不快，不整脈自覚，動悸，めまい，意識消失．
②モニター心電図：頻度増加，多元性，カップリング時間不同．
③ショートラン，頻拍，めまい．
④介入開始時にはモニター心電図を装着し監視可能な人員構成．

不整脈の頻度が増える，自覚症状，虚血性変化が生じたら中断など．

手術の評価

対象臓器や術式によって術後の介入方法や介入開始が大きく異なる．可能なかぎり早期にリハビリテーションを開始するにあたって疼痛や残存機能は大きな問題で，術式によってこれらは大きく変化する．術中の長時間の一定体位は，異常体位による合併症のみならず，術後の呼吸機能や体液シフトに影響を与える．

術後の運動を阻害すると考えられるドレーンやライン，人工肛門などは，その位置や固定について術者や麻酔科医，皮膚・排泄ケア（WOC：Wound Ostomy and Continence care）専門看護師と検討しておくことが望まれる．**表2**に項目を列挙する．

術後の評価とリハビリテーション

前述の術前・術中の評価が予測した状況にあるのか，否かを確認する．また，予測に反して新たな問題がないかをチェックする．多岐にわたる要因を評価したうえで，術後の早

表2　術式・手術・麻酔の評価項目

1. 術式
    基本術式：部位と再建方法など
    アプローチ：開胸・開創術，内視鏡的手術など
    手術侵襲度：生検〜拡大切除，残存機能，手術時間
    手術体位：換気への影響，体液シフト，不良肢位の有無
    体位制限：術後に体位制限をきたす各種ライン，ドレーン類
    麻酔方法：全身麻酔，ブロック併用
    術後疼痛：術式・ドレーン類による疼痛の評価
2. 合併症予測
    感染：不潔手術，縫合不全など
    臓器障害：術後予備能
3. 術中〜術後疼痛管理
    先制除痛：術後疼痛閾値の評価
    持続硬膜外麻酔やPCA（Patient Control Analgesia）の使用

期離床に向けておおまかな行程を計画する．

リハビリテーションの実施は，以下のABCDEバンドルを雛形に進めることが推奨されている．各要素はAから順に実施するのではなく，同時進行で進め，個々の術後病態を加味して計画を立てる．氏家ら[8]は上記に加え良質な睡眠の重要性を加味したABCDEsバンドルを提唱している．

A：daily spontaneous Awakening（自発覚醒を毎日促す）．

B：daily spontaneous Breathing（自発呼吸トライアルを毎日実施）．

C：Choice of analgesics and sedatives（適切な鎮痛薬・鎮静薬の選択）．

D：daily Delirium monitoring（毎日せん妄をモニタリングする）．

E：Early mobility，Early exercise（早期運動，早期離床）．

s：Sleep（良質な睡眠）．

上記を実施するには，担当医師とICU看護師のみならず，他の専門家医師，リハビリテーションスタッフ，臨床工学技士，薬剤師，栄養士などの多職種との連携が不可欠である．

各要素のモニタリングと実施の詳細は他章に譲り，ここでは総論として術後に実施すべき項目別，臓器別の早期リハビリテーションについて概説する．

術後の項目別・臓器別の早期リハビリテーション

1．姿勢管理—ポジショニングと歩行までのステップ

臥床時体位と立位歩行に向けてのステップに分けて考える．

1）臥床時

仰臥位時間を可能なかぎり短縮する．頭部挙上や側臥位（前傾側臥位）を取り入れ，一定体位の時間を短縮する計画を採用する．重症急性呼吸促迫症候群（ARDS：Acute Respiratory Distress Syndrome）症例では，治療体位として腹臥位を採用することを考慮する．

2）歩行運動までのステップ

離床を進めるには，体位調節・姿勢維持を患者自身である程度できる状態にする必要がある．その前提として，筋力と関節可動域を維持もしくは回復させなければならない．

①歩行までのステップは，ベッド上の下肢伸展させた座位から，端座位，起立，歩行器，手すり（杖），独歩と進める．これらの動きは他動的に行うのではなく，自動介助もしくは自動で行えるように支援する（キネティックス）．

②姿勢維持のための筋力と関節可動域は，実際に体位調節を行わせる形でトレーニング

を実施する．脊柱起立筋に問題を認める場合には，体幹回旋の関節可動域練習を実施する．
③体位調節は小さな運動から開始し（ウォームアップ），目的とする動作を介助する．そして，過負荷にならないように注意し，休息を十分にとるように指導する（クールダウン）．
④端座位が可能になると，下肢筋力と関節可動域トレーニングを強化しやすくなり，起立-着座の反復で立位に必要な筋力・姿勢調節トレーニングを計画する．
⑤端座位から立位にかけては，心血管系の自律反応性の回復が不十分であると，血圧低下などの異常をきたしやすく，逆に気張る・踏ん張る行為によってバルサルバ効果が発生すると，血圧上昇から心循環系に異常をきたすことがあるので注意する．
⑥早期離床は，離床プロトコルに従って実施し，また安全で早く実施できることが高いエビデンスで示されている[12]．
⑦歩行させることが最終的な目標ではない．あくまでも日常生活活動（ADL：Activities of Daily Living）回復，心身機能維持，合併症の予防が早期離床の目的であることを忘れてはならない．

2．疼痛管理

①可能なかぎり疼痛を排除する（pain first）．
②漠然と創痛という捉え方をしない．
③同じ切開創であっても，ポイントで疼痛部位を把握する．
④痛みの性状の把握
　　外科的疼痛（surgical pain）⇒麻薬・ブロック
　　炎症性疼痛⇒NSAIDs*
　　持続痛⇒持続投与
　　突出痛⇒rescue dose（bolus）
⑤最大の効果が発揮でき，副作用が少ない鎮痛を採用する．
⑥リハビリテーションの計画に沿って鎮痛を計画する．

3．四肢・体幹の筋力トレーニング，関節可動域[13]

運動療法を中心に，リラクセーションなどの理学療法も同時に実施する．
①トレーニングは臥床状態から開始し，他動⇒自動介助⇒自動⇒抵抗で徐々に負荷を高める．一定の抵抗に対して運動能力が確保できると，座位，立位とモビライゼーションを進めることになる．トレーニング自体は関節可動域練習とともに臥床早期から実施する．
②筋力低下をきたしている患者が多いため，筋力トレーニングは「低強度・高頻度」が基本となる．
③自動運動や抵抗運動を円滑に実施するには，患者との意思疎通が可能で，ある程度の理解と協力が必要になる．
④意思疎通が不可能な場合や，運動負荷がリスクになる場合，モチベーションが乏しい患者には，神経筋電気刺激（NMES：Neuromuscular Electrical Stimulation）[14]の適応を考慮する．
⑤四肢の筋力トレーニングは関節可動域も含めて，アプローチと評価をしやすく，経験的にトレーニングが偏りがちになる．しかし，離床とADL拡大には抗重力筋群（いわゆる，姿勢維持筋群）の筋力強化が不可欠であることを認識し，姿勢維持による抗重力筋群トレーニングを積極的に実施する．

＊　非ステロイド性抗炎症薬（NSAIDs：Non-Steroidal Anti-Inflammatory Drugs）

⑥関節可動域練習では，接触刺激によって患者に緊張を与えないようにする．明確に示される有効な実施手順はないが，一般的に筋の短縮に対しては10〜30秒のゆっくりとした持続的な伸長が採用され，1関節運動方向について3〜5回，1日2〜3セットが目安といわれる．

1）上肢筋力，関節可動域練習

上肢挙上（シルベスター法），伸展・屈曲運動は筋力・四肢トレーニングに加え，呼吸補助筋トレーニングや胸郭ストレッチにも貢献する．

人工呼吸中の患者は，呼吸回路が上肢のうえにあるために，動きが制限されていることが多く，肩関節の関節可動域練習は重要である．

2）下肢筋力，関節可動域練習

早期離床に向けて，大腿四頭筋（膝関節伸展），下腿三頭筋（足関節底屈）の筋力は重要で，臥床状態でも可能なレッグプレスやボールキッキングのトレーニングを開始する．また，ペダリング（ペダルが回転する器具をベッド上で使用）も効果が認められている[15]．

足関節は臥床で最も関節可動域制限が発生しやすい関節で，関節可動域練習以前に過度の底屈を避けるポジショニングが重要である．股関節の関節可動域練習は座位の姿勢維持やADL確保のために90°屈曲を確保することが最低目標である．

3）その他の関節可動域練習

頸部前屈の関節可動域制限は，円滑な嚥下の阻害要因で，誤嚥の危険性を高めるために，枕を用いた頸部前屈維持の関節可動域練習を行う．

4．臓器別リハビリテーション

手術部位に対応した臓器別のリハビリテーションは明らかに必要性であるが，全身的な評価で問題が生じる可能性がある場合には，術後早期から介入を開始しておく．各リハビリテーションの詳細は，それぞれの章をみていただきたい．例えば，①神経系リハビリテーション，②呼吸リハビリテーション，③心臓リハビリテーション，④摂食嚥下リハビリテーション，⑤栄養管理・腸管運動とリハビリテーションなどがある．

おわりに―安静臥床の弊害

術後は，安静にするという概念が一般的な社会通念として存在するが，早期リハビリテーションでは，むしろ有害であることを術前から十分に患者に指導しておくことが重要である．また，家族にも理解と協力を要請しておくことが望ましい．

人間を含め地球上の生物は，無意識に重力に順応しているが，無重力下に置くと動物の筋肉は萎縮し，例えば，宇宙飛行士が帰還すると重力に抗して起立・歩行するにも努力が必要になる．ICUでも安静臥床状態に数日間おくだけで，すぐに重力環境への復帰が困難になり，ICUAWの状態に移行しやすくなるために，早期にリハビリテーションの開始が必要であるとされる．

筋力のみならず，重力は循環や呼吸などにも大きな影響を与えている．これは内部障害と総称される病態である．安静臥床は，重力による体液移動に対する心血管反応の順応性を失わせ，呼吸においては機能的残気量や換気運動の変化への順応性を損なわせる．

しかし，どうしても安静臥床を強いられる状況が術後には少なくないことも事実であるが，可及的早期にリハビリテーションを開始すべきである．以前は人工呼吸，手術創，体外循環などは安静にしなければ，患者の安全が脅かされると考えられてきたが，ICU管理が進歩し，多職種の協力によって安全に早期リハビリテーションが可能になってきた．同

様に今，われわれが安静臥床を強いている病態も今後は不必要な病態になる可能性が十分にある．また，そのようになるように努力していくことが求められている．事実，体外式膜型人工肺（ECMO：Extracorporeal Membrane Oxygenation）実施中の体位変換は危険が伴うために実施する施設はなかったが，現在ではECMO中の体位変換を実施する施設が散見され始めた．これらは管理技術の向上のみならず，安静臥床の不利益を少しでも軽減するために可能な範囲でリハビリテーションを進めようという気概が体位変換を実施させている．

今後も，この領域では目覚ましい変化が次々と起こると予測され，現状に甘んじてはならない．

Conclusion

術後ICU患者の病態はさまざまであり，臨床的に術後という範疇で一括りにすることは困難である．術後急性期には手術侵襲が大きいほど，日常生活や活動性の制限がされやすく，これらが長期間に及ぶ危険性が高くなる．また，術後患者の活動性の制限が長期に及べば及ぶほど合併症の発生は高くなり，社会復帰が遅れる．ICU入室時からだけでなく，術後病態を想定して術前から介入を開始する早期のリハビリテーションが重要視される．そして，包括的な早期リハビリテーションを安全に実施するためには，術式と術創病態を中心に，呼吸や循環など身体面と生活精神面など全般にわたる評価（問題点と対応）が不可欠で，多職種が同じ共通認識（ABCDEsバンドルなど）をもってあたることが必要である．

文献

1) Girard TD, et al：Efficacy and safety of a paired sedation and ventilator weaning protocol for mechanically ventilated patients in intensive care（Awakening and Breathing Controlled trial）：a randomised controlled trial. *Lancet* 371：126-134, 2008
2) Esteban A, et al：A comparison of four methods of weaning patients from mechanical ventilation. Spanish Lung Failure Collaborative Group. *N Engl J Med* 332：345-350, 1995
3) Morris PE, et al：Early intensive care unit mobility therapy in the treatment of acute respiratory failure. *Crit Care Med* 36：2238-2243, 2008
4) Raoof S, et al：Ventilator-associated events：the new definition：*Am J Crit Care* 23：7-9, 2014
5) Schweickert WD, et al：ICU-acquired weakness. *Chest* 131：1541-1549, 2007
6) Vasilevskis EE, et al：Reducing iatrogenic risks：ICU-acquired delirium and weakness--crossing the quality chasm. *Chest* 138：1224-1233, 2010
7) Schweickert WD, et al：Early physical and occupational therapy in mechanically ventilated, critically ill patients：a randomised controlled trial. *Lancet* 373：1874-1882, 2009
8) 氏家良人，他（編）：ABCDEsバンドルとICUにおける早期リハビリテーション．克誠堂，2014
9) 日本呼吸ケアリハビリテーション学会，他（編）：呼吸リハビリテーションにおける運動療法-サマリ．呼吸リハビリテーションマニュアル第2版—運動療法．照林社，2012
10) Pandharipande P, et al：Liberation and animation for ventilated ICU patients：the ABCDE bundle for the backend of critical care. *Crit Care* 14：157, 2010
11) 平成26年度診療報酬改定の基本方針（http://www.mhlw.go.jp/file/05-Shingikai-12601000-Seisakutoukatsukan-Sanjikanshitsu_Shakaihoshoutantou/0000031544.pdf）2014年4月7日閲覧
12) Morris PE, et al：Early intensive care unit mobility therapy in the treatment of acute respiratory failure. *Crit Care Med* 36：2238-2243, 2008
13) 眞渕 敏：呼吸理学療法の手技．兵庫医科大学呼吸リハビリテーション研究会（編）：最新包括的呼吸リハビリテーション．メディカ出版，2003，pp234-253
14) Maddocks M, et al：Neuromuscular electrical stimulation for muscle weakness in adults with advanced

disease. *Cochrane Database Syst Rev* 2013, CD009419. doi：10
15) Burtin C, et al：Early exercise in critically ill patients enhances short-term functional recovery. *Crit Care Med* **37**：2499-2505, 2009

第3章

理学療法のプログラミングと実際

　ICU理学療法の基本的な考え方から，評価と用いられる手技，安全管理，さらには理学療法部門の運営について解説していただいた．また，ICUの現場でよく遭遇する一般的な状況と問題に対する理学療法の実際（特異的な部分とそうでないところ）についてもまとめていただいている．特に，理学療法実施上の問題点や制限要因の把握，具体的な進め方，効果判定をどうするかなど，最新かつ実践的な内容が満載されているため，理解が進むと思われる．

1 重症患者における早期理学療法の基本的考え方

神津 玲[*1]

> 🔒 **Key Questions**
> 1. ICU患者になぜ理学療法が必要か
> 2. 理学療法を実施するうえでの基本的原則は何か
> 3. 理学療法の安全性と効果は何か

はじめに

重症患者を対象とした集中治療の進歩は目覚ましく，数多くの臨床エビデンスに基づいた新たな手法や低侵襲治療が次々と現場に投入され，治療期間の短縮や生命予後の改善といった著しい成績の向上が得られるようになった．それに伴い，救命された患者の回復期の生活を見据えた長期予後，特に機能的予後や生活の質（QOL：Quality of Life）の改善も重要なアウトカムとして認識されるようになり，いかに良好な心身機能状態で自宅，さらには社会復帰を目指すかが集中治療の最終目標となっている．一方，救命後の重症（および重複障害）患者や急速な高齢化を背景とした高齢患者も急増しており，管理に難渋することも少なくなく，集中治療の恩恵にあずかる患者は二極化する様相を呈している．

こうした背景のもとで最近，集中治療におけるリハビリテーション（以下，リハ），特に治療と同時進行で進められる早期リハの必要性が提唱され，重要かつ不可欠な介入手段（理念および概念でもある）として認識されている．理学療法は，作業療法，言語聴覚療法とともにリハの主要な治療介入手段であり，集中治療における早期リハにおいてはその中心的役割を担うものである．本稿では，ICUで管理される重症患者に対する理学療法の必要性および意義とともに，実践のための基本的考え方を概説する．

ICU患者に生じる身体機能障害とその特徴

1. ICU生存退室患者（ICU survivors）における身体機能障害

筆者らは，ICU退室後に自らの力で歩くことができなくなり，ADLは完全に依存，転院後に数カ月間にわたってリハを余儀なくされた重症患者を経験したことがある．このように，ICU退室から退院を果たした重症患者では，運動機能障害，呼吸機能障害，認知・精神機能障害，QOL障害などが残存し，遷延化する場合があり，最近ではこれらを集中治療後症候群（PICS：Post Intensive Care Syndrome）

[*1] Ryo Kozu／長崎大学大学院 医歯薬学総合研究科／長崎大学病院

として包括的にアプローチすることが提唱されている．PICSとは「重症疾患後および急性期入院を経過しても残存する身体および認知機能あるいはメンタルヘルスにおいて新たな，または増悪する機能障害」と定義されている[1]．

急性呼吸促迫症候群（ARDS：Acute Respiratory Distress Syndrome）の生存患者を対象とした観察研究では，長期間にわたって運動能力が障害されており，退院1年後の6分間歩行距離は予測値の平均66％[2]，その半数は退院後1年間も就労することができず，さらに5年後においても運動機能障害は完全に回復しなかったことが示されている[3]．加えて，認知機能障害，抑うつや不安などの精神神経症状も高率で認められるとともに[4]，健康関連QOLの低下も報告されており[5]，患者にとって深刻な問題となっている．運動機能障害は筋力低下や疲労，運動耐容能低下によって特徴づけられ，日常生活や職場での活動制限をきたし，QOLや職場復帰の可否と密接に関連している[2]．急性期に生じた身体運動機能障害は長期機能予後に影響することが特徴的であり，このようなICU生存退室患者における運動機能障害の要因として，最近ではICU獲得性筋力低下（ICUAW：ICU-Acquired Weakness）[6]という病態の重要性が注目されている．

2．ICU獲得性筋力低下の重要性[6,7]

ICUAWは，ICUで管理された重症患者に生じる全身的な筋力低下であり，その原因が明らかでないものと定義される．実際の臨床現場においても，患者の筋力低下や能力障害は臥床による廃用症候群のみでは説明がつかないことを経験する．従来，重症患者においては治療経過中にニューロパチーあるいはミオパチーを合併することが数多く報告されており，これらは電気生理学的あるいは組織学的に重症疾患多発ニューロパチー（critical illness polyneuropathy, critical illness myopathy, critical illness neuromyopathy）と分類されてきた．しかし，臨床的にこれらを区別することは困難であることに加えて，複数の名称によって混乱をきたしていたことから，現在ではICUAWの用語で包括されている．ICUAWの合併によって，人工呼吸器からの離脱の遅延[8]，死亡率の増加[9]，長期間にわたる身体機能障害や健康関連QOLの低下など，患者にとって重要な短期的，さらには長期的予後に悪影響を及ぼすことが明らかとなっており，集中治療領域における重大な合併症として認識され始めている．

3．ICU患者における安静臥床のインパクト

安静臥床（不動）および全身性炎症によって惹起された筋障害はICUAWの重要な要因である．ICUで管理されている重症患者には多くのラインやチューブが接続され，人工呼吸器や血液浄化装置などの管理下におかれる場合も少なくなく，鎮静とともにベッド上で身動きすらできない状態におかれている．ICU患者は日常的に深い鎮静とベッド上安静臥床を強いられていたとする客観的事実も示されている[10,11]．不必要な安静や長期臥床によって，起立耐性能低下，バランス・筋量・筋力・骨密度の低下，関節拘縮，インスリン感受性低下，呼吸器合併症，深部静脈血栓症，尿路感染症，睡眠障害，精神障害など全身すべての臓器や器官に弊害が及ぶ（廃用症候群）ことは以前から知られてきたが[12]，ICU患者への影響はより深刻である．

廃用症候群は医療者が認識していないと，気づかないうちに急速に進行することが問題であり，鎮静によって管理されるICU患者では特に注意を要する．さらに廃用状態が進行すると患者の身体を動かしたり離床させるこ

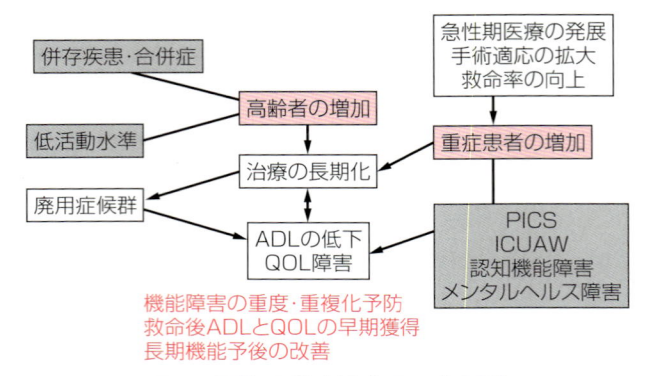

図1 早期理学療法介入の必要性
PICS：集中治療後症候群，ICUAW：ICU獲得性筋力低下

とが困難となり，さらなる臥床とともに機能障害の進行をきたして悪循環に陥るとともに，医療者にとっても「忙しい中で患者を動かすのはたいへん」「動かさないほうが楽」という認識をもってしまうことは大きな問題となる．

重症患者では過大侵襲による代謝亢進や炎症などが複合的に関与することで，異化作用が亢進し筋タンパク質の分解が急激かつ顕著となり，その合成も減少する．これらの結果，骨格筋の消耗が亢進し筋量が減少するとされ，人工呼吸管理下においては，挿管後18〜48時間後に横隔膜の萎縮が始まり[13,14]，大腿四頭筋ではICU入室後の24時間以内に筋タンパク質の分解が生じ始めて1週間で筋断面積は10%以上も減少することが示されている[15]．重症患者に生じるこのような筋消耗の増大による筋量低下は，廃用症候群とあいまって身体機能障害の重要な要因となる．その他，ICU患者では薬剤（ステロイド薬や筋弛緩薬の投与），高血糖，敗血症や多臓器不全もICUAWの重要な危険因子であることが知られている[16]．

重症患者における早期理学療法の意義

病態理解と治療反応の評価に基づき，安静臥床が長期化する患者を予測して早期からのリハ介入によってこうした弊害を「予防する」ことの重要性も，また以前から指摘はされてきた[12]．例えば，ICUや急性期病棟において患者を「動かす（座らせたり，歩かせたりする）」ことは，病態が安定した（離脱困難な）長期人工呼吸患者を対象に以前から実施されてきた経緯がある．しかし従来，ICU患者においては一般的に生理学的パラメータの安定，主病態の改善と救命をアウトカムとしてきたため[17]，長期的な患者の機能予後やQOLの改善については後回しになっていた[18]．いわゆる社会復帰を見据えた早期からのリハ介入に関しては，その必要性も実施の可能性も現実的に検討されてこなかったのである．しかしながら，多くのICU生存退室患者において身体機能障害の残存とその遷延化が明らかとなり[3]，その主要な原因としてICUAWとともに改めて安静臥床による不動の意義とそのインパクトの理解に伴い，理学療法を中心とした早期リハ介入によって前述の弊害を予防，あるいは最小限にとどめることの重要性と必要性が認識されてきた[6]（図1）．

現在，早期リハは PICS に伴う重要な弊害を予防，あるいは治療するうえで必要不可欠な手段と認識されている．この「早期リハ」とは，ICU 入室後の治療と同時進行であり，人工呼吸管理中や循環作動薬の投与中，さらには持続的腎代替療法（CRRT：Continuous Renal Replacement Therapy）や体外式膜型人工肺による酸素化（ECMO：Extracorporeal Membrane Oxygenation）といった高侵襲治療中であっても，それらに反応して患者の全身状態（各種生理学的指標）が安定した直後から速やかに導入することを意味している．治療介入のターゲットを臓器および器官から，（身体的さらには精神的）機能障害の予防あるいは軽減に速やかにシフトさせることがリハ（理学療法）介入に意味をもたせるとともに，成功に導くうえで不可欠である．

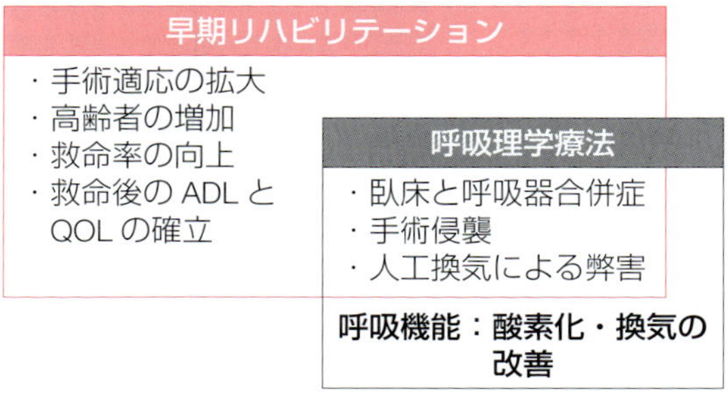

早期理学療法実践のための基本戦略

元来，リハは運動機能障害に起因する後遺症，すなわち病態的に安定した身体障害を主たる対象としてきたが，最近では後遺症の予防あるいは軽減にも主眼がおかれるようになり，より早期から介入されるようになってきた．特に ICU で管理される重症患者を対象とする場合は，機能障害の重症化・重複化の「予防」を強く意識する必要がある．ICU 患者に対するリハ介入において理学療法は必須の介入手段であるが，その対象は呼吸機能障害と身体運動機能障害に大別できる．従来，わが国においては重症患者の臥床中に生じる呼吸器合併症の予防と治療において理学療法（いわゆる呼吸理学療法）が適用されてきた経緯があり，呼吸管理の一手段と位置づけられてきた．しかし最近では，呼吸管理の進歩や治療期間の短縮などによって呼吸理学療法の適応は限定されつつあること，ICUAW をはじ

早期リハビリテーション
・手術適応の拡大 ・高齢者の増加 ・救命率の向上 ・救命後の ADL と QOL の確立

呼吸理学療法
・臥床と呼吸器合併症 ・手術侵襲 ・人工換気による弊害

呼吸機能：酸素化・換気の改善

図2　早期リハビリテーションと呼吸理学療法

めとした身体運動機能障害への予防介入の優先性から，理学療法の役割は呼吸障害のみならず，身体運動機能全般を対象とするリハ介入の一手段の位置づけへとシフトしつつある（図2）．

1．理学療法の基本的位置づけと主要プログラム

ICU 患者における理学療法の最も重要な意義と目的は，治療と同時進行で行うことで機能障害の発症と重症化を「予防」することである．具体的には，治療による安静臥床に伴う筋萎縮や筋力低下，関節可動性低下，座位耐性低下，無気肺を中心とした新たな呼吸器合併症などの予防であり，ADL の早期再獲得と自立，運動耐容能の増大を中間・長期的目標とする．したがって，ICU で管理される重症患者は，すべて理学療法の適応になると考えるべきである．

理学療法の主体は運動療法であり，ICU では早期からの積極的な離床（早期離床：座位，立位，歩行練習など）や四肢や体幹の運動を中心として構成され，特に早期離床と運動を総称して早期モビライゼーション（early mobilization）といい，必須の介入手段に位置づけられている．古代ギリシャ時代より"exercise is medicine"として，治療手段としての運動の有効性は認められているが，現代医療技術の粋を集めた ICU においても基本概念

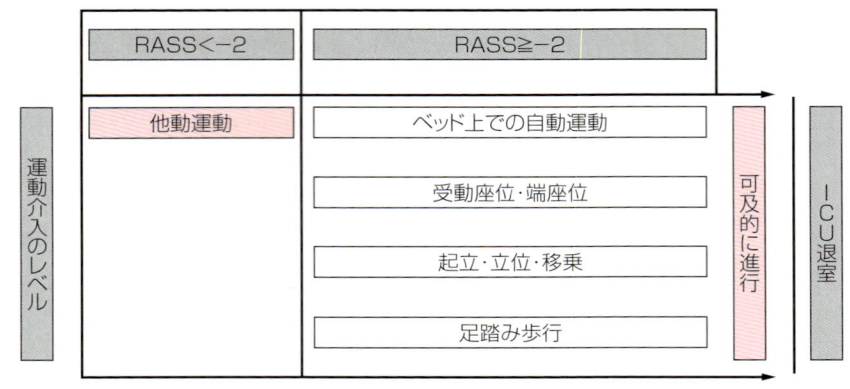

図3 理学療法介入のプロトコール
RASS：Richmond Agitation-Sedation Scale

は同様である．しかし，その背景としてさまざまな治療の低侵襲化や医療機器の小型化，モニターの進歩などによる技術の恩恵が早期モビライゼーションを可能とさせている側面が大きいことも認識する必要がある．

2．早期モビライゼーションの考え方[19]

理学療法介入は，他動的運動と自動的（能動的）運動に大別され，中等度から深い鎮静下〔RASS（Richmond Agitation-Sedation Scale）−3〜−4〕や意識障害の合併例では前者を，覚醒あるいは軽度の鎮静状態（理想的にはRASS 0〜−1，+1および−2でも適用不可能ではない）では後者を適用する（図3）．しかし他動的運動を延々と継続しても患者の骨格筋萎縮や筋力低下を予防したり増強することは困難である．ADL再獲得に必要な運動機能の向上とは，骨格筋の筋力および持久力の改善と基本的動作能力の遂行，呼吸循環系の順応向上を意味し，そのためには適切な鎮痛と鎮静が必要不可欠で，可及的早期から患者自身の努力（に伴う筋収縮）による自動的運動の開始が求められる．自動的運動には四肢および体幹の自動および抵抗運動，さらには座位保持，起立・立位，（車）椅子への移乗や歩行も含まれる（表1）．

しかしながら，理学療法の用量，時間，頻度，期間などを処方することは困難であり，離床に関しても，どの状態をもって可能とするか，どのようにステップアップさせるか，という客観的基準は不明瞭である．

3．理学療法実施のための基本方針（表2）

1）計画性と病態把握の重要性

理学療法の治療計画においては，クリニカルパスあるいは全般的な治療方針や，重症度を踏まえて予測される治療全体のスケジュールに基づきながら，病日あるいはフェーズごとに具体的な目標とプログラムを立案する．一例として，急性呼吸不全例における理学療法介入のロードマップを示した（図4）．短期目標に向けた介入方針に基づき，具体的な目的と手段を検討する．これには治療的手段とともに教育・指導的，環境・調整的側面からの介入も可能である．さらに目標とする反応，介入頻度，注意点と中止基準も決定する．

理学療法の実施においては，効果的であると同等以上に安全であることが前提条件である．したがって，情報収集に基づきリスクの予測と認識が最も重要であり，そのためには背景にある病態の理解・把握が必要不可欠である．治療に対する反応を評価し，リスクと効果（いわゆるrisk-benefit ratio，効果とは対

表1 理学療法の手段とリソース

手段	定義	リソース（例）
他動運動	他動的な関節運動	スタッフによる実施
自動運動	患者自身の努力で行う随意的な抗重力関節運動	患者自身による実施
抵抗運動	関節運動方向に対する外部抵抗に対して患者自身が行う随意的関節運動	スタッフによる徒手抵抗，セラバンド，重錘，エルゴメータ
ベッド上運動	ベッド上での患者自身の体動（寝返り，ブリッジング，座位など）	スタッフによる介助，患者自身による実施
端座位	ベッドの端から下腿を下垂し，体幹が垂直位となった座位	患者の能力に応じたスタッフによる介助，患者自身による実施
椅子座位	ベッドから移乗し椅子での座位	移乗は介助（各種介助器具を用いることも含めて），椅子，車いす
起立	座位から立位となる動作	患者の能力に応じたスタッフによる介助
立位	介助あるいは自力での立位姿勢の保持	患者の能力に応じたスタッフによる介助，ティルトテーブル，スタンディングテーブル
足踏み	立位にてその場で行う下肢の交互運動	患者の能力に応じたスタッフによる介助
歩行	介助あるいは見守り下で行う移動運動	患者の能力に応じたスタッフによる介助，歩行器，（車）椅子，ほか

象者の利益，リスクには手技の限界も含む）を比較しながら介入にあたる．そのためには，介入のタイミングやその他の管理やケアなどとの併用や優先順位づけなども考慮する必要があり，チームのスタッフとの協議や連携も忘れてはならない．

2）介入のタイミングを見極める

重症患者に対する理学療法の介入反応は比較的速やかに出現するため，介入自体が評価であり，評価が介入手段でもあることが特徴である．実際には，1回の治療介入ごとに実施前から実施中，終了後にわたって患者状態やモニター所見を評価しながらアプローチし，その反応を評価，修正を図りながら介入を繰り返していくことがポイントとなる．

しかし，総じて理学療法開始のタイミングは難しいことも少なくない．病態の把握に基づき，今すぐに介入すべきなのか，経過観察しかできないのか，など導入のタイミングを見極めることは治療効果を高めるうえで重要な要素である．そのためには，常によく患者を観察して状態を把握し，その変化に気づくことが大切であるが，何よりも担当医や看護

表2 理学療法介入の基本方針

① 背景にある病態の理解，把握：リスクの認識と情報収集（評価）の重要性
② 介入のタイミングの検討
③ 目的の明確化
④ 利益と不利益（リスク）の比較：行わないという選択肢（行わないというリスク）
⑤ 介入に対する反応の評価
⑥ 手技の正しい適用方法と特徴を理解
⑦ 適応と限界の認識

師といったチームメンバーと情報および問題点を共有し，頻回に協議することが不可欠である．

4．理学療法実施の障壁要因と実施可能性

関連職種との不十分なコミュニケーションや連携，マンパワー不足，深鎮静，早期リハ介入の利益に関する知識の不足などは，理学療法プログラムの成功を阻害する最も重要な潜在的障壁（potential barriers）となる[20〜22]．特にマンパワーが不足するとICU入室中，患者1例あたり56％の期間で理学療法が提供できなかったとする報告がある[21]．理学療法士や

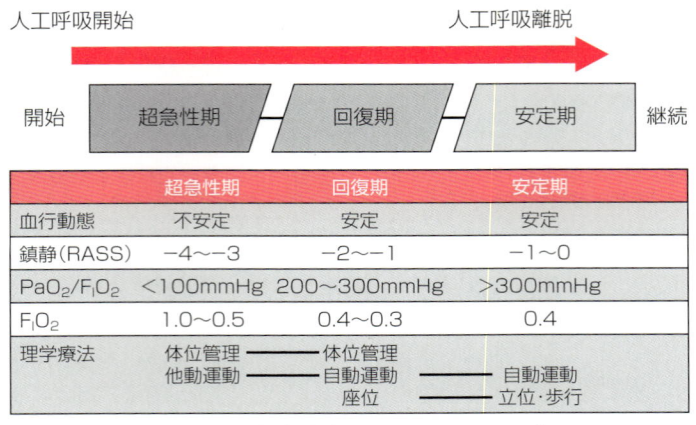

図4　理学療法介入のロードマップ

PaO₂/F₁O₂：ratio of arterial partial pressure of oxygen to fraction of inspired oxygen，F₁O₂：吸入酸素濃度

作業療法士の適正配置によって，介入回数の増加とともに患者の身体機能の有意な改善が得られている[23]．また，深鎮静も早期理学療法の実施を制限する[20,21,23]．鎮静の中断は離床を有意に進めるとともに，持続鎮静は介入の開始を遅延させる．鎮静の制限と人工呼吸器からのウイニング促進は理学療法を進めるうえで必要となる．

重症患者における理学療法の実施可能性は科学的根拠に基づいたプログラム，ICUにおける多職種連携，適切な人員配置と安全管理によって保証されるものであり，重症患者であっても早期からの介入は十分に遂行可能である．

5．理学療法のリソース

ICUにおける早期リハのリソースとして最も重要であるのは，多職種による集学的チームの存在であり，理学療法士はチームメンバーの一員であってチームに貢献することを常に意識すべきである．理学療法実施にあたっての一般的リソースとしては，チューブやラインをまとめるためのフックなどの器具，シリンジあるいは輸液ポンプの可動式スタンド，各種モニター機器，踏み台，車いす，歩行器，休憩用の椅子などである．人工呼吸患者で歩行を試みる際には，人工呼吸器のバッテリーあるいはバッテリー駆動式のポータブル人工呼吸器，用手換気のための蘇生バッグと酸素ボンベも必要である．

最近では，神経筋電気刺激装置[24]や簡易式のベッドサイドエルゴメータ[25]などの機器も使用されている．

6．理学療法の安全性

すべての急性期理学療法に共通する基本原則は，有効である以前に「安全」に実施することであり，"first, do no harm"を徹底する．特に重症患者に対する理学療法，なかでも早期モビライゼーションにおいては安全性が懸念されるところでもある．いくつかの臨床研究で理学療法実施中の有害事象が調査されており，その発生頻度は1～16％の範囲であった．これらのほとんどは，身体運動に伴う生理学的変化として予測可能範囲の事象であり，いずれも特別な処置を要さなかったとされている[26]．また，大腿動脈あるいは静脈に留置されたカテーテルの存在は，座位や立位などの制限となりやすいが，カテーテルに関連する有害事象（屈曲，抜去あるいは血栓形

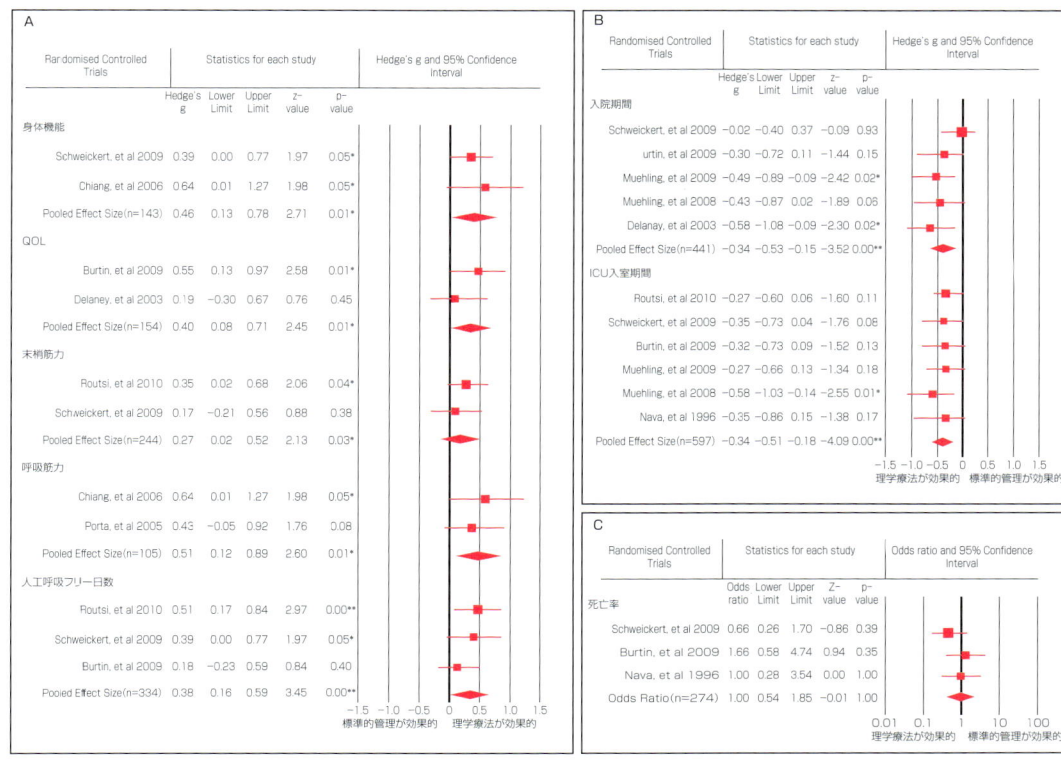

図5 理学療法による統合効果量（pooled effect size）（文献31）より引用）
＊：p＜0.05，＊＊：p＜0.01

成など）に報告されていない[27,28]．つまり，同部位のカテーテル挿入留置例に対しては無条件に離床を制限すべきでないことを示している．

早期モビライゼーションの安全性は比較的に高いと考えられるが，実際の適用にあたっては自覚症状や呼吸循環状態の十分なモニタリング下に，ラインやドレーンの抜去，座位や立位での起立性低血圧，転倒・転落に十分な注意を払うとともに，急変時の速やかな対応についても，あらかじめ取り決めを行う必要がある．

7．有効性とエビデンス

早期理学療法によって，ICUで管理されている重症患者の身体運動機能および能力障害の軽減，四肢筋力の増強，ADLの早期改善が示されている[29,30]．加えて，せん妄患者の割合と期間の減少，人工呼吸期間，ICU入室期間ならびに入院期間の短縮，健康関連QOLの向上といった患者や家族にとって重要なアウトカムの改善も認められており[31]，入院医療費の減少とも関連する[32]．理学療法の有効性は，ほぼ確立されたといっても過言ではないが，死亡率の低下に関しては示されていない．現在までの研究論文に関するシステマティックレビューによるサマリー[31]を図5に示した．

臨床現場における重症患者では，不安定な状態ゆえに週単位にわたって十分な理学療法介入が行えないことも経験する．離床が実施不可能な（臥床）期間における最善の介入方法のあり方には，まだまだ検討の余地があり，今後の研究の進展と臨床応用を期待したいところである．

おわりに

　理学療法は早期リハにおける主要な介入手段として，さらに普及・発展することは間違いない[33,34]．また，PICSにおける認知およびメンタルヘルス領域の機能障害に対しても研究が急速に進んでおり，早期リハと理学療法に求められる役割もさらに広がりをみせる可能性もある．

　しかしながら，理学療法の根拠となる研究は，ほとんどが欧米から報告されたものであり，わが国から発信されたものはきわめて少ない．医療制度，ICUの運営形態や看護体制，リハ職種の関わり方における職種間協力など，欧米とは異なるわが国において，これらのエビデンスをすべてそのままあてはめることができるか，十分な吟味が必要である．何よりも集中治療における理学療法士の関わりが十分とはいえない現状，マンパワー不足の実状[35]を変えていかなければならない．日本集中治療医学会をはじめとした関連学会では，リハや理学療法の取り組みが注目されており，今後の展開に期待が寄せられている．われわれ理学療法士をはじめ，関係職種のさらなる努力によって，わが国のICUで治療を受ける対象者が等しく早期リハ，理学療法の恩恵を受けることができるよう努めなければならない．

Conclusion

　ICUで管理される重症患者に対する理学療法の有効性，安全性，実施可能性は，確立されつつある．理学療法の基本的な方針は，機能障害の発症を「予防」することであり，特にその重症化・重複化を防ぐこと，さらにADLの早期獲得に結び付けることが重要である．また，理学療法の実施にあたってはリスクと利益のバランスを考える必要があり，何よりも安全に実施することを最優先することが求められる．

文献

1) Needham DM, et al：Improving long-term outcomes after discharge from intensive care unit：report from a stakeholders' conference. *Crit Care Med* 40：502-509, 2012
2) Herridge MS, et al：One-year outcomes in survivors of the acute respiratory distress syndrome. *N Engl J Med* 348：683-693, 2003
3) Herridge MS, et al：Functional disability 5 years after acute respiratory distress syndrome. *N Engl J Med* 364：1293-1304, 2011
4) Hopkins RO, et al：Quality of life, emotional abnormalities, and cognitive dysfunction in survivors of acute lung injury/acute respiratory distress syndrome. *Clin Chest Med* 27：679-689, 2006
5) Dowdy DW, et al：Quality of life after acute respiratory distress syndrome：a meta-analysis. *Intensive Care Med* 32：1115-1124, 2006
6) Kress JP, et al：ICU-acquired weakness and recovery from critical illness. *N Engl J Med* 370：1626-1635, 2014
7) 神津　玲：ICU関連筋力低下．氏家良人, 他（編）：ABCDEsバンドルとICUにおける早期リハビリテーション．克誠堂出版, 2014, pp11-17
8) De Jonghe B, et al：Does ICU-acquired paresis lengthen weaning from mechanical ventilation? *Intensive Care Med* 30：1117-1121, 2004
9) Garnacho-Montero J, et al：Critical illness polyneuropathy：risk factors and clinical consequences. A cohort study in septic patients. *Intensive Care Med* 27：1288-1296, 2001
10) Weinert CR, et al：Epidemiology of sedation and sedation adequacy for mechanically ventilated patients in a medical and surgical intensive care unit. *Crit Care Med* 35：393-401, 2007
11) Goldhill DR, et al：A prospective observational study of ICU patient position and frequency of turning.

Anaesthesia **63**：509-515, 2008
12) Dock W：The evil sequelae of complete bed rest. *JAMA* **125**：1083-1085, 1944
13) Levine S, et al：Rapid disuse atrophy of diaphragm fibers in mechanically ventilated humans. *N Engl J Med* **358**：1327-1335, 2008
14) Grosu HB, et al：Diaphragm muscle thinning in patients who are mechanically ventilated. *Chest* **142**：1455-1460, 2102
15) Puthucheary ZA, et al：Acute skeletal muscle wasting in critical illness. *JAMA* **310**：1591-1600, 2013
16) Schefold JC, et al：Intensive care unit-acquired weakness（ICUAW）and muscle wasting in critically ill patients with severe sepsis and septic shock. *J Cachexia Sarcopenia Muscle* **1**：147-157, 2010
17) Zilberberg MD, et al：Acute lung injury in the medical ICU：Comorbid conditions, age, etiology, and hospital outcome. *Am J Respir Crit Care Med* **157**：1159-1164, 1998
18) Schweickert W, et al：Implementing early mobilization interventions in mechanically ventilated patients in the ICU. *Chest* **140**：1612-1617, 2011
19) 神津　玲：鎮痛・鎮静とリハビリテーション．ICU と CCU　**37**：757-761, 2013
20) Hopkins RO, et al：Transforming ICU culture to facilitate early mobility. *Crit Care Clin* **23**：81-96, 2007.
21) Zanni JM, et al：Rehabilitation therapy and outcomes in acute respiratory failure：an observational pilot project. *J Crit Care* **25**：254-262, 2010
22) Leditschke IA, et al：What are the barriers to mobilizing intensive care patients? *Cardiopulm Phys Ther J* **23**：26-29, 2012
23) Needham DM, et al：Early physical medicine and rehabilitation for patients with acute respiratory failure：a quality improvement project. *Arch Phys Med Rehabil* **91**：536-542, 2010
24) Routsi C, et al：Electrical muscle stimulation prevents critical illness polyneuromyopathy：a randomized parallel intervention trial. *Crit Care* **14**：R74, 2010
25) Burtin C, et al：Early exercise in critically ill patients enhances short-term functional recovery. *Crit Care Med* **37**：2499-2505, 2009
26) 日本集中治療医学会 J-PAD ガイドライン作成委員会：日本版・集中治療室における成人重症患者に対する痛み・不穏・せん妄管理のための臨床ガイドライン．日集中医誌　**21**：539-579, 2014
27) Damluji A, et al：Safety and feasibility of femoral catheters during physical rehabilitation in the intensive care unit. *J Crit Care* **28**：e9-15, 2013
28) Perme C, et al：Safety and Efficacy of Mobility Interventions in Patients with Femoral Catheters in the ICU：A Prospective Observational Study. *Cardiopulm Phys Ther J* **24**：12-17, 2013
29) Adler J, et al：Early mobilization in the intensive care unit：a systematic review. *Cardiopulm Phys Ther J* **23**：5-13, 2013
30) Li Z, et al：Active mobilization for mechanically ventilated patients：a systematic review. *Arch Phys Med Rehabil* **94**：551-561, 2013
31) Kayambu G, et al：Physical therapy for the critically ill in the ICU：a systematic review and meta-analysis. *Crit Care Med* **41**：1543-1554, 2013
32) Lord RK, et al：ICU early physical rehabilitation programs：financial modeling of cost savings. *Crit Care Med* **41**：717-724, 2013
33) 嶋先　晃：ICU における急性期呼吸理学療法の進歩．PT ジャーナル　**47**：987-999, 2013
34) 高橋哲也：集中治療における早期リハビリテーション―歴史的背景や進歩について．重症患者ケア　**3**：410-415, 2014
35) 神津　玲，他：集中治療室および外科周術期における急性期理学療法の実施状況に関する全国調査．理学療法学　**41**：100-101, 2014

2 重症患者の理学療法評価

嶋先　晃[*1]

> **Key Questions**
> 1. 重症患者の情報をどのように収集し，統合するか
> 2. 理学療法を実施するうえで何を評価する必要があるのか
> 3. 理学療法の効果判定はどのように行うか

はじめに

　近年，集中治療領域では人工呼吸中から始める早期離床や呼吸療法（呼吸理学療法）の認識が急速な高まりをみせている．そのような潮流も追い風となり，より積極的な関わりをもちたいと考えている理学療法士は少なくないと思われる．今日のICUでの理学療法の位置づけは，急性期治療が一段落してからの後療法ではなく，重症患者のアウトカム改善に向けた重要な治療戦略の一つとして認識され，原疾患の治療や呼吸管理と同時進行的に理学療法が導入される形へと進化している．したがって，理学療法の対象者には，状態が安定しているケースだけでなく，原疾患のコントロールが難渋し経過中に全身状態が増悪したり，呼吸や循環が不安定となるケースも混在する．そのため，この領域での理学療法介入では，十分な情報収集や理学療法評価を踏まえたリスク管理が重要となることを強調したい．

[*1] Akira Shimasaki／吹田徳洲会病院リハビリテーション科

集中治療領域における理学療法評価の重要性

　集中治療領域での理学療法の代表的疾患は，敗血症，急性呼吸促迫症候群（ARDS：Acute Respiratory Distress Syndrome），重症肺炎，循環器疾患，周術期，外傷，脊髄損傷，熱傷，脳卒中など多岐にわたり，その病態や臨床経過も多様である．そのため，理学療法を開始するにあたり，個々の病態や患者特性に十分配慮した介入計画が必要である．評価が不十分なままの安易で画一的なプログラムの実施は厳に控えるべきである．

　集中治療領域における情報収集や理学療法評価の意義は，対象者の「安全性の担保」と「効果的な理学療法の実践」に役立てることにある．評価の具体的な目的は，①病態理解と患者全体像の把握，②理学療法の視点からの問題点抽出，③リスクの予測，④呼吸理学療法および早期離床の適用判断とプログラムの策定，⑤具体的目標設定と経過予測，⑥介入時の反応評価と効果判定を明確にすることである．また，理学療法で対処すべき問題，解決できない問題を判断することも大切である．

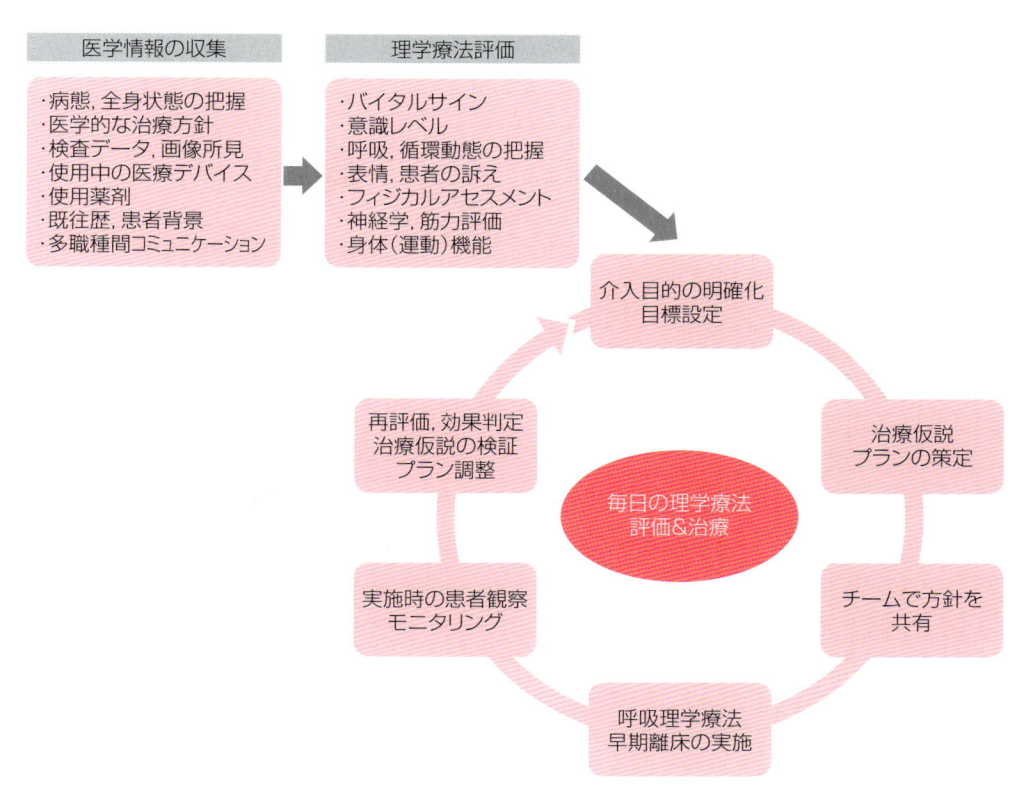

図1 情報収集と理学療法評価

重症例では，わずかな体位変動や運動負荷が，呼吸や循環の変調を招いたり，合併症を生じさせたりする可能性も否定できない．理学療法により期待される効果と想定されるリスクのバランスを常に考慮し，プログラムの適用を判断する必要がある．期待される効果に対しリスクが上回れば，原疾患の治療や全身管理を優先し経過観察にとどめるなど，介入ありきではなく，時にはタイミングを待つという冷静な判断も必要である．ICUでの理学療法で最も重要なことは，ハイリスク・ハイリターンではなく，介入によって患者に新たな合併症や不利益を生じさせないことである．

情報収集と理学療法評価の流れ

1．医学情報の収集

ICUでの理学療法介入では，治療経過や当日の全身状態により，対応が大きく左右される．そのため，介入前の情報収集と理学療法評価は必須となる（**図1**）．まずは診療録より病態アセスメントや治療内容および方針を，看護記録からはバイタルサインの推移や実際の患者の様子など最新の情報を入手する．また，各種検査データや画像所見の推移も確認しておく．これらの情報から基本的な病態を理解し，全身状態を掌握することによって，医学的妥当性のある理学療法介入が可能となる．

2．理学療法評価のプロセス

事業活動における業務改善の管理手法の一

表1 SIRSの診断基準（文献1）より引用

以下の2項目以上が該当するものを SIRS と診断する
① 体温＞38℃ または＜36℃
② 心拍数＞90/分
③ 呼吸数＞20/min または PaCO$_2$：＜32 Torr
④ 白血球数＞12,000/mm^3 または＜4,000/mm^3
　あるいは 10％を超える幼若球出現

SIRS：全身性炎症反応症候群

つに PDCA サイクルが知られている．PDCA サイクルは4つのステップから構成され，①plan（計画）⇒②do（実施・実行）⇒③check（評価）⇒④action（改善・実行）の4段階を繰り返し行うことで，継続的に改善を目指す手法である．ICU での理学療法実践でも共通する部分は多く，この手法の臨床応用が可能である．

理学療法介入では事前の医学情報収集と理学療法評価の結果を統合し，介入計画を立案し理学療法を実施する．介入後には結果を検証し，新たなプランの策定や修正または継続を判断する．このような循環プロセスは，ほかの理学療法分野とも共通しており，評価-治療介入の仮説証明作業といえる．ICU では対象患者の変化スピードが早いため，この螺旋状のプロセスを絶え間なく実践していくことが，患者に最も適したアプローチをタイムリーに提供することにつながる．

3．チーム医療と情報共有

ICU では多職種協働によるチーム医療の文化が重視される．チーム力の向上には医師・看護師・臨床工学技士をはじめ，多職種間のコミュニケーションや情報共有が欠かせない．小さな疑問点の解決や手助けが必要な場面など，普段から気軽に声をかけ合える雰囲気づくりが重要となる．また，理学療法士も集中治療を担うチームの一員であるという自覚をもち，ICU での共通言語を理解すると同時に，理学療法の専門家としての視点から積極的な情報発信にも努めていきたい．

重症患者における理学療法評価

1．重症患者と生体侵襲

重症患者の病態や全身状態を把握するには，生体侵襲に関する基本知識を整理しておくと経過を理解しやすい．感染や外傷，手術などで侵襲を受けた生体では，サイトカインを中心とする免疫性化学因子により炎症反応が生じる．また，神経系を介して各種ホルモン分泌が亢進する．具体的には，炎症性サイトカイン，カテコールアミン，グルカゴン，コルチゾールの分泌増加により，発熱，頻脈，頻呼吸，高血糖などの症状が出現する．このように種々の侵襲的病態によって全身性に炎症反応が波及する状態を全身性炎症反応症候群（SIRS：Systemic Inflammatory Response Syndrome）と呼ぶ．敗血症（sepsis）は感染によって発症した SIRS とされる．

SIRS の診断項目は，非常に簡便であり使用しやすい内容となっており，患者が発する兆候（warning sign）として臨床現場での異常の早期発見に有用である（表1）．SIRS 患者では非 SIRS 患者に比べ死亡率が高く，SIRS 該当項目数が多いほど，また持続日数が長いほど死亡率が上昇するといわれている．理学療法士にとっても，バイタルサインや SIRS 項目の推移を観察することは，過大侵襲からの回復過程の把握や患者の変調をキャッチするのに有用である．

$$酸素供給量\ DO_2 = 酸素含有量\ CaO_2 \times 心拍出量\ CO$$

・酸素含有量＝ヘモグロビンと結合する酸素量＋血液に溶存する酸素量
$$= 1.34 \times SaO_2 \times Hb + 0.003 \times PaO_2\ (ml/dl)$$

・酸素供給量＝酸素含有量×心拍出量
$$= (1.34 \times SaO_2 \times Hb + 0.003 \times PaO_2) \times CO \times 10\ (ml/分)$$

図2 酸素供給量と酸素含量
SaO_2：動脈血酸素飽和度，PaO_2：動脈血酸素分圧，Hb：ヘモグロビン

酸素の需要-供給バランスが崩れると，動脈血酸素飽和度（SpO_2：Percutaneous Oxygen Saturation）が低下するのに先立って呼吸数の増加として現れる．呼吸数はSIRS基準の一つであるが，ベッドサイドでは見過ごされやすい．呼吸分野に携わる理学療法士は，普段から患者が発する鋭敏なサインでもある呼吸数や呼吸パターンをじっくり観察する眼を持ち合わせておきたい．

2．酸素供給量の評価

呼吸・循環管理の最終目的は組織への適切な酸素供給にある．呼吸・循環が安定している状況とは，組織での酸素供給と需要バランスの均衡がとれている状態といえる．一方，主要臓器への酸素供給が不足すれば，各臓器でさまざまな症状が出現する．例えば，脳への酸素供給が不足すると意識障害やせん妄を，腎臓では代謝障害や尿量低下を，全身組織への酸素供給が不足すると嫌気性代謝を生じ，乳酸の蓄積や代謝性アシドーシスが進行し，生命は危機的な状態へ傾斜していく．乳酸値の上昇や代謝性アシドーシスが進行している場合は，全身状態の安定が得られていないと判断し，負荷が加わる理学療法介入は控えるべきである．

酸素供給量は，**図2**の計算式により求めることができる．酸素含有量とは，動脈血液内に存在する酸素量のことである．血液内ではヘモグロビンは酸素と結合し，ヘモグロビン1gあたり最大で1.34 mlの酸素と結合できる．このヘモグロビンと酸素の結合割合のことを動脈血酸素飽和度（SaO_2：Arterial Oxygen Saturation）という．同時に血液中に溶存する酸素も存在するが，ヘモグロビンと結合している酸素に比べると量はきわめて小さい．

酸素含量が十分でも，血液が全身を循環しなければ，組織への酸素供給は行えない．循環指標としては心拍出量（一回心拍出量×心拍数）が重要な規定因子となる．

以上のように，酸素供給量には，①肺（酸素飽和度），②血液（ヘモグロビン），③心臓（心拍出量）の3要素が関与しており，組織の酸素化を評価するうえで呼吸と循環は分けて考えることはできない．この式を覚える必要はないが，呼吸・循環を考える際には，これらの要素の関連性をアセスメントしていくとイメージがつきやすい．酸素供給の需給バランスの指標としては，乳酸値（lactate）や混合静脈血酸素飽和度（SvO_2：Oxygen Saturation of Mixed-Venous Blood）がある．

3．循環動態の評価

血圧は心拍出量×体血管抵抗で規定される（**図3**）．血圧変動の要因を考える場合，この2つの要素についてアセスメントを行う．例えば，血圧が低下する要因では，心拍出量の低

下，体血管抵抗の低下（血管が拡張），あるいは両者の低下，のいずれかを推察する．

また，心拍出量を規定する要素では，①前負荷　②心収縮力・心拍数　③後負荷があげられる（**図4**）．スワンガンツカテーテルなどの血行動態モニターが装備されている場合には，各パラメーターの数値から客観的な循環動態の評価が可能となる．モニター機器の使用がない場合では，心拍数や血圧の変化，中心静脈圧（CVP：Central Venous Pressure）の推移，水分出納，身体所見から各要素の相互関係を推察して循環動態の把握に努める．

4．肺酸素化能の評価

人工呼吸中のガス交換の評価では，動脈血液ガス分析から得られるpH，動脈血酸素分圧（PaO_2：Arterial Oxygen Tension），動脈血二酸化炭素分圧（$PaCO_2$：Arterial Carbon Dioxide Pressure），SaO_2，重炭酸イオン（HCO_3^-），過剰塩基（base excess），乳酸値を確認し，pH異常，アシドーシス・アルカローシスの存在，酸素化能および換気能の推移を確認する．人工呼吸器装着中は酸素化能の指標としてP/F比を求める．P/F比は$PaO_2 \div FiO_2$（吸入酸素濃度；Fractional Concentration of Inspired Oxygen）で簡単に計算ができ，FiO_2の設定条件が変更されても酸素化能の経時変化を知ることができるので，臨床現場では頻繁に用いられている．酸素化能は肺炎などに代表されるような肺の直接的な障害のみならず，重症敗血

図3　血圧を規定する因子

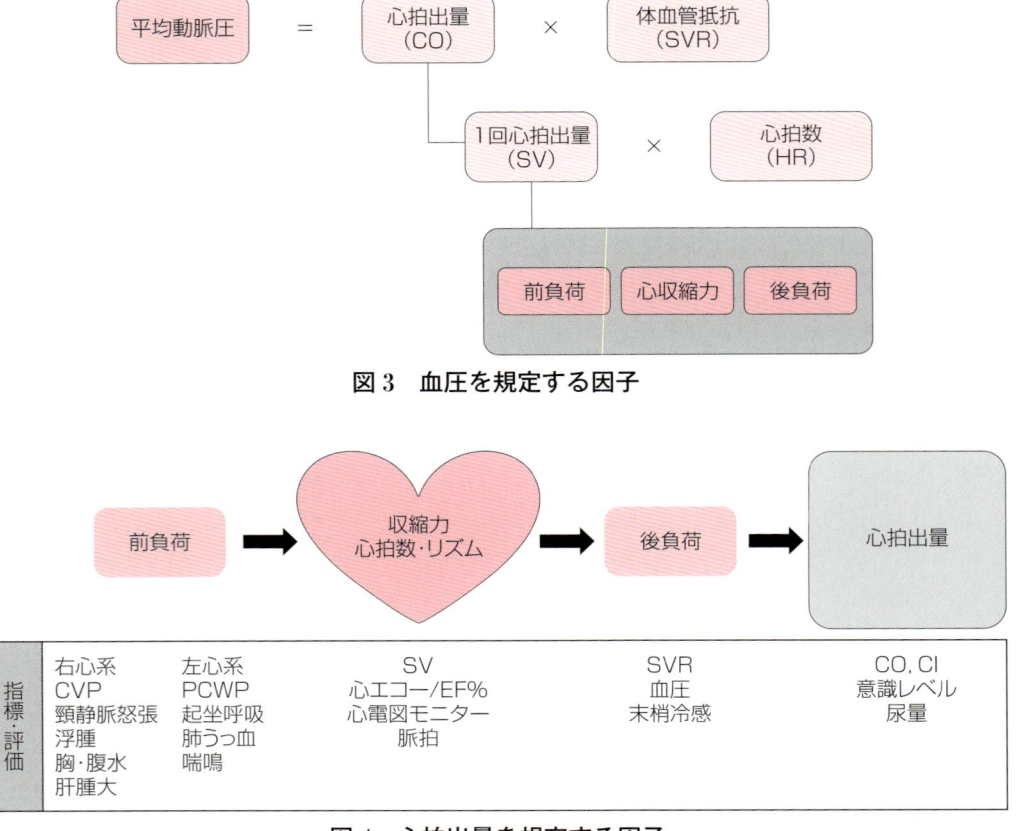

図4　心拍出量を規定する因子

CVP：中心静脈圧，PCWP：肺動脈楔入圧，EF：左室駆出率，SV：1回心拍出量，
SVR：体血管抵抗，CO：心拍出量，CI：心係数

症，心不全，腎障害，リフィリングなどさまざまな要因による影響を受けやすく，臨床的には肺の障害に加え全身状態の推移を反映する指標の一つとして捉えることができる．

表2はP/F比による呼吸障害の程度を示している．また，**表3**ではARDSの新しい診断基準であるベルリン定義[2]における重症度分類と予後を示している．重症度別の生存率や生存例における人工呼吸期間データも示されており，ARDS患者の経過予測や介入計画を立てる際の参考としたい．

5．検査データと臓器障害の評価

ICUでは複数の臓器障害が相互に関連して複雑な病態を呈することが少なくない．多臓器不全とは，心血管系，呼吸器系，肝臓，腎臓，血液系，消化器系，中枢神経系のうち2つ以上が機能不全になった状態をいう．一方，臓器障害が進行する過程にはさまざまな段階があるので，最近では多臓器不全症候群（MODS：Multiple Organ Dysfunction Syndrome）という表現が浸透しており，一般的にMODSの死亡率は，障害されている臓器数に直線的に相関するといわれている．

重症例への理学療法を行う際には，採血データや画像所見の推移，理学所見から各臓器障害の大まかな推移を確認しておきたい．**表4**はSOFA（Sequential Organ Failure Assessment score）スコア[3]と呼ばれ，多臓器障害の重症度評価や予後予測に用いられる．6項目に対して0～4点までの5段階評価を行い，その合計点で重症度判定を行う．SOFAスコアは，各臓器障害の推移や治療に対する反応性を点数化することにより，治療過程の経時変化を捉えることができ，コメディカルスタッフにとっても参考としやすい．

6．フィジカルアセスメント

フィジカルアセスメントでは視診，触診，聴診，打診により，患者の身体に生じている現在の反応を簡便かつ非侵襲的に評価することができる．ポイントは頭の先から足の先まで全体をくまなく評価することである（**表5**）．さらに，患者の表情や訴え，息づかいなど患者の第一印象も大切にしたい．評価に慣れれば短時間で多くの情報を得ることができる．また，フィジカルアセスメントの評価結果と診療録や各種検査データ，画像所見の情報を統合して評価内容の整合性を判断し，真の状態把握へと近づける．

表2 P/F比と臨床判断の目安

P/F比	臨床判断の目安
400以上	正常
300～400	軽度の酸素化障害～正常下限
300以下	呼吸不全の定義
200以下	重度の呼吸不全
100以下	生命の危機

P/F比：PaO_2/FiO_2

表3 急性呼吸促迫症候群（ARDS）のベルリン定義（文献2）より引用）

	Mild ARDS	Moderate ARDS	Severe ARDS
酸素化 PEEP設定	P/F比＝201～300 mmHg with PEEP/CPAP≧5 cmH₂O	P/F比＝101～200 mmHg with PEEP≧5 cmH₂O	P/F比≦100 mmHg with PEEP≧10 cmH₂O
死亡率	27％	32％	45％
人工呼吸期間 （生存例）中間値, 日（IQR）	5（2～11）	7（4～14）	9（5～17）

IQR：4分位範囲，P/F比：PaO_2/FiO_2，PEEP：呼気終末陽圧，CPAP：持続陽圧呼吸

表4 SOFAスコア（文献3）より引用）

		SOFAスコア（点）				
		0	1	2	3	4
呼吸器	P/F比	>400	≦400	≦300	≦200	≦100
凝固系	血小板数	>150	≦150	≦100	≦50	≦20
肝	ビリルビン値	<1.2	1.2～1.9	2.0～5.9	6.0～11.9	>12.0
心血管系	低血圧	なし	平均動脈圧<70 mmHg	ドパミン≦5γ or ドブタミン投与（投与量は問わず）	ドパミン>5γ or エピネフリン≦0.1γ or ノルエピネフリン≦0.1γ	ドパミン>15γ or エピネフリン>0.1γ or ノルエピネフリン>0.1γ
中枢神経系	Glasgow Coma Scale	15	13～14	12～10	9～6	<6
腎機能	クレアチニン値 尿量	<1.2	1.2～1.9	2.0～3.4	3.5～4.9 or <500 ml/日	>5.0 or <200 ml/日

P/F比：PaO$_2$/FiO$_2$

表5 フィジカルアセスメントの観察項目

バイタルサイン	体温	脈拍・血圧	呼吸数	SpO$_2$	尿量・水分出納
頭部・顔面	意識レベル	表情・訴え せん妄	痰の量・性状	口腔内 嚥下	
頸部	呼吸補助筋	上気道狭窄のサイン	舌根沈下 咽頭の貯留物	頸静脈怒張	
胸部	胸郭立ち上がり	呼吸パターン	rattling	呼吸音 喘鳴	皮下気腫
腹部	腹部膨満	呼気時の腹筋収縮（呼出障害）	腸蠕動	排便	
四肢・末梢	四肢筋力 麻痺	末梢冷感・湿潤	皮膚乾燥・ツルゴール	チアノーゼ	浮腫 DVTのサイン

SpO$_2$：動脈血酸素飽和度，rattling：手に触れる痰の振動，DVT：深部静脈血栓症

ABCDEバンドルと評価

1. ABCDEバンドルとは[4,5]

重症患者における新しい呼吸管理指針として，2010年にABCDEバンドルが発表され近年注目を集めている．当バンドルは，ICU患者の予後を増悪する因子としてせん妄とICU獲得性筋力低下（ICUAW：ICU-Acquired Weakness）に着目し，重大な医原性リスクと捉えている（図5）．人工呼吸，鎮静，せん妄，ICUAWは相互に関連して負のスパイラルを形成し，身体機能・認知機能，生命予後に影響を及ぼし患者のQOLを長期にわたり低下させる．この悪循環を断ち切る包括的な低減策が当バンドルであり，A～Eの5項目で構成される（表6）．各項目をチームで毎日評価・実践することで適切な鎮痛・鎮静管理，早期抜管，早期離床，せん妄の予防を目指そうとするものである．

2. 自発覚醒トライアル・自発呼吸トライアル評価の流れ[6,7]

ABCDEバンドルでは，毎日の自発覚醒トライアル（SAT：Spontaneous Awakening Trial）と自発呼吸トライアル（SBT：Spontaneous Breathing Trial）を併用したウィニング評

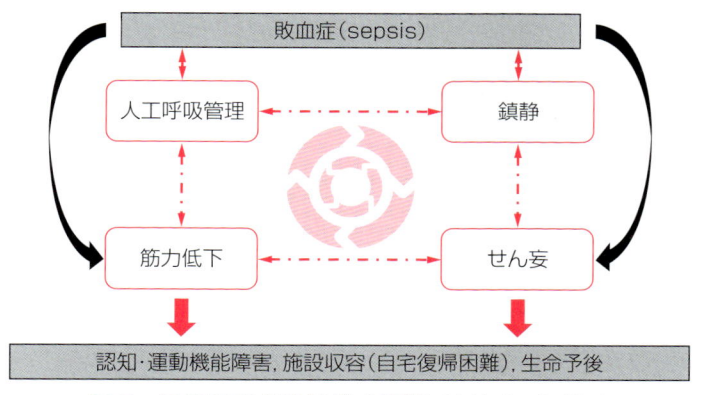

図5 重症患者を取り巻く問題（文献4）より引用）

表6 ABCDE バンドル（文献4, 5）より引用）

A：Awaken the Patient Daily：Sedation Cessation
（毎日の鎮静覚醒トライアル＝SAT）
B：Breathing：Daily Interruptions of Mechanical Ventilation
（毎日の呼吸器離脱トライアル＝SBT）
C：Coordination：Daily Awakening and Daily Breathing
（A＋Bの毎日実践）
Choice of Sedation or Analgesic Exposure
（適切な鎮静・鎮痛薬の選択）
D：Delirium Monitoring and Management
（せん妄評価とマネジメント）
E：Early Mobility and Exercise
（段階的早期離床と運動）

SAT：自発覚醒トライアル，SBT：自発呼吸トライアル

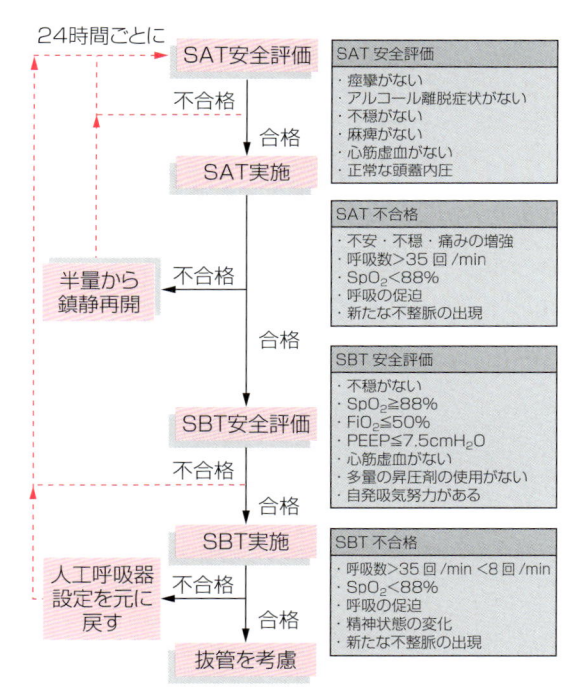

図6 SAT・SBT 評価の進め方（文献6）より引用）
SAT：自発覚醒トライアル，SBT：自発呼吸トライアル，SpO_2：動脈血酸素飽和度，FiO_2：吸入酸素濃度，PEEP：呼吸終末陽圧

価を推奨している．図6では実際の評価の流れを示している[6]．全身状態に支障がなければ，フローチャートに従って SAT 評価→SBT 評価へと進めていき，両者の基準を満たせば抜管を考慮する．人工呼吸中の鎮静評価では RASS（Richmond Agitation-Sedation Scale）が用いられることが多く，せん妄評価に用いる CAM-ICU（Confusion Assessment Method for the ICU）との併用が可能である．

適切な鎮痛と鎮静管理は，人工呼吸器との同調性改善や自発呼吸の促進など呼吸理学療法やウイニングを進めるうえで重要となる．また，早期離床を効果的に進めるうえでも十分な覚醒と痛みのコントロールは不可欠であり，介入前にはチームで鎮痛・鎮静を評価し，適正な状態に調整する必要がある．

SBT は人工呼吸器による補助がない状態に患者が耐えられるか否かの試験を行う方法である．実施方法は，T-ピースまたは最低限の人工呼吸器サポート〔呼吸終末陽圧

前提条件
1) 原疾患が治癒または改善傾向にある
2) 気道分泌物の除去（咳，喀出など）が可能

開始基準
1) 酸素化が十分：PEEP≦8cmH₂O，PaO₂/FiO₂≧150mmHg
2) 血行動態が安定：HR≦140/分．循環作動薬が使用されていないか，少量のみ（ドパミン 5μg/kg/min程度）．致死的不整脈がない．心筋虚血のサインがない
3) 意識状態が安定：鎮静中断が問題なく行える．指示動作が可能．鎮静スコアで覚醒状態である
4) 電解質・酸塩基平衡に異常がない

SBT合格の判断
◆バイタルサイン
 ①呼吸数＜35rpm
 ②SpO₂≧90%
 ③高血圧・低血圧（収縮期圧：＞180mmHg・＜80mmHg），頻脈・徐脈（＞140/min・＜60/min，20%以上の変化）の出現がない．危険な不整脈の出現がない
◆患者アセスメント
 ①意識状態の変化：不穏の出現，不安の悪化がない
 ②循環不全のサイン：末梢冷感，冷汗の出現がない
 ③呼吸負荷のサイン：呼吸パターンの悪化，呼吸補助筋の使用，奇異呼吸の出現がない

図7　自発呼吸トライアル（SBT）の開始および合格基準 （文献7）より引用）
PEEP：呼吸終末陽圧，PaO₂：動脈血酸素分圧，FiO₂：吸入酸素濃度，HR：心拍数，SpO₂：動脈血酸素飽和度

中枢神経	呼吸障害	循環動態	不整脈	その他
・脳ヘルニア・脳圧亢進 ・意識障害の進行 ・進行する麻痺 ・興奮・不安が強い	・P/F比＜150 ・FiO₂≧0.6 ・PEEP≧10cmH₂O ・SpO₂＜90% ・RR≧35回 ・安静時の呼吸困難 ・CO₂ナルコーシス	・S-BP＜80mmHg ショックの徴候 ・CI＜2.2 PCWP＞18（低拍出症候群・肺うっ血のコントロール不良） ・安静時HR≧120～140bpm・＜50bpm ・昇圧薬の積極使用中 ・新たな心筋虚血 異常な冷汗	・VT/Vf ・頻脈性不整脈 ≧140bpm ・Lown分類≧4b（PVC3連発以上，R on T） ・房室ブロック（モービッツⅡ型・Ⅲ度） ・新たに生じたAf（未治療）	・体温≧38℃ ・進行するアシドーシス ・乳酸＞4mmol ・多臓器不全の進行 ・血小板＜2万 ・Hg＜7.0 or 活動性出血 ・不安定な骨折 ・安定していないDVT ・筋弛緩薬使用中

図8　early mobilizationの中止基準の一例
S-BP：収縮期血圧，CI：心係数，HR：心拍数，VT：心室頻拍，Vf：心室細動，DVT：深部静脈血栓，PCWP：肺動脈楔入圧，P/F比：PaO₂/FiO₂，FiO₂：吸入酸素濃度，SpO₂：動脈血酸素飽和度，PEEP：呼吸終末陽圧，RR：呼吸数，PVC：心室性期外収縮，Af：心房細動，Hg：ヘモグロビン

（PEEP：Positive End-Expiratory Pressure Ventiration）5cm＋PS（Pressure Support）≦5～7cm〕のどちらでもよい．毎日1回，30分から上限120分で患者の状態を観察し，合否を判断する（**図7**）[7]．SBTが不合格となった場合は，人工呼吸器を再装着することとなる．そ

の際，呼吸器離脱が失敗した背景を考察し，呼吸理学療法で改善できる要因はないかを検討しておくことも重要である．

3. early mobilization の中止基準

Early mobilization の開始前には，呼吸循環動態をはじめ全身状態が安定しているか，一定の基準を満たしているかどうかを評価していく．また，離床時に予測される患者の不安定要素についても明確にしておく．図8は当院の早期離床の中止基準を示しているが，施設ごとにユニットの特性や実情が異なるので，その施設に適した独自の安全基準を検討することが望ましい．また，目の前のハイリスク症例に対して早期離床を進める際には，基準を一律にはめ込むのではなく，担当医をはじめ医療スタッフ間で十分協議し，離床時に必要なマンパワーの確保と役割分担，リスク管理をチームで共有することが大切である．

> **Conclusion**
>
> 　近年，ICU での人工呼吸中の起立・歩行練習など早期離床が関心を集めているが，われわれ理学療法士が混同してはならないのは，離床そのものは目的ではなく，あくまでも理学療法アプローチの一手段であるということである．したがって，重症例に対する早期離床においてスピードを競うことには意味はなく，何を目的とし，どのような根拠に基づき，どのようにアプローチを実行していくかを事前にチーム内で検討し，方針を共有しておくことが重要となる．
>
> 　また，評価と治療は常に一体の関係にあり，治療に対する反応や治療効果を継続的かつタイムリーに評価する必要があるが，それは同時に理学療法士自身が行った意思決定のプロセスや介入方法の妥当性を判断することでもある．つまり，患者の治療介入を通じて治療者自身を評価していることにほかならない．地道な観察と客観的評価の積み重ねなしに，患者も理学療法士も次なる一歩を前に進むことはできない．

文　献

1) Bone RC, et al：Definitions for sepsis and organ failure and guidelines for the use of innovative therapies in sepsis. The ACCP/SCCM Consensus Conference Committee. American College of Chest Physicians/Society of Critical Care Medicine. *Chest* 101：1644-1655, 1992
2) ARDS Definition Task Force：Acute respiratory distress syndrome：the Berlin Definition. *JAMA* 307：2526-2533, 2012
3) Vincent JL, et al：Use of the SOFA score to assess the incidence of organ dysfunction/failure in intensive care units：results of a multicenter, prospective study. Working group on "sepsis-related problems" of the European Society of Intensive Care Medicine. *Crit Care Med* 26：1793-1800, 1998
4) Vasilevskis EE, et al：Reducing iatrogenic risks：ICU-acquired delirium and weakness--crossing the quality chasm. *Chest* 138：1224-1233, 2010
5) Balas MC, et al：Critical care nurses' role in implementing the "ABCDE bundle" into practice. *Crit Care Nurse* 32：35-38, 40-47, 2012
6) "Wake Up and Breathe" Protocol Spontaneous Awakening Trials（SATs）+ Spontaneous Breathing Trials（SBTs）〈http://www.icudelirium.org/docs/WakeUpAndBreathe.pdf〉2015 年 4 月 28 日閲覧
7) 日本集中治療医学会 ICU 機能評価委員会：人工呼吸関連肺炎予防バンドル 2010 改訂版（略：VAP バンドル）〈http://www.jsicm.org/pdf/2010VAP.pdf〉2015 年 4 月 28 日閲覧

3 安全管理

森沢知之[*1]　高橋哲也[*2]

> **Key Questions**
> 1. ICUにおける理学療法実施に伴う危険因子は何か
> 2. 危険の予測をどのように行うか
> 3. どのような安全管理を行う必要があるか

近年，ICU領域では早期理学療法が定着しつつある．早期理学療法介入による治療効果が明らかになり，また医療経済の観点（急性期医療機関の在院日数短縮化）からも，より早期からの理学療法介入が望まれている．しかし，ICU領域では一般病棟や回復期病棟に比べ，患者の状態は重症かつ不安定であり，小さなミスが患者の生命予後に大きな影響を及ぼす可能性がある．またベッド周辺には複雑な治療機器，モニター機器，ドレーン・カテーテルなど多くの医療機器が並んでおり，医療行為が複雑であるため，一般病棟に比べインシデント・アクシデントが発生しやすい．ICUで理学療法を展開するにあたり，最優先されることは「患者にとって安全な理学療法を提供する」ことである．そのためICUで勤務する理学療法士には以下の能力が求められる．

①各種モニタリング機器が示す数値の意味を理解し，患者の病態把握が行える．
②現在の治療方針を理解できる．
③理学療法中に起こりうるリスクを把握し，インシデント・アクシデントを回避する方策がとれる．
④患者の状態の変化に対し，慎重な状況判断と迅速な対応ができる．

なぜICUで医療事故が起こるか

医療事故発生の原因として「スイスチーズモデル」（図1）の概念が有名である．チーズに空いた穴が潜在するリスクであり，その位置や大きさは状況により変化する．その穴が重ならない場合は事故を食い止めることができるが，いくつかの穴が重なった場合に事故が発生する．医療事故を防止するためにはこの穴をみつけて塞ぐか小さくし，二重三重の防護壁を備える必要があるが，医療事故はほかの事故（原子力発電，航空）と比較してもエラー誘因要因が多く，防護壁が脆弱であることが指摘されている．特にICUは多くのリスクを含んでおり，①重症患者であるため，行われる医療行為が複雑で密度も高い，②重

[*1]Tomoyuki Morisawa/兵庫医療大学リハビリテーション学部理学療法学科
[*2]Tetsuya Takahashi/東京工科大学医療保健学部理学療法学科

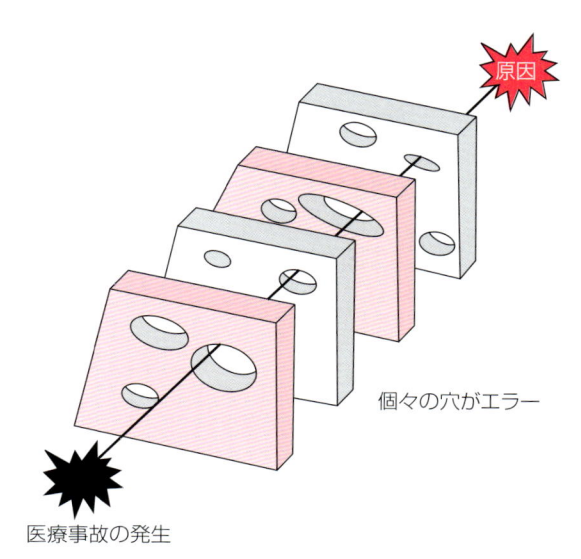

図1 スイスチーズモデル (Reason JT, 1990)

症患者においては，医療事故が発生した際に生命予後に影響が及ぶ可能性が高い，③重症患者は容態が急変しやすいため，医療従事者には迅速で的確な対応能力が必要とされる，④重症患者はそれ以外の患者に比べ，生命維持装置などを装着し，多種類の薬剤や輸液などを必要とすることが多いことからインシデント・アクシデントが発生しやすいとされる．

医療事故を防止するためには

1．インシデントとアクシデントの分析

ハインリッヒの法則によれば「死亡・重症事故1件の背景にはその原因となる深刻な危機が29あり，その下位には300の危機が存在する」と述べている（図2）．事故に至らなかったとしても，一つの重大な事故のもとには多くのインシデントが存在しており，重大な事故を防止するにはインシデント・アクシデントの共有と分析が重要であることを示している．わが国における医療安全の取り組みとして2004年より開始された日本医療機能評価機構「医療事故情報収集等事業」[1]では，全国の医療機関より収集されたヒヤリ・ハット事例の量的な分析と個々の事例に対する分析が行われ，分析結果がホームページ上に公開されている．理学療法に関する医療事故，ヒヤリ・ハットも毎年登録されており，理学療法に関連する医療事故防止のために参考にする必要がある．また，病院内には医療事故を防止するための医療安全委員会や医療安全に関するグループがあり，病院内で起こったインシデント・アクシデントに関し，多職種で分析し，再発防止の措置がとられている．院内で起こったインシデント・アクシデントの分析結果とその予防法について，理学療法士も情報を共有し，医療事故の防止に努める責務がある．

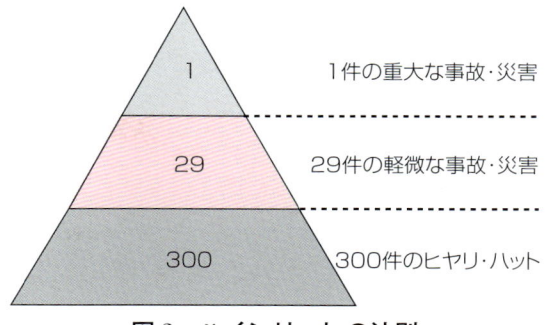

図2 ハインリッヒの法則

2．情報共有と標準化

インシデント・アクシデントの発生要因の一つとして「コミュニケーション不足」があげられる．ICUには診療科の異なる複数の医師や各種医療従事者が関与し，かつ24時間安全な医療を提供するため交替で患者の治療にあたる．また患者の状態が変化しやすく，治療方針も適宜変更される．そのため，ICUの医療事故を防止するために「情報共有と標準化」がきわめて重要である．ICUにおける「情報共有と標準化」の具体的な対策として，厚生労働省の「ICUにおける安全管理について」[2]では以下の対応が推奨されている．

①治療方針や治療内容の変更・引き継ぎに

あたっては，口頭だけでの伝達ではなく，文書での情報伝達を行うこと．
②この際，電子カルテやオーダリングシステムなどの情報システムを活用するなどして，標準化された様式の診療記録を用いることが有用である．
③各科・各職種間での治療・看護方針を決定し共有するために，定期的に（少なくとも1日に1回）カンファレンスを開催すること．
④このカンファレンスにおいて，各科・各職種間で患者に関する情報を共有し，治療・看護方針を明確に決定すること．

ICUでは現状の確認と治療方針の決定のためにカンファレンスが定期的に行われている．ICUで理学療法を実施するにあたっては，可能なかぎりICUカンファレンスに参加し，患者の病態や治療方針を確認するとともに理学療法士から他職種へ，理学療法士の視点で情報を発信することも重要である．ICUカンファレンスに参加できない場合，少なくとも担当看護師や主治医との情報交換を行い情報の共有化に努める責務がある．

ICUで起こる理学療法の事故

Adlerら[3]のシステマティックレビューの中で，ICUの早期離床に関する有害事象の割合は全患者の4%（10論文）と述べられている．このシステマティックレビューは，2000～2011年までの間に早期離床について報告された15論文のうち，安全性（有害事象）に関して記載されている10論文を対象とした内容である．有害事象の内訳は「動脈血酸素飽和度（SpO_2：Percutaneous Oxygen Saturation）低下」が最も多く，そのほかにもライン抜去や血圧上昇，呼吸数の増加，ケアプランの変更（鎮静，血管作動薬）などが報告されている．また，わが国におけるICUでの理学療法

表1 人工呼吸器装着中の理学療法に関する問題（文献4）より引用）

問題の内容	%
なし	39.8
頻回のファイティング	34.7
結露の気道への流入	22.7
気道内圧の著しい上昇	17.6
換気量の著しい低下	15.3
回路のトラブル	13.1
機械自体の誤作動・故障	10.8
その他	3.4

の安全性に関する報告では，高橋ら[4]により全国の理学療法士を対象として行われた「人工呼吸器装着中の呼吸理学療法に関する全国調査」において，過去1年間に人工呼吸管理中の呼吸理学療法で「なんらかの問題があった」と回答した施設は59.1%であったと報告されている．問題の主な内訳は頻回のファイティング（fighting, 34.7%），結露の気道への流入（22.7%），気道内圧の著しい上昇（17.6%）である（**表1**）．

これらの報告をまとめるとICUの理学療法中に起こりうるインシデント・アクシデントは患者の急な状態変化（特に呼吸・循環）とチューブトラブルが主である．インシデント・アクシデント防止のための患者要因として，患者の急な状態変化（呼吸・循環動態）を見逃さないよう全身のモニタリングが重要であり，また患者外要因としてライン類の管理が重要になる．理学療法中に起こりうるインシデント・アクシデントとその防止法について解説する．

安全管理のための情報収集とモニタリング

ICUにおける全身状態のモニタリングの一例を示す（**表2**）．理学療法前，理学療法中は全身状態の微細な変化を見逃さないように，全身を注意深くモニタリングする必要がある．

表2 全身状態のモニタリング

	観察項目	確認すべきこと
脳神経系	意識レベル	□意識レベルに変化はないか（JCS，GCS）
	姿勢・反射	□腱反射亢進はないか　□異常反射が出現していないか □異常姿勢が出現していないか　□四肢の麻痺が出現・増悪していないか
	眼位・顔貌・構音障害	□眼位，顔貌の変化はないか　□構音障害はないか
	ドレーン管理	□排液の性状や量は問題ないか　□脳圧は適切か
循環器系	血圧（動脈圧モニター）	□血圧は至適範囲内か　□動脈圧波形は正常か
	心電図	□心拍数は正常か □新たな不整脈の出現や増加はないか □ST変化はないか
	スワンガンツカテーテルモニター	□右房圧　□肺動脈圧　□末梢血管抵抗値　□混合静脈血酸素飽和度 □心拍出量（心係数）　□血液温 これらの各値は正しくモニターされており，異常はないか
	末梢血管	□遠位血管の拍動はあるか　□手足が冷たくないか □左右差はないか　□皮膚色は正常か　□チアノーゼやうっ血はないか
呼吸器系	呼吸状態	□呼吸数や呼吸パターンは正常か　□各部位での呼吸音は正常か □胸郭は左右差なく動いているか　□呼吸補助筋の使用が見られるか □SpO_2は正常値か　□SpO_2は正しく測定できているか
	血液ガスデータ	□アシドーシスはないか □酸素化・換気はできているか（P/F比・pO_2・pCO_2）
	胸部X線	□肺野の透過性は問題ないか　□心胸郭比は正常か　□胸水・気胸はないか □気道チューブなどラインは正しい位置に留置されているか
	ドレーン管理	□色の変化はないか　□性状に変化はないか □量が急に増減していないか　□エアリークはないか □ドレナージは確実に行えているか
消化器系	腹部状態	□腹部全体の輪郭（膨隆・平坦・陥凹）は正常か □緊張や硬いところはないか □静脈怒張・皮下出血など血管異常はないか　□腸蠕動音は聞こえるか □局所の膨隆・腫脹・腫瘤はないか　□便通はコントロールされているか
	腹痛	□自発痛　□圧痛　□筋性防御　□反跳圧痛
	ドレーン管理	□色（血性排液は混ざっていないか）　□性状に変化はないか □量が急に増減していないか　□臭気はどうか □ドレナージは確実に行えているか

JCS：Japan Coma Scale，GCS：Glasgow Coma Scale，P/F比：動脈血酸素分圧/吸入酸素濃度，pO_2：酸素分圧，pCO_2：二酸化炭素分圧，SpO_2：動脈血酸素飽和度

1．脳神経系のモニタリング

1）意識レベル

ICUでは意識レベルを普遍的に評価する必要性が高く，JCS（Japan Coma Scale）やGCS（Glasgow Coma Scale）を用い，経時的に行う．そのほかにも会話時や動作時の反応，見当識障害の有無など，意識レベルの変化を注意深くモニタリングする．

2）姿勢・反射

脳神経障害の出現により反射異常・異常反射の出現，異常姿勢，四肢麻痺の出現や増悪がみられる．

3）眼位，顔貌の変化，構音障害

眼位や顔貌の変化，構音障害が認められた場合には脳神経障害の進行が疑われる．

4）頭部ドレーン

排液の性状および量を確認するとともに，脳室（脳槽）ドレナージセットが設置されている場合には至適な脳圧値か確認する．

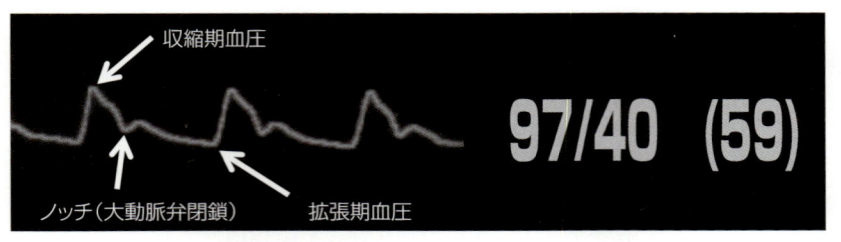

図3　観血的動脈圧のモニタリング

2．循環器系のモニタリング

1）血圧（動脈圧モニター）

ICUでは，循環動態が不安定な患者の断続的な観察のために観血的動脈圧モニターが使用されることが多い．患者の連続的な血圧値と動脈圧波形が得られることで，血圧の集中管理が可能となる．動脈圧波形は収縮期血圧，拡張期血圧，ノッチ（大動脈弁の閉鎖）の3点に留意し，正しい圧波形が得られているか確認する（図3）．動脈圧波形上，この3点が確認できない場合には動脈圧波形がなまり（図4），正しく測定できていない恐れがあるので，理学療法中は血圧値の変動と動脈圧波形の形をモニタリングする．

2）心電図

心拍数の監視，危険な不整脈の早期発見，心筋虚血の早期発見，ペースメーカー作動の確認のために用いられる．特に冠動脈疾患集中治療室（CCU：Coronary Care Unit）領域では心電図の厳重なモニタリングが必要となる．理学療法の際にはいつもより心拍数が多くないか（もしくは極端に少なくないか），新たな不整脈の出現や増加はないか，心筋虚血（ST変化）はないか，を中心に確認する．ICUで起こる代表的な不整脈は心室性期外収縮，心房細動である．

3）スワンガンツカテーテル（図5）

スワンガンツ（SG：Swan-Ganz）カテーテルは，心臓外科手術後や急性心不全患者に多く使用され，肺動脈にカテーテルを留置することで肺動脈圧，肺動脈楔入圧，中心静脈圧，

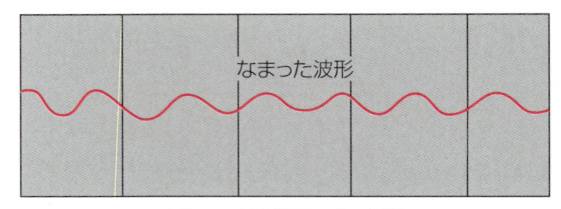

図4　動脈圧のなまり

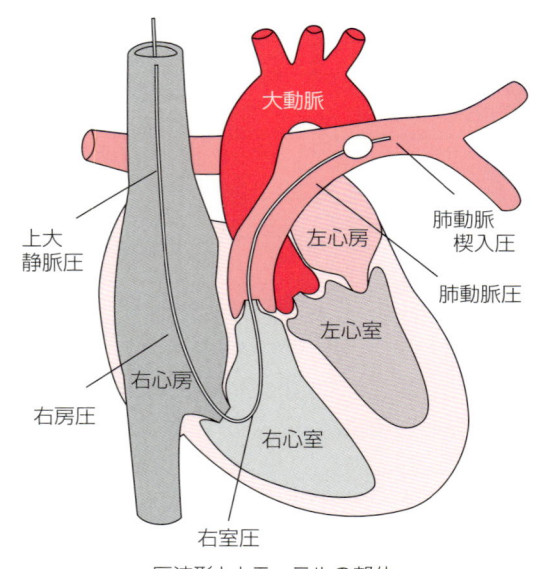

図5　スワンガンツカテーテル

混合静脈血酸素飽和度，心拍出量など心機能の継続的なモニタリングが可能になる（表3）．

4）末梢循環

心拍出量の低下や交感神経の緊張により末梢の皮膚は冷たく（末梢冷感），青白くなる．末梢の皮膚温，皮膚色は，末梢の循環動態を反映する．また，静脈性の場合はうっ血が主体で，皮膚は赤紫〜赤黒い色調で，皮膚温は

表3 スワンガンツカテーテルから得られる各指標

各指標	参考値	内容
心拍出量	4.0〜6.5 l/分	1分間に心臓が拍出する血液量．左心室の収縮力や循環血液量の指標
心係数	2.5〜4.0 l/分	体表面積あたりの心拍出量
右房圧	0〜7 mmHg	右心室の前負荷．循環血液量の指標
右室圧	収縮期：15〜25 mmHg 拡張期：0〜8 mmHg	右心室の後負荷，肺血管抵抗の指標
肺動脈圧	収縮期：15〜30 mmHg 拡張期：5〜15 mmHg 平均圧：10〜20 mmHg	左心室の前負荷を表し，肺血管抵抗や循環血流量の指標
肺動脈楔入圧	5〜15 mmHg	左心房の圧を反映し，左心室の前負荷の指標
混合静脈血酸素飽和度	70〜80%	肺静脈血の酸素飽和度で，酸素需要の指標

保たれている場合が多い．ICU 患者の末梢循環では深部静脈血栓症に注意する．

3．呼吸器系のモニタリング

1）呼吸状態

ICU では呼吸状態が容易に変化しやすく，視診，触診，聴診，打診などのフィジカルアセスメントが重要になる．SpO_2 は循環不全が起こると正しく測定できない場合があるため，正常値を示しているかの確認とともに正しく測定できているか，のモニタリングも必要である．

2）血液ガスデータ

血液ガスデータでは酸素化・換気の状態，酸塩基平衡の確認を行う．酸素化の指標は酸素分圧（pO_2：Partial Pressure of Oxygen）であるが，ICU 患者は人工呼吸器や酸素療法を受けている場合が多く，pO_2 は酸素濃度に依存する．そのため pO_2 を吸入酸素で除した P/F 比が酸素化能の指標として用いられる．二酸化炭素分圧（pCO_2：Partial Pressure of Carborn Dioxide）は換気量に依存し，換気量が低下すると上昇する．

3）胸部 X 線

肺野の透過性，心胸郭比のほかにも無気肺，胸水，肺うっ血所見などの異常所見の有無，気道チューブの位置確認を行う．

4）ドレーン管理

胸腔内にドレーンが留置されている場合には，胸腔内から排出される血液の色，性状，量に変化がないかモニタリングする．

4．消化器系のモニタリング

1）腹部状態

腹部全体の視診，触診を行い，膨隆や腹壁の硬さを確認する．また聴診を行い，腸蠕動音〔gul（グル）音〕が聞こえるか確認する．

2）腹　痛

自発痛，圧痛，筋性防御，反跳圧痛の有無を確認する．

3）ドレーン管理

腹腔内にドレーンが留置されている場合は排液の色，性状，量に変化がないか確認するとともに臭気の確認をする．

安全管理のためのドレーン・カテーテル管理

体内の不要な物質，液体を体外に排出する目的で体腔に管を挿入・留置する治療法をドレナージと呼び，そのために留置する管をドレーンという．カテーテルとは，治療や検査を行うために体内に挿入する細く柔らかい管のことをいい，①注入，②血液や体液の採取，

③圧・流量測定,④検査・治療などを目的に使用される.ICU入室患者はドレーンやカテーテルが留置されていることが多く,ドレーン・カテーテル管理の知識と安全管理が必要である.

1. 頭部ドレーン

　頭部ドレーンは手術後術野に残る血液を体外に排出,脳槽内に貯留したくも膜下出血の血液を体外に排出,脳室内に異常に溜まった髄液を頭蓋外に排出することを目的に使用される.ドレーンは挿入部により,①硬膜外ドレーン(開頭手術後),②硬膜下ドレーン(硬膜下出血術後),③脳槽ドレーン(くも膜下出血術後),④脳室ドレーン(脳内出血,水頭症など)がある(**図6**).硬膜外ドレーン,硬膜下ドレーンは自然排出とするため,通常はベッド側面に固定されて排液の排出を促すのに対し,脳槽ドレーン,脳室ドレーンはドレナージセットと排液バッグにつながれて厳重に管理される(**図7**).脳槽ドレーンと脳室ドレーン挿入後の脳圧設定値は患者の脳室サイズや症状などから決定され,設定圧が15 cmH₂Oなら0点からサイフォン流出口までの高さが100〜150 mmになるようにドレナージセットが点滴スタンドに固定される.チューブ内水面の高さがその患者の頭蓋内圧を反映し,設定圧を超えると脳脊髄液が流出するようになる(頭蓋内圧の正常値は7〜15 cmH₂O).理学療法実施上の注意点は以下の点である.

1)排液の観察

　脳室ドレーンからの通常の排液は無色透明である.脳槽ドレーンは手術直後は血性であるが,徐々に薄黄色,無色へと変化する.排液の流出が極端に少ない場合はドレーンの屈曲や閉塞が疑われ,流出が極端に多い場合には頭蓋内圧の亢進が疑われるため,医師に連

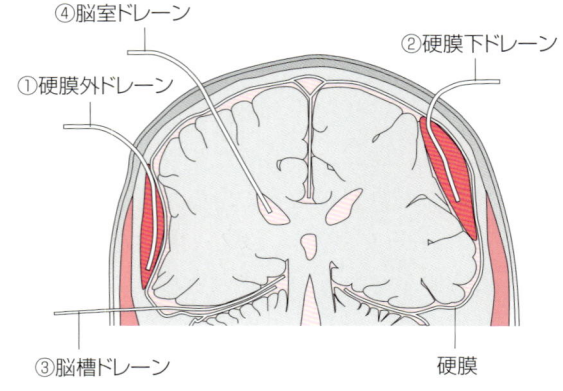

図6 頭部ドレーン

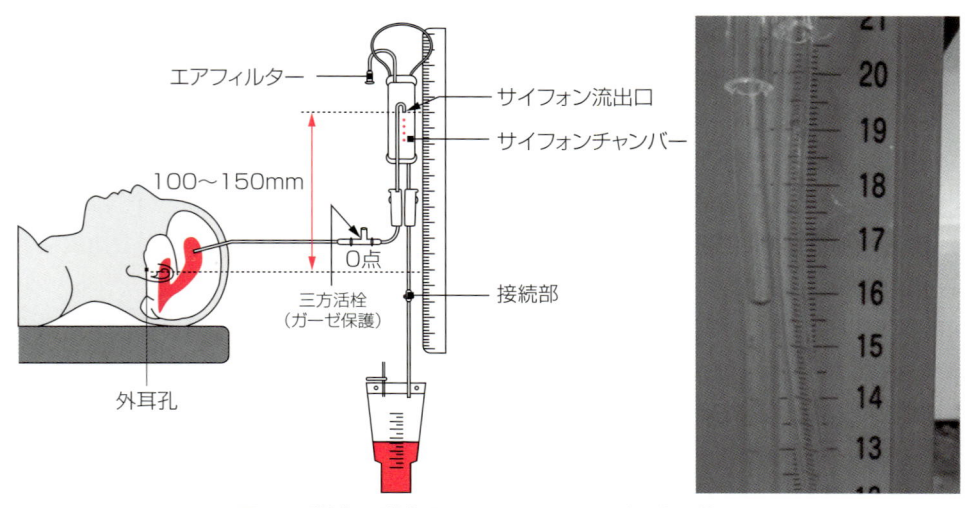

図7 脳槽・脳室ドレーンシステムと脳圧管理

絡が必要である．そのほかにも脳槽ドレーンから急に血性の排液が流出した場合には，くも膜下出血の再出血が疑われるため，排液の性状や量を確認する．

2）姿勢の変化

頭部の位置が設定した0点の位置からずれると設定圧が変化し，排液が頭蓋内に逆流したり，流出量が不足して頭蓋内圧亢進を招いたり，逆に髄液が過剰に流出して低髄圧をきたすことがあるため，頭部の位置と0点がずれていないかを確認することが必要である．

2．胸腔ドレーン（図8）

胸腔内に貯留した空気や液体（胸水，血液，膿など）を体外に排出し，生理的な胸腔内陰圧を保ち，肺の拡張を図ることを目的としている．胸部術後，外傷性血気胸，肺・胸膜疾患による胸水貯留などが適応となる．胸腔ドレーンの先にある持続低圧吸引システムは3つのボトルから成り立っており，排液ボトルは胸腔内から排出された液体を溜め，水封ボトルは外気の胸腔内への逆流を防止する．ドレーンから空気の排出が続いている場合には，水封ボトルで泡として確認できる．水封レベルの呼吸性変動（自発呼吸の際，吸気時に水位が上がり，呼気時に水位が下がる．陽圧換気時には逆になる）はドレーンが胸腔内で正常に機能し，回路全体が正常に開通されている証明になる．陰圧制御ボトルは胸腔内の陰圧を一定に保つ役割がある．胸腔ドレーンの挿入自体は理学療法進行の妨げにはならないが，以下の点には注意が必要である．

①ドレーン出血量の確認（理学療法中，急速に出血量が増えた場合には速やかに医師に報告が必要である）．
②水封レベルの呼吸性変動の確認（呼吸性変動の消失→ドレーンの屈曲や閉塞など　呼吸性変動の増強→無気肺による肺の狭小，胸腔内気体成分の増加）．

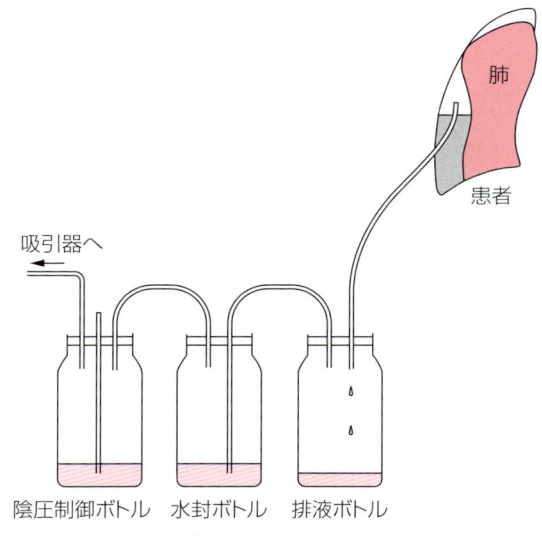

図8　胸腔ドレーンシステム

③ドレーンシステムは，患者の体より低い位置に置く（排液の逆流防止）が原則であるため，ドレーンを体より高い位置に持ち上げない（体より高い位置に持ち上げる際にはクランプが必要）．

3．心嚢ドレーン

心嚢内に貯留した血液，漿液または空気を体外に排出し，心臓の圧迫を解除する際に用いられ，特に心タンポナーデや心臓外科術直後（術後2～3日）に用いられる．手術後の出血量をモニタリングするうえで重要であるが，心嚢内はスペースの余裕が少ないため，ドレーンが閉塞すると心タンポナーデを発症しやすい．理学療法の際には，特にドレーンの屈曲や閉塞，自己抜去に注意する．

4．腹腔ドレーン

腹部術後の貯留液排出，術後出血や縫合不全などの早期発見などを目的に腹腔ドレーンが使用される．手術部位により大腸や小腸，胃，肝臓，胆道などに留置される．ほかのドレーン同様に理学療法の際にはドレーンの屈曲や抜去に注意する必要がある．また排液の

量や性状の変化にも注意が必要である．

5．大動脈バルーンパンピング・人工心肺装置

心臓外科手術後や急性心不全の際に用いられる．カテーテルは鼠径部から大動脈にまで達しており，体位変換や体動により動脈損傷や出血のリスクが高くなる．基本的には絶対安静であり，体動を伴う理学療法は適応外である．

6．静脈カテーテル

静脈路確保のために用いられ，輸液・薬物・輸血などの投与経路として用いられる．中心静脈カテーテルは上大静脈，下大静脈に留置されるもので高カロリー輸液投与，中心静脈圧測定，薬剤の中心静脈投与に使用され，末梢静脈カテーテルは表在静脈の確保に用いられる．

7．スワンガンツカテーテル

SG カテーテルは心臓内に留置されていることから侵襲も高く，SG カテーテル挿入時には積極的に離床を行わない施設も多い．絶対的な禁忌にはならないが，主治医とよく相談したうえで実施する．

8．尿道カテーテル

自然排尿が不可能な場合にカテーテルを留置して排尿を促す方法である．ICU では術後の安静確保や尿量を測定するために用いられる．また，尿量のほかに尿の性状も重要な情報である．

ドレーン・カテーテルの事故抜去を防ぐには

ドレーン・カテーテルの抜去はベッド上での体位変換や関節運動，離床動作時に起こりやすい．ドレーン・カテーテルの抜去は患者に苦痛や危険を与えるだけではなく，再挿入や再留置の処置も必要になるため，理学療法の際には事故抜去に十分注意する．ドレーン・カテーテル挿入中の理学療法においてはドレーン・カテーテルに屈曲，ねじれ，閉塞が生じないように，また離床・体動の際にドレーンを引っ張らないように最善の注意が必要である．理学療法の前には，ドレーンやカテーテルの固定位置は正しいか，ねじれやほかのドレーン，カテーテルとの絡みはないかを確認する．体位変換や離床の際にはゆるみをもたせておく．またルートが多く，事故抜去のリスクが高い場合には複数人で協力して行う．

Conclusion

ICU は患者の状態が不安定であり，また医療内容が高度で複雑であるため，医療事故が発生しやすい環境にある．ICU 理学療法の際に起こりやすいインシデント・アクシデントは患者の急な状態変化（患者要因）とライントラブル（患者外要因）である．理学療法を安全に遂行するために，理学療法実施前には十分に情報共有を行い病態把握に努めるとともに，理学療法中に起こりうるインシデント・アクシデントの予測と防止のための方策を図る．また，理学療法実施中は全身のモニタリングとライン類に注意を払いながら，安全かつ確実に理学療法を実施する．

文　献

1) 公益財団法人日本医療機能評価機構「医療事故情報収集等事業」(http://www.med-safe.jp/) 2015年6月29日閲覧
2) 集中治療室（ICU）における安全管理について：厚生労働省医療安全対策検討会議 (http://www.mhlw.go.jp/topics/bukyoku/isei/i-anzen/hourei/dl/070330-5.pdf) 2015年6月29日閲覧
3) Alder J, et al：Early Mobilization in the Intensive Care Unit：A Systematic Review. *Cordiopulm Phys Ther J* **23**：5-13, 2012
4) 高橋哲也，他：人工呼吸器装着中の呼吸理学療法に関する全国調査．理学療法学　**29**：230-236, 2002

4 理学療法の基本手技

小幡賢吾[*1]　藤井南花[*1]

> 🔒 **Key Questions**
> 1. 理学療法にはどのような手段，手技があるのか
> 2. 各手技の適応と禁忌，実施方法は何か
> 3. どのような効果とエビデンスがあるのか

はじめに

一昔前はICUなどで集中治療を行っている患者に対し，リハビリテーションを行うなど考えられないことであった．しかし，廃用症候群の弊害や呼吸リハビリテーションなどの重要性が認識され，徐々にそのような患者に対してもリハビリテーションを行うようになってきた．このような背景の中，2010年に新しい人工呼吸器管理指針として「ABCDEバンドル(**表1**)[1)]」が，また2013年にICUにおける重症患者に対する疼痛，不穏，せん妄の管理方法を記した『Clinical practice guidelines for the management of pain, agitation, and delirium in adult patients in the intensive care unit（PADガイドライン)[2)]』が公表された．これらには早期からリハビリテーションを行うことによる効果や利点についても述べられており，集中治療領域からリハビリテーションを行うことに対して，さらなる後押しになった．

また最近では，集中治療域の病棟に専従スタッフとして配置されている理学療法士も増えつつある．しかし，われわれの調査では，ICUに病棟専従として勤務している理学療法士はまだまだ少数で，多くは一般病棟と兼務していることがわかった．したがって，集中治療域での理学療法に不慣れな理学療法士であっても，ICUでリハビリテーションを行う必要があるのが現状である．本稿では経験の浅い理学療法士や，ICUでのリハビリテーションに不慣れな理学療法士が行うべき基本的な理学療法手段・手技について述べる．

リハビリテーションを行う前に確認するリスク管理

ICUにかかわらず，理学療法を行うにあたり必要なのが患者に対するリスク管理である．しかし，ICU患者に関しては，一般病棟の患者と比べ，検査やモニター類からの情報を多く得ることが可能である．これらの情報から安全性を判断するには，理学療法士自身の知識が必要となる．

また，点滴類や各種機器のライン類も一般病棟の患者と比べると圧倒的に多い．これら

[*1] Kengo Obata, Namika Fujii／岡山赤十字病院リハビリテーション科

表1 ABCDEバンドル

A	Awaking the patient daily：sedation cessation	毎日の鎮静覚醒トライアル
B	Breathing：daily interruptions of mechanical ventilation	毎日の人工呼吸器離脱トライアル
C	Coordination：daily awaking and daily breathing choice of sedation or analgesic exposure	毎日のAとBの実践 鎮静・鎮痛剤の選択
D	Delirium monitoring and management	せん妄の評価とマネジメント
E	Early mobility and exercise	早期からの離床・運動療法

の中には理学療法士で配慮が可能なものもあれば，そうではないものも多く存在する．患者の安全性確保のためにも，すべてを一人で行おうとせず，必要であれば看護師やほかの理学療法士へ協力を仰ぐことも考慮をしなければならない．

表2 他動関節可動域運動検査時において注意すべき事項 （文献5）より引用）

・各関節において痛みがどこに生じるか
・運動によって痛みの強さや質がどう変化するか
・運動制限のパターン
・運動のエンドフィール
・関連する関節の運動
・関節可動域

ICUで行う理学療法手段・手技

ICUで理学療法を行う場合，「何か特別なことをしなければならないのではないか？」と考えてしまうかもしれない．しかし，先に述べた各種リスク管理を行い，後述する鎮静の程度を考慮すれば，実際に行う理学療法手段としては一般病棟の患者へ行う理学療法と大差はないと筆者は考えている．ここではICUで行う基本的な理学療法手段・手技を記す．また詳細に関しては各種書籍に記されているため，本稿ではICUに特化した内容を記載する．

1．関節可動域運動・練習

関節可動域運動・練習（ROMex：Range of Motion Exercise）は，主に四肢や体幹の関節可動域を維持・改善することを目的に行う治療手技である．一般病棟と比べ安静臥床の時間が長いICUにおいて，ROMexは患者の身体機能の維持やICU退室前後の日常生活活動の維持・改善をするうえで，基本的かつ重要な早期リハビリテーションの手技といえる（表2，3）．

1）関節可動域運動の種類

a．他動関節可動域運動

他動関節可動域運動（passive ROMex）は，患者の筋収縮を伴わずに徒手や器械で関節を動かす運動である[3]．ICUにおいても，深い鎮静下や意識のない患者に対しても行うことが可能である．passive ROMexは患者をリラックスさせ，全可動域をゆっくりしたスピードで動かすことが基本である．また，passive ROMexを行う場合，両手で支えることで（可能であれば前腕全体で），接触面は広くなり患者の不快感は減少する．理学療法士はpassive ROMex中に患者の表情や訴えに注意し運動を行うことが重要である[4]．

b．自動関節可動域運動

自動関節可動域運動（active ROMex）は患者の随意的な筋の活動により行われる．Active ROMexは患者自身の筋活動により行われるものであるため，passive ROMexと比べ患者負荷は高いといえる．ただし痛み，運動制限，不自然な動き，代償運動などによるリズムの乱れには注意する必要がある[3]．

表3 関節可動域運動・練習における禁忌と注意事項（文献6)より引用)

禁忌
- 亜脱臼や治癒していない骨折部
- 腱，靱帯，筋，関節包，皮膚などへの外科治療直後

注意事項
- 関節の中または周囲に感染や炎症反応が存在する場合
- 疼痛の薬物治療中の患者で適切に反応できないおそれがある場合
- 骨粗鬆症または亜脱臼を起こしやすい関節の場合
- 疼痛があり，評価手技によって症状を強めるかもしれない場合
- 血友病の場合
- 血腫のある領域
- 骨性強直が疑われる場合
- 軟部組織の損傷の直後
- 骨化性筋炎が存在する場合

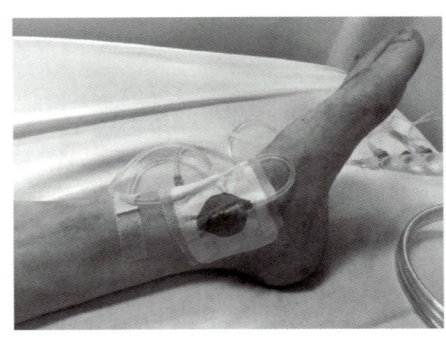

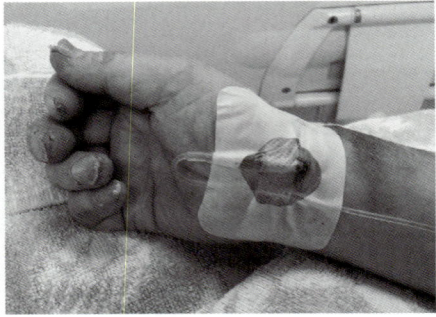

a．足関節　　　　b．手関節
図1　関節可動域運動・練習に弊害となりうる点滴挿入例

c．自動介助関節可動域運動

自動介助関節可動域運動（active assistive ROMex）は，筋力低下や覚醒度が低いなどの要因により，active ROMex が行えない場合に，徒手や器械でその一部を介助して行う ROMex である．患者にはできるだけ active ROMex を行わせ，足りない部分だけを介助することが重要である[4]．

2）関節可動域運動の回数・頻度

各書籍により回数や頻度には差異があり，決まった見解がないのが現状である．実施に ROMex を行う際は，患者の状態に応じ，目的に応じた（筋のストレッチなのか，関節包内の可動なのかなど）方法を用いる．

3）ICUでの注意点

a．ルート類に伴うもの

特に ICU で ROMex を行う場合，各種ルート類に注意を要する必要がある．場合によっては関節部に直接点滴などが刺入されている場合もあり（**図1**），そのような場合，関節を可動させることで閉塞や出血などを起こしうる可能性もある．点滴部位などは，一定期間で別部位に変更になるのが一般的であるため，当該関節に関しては刺入部位が変更してから ROMex を行えばよいと思われる．また，人工呼吸器が使用されている患者に関しては，人工呼吸器が設置されている側に蛇管もあるのが一般的である．このような場合，蛇管がある側の上肢に関節可動域制限を起こす

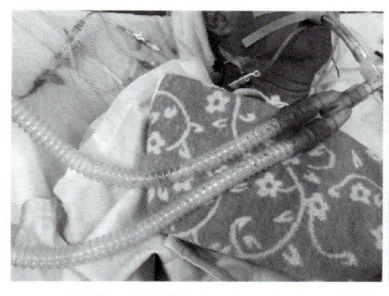

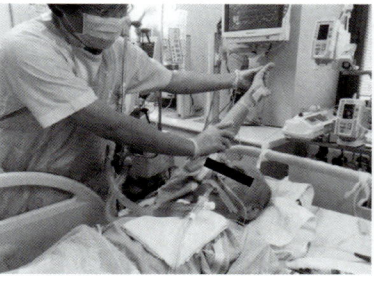

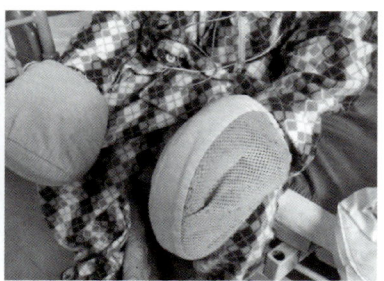

a．右側に配置されている人工呼吸器の蛇管
b．蛇管をよけての肩関節屈曲関節可動域運動
c．ミトン

図2 関節可動域制限を起こしやすい一例

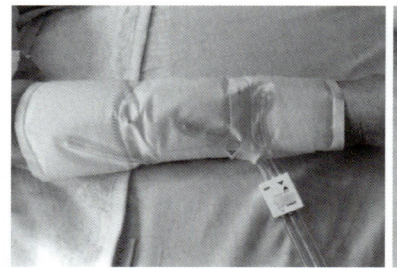

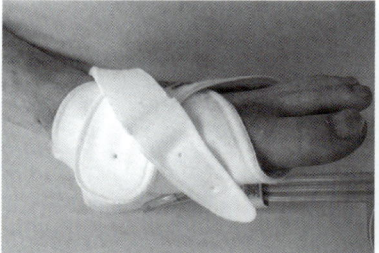

a．フットポンプ（下腿）
b．フットポンプ（足部）
c．弾性ストッキング

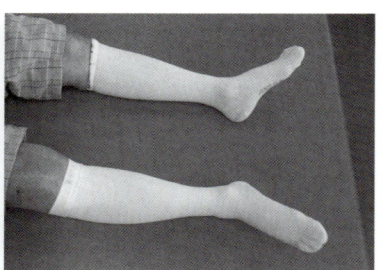

図3 深部静脈血栓予防のための用具

可能性が高いため，蛇管を避けながらROMexを行う必要がある（**図2**）．また管理上しかたなく，ミトンなどによる上肢の抑制を行っている場合がある（**図2**）．このような場合ではミトンを外し，手指・手関節のROMexを行わなければならない．

b．深部静脈血栓症

ICUという環境下であるかぎり，一般病棟患者に比べ活動性は圧倒的に低い．そのため，静脈還流の低下から発症しやすいのが深部静脈血栓症（DVT：Deep Vein Thrombosis）である．多くのICUでは，常時フットポンプや弾性ストッキングなどの予防措置を行っていると思われる（**図3**）．そこでROMexは毛細血管の伸張や弛緩によって動静脈血流量に変化が生じ血流の停滞を防ぎ，DVT予防に効果があるとされている[4]．しかし，DVTが発症してしまった場合にはROMexを行うことにより，血栓を飛散させる可能性もあるため，主治医などにROMexの可不可を確認する必要がある．

2．骨格筋トレーニング

ICUでは，ほとんどの患者がさまざまな機器や点滴類が接続されているうえ，少なからず鎮静下にあることが多いため身体活動が非常に少ない状態である．その結果として臥床時間が長時間となり，廃用症候群による四肢・体幹の筋力低下や筋萎縮をきたしてしまう．これらの筋力低下から活動量が低下し，さらに筋力低下を進行させてしまうという悪循環に陥る．また近年では，単なる廃用症候群による筋力低下では説明ができない筋力低下状態（ICU関連筋力低下）の存在も明らかになっている．

このような筋力低下を少しでも防ぐ，もし

表4 ICU関連性筋力低下（ICUAW）の診断（文献8）より引用）

	評価項目	廃用性萎縮	重症疾患多発性ニューロパチー（CIP）	重症疾患筋障害（CIM）	重症疾患神経筋障害（CINM）
理学的方法	感覚	正常	遠位感覚消失	正常	遠位感覚消失
	筋力	正常～低下，持久力の著明な低下	遠位筋低下	近位筋低下	近位筋・遠位筋ともに低下
	深部腱反射	正常～抑制	正常～抑制	正常～抑制	抑制
電気生理検査	複合筋活動電位（CMAP）振幅	軽度減少	減少	減少	減少
	感覚神経活動電位（SNAP）振幅	正常	減少	正常	減少
	伝導速度		正常～ほぼ正常		
	運動単位活動電位（MUAP）	多相性	正常	減少	減少
	筋電図（EMG）	自発活動なし	直接筋刺激には正常に反応，異常な自発的EMG活動あり	持続時間短縮，低振幅活動	持続時間短縮，低振幅活動
病理組織（筋生検）		筋線維が緩い攣縮（タイプⅠ）から速い攣縮（タイプⅡ）に変化，筋線維径減少，炎症は少ない	遠位運動神経・感覚神経，軸索変性	太いフィラメント（ミオシン）消失，タイプⅡ線維（速い攣縮）萎縮，壊死	軸索変性，ミオシン消失，タイプⅡ線維萎縮，壊死

くは筋力の増強を行ううえでも，覚醒度やリスク管理上で可能となれば可及的速やかに骨格筋トレーニングを行う必要がある．

1）ICU関連性筋力低下とは

ICU関連性筋力低下（ICUAW：ICU-Acquired Weakness）は，原因が明らかでない重症ICU患者が生じる全身的な筋力低下と定義され[7]，これらは重症疾患多発ニューロパチー（CIP：Critical Illness Polyneuropathy），重症疾患筋障害（CIM：Critical Illness Myopathy），重症疾患神経筋障害（CIMM：Critical Illness Neuromyopathy）に分類される（表4）．特に敗血症や多臓器不全患者，長期人工呼吸患者では50％にICUAWが認められる[9,10]．これらの評価には，われわれ理学療法士が最も行うことが多い評価の一つである徒手筋力検査法を用い，それらの結果からMRC Sum Score（Medical Research Council Sum Score；表5）を用い判定する（判定基準は48点未満）．

ICUAW関連の報告以前は，廃用症候群による筋力低下しか考えていなかったが，それ以外の要因による筋力低下が存在することを把握しておく必要がある．

2）骨格筋トレーニングの種類

ROMexと比べ，患者への負担は圧倒的に高くなるため，血圧や脈拍などのバイタルの変動には注意を要する．また，各患者や疾患によってもこれらの値は違うため，主治医などに事前に上限・下限を確認しておく必要がある．なかでも息を止めて力むことにより副交感神経が緊張し，血圧の上昇や心拍の上昇を引き起こすことがある（バルサルバ効果）ため，骨格筋トレーニング中はバイタルの変動を常に監視しておく必要がある．

a．等尺性運動

等尺性運動（isometric traning）は，関節の可動がなく筋収縮を行う骨格筋トレーニングである．関節への負担が少ないため，整形外

表5 MRC Sum Score （文献10）より引用

対象筋群	（上肢3筋群，下肢3筋群）×両側：合計12検査 上肢：手関節掌屈，肘関節屈曲，肩関節外転 下肢：足関節背屈，膝関節伸展，股関節屈曲
スコア	0　筋収縮みられず（視診，触診） 1　筋収縮みられるが，四肢の動きなし 2　四肢の動きはあるが，重力に抵抗できない 3　四肢の動きあり，重力に抵抗して動かせる 4　重力と弱い抵抗に対して動かせる 5　最大抵抗に対して動かせる（正常）
判定	最低スコア：0×12＝0点 最高スコア：5×12＝60点 平均スコア：合計点/12

科の術後や疼痛の強い患者，徒手筋力検査で3に満たない患者に有効である．場合によっては，血圧などの変動が大きいことがあるため注意を要する．

b．等張性運動

等張性運動（isotonic traning）は，関節の可動を伴い筋収縮を行うトレーニングである．徒手筋力検査で3に満たない場合は介助下でのactive assistive ROMex を，それ以上の場合は抵抗を加えながら行う．

3）骨格筋トレーニングの回数・頻度

ROMex と同様に，書籍などにより回数・頻度に差異を認める．集中治療域においては筋力低下の予防，増強を行うためには，一般に行われている高負荷低頻度のトレーニングだけでなく，低負荷で高頻度のトレーニングを行うことが重要である[3]．

4）ICUでの注意点

a．覚醒度

基本的に深い鎮静により覚醒度が低い患者に対して，骨格筋トレーニングを行うことは困難である．覚醒度や全身状態に応じた骨格筋トレーニング方法や回数，頻度を選択しなければならない．

b．下肢の骨格筋トレーニング

安静臥位での筋力低下は，上肢より下肢のほうが低下しやすいといわれている[12]．さらに安静臥位での骨格筋トレーニングは，求心

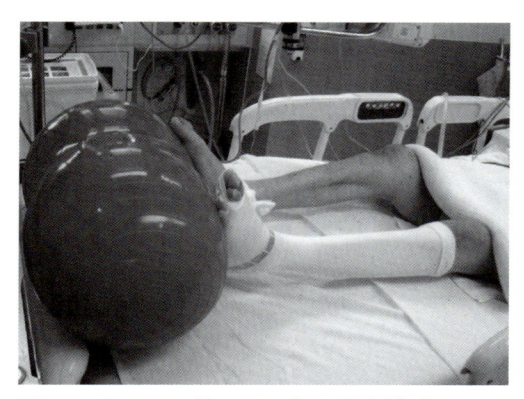

図4　バランスボールによる足底接地での下肢筋力トレーニング

性収縮のトレーニングが主となり，下肢機能で重要な遠心性収縮でのトレーニングが行いにくい．また，足底部は感覚情報を集積する多数のメカノレセプターが存在しており，身体状況や外部環境である床面からの情報を感知し，身体の力学的情報を床反力として受けとっている[13]．そのため，足底へ感覚刺激が入力されることにより，静的および動的バランスに対する効果も一定の見解が得られている[14]．したがって，下肢の骨格筋トレーニングは可能な段階から足底接地を行い，足底へ感覚刺激を入力しながら遠心性収縮を行うことが望ましい．布団やクッションを丸めたものやバランスボールを足底に設置し，踏みしめる運動などを行うことでこれらを複合的に行うことが可能である（図4）．このことによ

表6 岡山赤十字病院での離床動作の手順

安静臥位→段階的ギャッジアップ座位→背抜きをした長座位→端座位→立位→移乗動作→歩行

り，段階的離床動作に移行した際，座位バランスや立位バランスの維持につながる．

3．呼吸理学療法

ICUに入室している患者の多くは，人工呼吸器により呼吸管理をされている．早期の人工呼吸器からの離脱や誤嚥性肺炎の予防などの目的で，呼吸理学療法はたいへん重要な理学療法手段である．詳細は他節を参照いただきたい．

4．離床動作練習

患者の意識状態や全身状態が許せば，可及的速やかに離床動作練習を行う必要がある．安静臥床による弊害や重力による身体の影響に関しては，現在に至るまでにさまざまな研究がなされており[15〜17]，ある程度は周知されているものと思われるが，身体を重力にさらし，恒常性を取り戻すためにも早期からの離床動作は非常に重要である．

1）段階的な離床動作練習の手順

離床動作練習を行う際，決められた手順があるわけではない．徐々に頭部を高位に移していくことが一般的ではないかと思われる．筆者らの施設では，**表6**の順に離床動作練習を行っている．可能であれば各施設で，ある程度の離床動作練習のプロトコールを作成し，それらを医師，看護師などの他職種にも周知してもらうことが重要である（**図5**）．

2）ICUでの注意点

a．血圧管理

ICUに入室している患者は，常時モニターによりバイタルの管理をされている．なかでも血圧に関しては，離床動作練習時の起立性低血圧などの管理からも重要といえる．しか

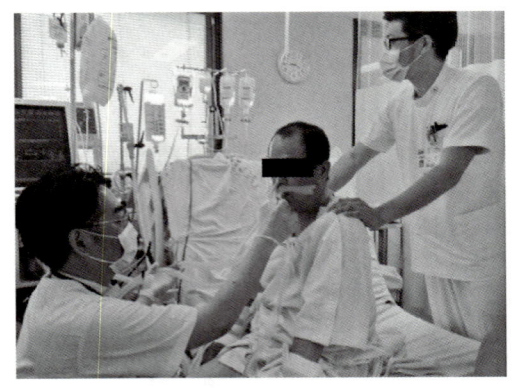

図5 看護師と協働で行う端座位

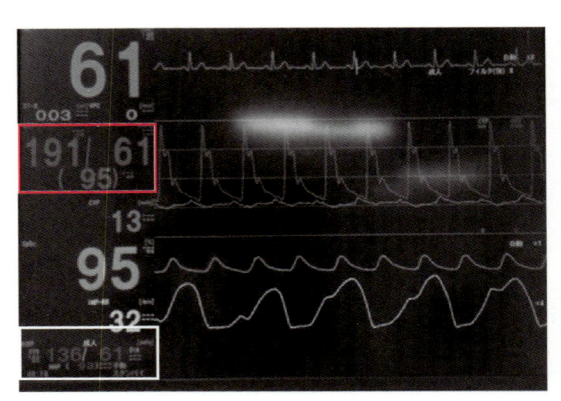

図6 モニター上での血圧〔ABP（赤枠）とNIBP（白枠）〕
ABP：観血式血圧，NIBP：非観血式血圧

し，モニター上で常時表示されている血圧は，前腕などの動脈から直接計測を行っている観血式血圧〔IBP（Invasive Blood pressure）またはABP（Arterial Blood Pressure）〕で，これはリアルタイムに血圧の変動を確認することができるが，離床に伴い刺入部位が動いたり，心臓に対しての刺入部の高さによる影響を受けやすい．特に離床動作などの姿勢変化を伴う場合は，カフを巻いて測定する非観血式血圧（NIBP：Non Invasive Blood Pressure）で姿勢変化ごとに確認したほうがよいと考える（**図6**）．

b．安全性の担保

動作練習は，理学療法士が得意とする分野の一つではないかと思われる．しかし，各種

表7 RASS（Richmond Agitation-Sedation Scale）とその使用法 （文献18）より引用）

スコア	用語	説明
+4	好戦的な	明らかに好戦的な，暴力的な，スタッフに対する差し迫った危機
+3	非常に興奮した	チューブ類またはカテーテル類を自己抜去，攻撃的な
+2	興奮した	頻繁な非意図的な運動，人工呼吸器ファイティング
+1	落ち着きのない	不安で絶えずそわそわしている．しかし動きは攻撃的でも活発でもない
0	意識清明な 落ち着いている	
−1	傾眠状態	完全に清明ではないが，呼びかけに10秒以上の開眼，およびアイコンタクトで応答する：呼びかけ刺激
−2	軽い鎮静状態	呼びかけに10秒未満のアイコンタクトで応答：呼びかけ刺激
−3	中等度鎮静	状態呼びかけに動きまたは開眼で応答するがアイコンタクトなし：呼びかけ刺激
−4	深い鎮静状態	呼びかけに無反応．しかし身体刺激で動きまたは開眼：身体刺激
−5	昏睡	呼びかけにも身体刺激にも無反応：身体刺激

①30秒間，患者を観察．視診のみによりスコア0〜+4判定
②1）大声で名前を呼ぶか，開眼するようにいう．2）10秒以上アイコンタクトができなければ何度か繰り返す．以上2項目呼びかけ刺激によりスコア−1〜−3判定
③動きがみられなければ肩を揺するか，胸骨を摩擦する．身体刺激によりスコア−4〜−5判定

表8 RASS（Richmond Agitation-Sedation Scale）に応じたリハビリテーション

Level	Level Ⅰ	Level Ⅱ	Level Ⅲ	Level Ⅳ
RASS	−5〜−2	−2〜−1	−1〜+1	−1〜+1
筋力			重力に抗して上肢を動かせる	重力に抗して上下肢を動かせる
運動プログラム	passive ROMex	active assistive ROMex 呼吸練習，ストレッチング，頸部・体幹のバランス・強調運動	Level Ⅱと同じ（さらに自動運動を） Level Ⅱと同じ（さらに自動運動を）	Level Ⅲと同じ Level Ⅲと同じ 荷重練習，重心移動練習なども検討する
動作	正中位の介助を行いながら45°以上のギャッジアップ	ハイファーラー位もしくは多機能ベッドによるチェアポジション	端座位（座位バランス練習） 介助下にて可能であれば立ち上がりや足踏み	移乗練習 歩行

passive ROMex：他動関節可動域運動，active assistive ROMex：自動介助関節可動域運動

ルート管理やバイタルチェックの必要性など，同時に行わなければならないことが多々あるため，無理に一人で行うのではなく，必要性に応じて看護師や同僚の理学療法士などの応援を要請することも重要である．

階層ごとに行う理学療法手段

ICUにおいて，今までに述べた基本的な理学療法手技を行う場合，患者の鎮静度に応じて行える内容が変わってくる．鎮静度が深く従命が困難な症例にはROMexを中心にしか行えないだろうし，また鎮静度が浅くなれば，筋力強化や離床動作練習などを行うことが可

能となる．鎮静度はPADガイドラインでも推奨されており，RASS（Richmond Agitatin-Sedation Scale[18]，**表7**）を用いている施設がほとんどではないかと思われる．**表8**はRASSによる鎮静度に応じた理学療法手技をまとめたものである．これはMorrisら[19]が報告したものとSAFEMOB[20]によりインターネット上で公表されているものを筆者が組み合わせたものである．離床動作練習のプロトコール同様，各施設で理学療法プログラムの進行基準を作成することが，ICUにおいて安全な理学療法を行うために重要ではないかと考える．

おわりに

近年，集中治療領域でのリハビリテーションの重要性が注目を受けていることは前述したとおりで，理学療法士にとっても喜ばしいことである．しかし，特に離床動作に関しては，「猫も杓子も早期離床」といった印象を筆者は受けることがある．事前の患者状態はいうまでもなく，カルテによる検査データや薬剤情報，医師，看護師への確認などを確実に行い，安全な理学療法，早期離床を行わなければならない．

Conclusion

ICUで行う理学療法の基本手技について記した．しかし，実際に行う手技自体は，ICUに特化したリスク管理や注意事項を除けば，一般病棟やリハビリテーション室で整形外科疾患や脳血管疾患患者に対して行うものと，大きな変わりはないことがわかったのではないかと思われる．この分野でのリハビリテーションに関してはエビデンスがまだ不十分であり，今後，国内・海外からさまざまな報告がなされることで，よりよい理学療法の内容が確立してくるのではないかと考える．

文　献

1) Pandharipande, et al：Liberation and animation for ventilated ICU patients：the ABCDE bundle for the back-end of critical care. *Crit Care* **14**：157, 2010
2) Barr, et al：Clinical practice guidelines for the management of pain, agitation, and delirium in adult patients in the intensive care unit. *Crit Care Med* **41**：263-306, 2013
3) 市橋則明（編）：運動療法学―障害別アプローチの理論と実際．文光堂，2008，pp160-161
4) 森沢知之：集中治療域におけるROMエクササイズのコツ．重症患者ケア **3**：428-435, 2014
5) Magee DJ（著），陶山哲夫，他（監訳）：運動器リハビリテーションの機能評価Ⅰ 原著第4版．エルゼビア・ジャパン，2006，pp21-24
6) Cameron MH（著），渡部一郎（訳）：EBM物理療法 原著第3版．医歯薬出版，2010，pp116-125
7) Stevens RD, et al：A framework for diagnosing and classifying intensive care unit-acquired weakness. *Crit Care Med* **37**：S299-308, 2009
8) 黒田泰弘：ICU-Acquired Weakness（ICUAW）．ICUとCCU **38**：25-32, 2014
9) de Jonghe B, et al：Intensive care unit-acquired weakness：risk factors and prevention. *Crit Care Med* **37**：S309-315, 2009
10) Stevens RD, et al：Neuromuscular dysfunction acquired in critical illness：a systematic review. *Intensive Care Med* **33**：1876-1891, 2007
11) 神津 玲：ICU関連筋力低下．氏家良人，他（編）：ABCDEsバンドルとICUにおける早期リハビリテーション．克誠堂出版，2014，pp11-17
12) Gogia P, et al：Bed rest effect on extremity muscle torque in healthy men. *Arch Phys Med Rehabil* **69**：1030-1032, 1988
13) 細田昌孝，他：足底感覚と平衡機能．理学療法 **23**：1246-1253, 2006
14) 大杉紘徳，他：足底への感覚刺激が足底感覚および足趾把持力に及ぼす影響．ヘルスプロモーション理療研 **3**：129-133, 2013
15) Saltin B, et al：Response to submaximal and maximal exercise after bedrest and traning. *Circulation* **38**：S1-

78, 1968
16) Convertino VA：Exercise response after inactivity. Sandler H, et al（eds）：Inactivity：Physiological effects. Academic Press, London, 1986, pp149-191
17) Convertino VA, et al：Head-down bed rest impairs vagal baroreflex responses and provokes orthostatic hypotension. *J Appl Physiol* **68**：1458-1464, 1990
18) Sessler, et al：The Richmond Agitation-Sedation Scale：validity and reliability in adult intensive care unit patients. *Am J Respir Crit Care Med* **166**：1338-1344, 2002
19) Morris PE, et al：Early intensive care unit mobility therapy in the treatment of acute respiratory failure. *Crit Care Med* **36**：2238-2243, 2008
20) Physiopedia：SAFEMOB（http://www.physio-pedia.com/SAFEMOB）2015年5月1日閲覧

5 周術期理学療法

垣添慎二[*1]

> 🔒 **Key Questions**
> 1. 該当領域における理学療法の介入目的と目標は何か
> 2. 理学療法実施上の問題点や制限要因は何か
> 3. 具体的な進め方，効果判定や安全管理はどのように行うか

はじめに

　周術期理学療法は，手術という「侵襲」を受けた患者を対象としている．生体はこの「侵襲」に対して恒常性を維持するために中枢神経系，代謝系，免疫系，内分泌系，循環器系を中心に機能を亢進させ，侵襲から回復する生体防御反応が生じる．

　よって周術期理学療法を実施するうえでは，この手術侵襲に対する一連の生体防御反応を少なからず理解し，それを念頭において取り組む必要がある．特に侵襲の大きな手術では，生体防御反応も大きくなるため注意が必要である．本稿では，集中治療領域でも侵襲が大きいとされる食道癌根治術，膵頭十二指腸切除，拡大肝臓切除，大血管手術を対象にした周術期理学療法の進め方について述べていく．

術後生体反応と周術期理学療法の目的

1. 手術侵襲と術後生体反応

1) 侵襲と炎症反応

　手術を受けることは，生体に組織損傷，出血，阻血・再灌流，感染，麻酔，低栄養状態，低血圧，輸血，不安・恐怖といった侵襲が加わることになる．このような侵襲に対して生体では恒常性を維持し回復を目指すために，中枢神経系，代謝系，免疫系，内分泌系，循環器系（心・肺・肝・腎・血液・凝固系）の機能を亢進させる生体反応が生じる（**表1**）．特に注目されているのは免疫系で，手術侵襲による細胞破壊，炎症が生じることにより，免疫細胞（マクロファージ，単球，リンパ球）が活性化され，炎症性サイトカインが産生される．炎症性サイトカインは手術侵襲を受けた局所において作用するだけではなく，循環を通じて全身的に作用し全身性炎症反応症候群（SIRS：Systemic Inflammatory Response Syndrome）を引き起こす要因となる．生体にはこのような炎症性サイトカインとともに，それを抑制・中和させるための抗炎症性サイ

[*1] Shinji Kakizoe／北九州市立医療センターリハビリテーション技術課

表1　Mooreの術後経過と生体反応 （文献1）より改変引用）

相	状態	術後時期	生体反応と主な症状
第Ⅰ相	侵襲期 （異化期）	術後から 48〜72時間	・内分泌の異常　・高血糖 ・蛋白異化亢進　・発熱 ・抗利尿作用（尿量減少） ・尿中Na, Kの増加 ・腸蠕動停止 ・体重減少
第Ⅱ相	転換期 （異化〜同化期）	48〜72時間から 1週間	・内分泌反応正常化 ・利尿 ・尿中Na, K正常化 ・腸蠕動回復
第Ⅲ相	回復期 （同化期/筋力回復期）	2〜5週間	・蛋白質代謝の同化傾向 ・バイタルサインの安定 ・消化吸収機能の正常化
第Ⅳ相	脂肪増加期 （脂肪蓄積期）	第Ⅲ相から数カ月	・筋肉再生 ・脂肪組織の修復 ・体重増加

Na：ナトリウム，K：カリウム

トカインも存在し，恒常性が保たれている[2]．しかし，手術侵襲（first attack）後に合併症が生じ，さらなる炎症性サイトカインが再誘導（second attack）されると，過剰となった免疫機能（好中球）が正常な臓器をも攻撃し臓器不全へと導くことになる（図1）．手術侵襲によるfirst attackは不可避だが，second attackを予防することが重要となる．

2）侵襲と循環動態

a．侵襲期での循環動態

手術侵襲を受けると，手術直後から中枢神経系，内分泌系機能により体液を貯留するようになる．同時に循環器系では血管透過性が亢進し，細胞外液の一部が非機能的となり血管外に貯留する現象が生じ，この貯留部位を「third space」という．Third spaceは受傷部位，手術野とその周囲が主であるが，炎症が全身に及べば全身的に生じる．

このような時期では，循環血液量が減少し血管内脱水を呈していることが多く，尿量も減少する．循環血液量の減少と神経内分泌系が亢進した状態では，生体は重要臓器を保護するために，「血液の中心化」作用が働く．血液の中心化が生じると，腹部内臓領域の血流

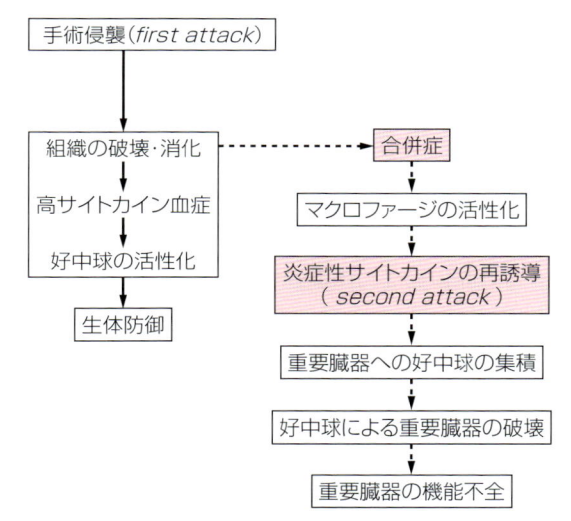

図1　術後生体防御反応と臓器不全の発症
（文献2）より改変引用）

量の減少が生じることになる．侵襲の影響により腹部臓器では酸素需要が高まっているが，腹部臓器への酸素供給不足の状態となる．この血流不足は，bacterial translocationや肝不全，SIRSを誘発する原因ともなり，術後管理の最終目標は「腹部臓器の血流回復」ともいわれ[3]，周術期管理の重要なポイントである．このような生体反応は侵襲が大きいほど生じやすく，循環血液量の減少の程度を知るため

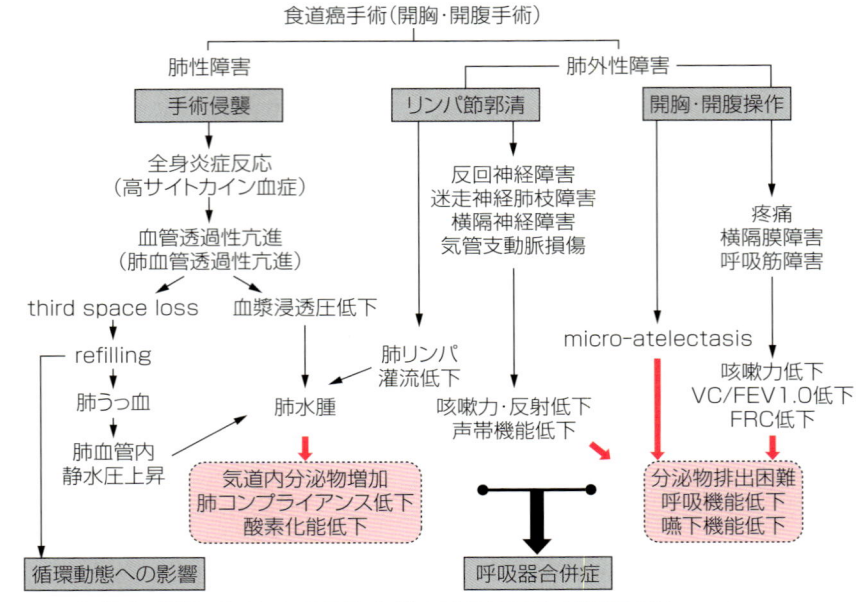

図2　食道癌手術における呼吸器合併症発生要因と循環動態（文献4）より改変引用）
third space loss：細胞外液の third space への移行・形成，refilling：血管内への移行，
micro-atelectasis：微小無気肺，VC：肺活量，FEV1.0：1秒量，FRC：機能的残気量

にも術中，術後の in-out バランスや尿量（腎機能に問題なければ）を周知しておくことが重要である．

b．転換期での循環動態

侵襲期で third space に貯留した非機能的な細胞外液は約24〜100時間同部位に停滞する．その後，血管内へと速やかに移行（refilling）し，循環血液量の増加に伴い，腎機能に問題なければ利尿期を迎える（転換期）．この際に third space での貯留量が多いケースでは，refilling 時に循環や呼吸機能へ与える影響は大きくなる．

3）侵襲と呼吸機能

図2は，食道癌手術を例にして術後呼吸機能と合併症についてまとめたものである．手術後の呼吸器への影響には肺性障害，肺外性障害があり，侵襲の大きい手術ほど双方の影響を受けやすくなる．

a．肺性障害

侵襲の大きな手術ほど，術後は全身的な炎症症状が生じることになる．特に，肺は肺胞マクロファージから産生されるサイトカイン〔インターロイキン8（IL-8）〕などにより血中内の好中球を集積，活性化させる作用があり肺酸素化障害を引き起こす要因となっている．これらのサイトカインや活性化した好中球は，肺内の血管透過性を亢進させ血管外への水分移動を容易にするため，肺水腫が生じやすくなる．加えて，refilling が生じ循環血液量が増加し胸腔内血液量が増すにつれ肺血管内静水圧も上昇し，肺水腫を助長することになり酸素化能低下，呼吸性疲労が生じる要因となる．

b．肺外性障害

近年では内視鏡手術の普及により低侵襲化が図られるようになっているが，対象疾患や病期によっては，開腹手術，開腹・開胸手術，胸骨正中切開手術が施行されることもあり，呼吸筋障害は大きくなる．また，全身麻酔，横隔膜機能の低下，疼痛も加わり呼吸機能が低下[5,6]する．腹部や縦隔のリンパ節郭清を伴う手術では胸部のリンパ還流が低下，反回神

表2 術後呼吸器合併症の患者・術式・検査値因子のエビデンスレベルの概要 (文献11)より改変引用)

因子	エビデンスレベル	オッズ比	因子	エビデンスレベル	オッズ比
【患者関連因子】			上腹部手術	A	2.91
年齢（>60）	A	2.09～3.04	脳神経外科	A	2.53
ASA class≧Ⅱ	A	2.55～4.87	手術時間（>3時間）	A	2.26
心不全	A	2.93	頭部・頸部手術	A	2.21
機能的自立度≧一部介助	A	1.65～2.51	緊急手術	A	2.21
慢性閉塞性肺疾患	A	1.79	血管手術	A	2.10
体重減少>10%（6ヵ月以内）	B	1.62	全身麻酔	A	1.83
感覚障害	B	1.39	周術期輸血	B	1.47
喫煙者	B	1.26			
アルコール摂取量（>2杯/毎日）	B	1.21	【検査値関連因子】		
胸部検査異常所見	B	NA	アルブミン値<35 g/l	A	2.53
			胸部X線所見	B	4.81
【手術・麻酔関連因子】			血中尿素窒素値>21 mg/dl	B	NA
大動脈置換術	A	6.90			
胸部手術	A	4.24			
腹部手術	A	3.01			

A＝特定のリスク因子，予測因子として『good evidennce』として支持できる
B＝特定のリスク因子，予測因子として『at least fair』として支持できる
NA＝有用ではない

経・迷走神経肺枝・横隔神経障害が生じやすく呼吸機能へ影響を及ぼす要因となる．

4）侵襲と骨格筋

手術侵襲あるいは敗血症により生じる全身的な炎症反応はICUAW（Intensive Care Unit Acquired Weakness）のリスクファクターの一要因とされ[7]，神経・筋障害が生じる．また，侵襲時には神経・内分泌系の変動や免疫系の反応，飢餓の影響によって著しい代謝変動が生じる．外科的侵襲によりエネルギー消費は亢進するため，内因性エネルギー源として筋肉内のグリコーゲン消費に続き筋蛋白質が分解・消費（蛋白異化作用）[8,9]され，重症患者では1日に2%の筋蛋白質が消費される[10]．その結果，術後患者は全身的（四肢・体幹・呼吸筋）な筋力低下が生じやすくなる．

2．術前リスク因子

手術の低侵襲化，周術期管理の普及により手術対象者の範囲が拡がり，大侵襲手術においても術後合併症のリスク因子を有した症例が多くなっている．実施するうえでは症例ごとにリスク因子について十分に周知しておく必要がある．

1）術後呼吸器合併症のリスク因子

リスク因子は一般的に患者関連因子，手術・麻酔関連因子，検査値関連因子に分けられる．Smetanaら[11]（表2），Arozullah[12]（表3）の報告では，患者関連因子として年齢，身体活動度，慢性閉塞性肺疾患，体重減少，手術・麻酔関連因子として大動脈置換術，胸部手術，上腹部手術，手術時間3時間以上，全身麻酔が高リスク因子とされている．検査値関連因子では，双方でばらつきがあるが，アルブミン値，血中尿素窒素濃度がリスク因子となっている．また，双方の報告では，術前スパイロメトリー値についてはリスク因子とされていない．一般的には努力肺活量が予測値の70%未満，1秒量が予測値の70%未満，1秒率が65%未満の患者はリスクが高い[13]とされているが，Smetanaら[11]は術前スパイロメトリー値について，リスクを層別化するには不十分なエビデンスであったと報告している．周術期理学療法を実施するうえではこれ

表3 術後肺炎の予測因子 (文献12)より改変引用)

変数	オッズ比（95% CI）	変数	オッズ比（95% CI）
手術の種類		体重減少＞10%（6カ月以内）	1.92（1.68-2.18）
腹部大動脈置換術	4.29（3.34-5.50）	慢性閉塞性肺疾患	1.72（1.55-1.91）
胸部手術	3.92（3.36-4.57）	Type of anesthesia	
上腹部手術	2.68（2.38-3.03）	全身麻酔	1.56（1.36-1.80）
頸部手術	2.30（1.73-3.05）	脊椎麻酔/局所麻酔下鎮静/その他	1.00（基準）
脳神経外科	2.14（1.66-2.75）	感覚障害	1.51（1.26-1.82）
血管手術	1.29（1.10-1.52）	脳血管障害既往者	1.47（1.28-1/68）
その他の手術	1.00（基準）	血中尿素窒素濃度	
年齢		＜8 mg/d*l*	1.47（1.26-1.72）
≧80歳	5.63（4.62-6.84）	8～21 mg/d*l*	1.00（基準）
70～79歳	3.58（2.97-4.33）	22～30 mg/d*l*	1.24（1.11-1.39）
60～69歳	2.38（1.98-2.87）	≧30 mg/d*l*	1.41（1.22-1.64）
50～59歳	1.49（1.23-1.81）	輸血＞4 unit	1.35（1.07-1.72）
＜50歳	1.00（基準）	緊急手術	1.33（1.16-1.54）
機能レベル		慢性的ステロイド使用	1.33（1.12-1.58）
全介助	2.83（2.33-3.43）	一年以内継続的喫煙者	1.28（1.17-1.42）
一部介助	1.83（1.63-2.06）	2杯/日以上飲酒量（過去2週間）	1.24（1.08-1.42）
自立	1.00（基準）		

表4 加齢に伴う生理的変化と周術期問題点 (文献14)より改変引用)

	生理的変化	周術期問題点
循環器系	冠動脈・大動脈の硬化/刺激伝導系の変性/弁膜の変性・石灰化/心室拡張能低下	心筋虚血/高血圧/不整脈/弁膜症/心不全
呼吸器系	肺活量・1秒量・拡散能低下/クロージングボリューム増加/咳反射・嚥下機能低下	動脈血酸素分圧低下/換気血流不均等/無気肺/誤嚥/肺炎
腎臓系	腎血流・糸球体濾過率低下/尿濃縮力低下	腎不全/電解質異常/脱水
肝臓系	肝臓重量・肝血流量低下	薬物代謝速度低下
代謝・内分泌系	耐糖能低下	糖尿病
脳神経系	認知機能低下/脳血管の動脈硬化	せん妄/脳血管障害
運動器系	筋肉量低下/筋力低下/バランス機能低下/運動耐容能低下	ICUAW/呼吸機能低下/離床遅延
その他	基礎代謝・熱産生低下	低体温

ICUAW：ICU Acquired Weakness

らリスク因子を十分把握し，術後起こりうる事象を推測し術前よりアプローチする必要がある．

2）高齢者

加齢に伴い主要臓器機能の予備能の低下，骨格筋・運動器系の機能低下が生じ，手術侵襲を受けた際に，これらの予備能や機能低下が呼吸器合併症だけにとどまらず，さまざまな合併症のリスク因子となる（**表4**）．

3．周術期理学療法の目的

周術期理学療法の対象は，侵襲の大きな手術を受け，なかにはリスク因子を有した症例となる．周術期理学療法の第一の目的は，術後呼吸器合併症を予防し，second attack を生じさせないようにすることである．第二の目的は，ICUAW の影響を最小限に留め，術後の日常生活活動（ADL：Activity of Daily Living），生活の質（QOL：Quality of Life）の低下を予防することである．その結果，ICU 入室

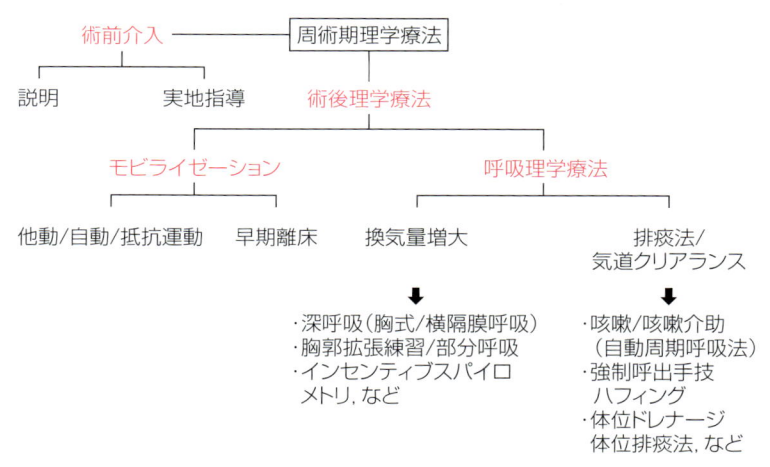

図3 周術期理学療法の構成要素

期間・入院期間の短縮，退院後のADL・QOLの向上につなげていくことが重要である．しかし，周術期理学療法のみでこれらの目的を達成できるのではなく，医師・看護師といった他職種の技術と協働が必要となる．

周術期理学療法の実際

周術期理学療法は，多様な内容で構成されている（図3）．術後理学療法は症例ごとに何を実施すべきか十分検討し，効果を得るためには術前からの介入も重要となる．

1．術前指導

術後の理学療法の効果を最大限に高めるためには患者の協力が必要であり，術前より術後理学療法の目的，効果，実施内容，経過について理解していただくことが重要である[15]．

1）離床プログラムについて

侵襲の大きな手術を受ける対象者は，早期からの離床に対しては抵抗感をもっていることが多く，より具体的な離床プログラムとその必要性を十分に説明する必要がある．その際には，点滴やドレーンの留置部位についてイメージをもっていただき，注意を促すことも必要となる．

2）呼吸理学療法

術後呼吸理学療法の手技は多様だが，各症例に応じた手技を選別する必要がある．その目的と効果を理解してもらったうえで，術後の状況を想定した反復練習を指導する．その際には手術創，ドレーン留置部位，回数，実施する時期について説明する必要がある．

3）四肢自動運動

術後の深部静脈血栓症予防の目的も含め，自主的な練習として上肢・下肢の自動運動について説明と実際の方法を指導する．

4）術前介入の制限

在院日数の短縮により術前に十分な介入ができないこともある．その際は，外来からの介入や各症例に応じて最低限必要とされるポイントに絞って介入を行っていく．説明が十分理解できない症例に対しては，家族にも理解していただき，協力を得ることも必要となる．また，対象者の中には手術に対して強く不安を有していることもあり，術前の指導により一層の不安を与える場合もある．術前介入する際は精神状態にも十分配慮しておくことが重要である．

表5 術後呼吸理学療法の適応

1. 肺容量減少に対する換気増大
2. 深呼吸の再教育
3. 無気肺の予防と改善
4. 気道クリアランス
5. 気道内分泌物喀出困難
6. 呼吸困難感の緩和（動作後含む）

2．術後理学療法

周術期理学療法の構成要素は大きく分けて二要素に分けられるが，症例の状態や期待する効果を見極めて実施する必要がある．

1）モビライゼーション

モビライゼーションは，早期離床と他動・自動・抵抗運動の要素で構成されている．急性期領域におけるモビライゼーションの効果は多く，ICUAWの予防効果[16,17]も期待できる．術後の早期離床においてもMackayら[18]，Silvaら[19]は，無作為化比較試験でハイリスク因子を有する上腹部手術，開腹手術症例を対象に，早期離床＋呼吸練習実施群と早期離床（のみ）実施群の二群を比較し，術後の呼吸器合併症に有意差はなく[18,19]，早期離床実施群では入院期間が有意に短かった[19]とし，術後の呼吸理学療法は早期離床が実施できていれば必ずしも必須ではないと報告している．このようなことからも，術後理学療法で主として行うべきことは早期離床と考えられる．また，他動・自動・抵抗運動は，早期離床が図れない状況や自主練習，早期離床前のウォーミングアップとして実施するようにする．

2）呼吸理学療法

呼吸理学療法も術後理学療法の重要な構成要素である．術後の肺容量増加を目的とした呼吸理学療法の実施は酸素化を改善する効果があり[20]，咳嗽練習や体位ドレナージは呼吸器合併症を予防するうえで重要である[21]．Silvaら[19]は，離床がなんらかの要因で遅延する際には，その期間中の継続的な呼吸理学療法は必要だとしている．また，術後に呼吸器合併症が生じた際は，呼吸理学療法の必要性が高まる[18]．術後の呼吸理学療法の実施は，患者の全身状態や早期離床状況，換気・排痰能力，疼痛状況からその適応（**表5**）を判断し，手技を見極めて患者の過負担とならないように実施する必要がある．

3．術後早期離床

1）侵襲期における早期離床の進め方

Kasotakisら[22]は，外科集中治療室における最適離床スコア（SOMS：Surgical intensive care unit Optimal Mobilization Score）によるアルゴリズム（**図4**）を用いた術後の離床で，術後1日目の離床状況は死亡率，ICU入室期間，入院期間の独立予測因子であったとしている．術後1日目にどこまで離床させるかは，術後の予後を予測するうえでも重要となる．しかし大侵襲というハイリスク因子を有した外科領域の症例における早期離床の効果判定，具体的な進め方，安全管理については内科的集中治療領域と比較し，まだ十分に研究されていない[22,23]．術後呼吸器合併症予防に関して，早期離床の効果を支持する報告もあるが，「早期離床による酸素消費量増加がもたらす合併症と副作用には注意が必要」[23]「積極的に早期離床を実施した群で術後に創感染症が多かった」[18]との報告もあり，早期離床の弊害についても，実施するうえでは注意する必要がある．

a．侵襲期における酸素供給

侵襲期における生体反応としての，循環血液量の減少とそれによって生じる血液の中心化は，腹部内臓領域への酸素供給量低下を招く要因となる．周術期に全身の酸素供給を適切に保つことで術後感染症の予防につながり[24]，術中・術後（12時間）の中心静脈血酸素飽和度（$ScvO_2$：Central Venous Oxygen Saturation）が73％以下の症例では，術後合併症が増加する[25]とされている．術後の合併症を

SOMS 0:活動性なし	SOMS 1:ベッド上での他動的関節可動域訓練	SOMS 2:座位	SOMS 3:立位	SOMS 4:歩行
1. 脊柱安定 脊髄損傷なし 2. 頭蓋内圧 <20mmHg 3. 危篤状態ではない	→			
	1. 簡単な従命可 2. 脊髄・脳室・腹腔・胸腔ドレーンが開放されていない 3. 大腿静脈間持続的血液濾過用ラインがない	→		
		1. 両大腿四頭筋筋力3/5以上 2. 自力座位可能 3. 荷重制限なし	→	
			1. 少介助で2回起立可能 2. 少介助で足踏み可能	→

図4　SOMS（外科集中治療室における最適離床スコア）（文献22）より引用）

外科集中治療室での最適離床スケール．SOMSは患者の離床力を示す単純なスケールからなる．表で患者の活動レベルを選択する

SOMS 0：離床力がない．危篤状態（24時間以内の死亡率が高い）または臨床的に不安定な状態にある頭部・頸椎損傷患者．体位変換で重度の呼吸・循環変化が生じる
SOMS 1：ベッド上での他動的関節可動域訓練を受ける患者が対象
SOMS 2：ギャッジアップ45°以上の座位あるいは椅子での座位が可能な患者が対象
SOMS 3：介助なしあるいは介助にて立位が可能な患者が対象
SOMS 4：歩行可能な患者が対象

予防するうえで，酸素供給を適切に保つことは重要な因子となる．

b．侵襲期における早期離床

$ScvO_2$は，酸素運搬量（酸素供給量）と酸素消費量によって規定される（**図5**）．酸素消費量増加，酸素運搬量低下は$ScvO_2$低下となる．早期離床は酸素消費量増加を伴う．よって，侵襲期での早期離床を実施する際には，離床以外の$ScvO_2$を低下させる因子について評価しておく必要がある．循環血液量は，スワンガンツカテーテルのような血行動態を評価できる装置が使用されていれば，客観的に評価可能だが，すべての症例で使用されているわけではない．そのため，循環血液量の増減を評価する指標として尿量を測定する必要がある（腎機能に問題なければ）[25]．筆者は尿量0.5 ml/kg/h（以下は乏尿とされ治療の対象となる）を一つの指標としている．尿量が0.5 ml/kg/h以下であれば，離床は端座位レベルまでに留めている．また，血圧測定も必要だが，同時に平均血圧（心臓以外の臓器灌流の決定因子）も重要となる．その他にもヘモグロビン値，混合静脈血酸素飽和度（SvO_2：Oxgen Saturation of Mixed-Venous Blood），体温，疼痛状況，自覚症状について評価する必要がある．現在のところ，侵襲期での離床時に$ScvO_2$がどの程度変化し，どの程度腹部臓器へ影響を与えるのかを示すデータは見当たらない．よって，侵襲期での早期離床時は酸素運搬量，酸素消費量に影響を与える因子を

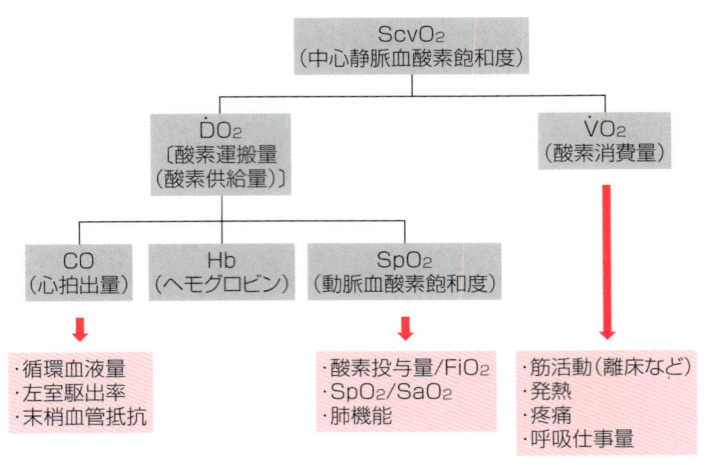

図5 ScvO₂（中心静脈血酸素飽和度）を規定する因子
FiO₂：吸入酸素濃度，SaO₂：動脈血酸素飽和度

評価し，離床に伴う酸素消費により過度なScvO₂低下が生じないように実施する必要がある．

c．転換期での早期離床

転換期では，refillingを迎え循環血液量の増加により尿量も増加する．その際に呼吸・循環器系に問題がなければ積極的に離床を促していく．Refillingによる影響は個々の症例により異なるが，一般的にはthird spaceへの貯留量が影響する．貯留量は手術部位[26]，侵襲度[27]（大きいほど），手術中・後の輸液量[28]の影響を受けやすく，十分に把握しておくことが必要である．特に術中，侵襲期でのin-outバランスは重要であり，過剰な輸液管理はrefillingの影響が大きくなる原因となる．また，術前の活動性が低い症例や循環器・呼吸器疾患を有す症例では心肺予備能力が低いため，呼吸・循環器系への影響が生じやすく注意が必要である．循環器系では血圧上昇，心拍数増加，不整脈（右心系）の出現，呼吸器系では肺水腫による酸素化低下，呼吸数増加，分泌物増加（水溶性），自覚症状では倦怠感（呼吸数増加や努力性呼吸による呼吸仕事量増加）の所見が生じている際は，離床時の過負荷には注意が必要である．この時期では，肺うっ血を軽減するためにも，安静時より頭部挙上位を保つことが重要である．

2）周術期管理と早期離床

術後早期離床を安全に効果的に実施するためには，周術期管理が重要となる．周術期管理の概念として，術後回復促進（ERAS：Enhanced Recovery After Surgery）がある．ERASプログラムは，エビデンスに基づいた構成要素（**図6**）から成り立っている．その目的は，手術侵襲の影響を最小化することに焦点をあて，術後早期回復を図るとともに臓器障害や合併症を減少させ，入院期間の短縮を達成させること[29]とされている．ERASの構成要素の主要な柱は，最適な術後疼痛管理，早期経腸栄養，術後の積極的なリハビリテーション・離床であり，外科医，麻酔科医，看護師，理学療法士を含めた多方面の専門分野の横断的な協力が必要となる．

a．術後回復促進プログラム

Prestonら[30]は食道切除術症例を対象に，Jonesら[31]は開腹肝臓切除術を対象に，ERASの概念に基づいた回復促進プログラムを導入し，導入前後での術後転帰について比較調査（**表6, 7**）している．これらのプログラムの共通点は，術後6時間のLiDCO™ rapid（心拍出

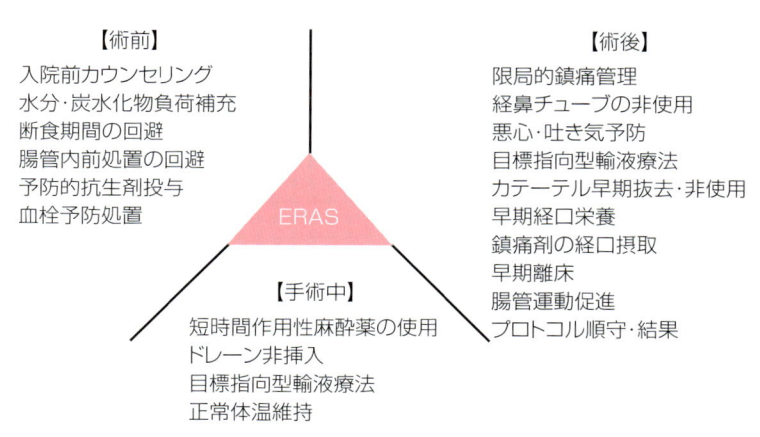

図6 周術期ERAS（術後回復促進）プログラム構成要素

【術前】
- 入院前カウンセリング
- 水分・炭水化物負荷補充
- 断食期間の回避
- 腸管内前処置の回避
- 予防的抗生剤投与
- 血栓予防処置

【手術中】
- 短時間作用性麻酔薬の使用
- ドレーン非挿入
- 目標指向型輸液療法
- 正常体温維持

【術後】
- 限局的鎮痛管理
- 経鼻チューブの非使用
- 悪心・吐き気予防
- 目標指向型輸液療法
- カテーテル早期抜去・非使用
- 早期経口栄養
- 鎮痛剤の経口摂取
- 早期離床
- 腸管運動促進
- プロトコル順守・結果

（文献29）より改変引用）

表6 Royal Surrey County Hospitalのクリニカルパス（2011）とアウトカム（文献30）より改変引用）

術後日	目的またはゴール
術日夕方	・体液状態を最大化するための6時間LiDCO™rapidを用いた目標指向型輸液管理 ・硬膜外鎮痛±追加の静注鎮痛　・4時間ベッド上で上半身を起こす
1日目	・患者が可能であるかぎりの1日2回の離床　・4時間椅子かベッドに座る ・空腸経管栄養開始（30 ml/h）　・30 ml/hの飲水開始　・予防的抗凝固療法開始
2日目	・1日3回の離床　・経腸栄養を50 ml/hまで増やす ・24時間あたり＜300 mlならば経鼻チューブ除去　・外科ハイケア室へ移動
3日目	・1日4回の離床　・24時間あたり漿液排液量＜250 mlの場合，ベース胸腔ドレーン抜去
4日目	・1日5回の離床　・排ガスがあれば，経腸栄養を80 ml/hまで増やし，紅茶・コーヒーを含む経口摂取を50 ml/hまで増やす
5日目	・1日6回の離床と歩行距離延長　・疼痛チームの診察後，硬膜外鎮痛の終了を検討 ・中心静脈栄養除去　・便通あれば導尿カテーテル抜去　・静注プロトンポンプ阻害剤を経口摂取に変更
6日目	・液体摂取フリー　・清澄液を排水している場合，肺尖胸腔ドレーン抜去 ・空腸造瘻のためのポンプトレーニング開始
7日目	・裏ごしした食事の開始および炭酸以外の液体摂取　・栄養士による術後食事および経腸栄養についての教育　・理学療法士による評価と教育後，退院予定
アウトカム	プログラム導入前との比較 ・当日抜管率，術後1日目の離床率の増加　・術後合併症発生率の低下　・ICU入室期間，入院期間短縮

量モニタシステム）でモニター管理下での目標指向型輸液療法，疼痛管理，早期経腸栄養（早期経口摂取），早期離床である．目標指向型輸液療法は，輸液量の調整や薬剤投与により，周術期における酸素需要量増加に対応しながら臓器不全の予防を目的に，心拍出量，酸素運搬量（DO_2 : Oxygen Delivery）を正常以上まで増加させるための血行動態治療である．疼痛管理は，術後に持続的硬膜外鎮痛を行うことにより疼痛を軽減させ，手術侵襲による神経内分泌反応を抑制し，蛋白異化軽減，消化管機能早期回復，術後インスリン抵抗軽減，早期離床促進を図ることを目的[32]としている．早期経腸栄養は，侵襲後の代謝亢進を抑制し，消化管機能を維持し，免疫能，生体防御機能を維持することを目的[33]にしてい

表7　回復促進プログラムと標準管理のまとめとアウトカム（文献 31）より改変引用）

	回復促進プログラム	標準管理
術前	・離床，栄養目標を含んだ情報，教育 ・経口補助栄養 ・炭水化物飲料	なし なし なし
術中	・標準的麻酔，術式 ・術後胸椎硬膜外疼痛管理 ・全患者抜管，ハイケアユニット	・標準的麻酔，術式 ・術後胸椎硬膜外疼痛管理 ・全患者抜管，ハイケアユニット
手術当日	・通常の経口摂取，飲水 ・経口補助栄養 ・術後6時間の目標指向型輸液管理 ・LiDCO™rapid-250 ml コロイド溶液をボーラス投与 ・胸部理学療法	・通常の経口摂取，飲水 ・なし ・標準指標を用いた輸液組成 ・ICUでの輸液療法 ・なし
術後1日目	・1日2回の離床 ・維持輸液の中止 ・経口補助栄養 ・通常の食事，飲水	・1日1回の離床 ・ICUでの輸液療法 ・なし ・通常の食事，飲水
術後2日目	・モルヒネ3 mgの硬膜外投与 ・午前中に硬膜外カテーテル抜去または中止 ・定期的経口鎮痛剤投与，必要時経口モルヒネ投与 ・1日2回の離床 ・モルヒネ硬膜外投与後，尿カテーテル抜去 ・可能であればドレーン抜去 ・中心静脈カテーテル抜去 ・盲目的退院基準評価	・なし ・急性疼痛クリニックによる管理 ・なし ・1日1回の離床 ・なし ・可能であればドレーン抜去 ・外科医による中心静脈カテーテル抜去 ・盲目的退院基準評価
術後3日目 （+4日目）	・1日2回の離床 ・退院基準を満たしていれば退院 ・盲目的退院基準評価	・急性疼痛クリニックによる管理（3〜4日で抜去） ・硬膜外疼痛治療後12時間で尿カテーテル抜去 ・盲目的退院基準評価
アウトカム	・入院期間短縮　・内科的合併症発生率低下 ・術後3日目の自立歩行改善（37例/45例 vs 4例/45例） ・術後28日間のQOL有意に改善	

QOL：生活の質

る．このような周術期管理のもとで実施された早期離床は，術後1日目からの積極的な離床（回数・量）が可能となり，術後自立歩行が有意に早くなったとしている[30,31]．また，術後合併症の発生も双方の報告で軽減できたとされている[30,31]．侵襲期である術後1日目からの積極的な早期離床を実施するためには，ERASプログラムのような周術期管理が必要であると考えられる．しかし，実際の周術期管理は施設ごとに異なる．早期離床の担い手は，どのような周術期管理が行われているか，その効果を周知したうえで安全で効果的な離床を行っていく必要がある．

各疾患における術後理学療法と注意点

1．食道癌根治術

胸部食道癌根治術は，胸部・腹部操作を同時に行い，頸・胸・腹部の3領域に及ぶ広範囲なリンパ節郭清を標準術式とする侵襲度の高い手術である．術式も開胸・開腹手術，胸

腔鏡下手術（開腹），完全鏡視下手術（胸腔鏡・腹腔鏡）と，施設・術者により変わってくる．食道癌根治術における術後呼吸器合併症は19.5%で，在院死（7.9%）の40〜60%は呼吸器合併症が原因であったとされている[34]．低侵襲を目的とした胸腔鏡下食道癌根治術は，術後の肺機能検査所見の改善，炎症反応抑制の報告はあるが，術後呼吸器合併症発症率の軽減にはつながっていないとされている[34]．このようなことからも，術後の呼吸器合併症予防のためにも早期離床・呼吸理学療法が必要といえる[35]．筆者らの調査[36]では，胸腔鏡下手術と完全鏡視下手術とでは，完全鏡視下手術症例で，術後の呼吸器合併症は軽減傾向であったが，歩行開始日，術後14日目の6分間歩行距離の回復率（術前比）は有意に改善していた．そのことから，腹部操作が開腹で行われるか腹腔鏡で行われるかは，早期離床，術後呼吸機能に影響を与える因子だと考えている．よって，開胸・開腹手術症例では，早期離床に加え呼吸理学療法の頻度が高くなり，完全鏡視下では呼吸理学療法の頻度は少なくなっている．また，どの術式でも広範囲なリンパ節郭清を伴うため，反回神経麻痺による咳嗽力低下，嚥下障害が生じやすくなり，呼吸理学療法，嚥下練習が必要となる．近年ではStage Ⅱ・Ⅲの胸部食道癌では術前補助化学療法（NAC：Neoadjuvant Chemotherapy）が標準的治療となっている．筆者ら[37]の別の調査では，非NAC群と比較し術後のヘモグロビン値は有意に低下しており，NAC後の術後理学療法ではその副作用の影響にも注意が必要である[29]．

建をも伴う難易度が高く，侵襲の大きな手術となる．多くは開腹手術となり，術後の呼吸機能低下を生じやすくなる．膵臓切除術での術後合併症の発症率は30〜65%とされ，中でも膵液漏の発症率は5〜20%と高く，重症，長期化は腹腔内膿瘍が生じやすくなり，仮性動脈瘤の要因となる．仮性動脈瘤による腹腔内出血は，膵臓切除術後の2〜8%の発症率だが，発症した際の死亡率は18〜38%となる[38]．術後膵液漏発症の危険因子は，年齢，術前黄疸，soft pancreas（膵臓の硬さ具合），主膵管径，膵外分泌機能，手術時間，術中出血量，輸血量，ドレーン留置期間とされている[38]．

また，男性，出血量（>1,000 ml），soft pancreas，術後1日目の排液アミラーゼ値（>4,000 IU/l）は，膵液漏の重症化因子となる[39]．膵液漏の発症が早期離床の中止要因とはならないが，膵液漏の危険因子，重症化因子を有する症例では，進めていくうえでこれら因子を評価しておくことが必要となる．膵液漏の重症化を予防するためにも腹部に留置されたドレーンは重要となり，排液の量・性質は離床前後でチェックする必要がある．特に離床時にはドレーンチューブの閉塞，虚脱，屈曲，ねじれ，ドレーンバックの位置には十分に注意しなければならない．また，重症化に伴い，発熱，疼痛，倦怠感が生じ離床が困難となり臥床時間が長くなることもある．このような状況下では，換気量減少と気道内分泌物ドレナージ・喀出困難により呼吸器合併症のリスクが高くなるため，呼吸理学療法が必要となる．

2．膵臓切除術

膵臓切除術は，膵臓・十二指腸・胆管・胆嚢・胃（一部）を切除し，膵管・胆管小腸吻合，胃小腸吻合を伴う．場合によっては，膵頭部周囲のリンパ節郭清，門脈合併切除・再

3．肝臓切除術

肝臓切除術では，肝臓の切除量により侵襲の大きさは変わってくる．特に肝門部胆管癌では拡大肝切除（拡大肝葉切除，尾状葉切除），肝外胆管切除，リンパ節郭清を伴うため，術

中出血量も多くなり侵襲の大きな手術となる．肝臓切除術後では，肝切離面組織の壊死に伴う腹腔内感染，胆汁漏，易出血性，易感染性，遷延性腹水の合併症が生じやすくなる．術後の感染性合併症では，手術時間（＞300分），術中胆汁漏，非感染性合併症では，血小板数（≦$13×10^4/\mu l$），術中出血量（＞1,000 ml），肝硬変がリスク因子とされている[40]．また，肝臓切除術の適応となる疾患はＢ型・Ｃ型肝炎由来の肝細胞癌が多く，特に肝硬変例では術後の合併症発症率は20〜70％，死亡率は5〜21％とされている[40]．肝硬変合併患者では，術前より低栄養状態，腹水貯留，低アルブミン血症，肝性脳症などが生じていることが多く，術後も腹水・胸水貯留が生じやすくなる．術後の早期離床時には，侵襲の大きな手術例やリスク因子を有する症例，術前肝機能低下症例では，術後合併症が生じやすくなるため注意が必要である．筆者らの最近の調査では，術前肝機能低下（Child-Pugh score；肝障害度）は術後離床の遷延因子であり，術前から評価しておく必要があると思われる．また，悪性腫瘍が横隔膜にまで浸潤した症例での拡大肝切除など，侵襲の大きな手術では横隔膜機能低下，胸水・腹水貯留が生じ，無気肺が生じやすくなる．よって離床以外での体位ドレナージ，換気量増大の呼吸理学療法が必要になる．

4．大血管手術

大血管手術は手術侵襲が大きく，そのうえ人工心肺，大動脈遮断も伴うことがあるため，侵襲による術後の生体反応への影響も強くなる．特に，低心拍出量症候群（LOS：Low Cardiac Output Syndrome）には注意が必要となり，術前から心機能が低下し長時間心停止をした症例や術前に心肺蘇生が行われた症例では，術後にLOSが生じやすくなる．LOSに対して大動脈内バルーンパンピング（IABP：Intra Aortic Balloon Pumping）や経皮的心肺補助装置（PCPS：Percutaneous Cardiopulmonary Support）による管理中の理学療法の実施は，主治医とのコンサルトのうえで中止し，必要最低限の理学療法に留めておくべきである．また，中枢神経障害，脊髄障害，嚥下障害のリスクもあり，実施前にはこれらに対して十分な評価が必要となる．大血管手術では侵襲が大きく，高齢者も多く，反回神経麻痺，横隔神経麻痺のリスクもあり呼吸機能低下が生じやすくなる．そのため，呼吸器合併症発症のリスクも高く，術後早期からの理学療法が適応になる．術後循環動態が安定していれば早期より呼吸理学療法，早期離床が可能となるが，人工呼吸器からの離脱や早期離床の遅延する症例では，呼吸理学療法，四肢他動・自動運動も必要となる．

Conclusion

　大侵襲手術における周術期理学療法は，術後の呼吸器合併症・ICUAW の予防を目的に介入し，入院期間の短縮・術後の ADL，QOL の向上につなげることを目標としている．周術期理学療法は術前から介入し，術後はモビライゼーション（早期離床）を中心に必要に応じた呼吸理学療法が必要となる．術後のモビライゼーションを実施するうえでは，侵襲による生体反応と術後理学療法が生体に与える影響について理解を深め，治癒の増悪因子とならないように配慮する必要がある．周術期理学療法だけで目的や目標を達成できるわけではなく，より安全に効果的に実施するためにもその他の周術期管理が重要となり，施設ごとに周知しておくことが重要である．

文献

1) 鎌倉やよい，他：周術期の臨床判断を磨く．医学書院，2008，pp3
2) 酒井喜與志，他（著），小川道雄，他（編）：臨床侵襲学．へるす出版，1998，pp3-12
3) 関　洲二：術後患者の管理．金原出版，2000，pp143-149
4) 垣添慎二，他：急性呼吸不全（食道癌根治術後の患者）．呼吸器ケア　6：668-676，2008
5) 増田　崇，他：開腹手術前後の咳嗽時最大呼気流速の変化．理学療法学　35：308-312，2008
6) Craig DB：Postoperative recovery of pulmonary function. Anesth Analg　60：46-52，1981
7) Lipshutz AK, et al：Acquired neuromuscular weakness and early mobilization in the intensive care unit. Anesthesiology　118：202-215, 2013
8) 櫻井洋一：糖質輸液の投与法．消化器外科　33：1139-1147，2010
9) 山崎江里子，他：アミノ酸輸液の投与法．消化器外科　33：1149-1155，2010
10) Gamrin L, et al：Longitudinal changes of biochemical parameters in muscle during critical illness. *Metabolism* 46：756-762, 1997
11) Smetana GW, et al：Preoperative pulmonary risk stratification for noncardiothoracic surgery：systematic review for the American College of Physicians. *Ann Intern Med*　144：581-595, 2006
12) Arozullah AM：Development and validation of a multifactorial risk index for predicting postoperative pneumonia after major noncardiac surgery. *Ann Intern Med*　135：847-857, 2001
13) 外須美夫：呼吸・循環のダイナミズム．真興貿易（株）医書出版部，2001，pp276-289
14) 坂口了太，他：麻酔科医からみた高齢者外科手術周術期管理の注意点．臨床外科　67：1110-1113, 2012
15) Denehy L, et al：Comparison of preoperative versus pre and postoperative physiotherapy in the management of abdominal surgical patients. Proceedings of the APA 6th National Cardiothoracic Special Group Conference. 1999
16) Schweickert WD, et al：Implementing early mobilization interventions in mechanically ventilated patients in the ICU. *Chest*　140：1612-1617, 2011.
17) Needham DM, et al：Early physical medicine and rehabilitation for patients with acute respiratory failure：a quality improvement project. *Arch Phys Med Rehabil*　91：536-542, 2010
18) Mackay MR, et al：Randomised clinical trial of physiotherapy after open abdominal surgery in high risk patients. *Aust J Physiother*　51：151-159, 2005
19) Silva YR, et al：Does the addition of deep breathing exercises to physiotherapy-directed early mobilisation alter patient outcomes following high-risk open upper abdominal surgery? Cluster randomised controlled trial. *Physiotherapy*　99：187-193, 2013
20) Manzano RM, et al：Chest physiotherapy during immediate postoperative period among patients undergoing upper abdominal surgery：randomized clinical trial. *Sao Paulo Med J*　126：269-273, 2008
21) Fagevik Olsén M, et al：Randomized controlled trial of prophylactic chest physiotherapy in major abdominal surgery. *Br J Surg*　84：1535-1538, 1997
22) Kasotakis G, et al：The surgical intensive care unit optimal mobility score predicts mortality and length of stay. *Crit Care Med*　40：1122-1128, 2012
23) Meyer MJ, et al：Surgical Intensive Care Unit Optimal Mobilisation Score（SOMS）trial：a protocol for an international, multicentre, randomised controlled trial focused on goal-directed early mobilisation of surgical ICU patients. *BMJ Open*　3, 2013

24) Collaborative Study Group on Perioperative ScvO2 Monitoring : Multicentre study on peri- and postoperative central venous oxygen saturation in high-risk surgical patients. *Crit Care* **10**, 2006
25) 丸山一男：周術期輸液の考えかた．南江堂，2005
26) 野並芳樹，他：周術期の輸液管理．外科診療 **36**：583，1994
27) 関 洲二：術後患者の管理．金原出版，2000，pp233-248
28) 伊藤彰師：高齢者の術後肺合併症とその対策．消化器外科 **17**：1585-1593，1994
29) Dorcaratto D, et al : Enhanced recovery in gastrointestinal surgery : upper gastrointestinal surgery. *Dig Surg* **30**：70-78, 2013
30) Preston SR, et al : Impact of a multidisciplinary standardized clinical pathway on perioperative outcomes in patients with oesophageal cancer. *Br J Surg* **100**：105-112, 2013
31) Jones C, et al : Randomized clinical trial on enhanced recovery versus standard care following open liver resection. *Br J Surg* **100**：1015-1024, 2013
32) Block BM, et al : Efficacy of postoperative epidural analgesia : a meta-analysis. *JAMA* **290**：2455-2463, 2003
33) 櫻井洋一，他：消化器外科周術期合併症の予防と合併症発症後の治療における経腸栄養の役割．臨床外科 **64**：1345-1351，2009
34) Ando N, et al : Improvement in the results of surgical treatment of advanced squamous esophageal carcinoma during 15 consecutive years. *Ann Surg* **232**：225-232, 2000
35) Munitiz V, et al : Effectiveness of a written clinical pathway for enhanced recovery after transthoracic (Ivor Lewis) oesophagectomy. *Br J Surg* **97**：714-718, 2010
36) 垣添慎二：胸腔鏡下食道切除術における術後呼吸器合併症とQOL～腹腔鏡下と開腹手術との比較～．第24回日本内視鏡外科学会総会 シンポジウム19『内視鏡外科におけるチーム医療』，2011
37) 垣添慎二，他：食道癌根治術における周術期リハビリテーションと術後合併症について─術前化学療法の影響について．第53回全国自治体病院学会，2014
38) 山上裕機：膵頭十二指腸切除術の術後合併症─予防と対策─．平成18年度後期日本消化器外科学会教育集会資料
39) Kawai M, et al : Predictive risk factors for clinically relevant pancreatic fistula analyzed in 1,239 patients with pancreaticoduodenectomy : multicenter data collection as a project study of pancreatic surgery by the Japanese Society of Hepato-Biliary-Pancreatic Surgery. *J Hepatobiliary Pancreat Sci* **18**：601-608, 2011
40) 石崎守彦，他：肝細胞癌肝切除後の合併症対策：危険因子に関する検討．外科 **76**：47-51，2014

6 人工呼吸管理・酸素化不良・離脱困難例

横山仁志[*1]

> **Key Questions**
> 1. 人工呼吸管理中の理学療法の介入目的と目標は
> 2. 理学療法実施上の問題点や制限要因は
> 3. 具体的な進め方，効果判定や安全管理は

はじめに

ICUの人工呼吸管理患者は，従来ベッド上での絶対安静の状態で，入室に至った原疾患や合併症に対する治療を行うことが一般的であった．その中で理学療法の実施は，過負荷により原疾患の回復遅延や体力の消耗を助長するといった懸念から，極低負荷の関節トレーニングや体位療法を主とした短時間の呼吸に対する介入にとどまるか，病状の十分な安定後やICU退室後の時期からの介入であった．しかし近年，集中治療領域における治療，鎮痛・鎮静をはじめとする患者管理の変遷とともに早期理学療法の必要性や重要性が提唱され，その介入は著しく変化している（図1)[1]．

本稿では，ICUの人工呼吸管理患者に対する理学療法について概説する．

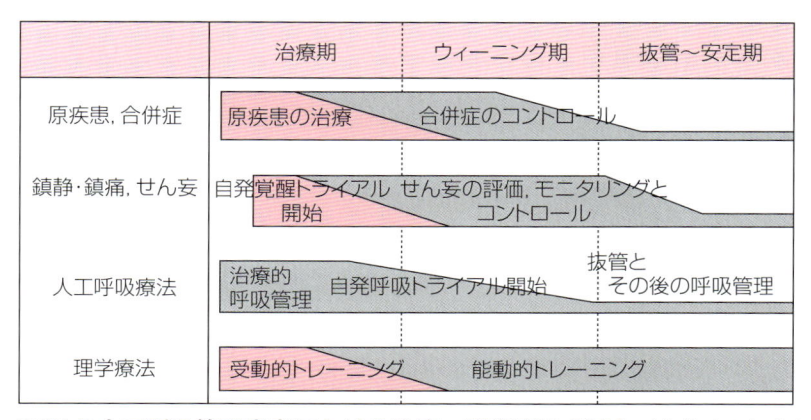

図1 ICUの人工呼吸管理患者における治療・理学療法の流れ（文献1）より改変引用）

[*1]Hitoshi Yokoyama/聖マリアンナ医科大学病院リハビリテーション部

人工呼吸管理指針[2,3]

　ICUの人工呼吸管理患者において過度の鎮静や安静臥床の状態では，予後を悪化させる医原性の合併症を併発する．すなわち，不穏やせん妄の誘発，身体不活動や重症疾患や多臓器不全症候群に関連した重篤な呼吸筋・骨格筋筋力低下であるICUAW（ICU-Acquired Weakness），人工呼吸器関連肺炎（VAP：Ventilator Associated Pneumonia）や下側肺障害などの呼吸器合併症の併発，そして深部静脈血栓症，肺血栓塞栓症の発症などである．現在，これらの医原性合併症の併発リスクの軽減を図り，人工呼吸器からの早期離脱を促し，予後を改善する目的で，人工呼吸器管理指針であるABCDEバンドルが推奨されている．

　ABCDEバンドル（**表1**）とは，治療の推移や患者の改善とともに，鎮静・鎮痛薬を可能なかぎり減じて早期から覚醒（A）を促し，自発呼吸の評価（B）を行い，早期抜管の検討をする．そして同時に，疼痛や苦痛軽減を目的とした鎮痛を基本とし，せん妄・不穏を評価・調整（C, D）しながら[4]，過度の安静に陥らないよう積極的に早期離床や運動（E）といった身体を動かす，いわゆるモビライゼーションを実施するというバンドル治療である．このABCDEバンドルは順番に進めるものではなく，医師，看護師を中心とする理学療法士，臨床工学技士，薬剤師などの多職種チームによって協力して同時進行していくものである（**図2**）．モビライゼーションは，このバンドル治療において重要な治療の一つに位置づけられ，その実践を担う理学療法士が果たすべき責務は大きい．

人工呼吸管理の流れ

　人工呼吸管理患者の理学療法を進めるうえで，標準的な人工呼吸療法の流れを理解しなければならない．人工呼吸療法は，呼吸器管理に至った原疾患の推移，画像所見，動脈血液ガス，鎮静や呼吸をはじめとする全身状態，バイタルサインズやフィジカルアセスメントによって人工呼吸器の換気モードや設定が刻一刻と変化する．

　人工呼吸管理開始時の管理方法は，施設や使用機種によって異なるものの人工呼吸器に患者の呼吸を依存した調節換気モードや高圧

表1　ABCDEバンドル

A	daily spontaneous Awakening 毎日の鎮静中断による覚醒
B	daily spontaneous Breathing 毎日の自発呼吸評価
C	Choice of sedation and analgesic exposure 適切な鎮静・鎮痛剤の選択
D	Delirium monitoring and management せん妄の評価と調整
E	Early mobility and early exercise 早期離床と運動

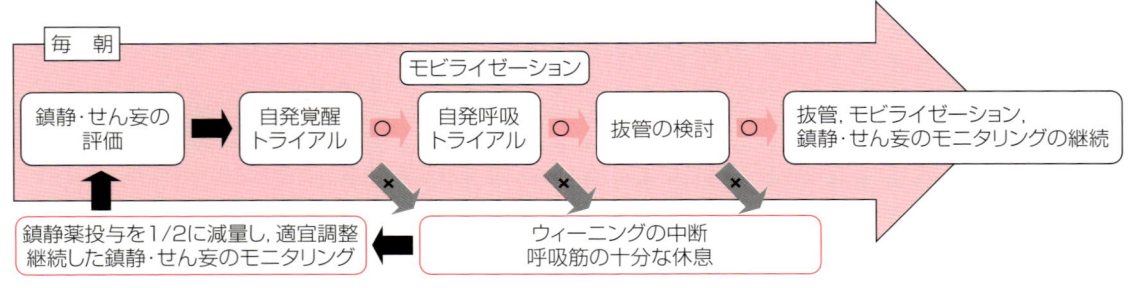

図2　ABCDEバンドルの進め方（文献2）より改変引用）

のPEEP（Positive End-expiratory Pressure）を用いた治療的な換気モードである気道圧開放換気（APRV：Airway Pressure Release Ventilation），2相性気道陽圧（BIPAP：Biphasic Positive Airway Pressure）といった設定下にある．状態の改善や安定化，ウィーニングが進み，**表2**に示す基準[5]を満たし始めると部分的補助換気モードといわれる圧支持換気（PSV：Pressure Support Ventilation）や持続性気道内陽圧（CPAP：Continuous Positive Airway Pressure）といった患者自身の自発呼吸を活かした換気モードへと変更される．そして，人工呼吸器離脱の可能性を模索する自発呼吸トライアル（SBT：Spontaneous breathing trial）が開始となる．SBTはPSV≦5～7 cmH₂O，PEEP≦5 cmH₂O，あるいはTピースの条件下で30～120分間程度の評価を行い，**表2**の基準にしたがいSBTの成否を判断する[5]．また，ウィーニング，SBTあるいは抜管失敗の代表的要因を**表3**に列挙したが，その原因除去に努めながら1回/日のSBTを行い，早期抜管の可能性を評価する．そして十分な覚醒と咳嗽，気道内分泌物の減少が確認されれば抜管トライアルに至る．

表4には，抜管に必要な呼吸に関するパラメータをまとめて示した[5～9]．SBTから抜管後の間もない時期には，換気や換気予備能の評価が重要となる．その際，ライトスパイロメーターを活用すると多くの有益な情報を得ることができる（**図3**）[10]．抜管後は呼吸状態に合わせて，非侵襲的陽圧換気（NPPV：Non-Invasive Positive Pressure Ventilation）やネーザルハイフローの使用や酸素療法へ移行していく．このような一連の呼吸管理の中で理学療法は，状況に合わせて安全で効果的な介入を行う必要がある．

表2　自発呼吸トライアル（SBT）開始条件とSBTの失敗の判断基準（文献5）より改変引用）

SBT開始条件	SBTの失敗の判断基準
【臨床的評価】 ▷人工呼吸管理に至った急性期の病態が改善 ▷十分な咳嗽 ▷気道分泌物の減少 【客観的指標】 ▷安定した精神状態 　・鎮静剤が不要，あるいは鎮静下に精神状態が安定 ▷安定した循環動態 　・HR＜140 bpm，SBP 90～160 mmHg 　・最小限の心血管作動薬 　　（ドパミン塩酸塩あるいはドブタミン塩酸塩≦5 μg/kg/m） ▷安定した代謝・電解質 ▷十分な酸素化能 　・F₁O₂≦0.4でSO₂＞90%，PaO₂/F₁O₂≧150 mmHg，PEEP≦8 cmH₂O ▷十分な換気能 　・呼吸数≦35回/m，一回換気量＞5 ml/kg，RSBI＜105回/m/l 　・MIP＞－20～－25 cmH₂O，VC＞10 ml/kg 　・著しい呼吸性アシドーシスがない	【臨床的評価】 ▷不穏・不安の表出 ▷意識レベルの低下 ▷異常発汗 ▷チアノーゼの出現 ▷呼吸努力の増大（呼吸補助筋の収縮，表情の変化，呼吸苦） 【客観的指標】 ▷F₁O₂≧0.5でPaO₂≦50～60 mmHg，あるいはSO₂＜90% ▷PaCO₂＞50 mmHg，あるいはPaCO₂＞8 mmHgの増加 ▷呼吸数＞35回/分，あるいは≧50%の増加 ▷RSBI≧105回/m/l ▷pH＜7.32，あるいはpH≦0.07の低下 ▷HR＞140 bpm，あるいは≧20%の増加 ▷SBP＞180 mmHg，あるいは≧20%の上昇 ▷SBP＜90 mmHg ▷不整脈の出現

HR：心拍数，F₁O₂：吸入酸素濃度，SBP：収縮期血圧，PaO₂：動脈血酸素分圧，PEEP：呼吸終末陽圧，RSBI：Rapid Shallow Breathing Index，VC：肺活量，PaCO₂：動脈血二酸化炭素分圧

表3　ウィーニング，自発呼吸トライアル（SBT）ならびに抜管失敗の代表的要因

中枢・精神機能	鎮静・意識障害の遷延，せん妄・不隠・高度のうつ・不安等の精神症状，呼吸中枢異常，痙攣・てんかん，アルコール離脱
呼吸器	肺コンプライアンス低下（肺炎，ARDS，大量胸水，間質性肺炎，肺切除など），気道抵抗上昇（細い気管チューブ，気管支喘息，気道分泌物過多），舌根沈下，声帯機能不全，中枢気道浮腫，嚥下障害・誤嚥，呼吸筋麻痺・弱化，慢性肺疾患
循環器	心機能低下，心不全，不整脈などによる循環動態不良，水分出納，肺血栓塞栓の出現
腎・血液	急性腎障害，アシドーシス，貧血，電解質異常，DIC，大量腹水
代謝・消化器・栄養	血糖コントロール，低栄養，肥満，イレウス，便秘
運動器	ICUAW，多発外傷，多発肋骨骨折，胸郭拡張性低下
その他	感染症のコントロール不良，安静臥床，疼痛

ARDS：急性呼吸促迫症候群，DIC：播種性血管内凝固症候群，ICUAW：ICU-Acquired Weakness

表4　抜管に必要な呼吸に関するパラメータ

【肺メカニクス】	
静的肺コンプライアンス（Cst）	≧25 ml/cmH$_2$O
気道抵抗（Raw）	≦15 cmH$_2$O/L/sec
【酸素化能】	
動脈血酸素分圧（PaO$_2$）	≧80 mmHg（FiO$_2$：吸入気酸素濃度≦0.4）
P/F ratio（PaO$_2$/FiO$_2$）	≧200〜250 mmHg
【換気能】	
呼吸数（RR）	≦30 回/min（＞6 回/min）
一回換気量（V$_T$）	≧5 ml/kg
分時換気量（MV）	≦10 L
動脈血二酸化炭素分圧（PaCO$_2$；pH）	35〜50 mmHg（7.30＜pH＜7.55）
rapid shallow breathing index	≦100〜105 回/min/L
【換気予備能】	
最大吸気圧（MIP）	≦−20 cmH$_2$O
肺活量（VC）	≧15 ml/kg
肺活量/一回換気量（VC/V$_T$）	≧2
【その他】	
カフリーク量（カフリーク率）	≧110 ml（≧10％）
咳嗽時最大呼気流速（CPEF）	≧60 l/m

人工呼吸管理中の理学療法

1．目　的

　ICU の人工呼吸管理中における理学療法は，急性呼吸障害の改善，肺機能維持や低下予防によって人工呼吸器からの早期離脱・早期抜管の促進，せん妄の予防・改善などの精神機能の安定化，運動機能や日常生活動作（ADL：Activities of Daily Living）の早期改善などを目的に実施される．そして，患者の機能予後ならびに生命予後の改善を支援することが最大の目標となる．

2．理学療法の進め方

　意識・覚醒レベルやせん妄の状況，呼吸・循環をはじめとする全身状態によって理学療法の開始時期やプログラムが決定される（図4）．

1）理学療法の開始基準

　ICU における理学療法の開始基準は，臨床的に明確に裏づけられたものはない．ICU 入室や人工呼吸管理に至った原疾患や合併症を

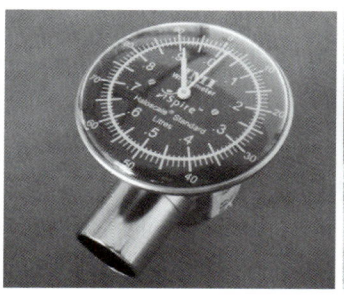

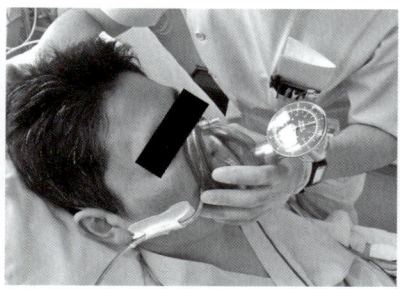

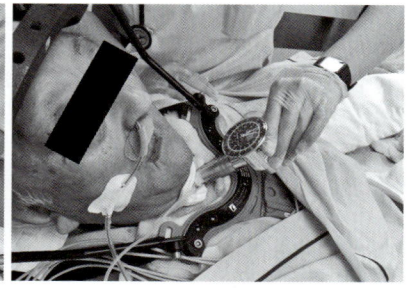

a．ライトスパイロメーター　　　b．抜管後　　　c．気管切開患者

図3　ライトスパイローメーター（nSpire Health 社製：Haloscale Respirometer）と活用場面

	治療期	ウィーニング期	抜管〜安定期
RASS（Richmond Agitation-Sedation Scale	−5〜−4	−3〜+2	−1〜+1
循環動態・全身状態	不安定・調節中	安定傾向	安定
P/F ratio（PaO$_2$/F$_i$O$_2$）	<100〜150（1.0〜0.7）	>150（<0.7〜0.6）	>200（<0.4）
理学療法			
ポジショニング，体位療法			
付加的な気道クリアランス法			
深呼吸・肺拡張法などの呼吸トレーニング			
離床トレーニング			
関節トレーニング			
筋力トレーニング（EMSを含む）			
バランス・ADLトレーニング			

図4　ICU患者の理学療法
EMS：Electrical Muscle Stimulation，ADL：日常生活活動

主として，各主要臓器の状態の改善傾向を認めれば可及的に開始すべきである．しかしながら，肺炎や急性呼吸促迫症候群（ARDS：Acute Respiratory Distress Syndrome），誤嚥，気道クリアランス不良例に対する呼吸理学療法や呼吸ケアは，ガス交換の改善などの呼吸状態の安定やウィーニング，抜管の促進につながりやすく，全身状態が不安定な時期から介入することも少なくない．そのため，これらの介入時期は敗血症，ショック，脳循環，整形外科的な安静，出血，重篤な播種性血管内凝固症候群（DIC：Disseninated Intravascular Coagulation）などの絶対的安静の状態がなければ，介入に付随するメリットやデメリット，必要性があればチームで協力して十分なモニタリングと状態の評価，介入の効果判定をしながら積極的に介入する．

ICUでの理学療法において最もリスクや有

表5 モビライゼーションの開始基準

意識・鎮静	・−3≦RASS≦＋2 ・神経症状（意識，運動麻痺，感覚障害など）の悪化がないか安定
循環	・カテコールアミン，昇圧薬の投与がないかあっても微量か減量傾向 ・80≦SBP≦180 mmHg，DBP≦110 mmHg ・65 mmHg≦MAP≦110 mmHg ・40 bpm≦安静時 HR≦130 bpm，安静時 HR＜年齢予測 HR50% ・虚血や重症不整脈などの心イベントがない ・心不全が改善傾向か良好なコントロール ・乳酸値の改善傾向 ・DVT，PE の存在の否定か良好なコントロール
呼吸	・F_IO_2≦60〜70%，PEEP≦10〜15 cmH₂O ・S_PO_2≧88〜90% ・5 bpm≦呼吸数≦30 bpm ・奇異性呼吸，異常呼吸パターンがなく，呼吸努力が少ない
その他	・発熱≦38℃，感染症，炎症反応の良好なコントロール ・他臓器（肝・腎機能障害，DIC）の良好なコントロール ・出血傾向，消化管出血や活動性の出血がない ・骨折部などの整形外科的な安定性が確保 ・容認される自覚症状（疼痛，胸痛，呼吸困難感，疲労など） ・患者の同意 ・ルート，ドレーンなどの十分な安定性 ・マンパワーの確保

RASS：Richmond Agitation-Sedation Scale，SBP：収縮期血圧，DBP：拡張期血圧，MAP：平均血圧，HR：心拍数，DVT：深部静脈血栓，PE：肺塞栓症，FiO_2：吸入酸素濃度，PEEP：呼吸終末陽圧，SpO_2：経皮的動脈血酸素飽和度，DIC：播種性血管内凝固症候群

害事象を生じる可能性が高い介入は，離床トレーニングである．この介入には，ある程度の全身状態の安定化が必要とされる．また，生命維持装置や各種ルート，ドレーンなどの存在は少なからず理学療法実施に影響を及ぼす．そのため，実施の際には患者を取り巻く環境的側面においても留意が必要となる．それらの安全性，実施時のマンパワーなどをチームで加味したうえで，離床トレーニングを開始する際に一定の基準（表5）やプロトコールを設けて介入すれば，有害事象を生じることなく安全に実施可能である[11〜14]．

2）理学療法プログラム

理学療法は呼吸と運動機能，ADL に関する介入が主体となり，患者の状態を多角的に評価して状態に合わせながら，ベッド上の受動的な介入から開始し，能動的な離床や運動へと入院前の状態を目指して段階的に進める．

a．呼吸に関する理学療法

人工呼吸器管理中は，ガス交換の障害，肺機能低下を生じている原因を検索し，人工呼吸療法に加えて，それらの改善や新たに生じる可能性のある肺合併症予防のために支援的に介入していく．

ICU 入室時期には，理学療法的視点のみでなく，ポジショニング，体位療法を看護師と協力して計画し実施する．体位療法は，腹臥位や前傾側臥位のように病変部位が上側になる体位をとり，重力を活用した分泌物のドレナージ効果，肺胞リクルートメント効果，肺内水分量の吸収促進，換気血流比不均等の是正などを目指して行う介入である．特に，下側（荷重側）肺障害や片側肺障害などの局在的な肺病変例に有効である[15,16]．また，人工呼吸管理に伴って新たに生じる VAP や無気肺などの肺合併症の予防的観点からベッドアップ≧30〜45°，側臥位≧40°や前傾側臥位

は，予防的体位として標準的に実施する．

これらに加えて，肺機能改善を促進するために行ういくつかの付加的な方法がある．明らかな閉塞性無気肺，気道クリアランスに難渋する場合や誤嚥を生じた場合には，体位療法にスクィージングやスプリンギング，咳嗽介助といった用手的排痰手技，加圧バックを用いた用手的肺過膨張を併用したり[16,17]，器械的な排痰補助である MI-E（Mechanical Insufflation-Exsufflation）や陽陰圧体外式人工呼吸療法（BCV：Biphasic Cuirass Ventilator）を導入する場合もある[18,19]．また，肺水腫やARDS，分泌物の少ない肺炎などの浸潤性病変を有する例では，ガス交換に関与していない虚脱した肺胞に対し，一定の時間高い PEEP をはじめとする陽圧を付加して肺胞を再開通させる肺リクルートメント法（RM：Recruitment Maneuver）を医師と協力して実施し，浸潤性病変や無気肺の改善が得られる場合がある[20]．ただし，RM は十分なエビデンスが示されていないため，循環抑制，圧外傷，脳圧への影響に配慮し，実施に伴うメリットとデメリットを評価しながら行う必要がある．

そして，覚醒や全身状態が改善傾向ならばウィーニングや早期抜管の目的で，人工呼吸管理中であっても積極的に離床トレーニングを行っていくことが重要である．十分なマンパワーを確保し，端座位，車いすなどの座位や立位トレーニングをリスク管理とモニタリングのもと実施する．環境や状況が整えば，ポータブル人工呼吸器を活用し歩行トレーニングも実施される場合もある．離床トレーニングの際には，これのみにとどまらず肺や胸郭を拡張する呼吸トレーニングや深呼吸を併用し，肺機能や気道クリアランスの改善を促進することが望ましい[14]．

抜管直後や間もない時期では，上気道狭窄，不十分な咳嗽力や嚥下機能の低下によって排痰が難渋することも少なくない．呼吸状態を維持し再挿管回避のために，離床トレーニングやポジショニング，用手的な排痰・咳嗽介助を用いながら，気管吸引をうまく併用し，患者の疲労を助長しないよう酸素化能の維持・改善に努める．また，吸入療法が効果的に行われるよう用手的呼吸介助による吸入療法の支援，進行する呼吸不全や低酸素血症を生じて NPPV の適応となった場合の導入やマスクフィッティングの支援も重要である．

b．運動機能，ADL に関する理学療法

ICUAW は，せん妄の併発と同様，重症疾患における重要な予後規定因子であり[2]，ICU 滞在期間や人工呼吸管理期間と関連し，顕著な低下を認める[21,22]．そのため ABCDE バンドルで提唱されているように，早期からの積極的なモビライゼーションによる筋力低下に対する予防と改善が重要となる．全身状態が不安定な時期においても，関節拘縮予防のための他動的関節トレーニングは，標準的に実施する必要がある．また，この時期においても電気的神経筋刺激療法は身体への負担が少なく，ICUAW 予防の可能性があり注目されている[23]．

意識や覚醒，全身状態の改善傾向が確認できれば，ICUAW の予防・改善，機能予後の改善のために積極的なモビライゼーションを開始する．全身状態や患者を取り巻く環境因子などでベッド上や臥床を強いられる場合でも，ティルトテーブルやベッド上で実施可能な自転車エルゴメーターなどを活用し，モビライゼーションを行う場合もある[24]．そして離床のみにとどまらず，自重や抵抗などを用いた筋力トレーニング，バランストレーニングや ADL トレーニングも導入し，機能改善を促進する必要がある[14]．

3）理学療法実施時の評価，中止基準

状態が不安定なことが通常である ICU 患者では，安静時の安定が得られていても，モ

表6 理学療法実施中のモニタリング項目

中枢・精神機能	意識・覚醒水準，神経症状，不隠・せん妄の出現
循環器	循環動態，虚血・不整脈等の心電図変化，肺塞栓の有無
呼吸器	SpO_2，呼吸数，換気量，呼吸パターン，チアノーゼ，呼吸音の変化，喀痰状況
消化器	嘔吐・誤嚥の有無
運動器・運動機能	筋力，ROM制限，姿勢保持（座位，車いす，立位など）能力 動作（立ち上がり，移乗，歩行など）能力，転倒転落
自覚症状	呼吸困難感，全身疲労感，倦怠感，眩暈，疼痛の有無
環境	人工気道・ルート・ドレーン類の抜去，安静部位の保持困難，生命維持装置の不具合など

SpO_2：動脈血酸素飽和度，ROM：関節可動域

表7 モビライゼーションの中止基準

意識・鎮静	・RASS≧＋2，鎮静薬を追加投与か増量する状態 ・神経症状（意識，運動麻痺，感覚障害など）の悪化
循環	・カテコールアミン・昇圧薬の追加投与か増量する状態 ・SBP≦80 mmHg，SBP≧180 mmHg，DBP≧120 mmHgの状態＞5分 ・65 mmHg≧MAP，あるいはMAPの低下≧20 mmHgの状態＞5分 ・40 bpm≧HR≧130 bpm，年齢予測HR≧70％の状態＞5分 ・虚血や重症不整脈などの心イベントの出現
呼吸	・S_PO_2≦85～88％あるいはS_PO_2の低下≦4％の状態＞5分 ・5 bpm≦呼吸数≦30 bpmの状態＞5分 ・著明な努力呼吸，呼吸パターンの悪化＞5分 ・人工呼吸器と非同調や調節換気への変更が必要な状態 ・気道狭窄所見，持続したバッキングや咳嗽の出現
その他	・新たな出血，嘔吐，チアノーゼの出現 ・容認される自覚症状の悪化（疼痛，胸痛，呼吸困難感，疲労など） ・人工気道，ルート，ドレーンなどの事故抜去 ・転倒，転落

RASS：Richmond Agitation-Sedation Scale，SBP：収縮期血圧，DBP：拡張期血圧，MAP：平均血圧，HR：心拍数，SpO_2：経皮的動脈血酸素飽和度

ビライゼーションやなんらかの理学療法の介入時に生体の不良反応が出現する場合も少なくない．したがって，理学療法実施中においても安全に実施できているかを表6に示すようなモニタリング項目を多角的に評価しながら行う必要がある．表7にはモビライゼーションの中止基準について示した[11,12,14]．また，実施後の生体反応や自覚症状の回復推移についても，次回の介入時の負荷量の目安となるので把握することが望ましい．このようにICU患者では，毎日，毎回の介入ごとに開始時の評価，実施中や実施後の評価を継続していくことは，状態の悪化をきたさず効果的に回復に導くために必須である．

3．理学療法の効果

ABCDEバンドルにあるように，ICUの人工呼吸管理患者に対する理学療法の実施には，鎮静薬の中断に伴って覚醒を促すことが必須である．そして，一定の開始ならびに中止基準のもと，早期から積極的モビライゼーションを中心とした理学療法を実施する．このような治療介入によって，有害事象の発生率はきわめて低率に抑えられ，ICUでも安全に実施可能であり，加えて表8に示すような有効性を示すことが明らかである[11,14,25～28]．

表8 ICUの人工呼吸管理患者における理学療法の効果

- せん妄発生率の減少と鎮静剤の使用減少
- 早期離床の促進，臥床期間の短縮
- 人工呼吸器装着期間の短縮
- ICU滞在期間，入院期間の短縮
- 運動機能，運動耐容能の改善
- ADL，機能的自立度の改善
- 健康関連QOLの改善
- 医療コストの削減効果

おわりに

本稿では，ICUの人工呼吸管理患者に対する理学療法について概説した．しかし，ICUにおける介入では，各施設間で医師や看護師の治療に対する考え方や治療方針，ICUのシステムや種類，ICUのリハビリテーションスタッフなどの体制や考え方によって差が生じている．そのため介入の形は，施設によって大きく異なっているのが実状である．本稿をもとに各施設で患者にとってよりよい介入を模索してもらいたい．そして今後，集中治療領域におけるリハビリテーションはさらによりよいものを求め，著しく変化することが予測される．そのためには，われわれの介入がICUの人工呼吸管理患者に対して有効な治療介入であることを継続して立証し，有効性を明確にしておくことが重要である．加えて人材育成などの教育的側面，リハビリテーションの体制の整備が急務になるものと考えられる．

Conclusion

ICUにおける人工呼吸管理患者では，急性呼吸障害の改善，肺機能維持や低下予防によって人工呼吸器からの早期離脱・早期抜管の促進，せん妄の予防・改善などの精神機能の安定化，運動機能やADLの早期改善などが理学療法の介入目的となる．そして，患者の機能予後ならびに生命予後の改善を支援することが最大の目標となる．その実施には，人工呼吸管理に至った不安定な病態や病状の理解，生命維持装置をはじめとする患者を取り巻く環境の把握が重要である．実施時には，十分なリスク管理と多角的なモニタリングが必要となる．またICUでの理学療法では，医師や看護師を中心とする多職種における理解と協力も必須となり，そのチームで患者の回復支援を取り組む体制づくりも重要である．

文献

1) 横山仁志：呼吸リハビリテーションの実際．氏家良人，他（編）：ABCDEsバンドルとICUにおける早期リハビリテーション．克誠堂出版，2014，pp87-97
2) Vasilevskis EE, et al：Reducing iatrogenic risks：ICU-acquired delirium and weakness- crossing the quality chasm. *Chest* 138：1224-1233, 2010
3) Pandharipande P, et al：Liberation and animation for ventilated ICU patients：the ABCDE bundle for the back-end of critical care. *Crit Care* 14：157, 2010
4) Barr J, et al：Clinical practice guideline for the management of pain, agitation, and delirium in adult patients in the intensive care unit. *Crit Care Med* 41：263-306, 2013
5) Boles JM, et al：Weaning from mechanical ventilation. *Eur Respir J* 29：1033-1056, 2007
6) Tobin MJ：Respiratory monitoring in the intensive care unit. *Am Rev Respir Dis* 138：1625-1642, 1988
7) 横山仁志：長期人工呼吸器管理と離脱困難．神津 玲（監）：コメディカルのための呼吸理学療法最新マニュアル．メディカ出版，2005，pp251-260
8) 渡邉陽介，他：人工呼吸器管理患者におけるcough peak expiratory flowを用いた抜管後排痰能力の予測．人工呼吸 31：180-186, 2014
9) Ochoa ME, et al：Cuff-leak test for the diagnosis of upper airway obstruction in adults：a systematic review

and meta-analysis. *Intensive Care Med* 35：1171-1179, 2009
10) 横山仁志．急性呼吸不全．聖マリアンナ医科大学病院リハビリテーション部（編）：理学療法リスク管理マニュアル第3版．三輪書店，2011，pp181-227
11) Adler J, et al：Early mobilization in the intensive care unit：A systematic review. *Cardiopulmonary Physi Therapy J* 23：5-13, 2012
12) Pohlman MC, et al：Feasibility of physical and occupational therapy beginning from initiation of mechanical ventilation. *Crit Care Med* 38：2089-2094, 2010
13) Stiller K：Safety issues that should be considered when mobilizing critically ill patients. *Critical Care Clin* 23：35-53, 2007
14) 横山仁志：早期離床：モビライゼーション，長期臥床状態や長期人工呼吸患者へのTips．神津 玲（監）：一歩先ゆく呼吸リハビリテーション．メディカ出版，2008，pp234-243
15) Guerin C, et al：Prone positioning in severe acute respiratory disress syndrome. *N Engl J Med* 368：2159-2168, 2013
16) Stiller K：Physiotherapy in intensive care unit：Towards an evidence-based practice. *Chest* 118：1801-1813, 2000
17) 千住秀明，他（監）：呼吸理学療法標準手技．医学書院，2008
18) 横山仁志：無気肺．塩谷隆信，他（編）：呼吸リハビリテーション最前線．医歯薬出版，2014，pp111-114
19) Goncalves MR, et al：Effects of mechanical insufflation- exsufflation in preventing respiratory failure after extubation：a randomized controlled trial. *Critical Care* 16：R48, 2012
20) Fan E, et al：Recruitment maneuvers for acute lung injury. *Am J Respi Care Med* 178：1156-1163, 2008
21) Gruther W, et al：Muscle westing in intensive care patients；Ultrasound obstruction of the M. quadriceps femoris muscler layer. *J Rehabil Med* 40：185-189, 2008
22) de Jonghe B, et al：Paresis acquired in the intensive care unit；A prospective multicenter study. *JAMA* 288：2859-2867, 2002.
23) Routsi C, et al：Electrical muscle stimulation prevents critical illness polyneuropathy：a randomized parallel intervention trial. *Critical Care* 14：R74, 2010
24) Burtin C, et al：Early exercise in critically ill enhances short-term functional recovery. *Crit Care Med* 37：2499-2505, 2009
25) Schweickert WD, et al：Implementing early mobilization interventions in mechanically ventilated patients in the ICU. *Chest* 140：1612-1627, 2011
26) Truong AD, et al：Bench-to-bedside review：Mobilizing patients in the intensive care unit-from pathophysiology to clinical trials. *Crit Care* 13：216-224, 2009
27) Stiller K：Physiotherapy in intensive care. An updated systematic review. *Chest* 144：825-847, 2013
28) Lord RK, et al：ICU early physical rehabilitation programs：financial modeling of cost savings. *Crit Care Med* 41：717-24, 2013

7 循環不全

齊藤正和[*1]

> **Key Questions**
> 1. 該当領域における理学療法の介入目的と目標は何か
> 2. 理学療法実施上の問題点や制限要因は何か
> 3. 具体的な進め方，効果判定や安全管理はどのように行うか

はじめに

近年，集中治療領域において early exercise, early mobility の安全性や有用性が報告されている[1,2]．一方，これらの先行研究は，呼吸不全，敗血症，全身性炎症反応症候群（SIRS：Systemic Inflammatory Response Syndrome）や多臓器不全症候群（MODS：Multiple Organ Dysfunction Syndrome）を対象とした報告が多いのが現状である．循環不全に対する集中治療中の早期理学療法に関する報告は，補助人工心臓（VAD：Ventricular Assist Device）装着患者を対象とした報告が散見される程度である[3,4]．

循環不全のため集中治療を要する患者は，循環動態の安定化のために高用量の血管作動薬を必要とする病態，もしくは薬物療法のみによる治療では循環動態の安定化が困難なため，心臓のポンプ機能を一時的に補助，または代行する循環補助装置や急性腎障害（AKI：Acute Kidney Injury）に対して一時的に腎機能の一部を補完する持続的血液濾過透析（CHDF：Continuous Hemodiafiltration）を必要とする病態である．

本稿では，ICUにおいて高用量の血管作動薬や循環補助を要する循環不全患者に対する早期理学療法の目的や考え方，安全管理を含めた具体的な理学療法の実施方法について以下に述べる．

循環不全に対する集中治療管理中の症例に対する早期理学療法の目的

高用量の血管作動薬を投与したにもかかわらず，心原性ショックや非代償性心不全状態から回復困難な循環不全患者では，経皮的に循環補助が可能な大動脈内バルーンパンピング（IABP：Intra Aortic Balloon Pumping），循環ECMO（Venoarterial Extracorporeal Membrane Oxygenation），経皮的心肺補助装置（PCPS：Percutaneous Cardiopulmonary Support），CHDF，そして自己の心臓に脱血ならびに送血チューブを挿入し，血液ポンプの機能により心臓のポンプ機能を代行するVADが装着される．つまり，薬物抵抗性を示す循環不全

[*1] Masakazu Saitoh／公益財団法人日本心臓血圧研究振興会附属榊原記念病院理学療法科

表1　循環不全患者の治療戦略と治療目標（文献8）より改変引用）

	救命期 salvage phase	調整期 optimization phase	安定期 stabilization phase	離脱期 de-escalation phase
治療目標	・救命 ・生命維持のための最低限の血圧の迅速な獲得	・心拍出量（CO），混合静脈血酸素飽和度（SvO_2），乳酸値（lactate）の適正化 ・適切な酸素利用を可能とする環境を供給	・合併症の最小化 ・臓器保護	・体水分のマイナスバランス管理 ・血管作動薬の離脱
早期理学療法の適応	適応（−）	適応（＋/−）	適応（＋）	適応（＋） 治療内容変更直後の理学療法は回避

患者では，これらの循環補助から離脱するまで，もしくは心臓移植を目的としたVAD装着後に循環動態が安定し，ICUから一般病棟に転棟するまで数週間から数カ月の長期間にわたり，身体制限を伴うベッド上での安静や活動制限下でのICU管理が行われる．そのため，循環補助装着下にて長期間ICU管理を要する患者では，安静や活動制限に伴う関節拘縮，筋力低下などの廃用性症候群に加えて[5]，皮膚潰瘍・褥瘡，末梢神経障害，長期人工呼吸管理に付随する呼吸器合併症，せん妄，ICU獲得性筋力低下（ICUAW：ICU-Acquired Weakness）などの合併症予防が重要となる[6,7]．したがって，循環補助装着下にてICU管理中の循環不全患者の早期理学療法では，長期ICU管理に伴う合併症予防が主要な目的となる．一方，循環補助により危機的状況を脱却し，循環動態が安定すれば，離床準備および離床が理学療法の目的となる．

集中治療を要する循環不全患者に対しての基本的な理学療法の進め方

循環不全のためICU管理を要する患者は，循環動態に応じて4つの時相に分類できる（表1）．IABP，循環ECMO，PCPS，VADなどの循環補助装着下の患者に離床準備および離床を目的とした理学療法が可能となるのは，「安定期」に移行してからである．特にIABP，循環ECMO，PCPS装着患者では，IABPや循環ECMO，PCPSを離脱後も一定期間循環動態が安定している状態が「安定期」に該当すると考える．そのため，IABP，循環ECMO，PCPS装着下においても循環動態が不安定，もしくは離脱直後に循環動態が不安定な場合，「救命期」もしくは「調整期」と考え，離床準備もしくは離床を目的とした理学療法を控えることが重要である（表2）．

つまり，生命の危機的状況から脱するために，高用量の血管作動薬および循環補助装着下にて治療が施される「救命期」と，循環動態ならびに組織灌流の適正化を目的に血管作動薬や補助循環の設定の最適調整を行う「調整期」は，原則的に離床準備および離床を目的とした早期理学療法の適応とはならないと考える．また，「離脱期」では循環補助の漸減・離脱，血管作動薬減量・離脱を試みた後に，一定期間，循環動態を含めた全身状態が安定していると判断できる場合，離床準備および離床を目的とする理学療法を再開することが重要である．一方，「安定期」の循環不全患者で，循環補助の再開・漸増，新たな血管作動薬の導入・増量など治療を強化した場合，再度「安定期」に回復するまでは離床準備もしくは離床を目的とする理学療法は控えるべきである．

表2 大動脈内バルーンパンピング（IABP），循環ECMO，経皮的心肺補助装置（PCPS）装着患者の治療期と理学療法の目的 （文献9）より改変引用）

IABP，循環ECMO，PCPS装着下の理学療法	・末梢神経の圧迫を予防するための四肢のポジショニング ・関節を中間位に保持するためのプラスティックスプリント ・静的に骨格筋を伸張するためのプラスティックスプリント ・排痰 ・皮膚潰瘍や褥瘡予防のための頻回な体位変換
IABP，循環ECMO，PCPS離脱後の理学療法 （高用量の血管作動薬投与下）	・軟部組織を維持するための骨格筋の伸張 ・関節機能を維持するための関節可動域練習 ・排痰 ・離床の準備としての他動的・自動的な骨格筋の活動
循環不全脱却後の理学療法（低～中等度の血管作動薬投与下）	・ベッド上での動作，座位練習，立位練習，移乗動作練習，歩行練習を含む基本動作練習 ・排痰 ・動的・静的なレジスタンストレーニング ・コンディショニングを目的とした有酸素運動

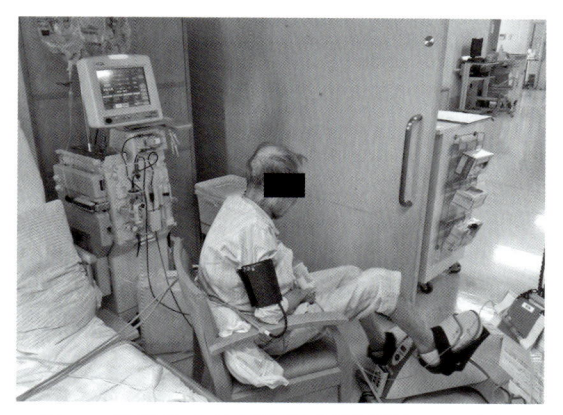

図1 持続的血液濾過透析装着下での自転車エルゴメータ運動

図1に示すように，高用量の血管作動薬やIABP，循環ECMO，PCPSなどの循環補助の離脱が困難な患者では，心臓移植を最終治療とするブリッジ療法としてVAD，もしくは循環ECMO，PCPSの長期循環補助が検討される．体外設置型の循環補助装着患者においては，ICUから一般病棟へ転棟し，病棟内での医療スタッフが介在する日常生活動作（ADL：Activities of Daily Living）の再獲得および運動耐容能改善を目標とした理学療法が進められる．一方，体内植込み型VAD装着患者では，自宅退院に向けた生活指導に加えて，退院後の生活レベルに応じたADLの再獲得，運動耐容能改善を目標とした理学療法が進められる．

集中治療を要する循環不全患者に対して理学療法を安全に実施するために

循環補助装着患者の理学療法を安全に施行するためには，循環補助による循環動態の反応性の評価，長期集中治療管理に伴う合併症の評価，そして循環補助装着に伴う合併症の評価が重要となる．

1．循環補助による循環動態の反応性を評価する

循環不全に対して血管作動薬に加えて，循環補助装置を用いた集中治療を要する患者では，循環補助装着により「救命期」から「調整期」，そして「安定期」へと循環動態の反応性を確認することが必要となる．循環動態の反応性を確認する際の代表的な血行動態指標として，Forrester分類を構成する，うっ血の重症度に関連する「肺動脈楔入圧（PCWP：Pulmonary Capillary Wedge Pressure）」，そして低心拍出・組織低灌流に関連する「心係数（CI：Cardiac Index）」がある．また，集中治療を要する患者では，酸素摂取量と組織での酸

素消費量のバランスの指標である．混合静脈血酸素飽和度（SvO₂：Mixed Venous Oxygen Saturation）や中心静脈血酸素飽和度（ScVO₂：Central Venous Oxygen Saturation）なども循環動態の反応性を評価する際に重要となる．一方，近年，心原性ショックにより死亡した循環不全患者の45％はCIが保たれていたことが示されており，CIに代表されるような血行動態（macro-circulation）指標が適正に保たれていても循環不全の管理は不十分であることが報告されている[10]．これらは，心原性ショックなどの循環不全による全身性の組織循環（micro-circulation）障害が生じることに起因するとされており，循環不全患者では循環動態指標のみならず，脳，皮膚，腎臓および血液などの組織低灌流のサインにも注意を払う必要がある．

2．長期集中治療に伴う合併症を評価する

循環補助装置による長期の集中治療管理を要する循環不全患者では，長期人工呼吸管理に付随する呼吸器合併症，せん妄，ICUAW，SIRSやMODSなどの重篤な合併症が，循環不全増悪の引き金になる可能性が非常に高い[11]．そのため，循環補助装着患者では，循環動態の推移のみならず，長期の集中治療管理に伴う合併症の重症度，多臓器機能障害などを包括的に把握することが重要となる．そのため，SIRSやMODSの重症度を示唆するC反応性蛋白（CRP），白血球（WBC），プロカルシトニン（PCT），インターロイキン-6（IL-6）などのバイオマーカー，低酸素血症，血清クレアチニン，尿量，凝固異常，イレウス，血小板減少，高ビリルビン，高乳酸血症などの多臓器障害の指標，そしてMOD（Multiple Organ Dysfunction）スコア[12]，SOFA（Sepsis-related Organ Failure Assessment）スコア[13]，APACHE（Acute Physiology and Chronic Health Evaluation）Ⅱスコア[14]など，多臓器障害の重症度評価などの推移にも注意が必要となる．

3．循環補助装着に起因する合併症を評価する

大腿動脈からカテーテルが挿入されるIABPや循環ECMO，PCPS装着患者では，カテーテル挿入部の出血，血腫，カテーテル挿入側の下肢虚血の合併症の評価が重要となる．そのため，理学療法を実施する際は，カテーテル挿入部の出血の有無，膝窩動脈や足背動脈の拍動，足部の皮膚温，皮膚色の評価が必須となる．

循環ECMO，PCPS，VAD装着患者では，血液ポンプ内に血栓を形成するリスクがあるため，抗凝固薬を多量に使用する必要がある．そのため，血栓性塞栓症や脳梗塞に加えて，易出血性による脳出血の早期発見・早期治療が重要となる．循環ECMO，PCPS，VADは，長期間の循環補助が可能である反面，脳血管障害，心不全，SIRS，そして多臓器灌流障害によるMODSなどの重篤な合併症の発生率が非常に高いことから，循環動態の評価に加えて，これらの循環補助装着に伴う重篤な合併症の早期発見，ならびに合併症の管理状況の評価がきわめて重要となる．

循環補助装置および持続的血液濾過透析装置の治療目標や離脱基準を知る

循環補助装着下の理学療法を安全に実施するためには，理学療法実施基準や中止基準が重要となるが，現在，循環器領域ならびにリハビリテーション領域の関連学会が推奨する循環補助装着下の理学療法の実施・中止基準に関するガイドラインがないのが現状である．そのため，循環補助装着下で理学療法を実施する場合は，理学療法の目的（表2）と安

全性について各施設において医師，看護師ならびに臨床工学技士などと相談しながら，独自の理学療法実施・中止基準に準じて実施している．一方，IABP，循環 ECMO，PCPS，VAD 装着患者の管理目標値や離脱基準に関しては散見される．これらの循環補助の管理目標値や離脱基準は，循環補助装着下にて循環動態が「安定期」にあることを示唆する基準であることから，理学療法実施・中止基準の目安になると考える．以下に IABP，循環 ECMO，PCPS，VAD および CHDF による循環補助の特徴，管理目標ならびに離脱基準について記述する．

1．大動脈内バルーンパンピングの適応，管理目標・離脱基準

IABP は，急性冠症候群に伴う心原性ショックを呈する場合などで適応となり，①心臓のポンプ機能の補助（左心室の収縮補助，心拍出量増加），②冠血流量増加の効果による安静時狭心症症状および重症不整脈の改善，梗塞領域の拡大予防を目的に使用される．また，ハイリスクの虚血性心疾患患者に冠動脈再建術を実施する際には予防的に IABP を使用することがある[15]．IABP 装着による合併症発症を回避するために，心臓超音波検査などにより心臓のポンプ機能を評価し，循環動態の安定化に加えて，安静時狭心症症状の改善や有意な心電図変化，重症不整脈の改善があれば IABP 離脱を試みることが多い．一方，急性冠症候群に伴う心原性ショックにより IABP 装着となった循環不全患者の 30 日死亡率は 36〜46％との報告がある[11]．

2．循環 ECMO，経皮的心肺補助装置の適応，管理目標，離脱基準

循環 ECMO，PCPS は，急性冠症候群に伴う心原性ショックに対して，IABP 装着により循環動態が安定しない場合や移植までのブリッジ療法が必要な病態が適応となる[16]．循環 ECMO，PCPS は，通常，血管作動薬による循環管理や IABP 装着においても，CI≦2.0 l/min，収縮期血圧≦80 mmHg，PCWP≧20 mmHg，中心静脈圧≧22 mmHg を呈する場合に導入され，平均動脈圧≧70 mmHg，中心静脈圧 5〜12 mmHg，SvO_2≧70％，ヘマトクリット≧30％，尿量≧1 ml/kg/h を管理目標に補助流量が調整される．一方，The Extracorporeal Life Support Organization（ELSO）registry によると，1985〜2008 年において成人循環 ECMO 使用例の生存退院率は 34％ときわめて低値との報告もある[17]．

3．補助人工心臓の適応，管理目標・離脱基準

最大限の薬物治療ならびに IABP，循環 ECMO，PCPS などの補助循環治療によっても低心拍出量の改善，臓器循環や末梢組織への十分な酸素供給が得られない重症心不全患者が VAD の適応となる．左心不全では，左補助人工心臓（LVAD：Left Ventricular Assist Device）として，右心不全を伴う場合は，右補助人工心臓（RVAD：Right Ventricular Assist Device）を追加する形で使用され，100％の補助流量が期待できる．また，体内植込み型 VAD は，薬物療法や体外式補助人工心臓などによる循環補助では，治療が困難な病態で心臓移植を行わなければ救命が困難な患者が適応となる．

表 3 に VAD 装着患者に理学療法を実施する際に確認すべきチェック項目ならびに血液ポンプの駆動に影響が生じた際の自覚症状やサイン，表 4 に VAD 装着患者の循環動態の管理目標を記す[18]．VAD 装着患者は，心臓のポンプ機能の代わりに血液ポンプにより全身に血液を循環させているため，「前負荷低下」「脱血不良」「後負荷増大」「不整脈」ならびに「血栓」などの血液ポンプの駆動に影響を与

表3 補助人工心臓（VAD）管理のチェック項目と自覚症状・サイン（文献18）より改変引用）

チェック項目	自覚症状/サイン	注意事項と対応策
前負荷低下	・中心静脈圧低下 ・軽度意識朦朧，めまい感 ・充満圧不良の警報 ・脱血不良	・起立性低血圧の回避のため，ゆっくり上体を起こす骨格筋活動による筋ポンプ作用を促す ・症状が持続する場合は，速やかに臥位へ姿勢を戻す
脱血不良	・低血圧 ・心室性不整脈 ・不規則なVADの駆動速度 ・不規則なVADの駆動音	・速やかに臥位へ戻し，下肢挙上肢位をとらせる ・医師，臨床工学技士，看護師に報告し，VAD装置の設定調整を行う
後負荷増大	・高血圧 ・軽度意識朦朧 ・頻脈 ・運動耐容能低下 ・心拍出量低下	・血圧上昇を回避するため運動負荷を軽減 ・医師，臨床工学技士，看護師に報告
不整脈	・軽度意識朦朧，めまい感 ・運動耐容能低下 ・充満圧の警報 ・低灌流の警報 ・脱血不良	・バイタルサイン，血液ポンプのモニタリング ・警報が出現した場合，速やかに座位もしくは臥位へ戻す ・速やかに医師，臨床工学技士，看護師に報告
血栓	・溶血 ・ヘモグロビン，ヘマトクリット値低下 ・きしむようなVADの駆動音	・医師，臨床工学技士，看護師に報告し，しかるべき対応の後，リハビリテーションを検討する

表4 補助人工心臓（VAD）管理の循環動態指標と管理目標値
（文献18）より改変引用）

循環動態指標	管理目標値
平均血圧（mmHg）	70〜90
脈圧（mmHg）	10〜20
心係数（l/min/m^2）	2.6〜4.2
心拍数（bpm）	VADのタイプとサポートにより異なる
心拍リズム	VADのタイプとサポートにより異なるが，基本的にVADの流量が妨げられない，血栓形成のリスクが増加しないリズム
平均中心静脈圧（mmHg）	12〜16 右心不全（+）：20
平均肺動脈圧（mmHg）	<50/25
酸素投与（FiO$_2$）	<0.6
静脈血酸素飽和度	<60%
呼吸回数（bpm）	<30
酸素飽和度（%）	>88%
意識	RASS −1〜+1
トロンボプラスチン時間（s）	40〜45
プロトロンビン時間国際標準比	2.0〜3.0

RASS：Richmond Agitation Sedation Scale

える要因の確認，そして循環動態指標が管理目標値の範囲内に管理されているかどうかの確認が必要である．そのため，理学療法を実施する前や理学療法実施中に**表3**に示す，自覚症状やサインの有無を評価し，十分な循環補助が行われているかを確認することが重要となる．

4．持続的血液濾過透析の適応，管理目標，離脱基準

CHDFは，循環不全に伴うAKIにより乏尿，尿毒症，高カリウム血症，溢水，代謝性アシドーシスを呈する病態において適応となる．近年では，炎症性サイトカインなどの中分子量物質を除去し，神経体液性因子を介した病態の改善を図る役割もCHDFに期待されている．CHDFの明確な離脱基準はないが，一般的には循環不全の改善に伴い，血清クレアチニンや糸球体濾過量，尿素窒素などの腎機能改善を認め，十分な尿量の流出や電解質異常の改善を認めた場合，CHDFから維持血液濾過透析（HD：Hemodialysis）への移行，もしくはCHDFの離脱が検討される．CHDFは，体外循環の血液量が少なく，持続的かつ緩徐な除水により組織から循環血液への水分移行が並行して起こる．一方，HDは，CHDFに比べて体外循環の血液量も多く，短時間で除水を行うことから，循環血液量の低下に伴う血圧低下のリスクが高いという特徴がある．

循環補助装置下の理学療法の進め方と阻害要因

以下にIABP，循環ECMO，PCPS，VAD，CHDF装着下の理学療法の進め方について述べる．

1．大動脈内バルーンパンピング装着下での理学療法の進め方

急性冠症候群に伴う心原性ショック，術後低心拍出量症候群に対してIABPを装着している場合，IABPによる心臓のポンプ機能の補助，冠血流量増大による心臓のポンプ機能の回復効果が期待されている．そのため，IABP装着中は，循環動態が安定していても，心筋酸素消費量増大に寄与するような積極的な離床準備や離床を目的とした理学療法を進める時期ではないと考える[19]．したがって，IABP装着患者に対する理学療法は，長期人工呼吸管理に伴う呼吸器合併症の発症予防や重症化予防のためのポジショニング，排痰のサポート，関節や骨格筋の機能低下予防を目的とした関節可動域練習やストレッチ，皮膚潰瘍や褥瘡予防を目的とした体位変換が中心となる（**表5**）．

一方，重症虚血性心疾患患者に対して冠動脈再建術の際に予防的にIABPを装着した場合では，IABPのアシスト比を1：4もしくは1：8と漸減しても循環動態が安定しており，安静時の狭心症症状もなければ，ベッド上での上肢ならびにカテーテル挿入脚と反対側の下肢の半介助・自動運動，低強度のレジスタンストレーニングなどの離床準備を目的とした理学療法が実施可能なこともある．

2．循環ECMO，経皮的心肺補助装置装着下での理学療法の進め方

IABPと同様に，循環ECMO，PCPS装着患者においても，積極的な離床準備もしくは離床を目的とした理学療法を実施する際には，循環ECMO，PCPSの離脱後に一定期間循環動態が安定している「安定期」に移行してから実施されるべきである（**表5**）．そのため，循環ECMO，PCPS装着中の理学療法は，長期臥床を要する長期人工呼吸管理に伴う呼吸器合併症の発症予防や重症化予防を目的とし

表5 循環補助装着下の理学療法プログラムの適応

	治療方針：循環補助離脱			治療方針：長期循環補助	
	IABP	循環 ECMO/PCPS	CHDF	循環 ECMO/PCPS	VAD
呼吸・咳嗽練習	＋	＋	＋	＋	
関節可動域練習	＋	＋	＋	＋	
体位変換	＋/－	＋/－	＋	＋	
ベッド上座位練習	＋/－*	＋/－*	＋	＋	
端座位練習	－	－	＋	＋	
立位練習	－	－	＋	＋	
移乗動作練習	－	－	＋	＋	
歩行練習	－	－	＋/－**	＋***	
自転車エルゴメータ運動			＋	＋***	

＊：脱血不良の警報や循環動態の管理目標値の範囲内
＊＊：CHDFの回路の長さが許容できる範囲内に限定
＊＊＊：脱血，送血チューブの取り扱い，循環補助装置の移動は医療技術者の監視下
IABP：大動脈内バルーンパンピング，ECMO：体外式膜型人工肺，CHDF：持続的血液濾過透析，VAD：補助人工心臓

たベッドアップや体位変換，末梢神経圧迫を回避するための四肢のポジショニング，関節や骨格筋機能を維持するためのプラスティック製のスプリント装着，排痰，皮膚潰瘍や褥瘡の予防のための頻回な体位変換となる．

循環ECMO，PCPS離脱直後は，いまだ高用量の血管作動薬を投与している状況であり，理学療法に伴う血行動態の破綻のリスクも高いことから，ベッド上での骨格筋のストレッチ，関節可動域練習，排痰，離床に向けた，他動運動もしくは自動運動が求められる．一方，循環ECMO，PCPSを離脱し，循環不全より脱却した「安定期」では，ベッド上での離床準備を目的とした理学療法に加えて，ベッドサイドでの座位，立位，移乗動作ならびに歩行練習などの積極的な離床，運動耐容能やADLの再獲得を目的とした有酸素運動，レジスタンストレーニングを行う．

3．補助人工心臓装着下での理学療法の進め方

表6にVAD装着患者に対する理学療法中に確認すべきチェックポイントを示す[18]．VAD装着患者では，血液ポンプの流量の確認に加えて，血圧，酸素飽和度，心電図変化や不整脈，自覚症状をモニタリングしながら理学療法が実施される．特に体外設置型VAD装着患者の離床開始早期では，姿勢変化の影響により静脈還流低下が生じ，VAD血液ポンプの脱血不良による血圧低下，姿勢変化に伴う自律神経障害による血圧低下，心室性不整脈に起因するポンプ流量低下により生じる血圧低下などを認めることがある．そのため，血圧のモニタリングに加えて，VAD血液ポンプの充満度のモニタリングが重要となる．

体内植込み型VAD装着患者では，体外設置型VADと異なり，血液ポンプの充満度を確認することができないため，姿勢変化に伴う脈圧消失，血圧測定困難，コントローラに表示される流量の低下，目眩感などの自覚症状のモニタリングが重要となる．

VAD装着患者において，離床を中心とした理学療法を実施する際には，体外設置型VADでは，心臓と血液ポンプ間に血液チューブ，体内植込み型VADでは，コントロールケーブルが体表に露出しているため，血液チューブやケーブルが引っ張られたり脱落し

表6　補助人工心臓（VAD）装着患者の理学療法中のチェック項目と管理目標値，理学療法中止基準（文献20）より改変引用）

チェック項目	管理目標値，理学療法中止基準
血圧	《遠心ポンプ型》平均動脈圧70〜95 mmHg維持 《拍動流ポンプ型》 運動中止基準：sBP＞200 mmHg, dBP＞115 mmHg, sBP＞20 mmHg低下もしくは安静立位時sBPより低下
酸素飽和度	運動中止基準：酸素飽和度＜85％
心電図	運動中止基準：ST上昇＞1 mm，心室性不整脈
自覚症状	Borg scale＜13/20, dyspnea scale score＜5/10 運動中止基準：起立性低血圧，運動失調，狭心症，跛行＞2/4，その他運動耐容能低下に伴う自覚症状
LVADの流量	《遠心ポンプ型》運動中止基準：流量＜4 l/min 《拍動流ポンプ型》 運動中止基準：流量＜3 l/minで自覚症状（＋）

LVAD：左補助人工心臓，sBP：収縮期血圧，dBP：拡張期血圧

たりしないように，取り扱いには十分注意を払う必要がある．

VAD装着後，早期から行う理学療法の安全性に関する報告は少ないものの，Wells[18]は，急性合併症の予防や重症化の予防を目的としたLVAD装着後早期からの理学療法介入を推奨している[19,21]．また，Wells[18]はVAD装着後患者の骨格筋力，ベッド上での起居動作の介助量，座位保持の介助量，立位保持の介助量，移乗動作の介助量，歩行の介助量や歩行速度，運動耐容能（運動強度，運動時間）に応じて，理学療法プログラムのカテゴリを「bed dependent」「chair dependent」「ambulatory」「community」の5つ分類し，それぞれの分類に応じて，①VADに関する教育，②機能練習，③高強度・少量のレジスタンストレーニング，④筋持久力トレーニング，⑤関節可動域練習，⑥有酸素運動，⑦呼吸理学療法のプログラムを調整して実施することを推奨している．VAD装着患者では，長期間の身体活動制限を伴うICU管理に加えて，集中治療を受ける前から重症心不全の疲労感などの自覚症状に伴う，低身体活動，筋肉減少症（muscle wasting disease），カヘキシア（cachexia）ならびにフレイル（frailty）を呈することも少なくない．そのため，VAD装着患者では，循環動態や合併症の管理状況に加えて，運動機能やADLレベルに応じて，運動強度，運動頻度，運動時間を微調整しながら理学療法を実施していくことが重要となる．

4．持続的血液濾過透析装着下での理学療法の進め方

IABP，循環ECMO，PCPS，もしくはVAD装着に加えて，CHDFを装着している患者では，先に述べた循環補助装着下の理学療法の進め方に準じて実施すべきである．一方，循環補助も離脱し，循環動態や合併症の管理状況を含めて全身状態が「安定期」にある患者では，人工呼吸器と同様に，CHDF装着は離床準備ならびに離床を目的とした積極的な理学療法の阻害要因とならないと考える[22,23]．Permeら[24]も，大腿静脈に血液透析のカテーテルが挿入中でも安全にベッド上での離床準備のための理学療法，臥位エルゴメータ運動，座位・立位練習や歩行練習などの離床を中心とした理学療法が，重篤な合併症を発生させることなく，実施可能であると報告している．

しかしながら，大腿静脈より透析のカテーテルを挿入してCHDFを駆動する場合，離床時に股関節屈曲に伴うカテーテルの折れ曲がりにより脱血不良を知らせる警報が発生することがある．脱血不良が頻繁に持続的に発生する場合，脱血不良に対する対策を臨床工学技士や医師と相談する必要がある．また，脱血不良の警報が頻繁に発生し，離床を中心とした理学療法が阻害される場合，大腿静脈から鎖骨下静脈へ透析のカテーテルを入れ替えて理学療法を実施することもある．

また，CHDFは他の循環補助装置と異なり，装置を伴って移動することが不可能であるため，歩行練習はCHDFの回路の長さが許容できる範囲内に限定される．そのため，当院では，CHDF装着患者の運動耐容能改善のためのレジスタンストレーニングとして，図1に示すように自転車エルゴメータを用いた運動療法を実施することがある．

循環不全に対する集中治療中の理学療法の効果判定

循環補助装着を必要とした患者の短期予後がきわめて不良ということもあり，循環補助装着下の理学療法による身体機能や機能的予後を検討した報告は非常に少ない．循環補助を離脱し，循環不全を脱して自宅退院となっても多くの場合，運動機能障害を呈し，ADLが制限されてしまうことが推測される．つまり，循環補助装着を要した循環不全患者に対する理学療法の効果判定指標は，退院後のADLレベルを予測可能な評価指標，かつ安静や身体制限を伴うICUにて測定可能な評価指標であることが該当条件と考える．

IABP，循環ECMO，PCPSでは低侵襲性に大腿動静脈からカテーテルを挿入するため，主にカテーテル挿入側の下肢関節可動域制限が生じやすく，関節可動域も重要な理学療法の効果判定指標となる．また，集中治療領域の理学療法の効果判定指標として，Medical Research Council（MRC）sum score，Barthel index，機能的自立度評価表（FIM：Functional Independence Measure）などが汎用されているが，循環補助装置を要する循環不全患者では，これらの評価指標の測定自体が困難なことが推測される[25]．一方，骨格筋力の代表値としては握力，そして超音波検査による大腿四頭筋や下腿三頭筋の筋厚などが循環不全患者においても理学療法の効果判定指標になりうる可能性がある．また最近，集中治療領域での身体機能の評価にも使用され始めている，ベッド上で基本動作の自立度の評価が可能なFunctional Status Score for ICU（FSS-ICU）なども循環補助装着下の理学療法の効果判定指標としては有用となる可能性がある．

おわりに

循環不全患者に対する早期理学療法への期待は高まっているが，特に循環補助装着下にて集中治療管理を要する循環不全患者では，原則，安静ならびに治療を優先しなければいけない病態や時期がある．循環動態や合併症の管理状況を適切に評価し，至適なタイミングで目的に応じた理学療法を実施するためには，集中治療室に従事する医師，看護師，臨床工学技士などの医療技術スタッフと連携を図りながら，それぞれの専門性を集結し，チームとして早期理学療法に取り組むことが重要と考える．また今後は，これら循環補助装着下での集中治療管理を要する患者に対する早期理学療法の安全性や機能的予後，生命予後などへの影響についてエビデンスを構築していく必要があると考える．

> **Conclusion**
>
> 　循環補助装着下にて，ICU 管理を要する循環不全患者の早期理学療法の目的は，安静や身体活動制限を伴う長期の ICU 管理による合併症予防および自宅退院後の ADL の再獲得に向けた離床準備ならびに離床となる．また，循環補助装着下の理学療法は，循環動態の評価に加えて，長期の ICU 管理ならびに循環補助装着に伴う合併症の管理状況に応じて実施することが必要である．一方で，循環補助装着下の早期理学療法の実施・中止基準や安全性に関する検討や効果に関する検討などは皆無であるのが現状であり，医師，看護師，臨床工学技士などと連携しながら，それぞれの専門性を集結して，チームとして対応していくことが重要となる．

文　献

1) Adler J, et al：Early mobilization in the intensive care unit：a systematic review. *Cardiopulm Phys Ther J* **23**：5-13, 2012
2) Schweickert WD, et al：Early physical and occupational therapy in mechanically ventilated, critically ill patients：a randomised controlled trial. *Lancet* **373**：1874-1882, 2009
3) Perme CS, et al：Early mobilization of LVAD recipients who require prolonged mechanical ventilation. *Tex Heart Inst J* **33**：130-133, 2006
4) Senduran M, et al：Physical therapy in the intensive care unit in a patient with biventricular assist device. *Cardiopulm Phys Ther J* **22**：31-34, 2011
5) Ferrando AA, et al：Prolonged bed rest decreases skeletal muscle and whole body protein synthesis. *Am J Physiol* **270**：E627-633, 1996
6) Fan E：Critical illness neuromyopathy and the role of physical therapy and rehabilitation in critically ill patients. *Respir Care* **57**：933-944, 2012
7) Vasilevskis EE, et al：Reducing iatrogenic risks：ICU-acquired delirium and weakness--crossing the quality chasm. *Chest* **138**：1224-1233, 2010
8) Vincent JL, et al：Circulatory Shock. *N Engl J Med* **369**：1726-1734, 2013
9) Thiagarajan RR, et al：Physical therapy and rehabilitation issues for patients supported with extracoporeal membrane oxygenation. *J Pediar Rehabil Med* **5**：47-52, 2012
10) Lim N, et al：Do all nonsurvivors of cardiogenic shock die with a low cardiac index? *Chest* **124**：1885-1891, 2003
11) Werdan K, et al：Mechanical circulatory support in cardiogenic shock. *Eur Heart J* **35**：156-167, 2014
12) Marshall JC, et al：Multiple organ dysfunction score：a reliable descriptor of a complex clinical outcome. *Crit Care Med* **23**：1638-1652, 1995
13) Vincent JL, et al：The SOFA (Sepsis-related Organ Failure Assessment) score to describe organ dysfunction/failure. On behalf of the Working Group on Sepsis-Related Problems of the European Society of Intensive Care Medicine. *Intensive Care Med* **22**：707-710, 1996
14) Knaus WA, et al：APACHE Ⅱ：a severity of disease classification system. *Crit Care Med* **13**：818-829, 1985
15) Dyub AM, et al：Preoperative intra-aortic balloon pump in patients undergoing coronary bypass surgery：a systematic review and meta-analysis. *J Card Surg* **23**：79-86, 2008
16) Oshima K, et al：Factors for weaning from a percutaneous cardiopulmonary support system (PCPS) in patients with severe cardiac failure：a comparative study in weaned and nonweaned patients. *Int Heart J* **47**：575-584, 2006
17) Conrad SA, et al：The ELSO Registry. Van Meurs K, et al（eds）：ECMO：Extracorporeal Cardiopulmonary Support in Critical Care 3rd ed. Extracorporeal Life Support Organization, Ann Arbor, 2005, pp173-186
18) Wells CL：Physical therapist management of patients with ventricular assist devices：key considerations for the acute care physical therapist. *Phys Ther* **93**：266-278, 2013
19) Macauley K：Physical therapy management of two patients with stage d heart failure in the cardiac medical intensive care unit. *Cardiopulm Phys Ther J* **23**：37-45, 2012
20) Alsara O, et al：Is exercise training safe and beneficial in patients receiving left ventricular assist device therapy? *J Cardiopulm Rehabil Prev* **34**：233-240, 2014
21) Scheiderer R, et al：Exercise guidelines for inpatients following ventricular assist device placement：a systematic review of the literature. *Cardiopulm Phys Ther J* **24**：35-42, 2013

22) Damluji A, et al : Safety and feasibility of femoral catheters during physical rehabilitation in the intensive care unit. *J Crit Care* **28** : 535. e9-15, 2013
23) Wang YT, et al : Early mobilization on continuous renal replacement therapy is safe and may improve filter life. *Crit Care* **18** : R161, 2014
24) Perme C, et al : Safty and efficacy of mobility interventions in patients with femoral catheters in the ICU : a prospective observational study. *Cardiopulm Phys Ther J* **24** : 12-17, 2013
25) Tipping CJ, et al : A systematic review of measurements of physical function in critically ill adults. *Crit Care Resusc* **14** : 302-311, 2012

8 重症感染症の合併

堀部達也[*1]

> **Key Questions**
> 1. 重症感染症における理学療法の介入目的と目標は何か
> 2. 理学療法実施上の問題点や制限因子は何か
> 3. 具体的な進め方，効果判定や安全管理はどのように行うか

重症感染症における理学療法の介入目的と目標

近年，重症感染症（敗血症など）を罹患し，ICUに入室する多くの患者の生存率は向上している．それらの患者は，ICU入室中，人工呼吸器や各種生命維持装置を使用し，鎮静や筋弛緩薬により不動や無動状態を余儀なくされることがある．そして，安静臥床による合併症は，全身の組織・器官に影響を及ぼすこととが知られている．

さらに，ステロイドの使用，血糖コントロールの不良，炎症などにより蛋白質合成の減少と蛋白質分解の増加ならびに筋原線維壊死が起こり，7日以内に15％にまで達する急速な筋の損失を招くといわれている[1,2]（図1）．

これらの病態や生理学的変化は，多くの場合筋力低下と相まって身体機能障害に関連した，健康関連QOL（HR-QOL：Health Related Quality of Life）の低下[4~7]につながる．

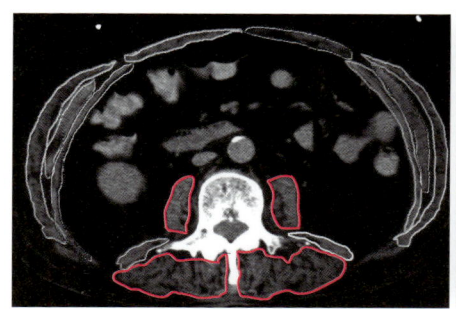

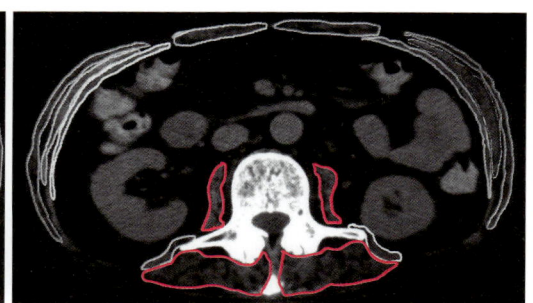

a．入院前　　　　　　　b．入院2カ月後
図1　重症感染症における筋萎縮
第3腰椎レベルでの腸腰筋，腰方形筋，脊柱起立筋，腹筋群

[*1] Tatsuya Horibe／東京女子医科大学リハビリテーション部

表1 ICUAW の診断基準（文献13)より改変引用）

	ICUAW 診断基準※
1	重症病態の発症後に全身の筋力低下が進展
2	筋力低下はびまん性（近位筋/遠位筋の両者），対称性，弛緩性，通常，脳神経支配筋は侵されない
3	24時間以上あけて2回行った MRC（Medical Research Council）score の合計が48点未満，または検査可能な筋の平均 MRC score が4点未満.
4	人工呼吸器に依存している.
5	背景にある重症疾患と関連しない筋力低下の原因が除外されている.

※1と2と5は必須で3と4はどちらかがあれば ICUAW

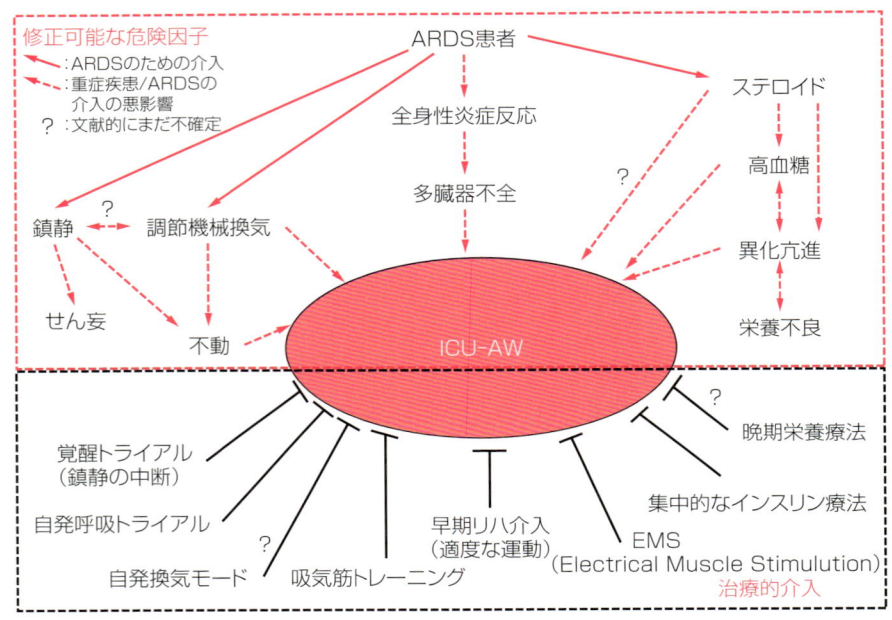

図2 人工呼吸器管理の急性呼吸促迫症候群（ARDS）患者の筋萎縮と ICU 獲得性筋力低下（ICUAW）の修正可能な危険因子（上）と治療的可能性のある介入（文献14)より引用）

　これらは一般的に ICU 獲得性筋力低下（ICUAW：ICU-Acquired Weakness，**表1**）として知られ，人工呼吸器離脱困難，ICU 滞在の長期化，そして死亡率の増加に関係している[7〜12]．この現象は数週間で改善する患者もいると報告されているが[11]，ICU を退室した患者のうち40〜65%もの患者群に運動耐容能の低下〔6分間歩行距離（6MWD：6-Minutes Walk Distance）など〕が存在する[4,10]．敗血症と多臓器不全は ICUAW の危険因子（**図2**）であり，また ICUAW そのものも多臓器不全の一つといえる[14]．

　人工呼吸器の使用は，正常な生理的環境である胸腔内が陰圧状態から陽圧環境にさらされること，重症感染症に伴う血漿浸透圧の低下がもたらす浮腫，不動・無動などにより，さらなる肺胞虚脱，酸素化の悪化を助長させる．ICU で人工呼吸器管理をされた患者に起こるせん妄は，そのものが単独で入院日数，人工呼吸日数のみならず死亡率を上げる予測因子とされており，また早期のリハビリテーションはせん妄の発生を減少させるとされて

いる[15,16]．重症感染症に伴う急性呼吸促迫症候群（ARDS：Acute Respiratory Distress Syndrome）の死因は呼吸障害ではなく多臓器不全であり，それらの患者では早期のリハビリテーション介入により人工呼吸期間，ICU滞在日数，入院期間を短縮できる．早期の徹底したリハビリテーション介入は，ICUAWの進展を予防・軽減できる治療的可能性のある介入で，脳・運動器を含めた多臓器不全の悪化を予防することで死亡率の改善に寄与できるものと考えられる．

重症感染症の合併に対する理学療法介入は，治療過程における不動や無動による関節可動域（ROM：Range of Motion）障害，全身性の筋力低下，それらによる身体運動機能障害，HR-QOLの低下，呼吸機能障害の悪化，せん妄の発生に対し可能なかぎり早期にリハビリテーション介入を行うことにより，それらの予防と改善を行うことが目的となる．

理学療法実施上の問題点や制限因子

はじめに重症感染症を合併する患者は治療，その他による免疫能が低下していることも多く，リハビリテーションを行ううえで水平感染の予防・制御が最も重要になる．手洗いなどの標準予防策（スタンダードプリコーション）は当然のこと，聴診器などの医療機器も個人所有のものを使い回しするなどは慎むべきである．ときに，理学療法士が患者のベッドに上がり，ベッド上からの立位介助などを行っていることがあるが，理学療法士の衣服は不潔であることを考慮すると感染源となりうる行為であるため慎むべきである．

次に，重症感染症による高度侵襲時は，神経・内分泌系，代謝系など全身的な反応・変化が起こる．一般的な外科的手術による侵襲時に比べ内因性エネルギー代謝は高度となり，侵襲のない状態に比べると40％以上亢進する．肝臓・筋に蓄積されているグリコーゲンは限られており，不足するエネルギーは骨格筋の分解により補填されるため，過剰な負荷は筋喪失のリスクを伴う．

早期のリハビリテーションを行ううえで重要なことは，栄養管理の状況を評価するとともに血糖値や異化亢進の状況を考慮したうえで，離床を行うことである．

具体的な進め方と効果判定・安全管理

重症感染症を合併しICUに入室した患者の状態は，図3に示す超急性期，急性期，回復期に分けられる．それらの各時期においてリハビリテーション介入のターゲットや方法について提案する．

1．呼吸管理

1）超急性期

呼吸管理（respiratory care）において，超急性期には重篤な低酸素血症，循環動態不安定で，体内の酸素需給のバランスが崩れ，組織の低酸素にて複数の臓器に障害が出現する可能性があり，肺においては肺実質と縦隔内臓器や腹腔内臓器による肺への圧迫，分泌物の貯留や低活動による各種無気肺（表2）の発生が予想される．それらの予防のため，可能なかぎり積極的な予防的体位管理による体位理学療法を実施する．

腹臥位（prone position）は，肺保護換気が行われており，人工呼吸器による陽圧換気だけでは改善しないsevere（重症）ARDS（表3）[17]に分類されるような場合に適応となる．しかし，ARDSは，拡張肺胞と虚脱肺胞の混在する不均一な肺胞病変が特徴であるため，不完全なprone positionでは人工呼吸の圧を均一に与えることはできない．完全なprone posi-

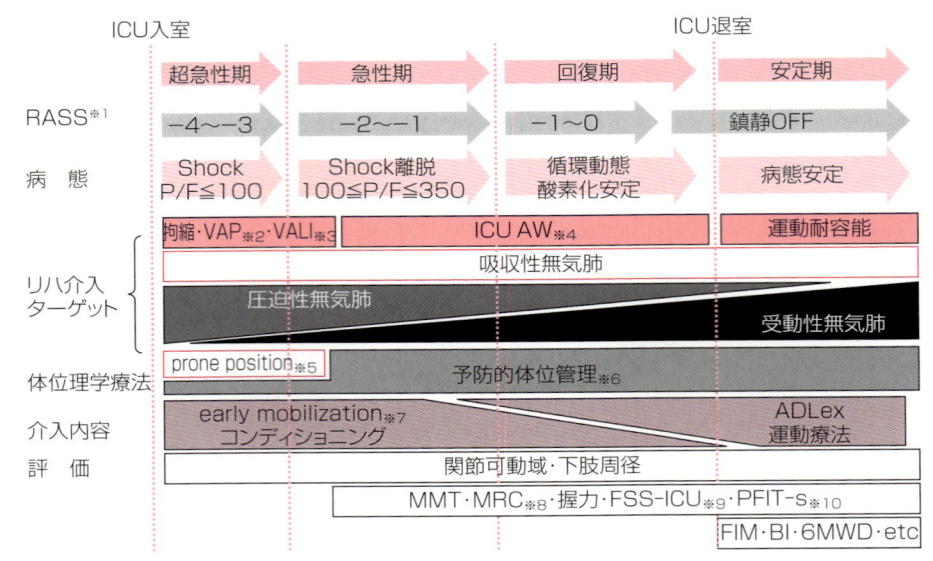

図3 ICU入室後の各時期による理学療法の介入とその進め方

[※1] RASS：Richmond Agitation Sedation Scale，[※2] VAP：人工呼吸器関連肺炎，[※3] VALI：人工呼吸器関連肺障害，[※4] ICUAW：ICU獲得性筋力低下，[※5] prone position：腹臥位療法，[※6] 予防的体位管理：左右60°以上の側臥位と45°以上のベッド頭部挙上，[※7] early mobilization：早期からのpassive, active-assistive ROM訓練を含み，機器を使用した筋力訓練や離床・歩行訓練など，[※8] MRC score：Medical Research Council sum score，[※9] FSS-ICU：Functional Status Score for ICU，[※10] PFIT-s：Physical Function Intensive Care Tset

表2 無気肺

種類	原因
圧迫性無気肺 （compressive atelectasis）	胸腹水による腔内の膨満，腹腔内臓器，胸腔内臓器などが圧迫することにより起こる
吸収性無気肺 （resorption atelectasis）	分泌物などの気道内異物が気道・気管支を閉塞させ，その先の末梢肺胞内の空気が吸収されることにより起こる
受動性無気肺 （passive atelectasis）	筋力低下や疼痛などに伴い，換気が低下することにより起こる
瘢痕性無気肺 （cicatrization atelectasis）	炎症に伴う肺の線維化により起こる
粘着性無気肺 （adhesive atelectasis）	肺サーファクタントの減少により起こる

表3 ARDSベルリン定義（文献17）より引用）
Berlin Definition of Acute Respiratory Distress Syndrome

タイミング	既知の臨床的侵襲もしくは呼吸器症状の新規の出現または悪化から1週間以内		
胸部画像	両側肺浸潤影：胸水，無気肺，結節などで説明がつかないもの		
臓器浮腫	心不全や過剰な輸液で説明がつかないもの 静水圧性の肺水腫を除外するための客観的な評価（エコーなど）		
酸素化	軽度	中等度	重度
	PaO_2/FiO_2：201〜300 mmHg with PEEP/CPAP≧5 cmH$_2$O	PaO_2/FiO_2：101〜200 mmHg with PEEP≧5 cmH$_2$O	PaO_2/FiO_2：≦100 mmHg with PEEP≧10 cmH$_2$O

PaO_2：動脈血酸素分圧，FiO_2：吸入酸素濃度，PEEP：呼気終末陽圧，CPAP：持続的陽圧呼吸

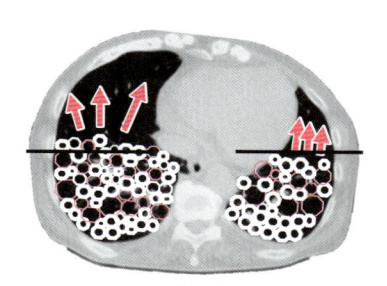

背臥位
(SP：Supine Position)

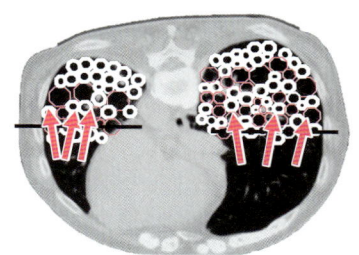

完全腹臥位
(CPP：Complete Prone Position)

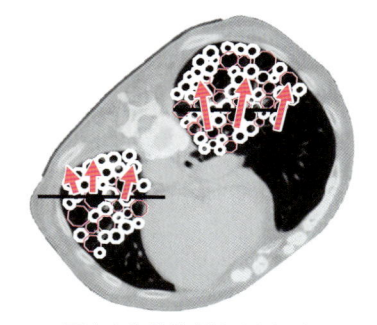

不完全腹臥位（前傾側臥位）
(UPP：Uncomplete Prone Position)

⬡ 開存肺胞　◎ 虚脱肺胞　⬆ 陽圧

図4　急性呼吸促迫症候群（ARDS）肺と陽圧換気の関係

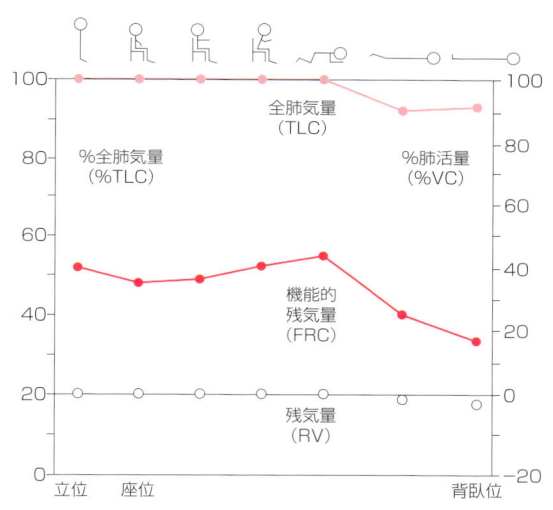

図5　姿勢変化と肺機能分画（文献19)より改変引用）

tionにすることにより，人工呼吸による圧を均一にいきわたらせることができる（**図4**）．不均一な換気とならないように注意して，人工呼吸器関連肺障害（VALI：Ventilator Associated Lung Injury）を予防し，多臓器不全への進行を回避するとともに死亡率を減少させることが主たる目的となる．Prone positionのその他の目的として，分泌物排出による酸素化の改善があげられる．

Prone positionの維持時間や継続期間については，まだ規定されたものはないが，現在はARDS確定後，可及的早期に施行し継続時間は10時間以上，終了の時期はX線などの画像診断やP/F比（PaO_2/FiO_2）と全身状態を鑑み，肺胞拡張安定性（prone position後P/F比が最低150以上維持できている）が得られていることが目安である．Prone positionはカニューレ，チューブ類の位置異常や褥瘡などの合併症の発生が多いが，安全管理の側面から予防処置の十分な準備を行い，手順・方法を多職種間で共有することで大幅に軽減できる[18]．

2）急性期から回復期

ショックから離脱し循環動態・酸素化が比較的安定してくる時期であり，予防的体位管理に加え，機能的残気量などの肺機能分画は臥床に比べて立位や座位姿勢で向上することが知られていることから，可能なかぎり端座位保持や立位など抗重力位をとることで換気を高めることが重要である（**図5**）．米国呼吸療法学会の『気道クリアランスガイドライン』[20]でも体位ドレナージ，徒手的な呼吸理学療法，排痰機器のルーチン使用の推奨度は低く，歩行や離床による換気効率の向上と咳嗽能力（呼気筋力など）を維持し気道クリアランスを維持することが推奨されている．

2. 身体機能

1）早期運動療法（early mobilization）

早期運動療法とは，離床や歩行訓練のみを示すものではなく他動的な ROM 練習からベッド上基本動作訓練を含む身体可動戦略として考えられている．一般的な内容としては，他動，自動，自動介助 ROM 練習，EMS（Electrical Muscle Stimulation），サイクルエルゴメータ，tilt table を用いた基本動作・日常生活動作（ADL：Activities of Daily Living）訓練などがあげられる．早期運動療法は日々刻々と変化する病態を捉えながら多職種で連携しなければ行えるものではない（**図6**）．

2）超急性期

この時期は深い鎮静や筋弛緩薬が用いられることもあり，RASS（Richmond Agitation Sedation Scale）−4〜−3 で経過する．この時期に行う身体機能評価は ROM・下肢周径のほか，筋萎縮の状態把握のための多角的な評価（CT による抗重力筋の断面積など）を行う．2週間以上 ICU 管理された患者では，退室後数年間，不可逆的な関節拘縮が残存し機能障害や生活の質（QOL：Quality of Life）の低下の原因になる[22]．神経疾患のある患者に対しての他動的 ROM 運動は換気を向上させる[23]ことや，不動状態の重症患者に持続的他動運動（CPM：Continuous Passive Motion）を3時間/日行った群と他動的ストレッチを5分×2回/日行った群を比較したところ，CPM 群で筋線維の萎縮と蛋白喪失を減少させる[24]ことが報告されており，四肢の各関節の他動的 ROM 練習を早期に開始・継続することが重要となる．さらに，EMS による下肢筋力維持訓練は MRC（Medical Research Council）sum score を優位に向上させ[25,26]，人工呼吸期間を短縮させることが報告されている．この時期に循環動態の安定が得られていれば，高機能ベッド（椅子座位や立位が行える特別なベッド，**図7**）などを利用し受動的な抗重力刺激を与えることも考慮すべきである．

3）急性期から回復期

この時期は RASS −1〜0 で管理されることが多く，せん妄がみられず口頭指示による動作が可能であれば（口頭指示の例），自動，自動介助筋力，ROM 訓練を開始する．可及的早期に，能動的な寝返り動作や起き上がり動作などの基本動作訓練や端座位や立ち上がり動作などの抗重力位での訓練を追加していく必要がある（**図8**）．なんらかの理由（脊椎不安定など）により座位，立位などの動作ができない場合はサイクルエルゴメータなどを使用することもある．

ベッド上で寝たまま行えるサイクルエルゴメータを使用した群とコントロール群で 6MWD，大腿四頭筋の等尺性筋力や SF-36（MOS 36-Item Short-Form Health Survey）は ICU 退室時に有意な差はないものの，退院時において有意な差を示したとの報告もある[27]．

効果判定

ICU 入室後は，ICU 退室時・病院退院時の ADL 能力を見据えた評価が重要となる．**図3** に示したように意識・鎮静・せん妄の状態により行える評価項目を選択する．

1. 超急性期

この時期は，ICU 退室から病院退院までを見据えて，ICU 入室前（ICU 入室の契機となった疾患罹患前）の活動度や運動機能などを家族などに確認し評価することが重要となる．鎮静の状況に応じて ROM，大腿周径，下腿周径を評価する．

2. 急性期以降

この時期以降は，鎮静薬使用中の RASS −

8 重症感染症の合併　285

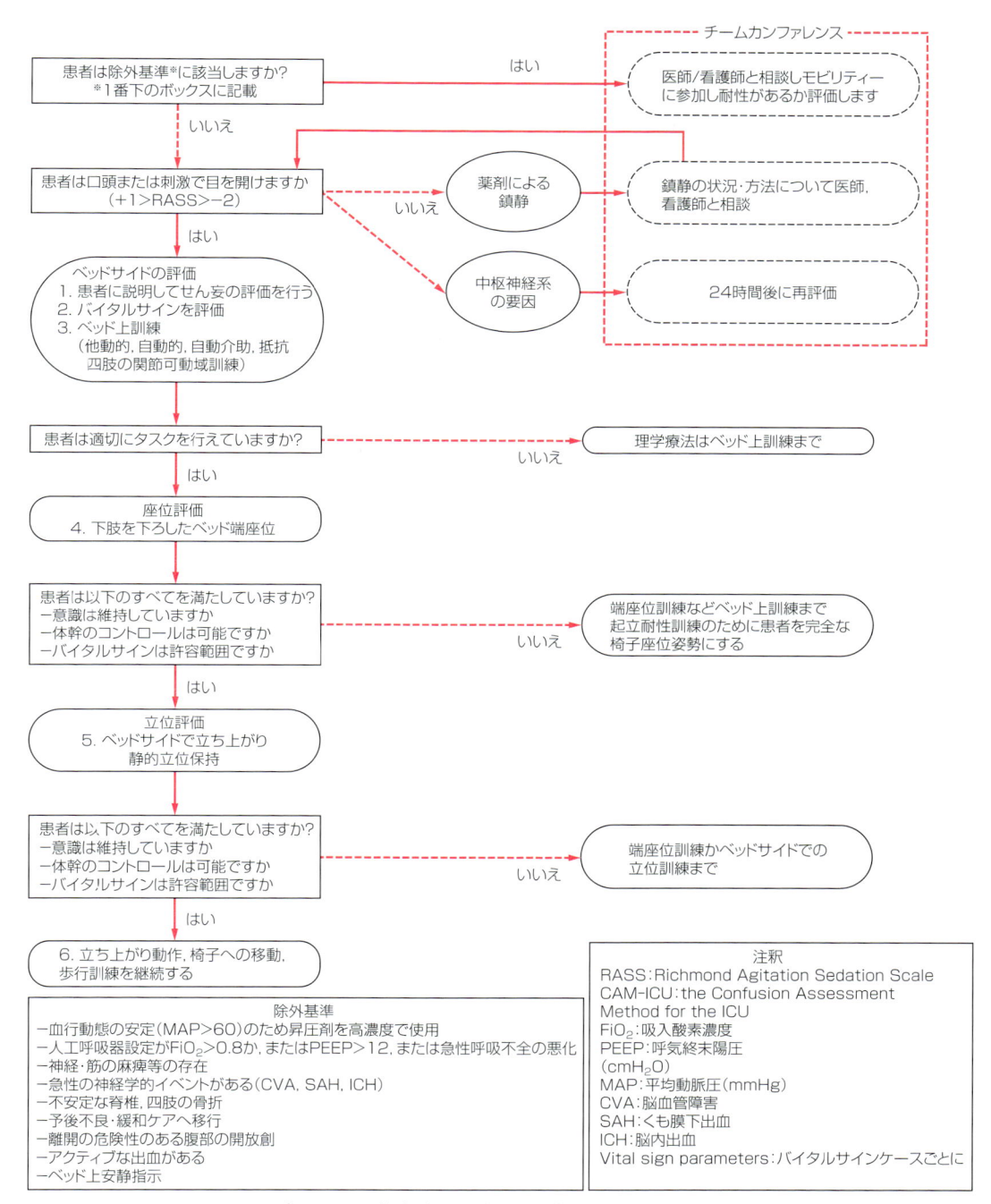

図6　毎日の理学療法の評価と治療（文献21）より改変引用）

```
[フローチャート]

患者は除外基準*に該当しますか？ ──はい──→ チームカンファレンス
*1番下のボックスに記載                      医師/看護師と相談しモビリティー
      │                                      に参加し耐性があるか評価します
     いいえ
      ↓
患者は口頭または刺激で目を開けますか ──いいえ──→ 薬剤による鎮静 → 鎮静の状況・方法について医師,
（+1＞RASS＞-2）                                                    看護師と相談
      │                          └────────→ 中枢神経系 → 24時間後に再評価
     はい                                     の要因
      ↓
ベッドサイドの評価
1. 患者に説明してせん妄の評価を行う
2. バイタルサインを評価
3. ベッド上訓練
   （他動的,自動的,自動介助,抵抗
   四肢の関節可動域訓練）
      ↓
患者は適切にタスクを行えていますか？ ──いいえ──→ 理学療法はベッド上訓練まで
      │
     はい
      ↓
座位評価
4. 下肢を下ろしたベッド端座位
      ↓
患者は以下のすべてを満たしていますか？ ──いいえ──→ 端座位訓練などベッド上訓練まで
-意識は維持していますか                            起立耐性訓練のために患者を完全な
-体幹のコントロールは可能ですか                    椅子座位姿勢にする
-バイタルサインは許容範囲ですか
      │
     はい
      ↓
立位評価
5. ベッドサイドで立ち上がり
   静的立位保持
      ↓
患者は以下のすべてを満たしていますか？ ──いいえ──→ 端座位訓練かベッドサイドでの
-意識は維持していますか                            立位訓練まで
-体幹のコントロールは可能ですか
-バイタルサインは許容範囲ですか
      │
     はい
      ↓
6. 立ち上がり動作,椅子への移動,
   歩行訓練を継続する
```

除外基準
- 血行動態の安定（MAP＞60）のため昇圧剤を高濃度で使用
- 人工呼吸器設定がFiO₂＞0.8か,またはPEEP＞12,または急性呼吸不全の悪化
- 神経・筋の麻痺等の存在
- 急性の神経学的イベントがある（CVA, SAH, ICH）
- 不安定な脊椎,四肢の骨折
- 予後不良・緩和ケアへ移行
- 離開の危険性のある腹部の開放創
- アクティブな出血がある
- ベッド上安静指示

注釈
RASS：Richmond Agitation Sedation Scale
CAM-ICU：the Confusion Assessment Method for the ICU
FiO₂：吸入酸素濃度
PEEP：呼気終末陽圧（cmH₂O）
MAP：平均動脈圧（mmHg）
CVA：脳血管障害
SAH：くも膜下出血
ICH：脳内出血
Vital sign parameters：バイタルサインケースごとに

1〜0や鎮静薬の終了に応じ,随意的な筋収縮を必要とする評価が可能になるため,意識レベルの評価〔MRC sum score, 握力, ハンドヘルドダイナモメータ（HHD：Hand Held Dynamometer）など〕とともに,身体運動機能評価としてIMS（ICU Mobility Scale），FSS-ICU（Functional Status Score for ICU），PFIT-s（Physical Function Intensive Care Test）などが簡便に評価できる.

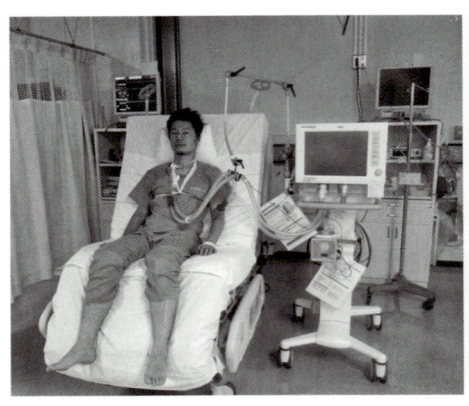

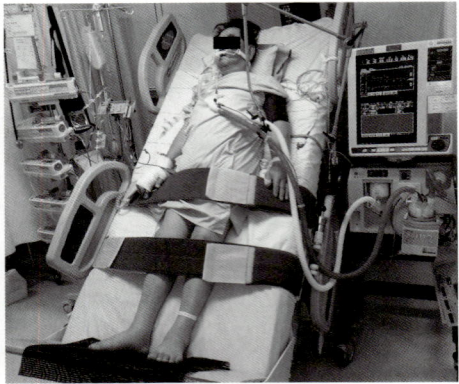

a．椅子座位姿勢にできるベッド　　　　b．立位姿勢にできるベッド

図7　高機能ベッド

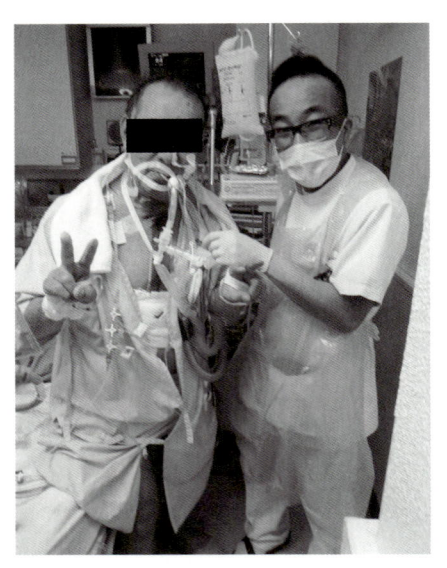

図8　立位換気

1）MRC sum score，握力，ハンドヘルドダイナモメータ

もともとギラン・バレー症候群の重症度評価として用いられたMRC sum scoreは，左右の肩関節外転，肘関節屈曲，手関節背屈，股関節屈曲，膝関節伸展，足関節背屈の12の筋群の筋力を0〜5点の徒手筋力テスト（MMT：Manual Muscle Testing）で評価するものである．合計60点で48点以下からICUAWを疑い，さらなる筋電図・神経伝導速度検査などを行い診断されるものとする[28,29]．なお，ICUAWにおいては，MRC sum scoreに左右差はほぼみられない．握力については男性11 kg，女性7 kg以下をICUAWのカットオフ値とする[30,31]．

2）身体運動機能評価（Functional Assessment Scale）

a．ICU mobility scale

患者の最大運動機能ではなく，その日の最高活動度を表すものとして，看護師・理学療法士間で共通して評価ができることを目的として開発された（**表4**）[32]．

b．Functional Status Score for ICU

FSS-ICUは，ICU入室中の患者のリハビリテーションに使用されるために作成されたもので，寝返り動作，起き上がり動作，端座位保持動作の3つの歩行前カテゴリーと，立ち上がり動作，歩行能力の2つの歩行カテゴリーで構成され，機能的自立度評価表（FIM：Functional Independence Meusure）に似た採点方式でそれぞれ1点（全介助）〜7点（完全自立）に加え，身体活動制限や医学的状態により評価が不可能なときは0点をつける．合計は35点となる[33,34]（**表5，6**）．

c．Physical Function Intensive Care Test

PFIT-sは，もともと人工呼吸器を装着し，

表4 ICU mobility scale (文献32)より引用)

0	何もしない（ベッド上臥床のまま）	スタッフによる他動的な寝返りや訓練をし，自動的には動かない
1	ベッド上座位，ベッド上訓練	寝返り，ブリッジ，自動的訓練，サイクルエルゴメータ，自動介助訓練などすべての活動はベッド内で離床や端座位は行わない
2	全介助で椅子に移乗（立位はとらない）	立位や端座位は行わずにホイスト，全介助やスライドにて車いすへの移乗をしている
3	端座位	スタッフの介助があってもよいが，自動的な何かしらの体幹コントロールでベッドの端に座っていることを含む
4	立位	介助なしで立位姿勢で下肢に体重をかけている 立位保持器具（スタンディングリフター）やtilt tableを使用してよい
5	ベッドから椅子への移乗	椅子へ立って歩いて移乗する，もしくは足を引きずりながら何とか移乗することができる この動作には，椅子へ移乗するのに体重を片方の足から他方の足へ移す動作を含む もし医療器具の補助下で立った場合は，患者は歩いて椅子に移乗できなければならない（もし患者が車輪つき起立補助具を使用している場合，この項目は含まない）
6	足踏み（ベッドサイドにて）	介助なしで両足を持ち上げてその場で歩行（4歩，片足2歩できなければならない）
7	二人以上の人員で介助歩行	二人以上の介助でベッドや車いすから離れて少なくとも5m歩く
8	一人介助での歩行	一人の介助でベッドや車いすから離れて少なくとも5m歩く
9	歩行補助具を利用して歩行自立	ほかの人の手は借りず，歩行補助具を使って，ベッド・椅子から最低5m歩くことができる 車いす使用者に関しては，車いすをベッド・椅子から最低5m自操することができる
10	歩行補助具を利用せずに歩行自立	ベッド・椅子から他人の介助や歩行補助具を使用せずに少なくとも5m歩行する

表5 FSS-ICU（Functional Status Score for ICU）採点方法

7点	完全自立	自立して行える
6点	修正自立	時間がかかる，装具や自助具が必要，安全性の配慮が必要
5点	見守りまたは準備	監視，準備，指示，促しが必要
4点	最小介助	75%以上自分で行う
3点	中等度介助	50%以上，75%未満を自分で行う
2点	最大介助	25%以上50%未満を自分で行う
1点	全介助	25%未満しか自分で行わない，全介助
0点		身体活動制限や医学的に不可能

表6 FSS-ICUの項目

寝返り	起き上がり	端座位	立ち上がり	歩行	計
					/35

ベッド周囲から動けない患者の身体運動機能評価として開発された，立ち上がり動作介助の必要人員（assist），足踏みの歩数（cadence），肩関節屈曲と膝関節伸展の筋力を測定する．

ADL能力，筋力（MMT）と運動耐容能（6MWD）を総合的に簡便に評価できる．意

識レベルの評価として覚醒の基準（表7）を満たした患者に施行する．順序尺度の点数（0～12点）づけを合計し，間隔尺度の点数（0～10点）に変換する[35,36]（表7～9）．

安全管理

重症感染症を合併した多くの患者は，体外式膜型人工肺（ECMO：Extracorporeal Membrane Oxygenation），人工呼吸器，大動脈内バルーンパンピング法（IABP：Intra Aortic Balloon Pumping），経皮的人工心肺補助装置（PCPS：Percutaneous Cardiopulmonary Support），持続的腎代替療法（CRRT：Continuous Renal Replacement Therapy）など，生命維持のための機器を使用していることが考えられる．それらのデバイス，回路関連の考えうる有害なアクシデント，イベントとして生命維持機器関連では回路，各種カテーテルの逸脱・位置異常などによる出血，屈曲による流量異常などの発生があげられる．また，治療および身体反応関連では転倒，転落，せん妄，呼吸促迫，低酸素，循環動態不安定などの発生があげられる．

ICUにおける早期運動療法（離床を含む）では上記の有害なイベントやアクシデントの発生率は非常に低く，早期運動療法中の合併症で多いものは低酸素血症だが，継続時間は3分以内のものが多かった[15,16,27,33,37～42]．これらの回路関連の生命危機に直結する合併症は1%以下と報告されている．

離床動作などを行う場合，ライン，カテーテル類の十分な長さがない，整理されていないなどの問題が発生原因となり，離床の制限因子となりうる．先行研究などで示されるデータに有害な合併症やアクシデントが少ない理由は，綿密に計画され知識が共有されたチームプレイで行われているためである．

例えば，人工呼吸器装着中の歩行訓練では

表7　PFIT-s 覚醒度評価（文献36）より引用）

患者は指示に従えますか？
・開眼/閉眼ができますか
・私をみてください
・口を開けて舌を出してください
・うなずいてください
・5秒数えたら眉毛を上げてください

PFIT-s：Physical Function Intensive Care Test

表8　PFIT-s score（文献36）より引用）

PFIT-s	立ち上がり介助量	cadence[*1]	肩関節屈曲筋力[*2]	膝関節伸展筋力[*3]
0	不可能	不可能	0, 1, 2	0, 1, 2
1	介助2人	>0～49	3	3
2	介助1人	50～<80	4	4
3	介助なし	80+	5	5

*1：歩数/分　*2, 3：左右どちらかの最大筋力（Oxford grading system）
PFIT-s：Physical Function Intensive Care Test

表9　変換集（文献36）より改変引用）

Scale	PFIT-s score												
順序尺度	0	1	2	3	4	5	6	7	8	9	10	11	12
間隔尺度	0	2	3.2	3.9	4.4	4.9	5.4	5.9	6.4	7.1	7.9	8.8	10

PFIT-s：Physical Function Intensive Care Test

移動用人工呼吸器の準備，歩行中の回路の管理は臨床工学技士，歩行前・中・後のバイタルサインの確認，ライン，カテーテル類の管理は看護師，歩行中の転倒・転落の予防・介助は理学療法士，それらの総合的な監視を医師が行うことが必要である．

患者とすべての職種が相互に理解をしたうえで，安全なリハビリテーションを提供できるよう，患者の全体像および24時間以内の状態変化などについて毎日カンファレンスを行い多職種で情報を共有し，綿密な治療戦略を立てることが一番の安全管理となる（図9）．最後に，理学療法士は患者と医療チームにとって一番良いタイミングを逃さないため，一日中ICUにいるべきである．

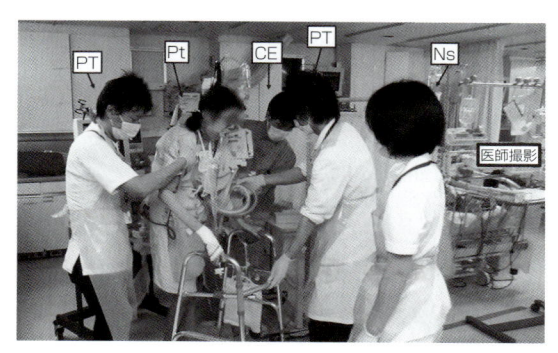

図9 チーム医療と安全管理
医師による撮影．PT：理学療法士，Pt：患者，CE：臨床工学技士，Ns：看護師

Conclusion

ICU入室・人工呼吸管理による全身の筋萎縮・筋力低下などのICUAWは，重症感染症によりさらに加速することが知られている．それらの患者の身体機能や健康関連QOL（HR-QOL）の低下を予防し維持するためには，ICU入室から1日でも早く介入することが重要である[43]．

ICUにおけるリハビリテーションは患者を中心とした多職種連携で行うチームプレイであり，早期のリハビリテーションを開始できる体制を整え，それを早期運動療法文化につなげていくことが大切である．

身体機能障害は「治療よりも予防が大切」なことは言をまたない．「起こさなかったのか？ 起こせなかったのか？」を考え適切なタイミングを逃さず，日々の研鑽を忘れないこと．

文献

1) Dincer HE : How should we deal with muscle weakness in critically ill patients? *Crit Care Med* 37 : 2648-2649, 2009
2) Winkelman C : Bed rest in health and critical illness. *AACN Adv Crit Care* 20 : 254-266, 2009
3) Griffiths RD, et al : Intensive care unit-acquired weaknesses. *Crit Care Med* 38 : 779-787, 2010
4) Herridge MS, et al : Functional disability 5 years after acute respiratory distress syndrome. *N Engl J Med* 364 : 1293-304, 2011
5) Herridge MS, et al : Oneyear outcomes in survivors of the acute respiratory distress syndrome. *N Engl J Med* 348 : 683-693, 2003
6) Bercker S, et al : Critical illness polyneuropathy and myopathy in patients with acute respiratory distress syndrome. *Crit Care Med* 33 : 711-715, 2005
7) Fletcher SN, et al : Persistent neuromuscular and neurophysiologic abnormalities in long-term survivors of prolonged critical illness. *Crit Care Med* 31 : 1012-1016, 2003
8) Levine S, et al : Rapid disuse atrophy of diaphragm fibers in mechanically ventilated humans. *N Engl J Med* 358 : 1327-1335, 2008
9) Garnacho-Montero J, et al : Effect of critical illness polyneuropathy on the withdrawal from mechanical

ventilation and the length of stay in septic patients. *Crit Care Med* **33**：349-354, 2005
10) De Jonghe B et al：Respiratory weakness is associated with limb weakness and delayed weaning in critical illness. *Crit Care Med* **35**：2007-2015, 2007
11) Schefold JC, et al：Intensive care unit-acquired weakness（ICUAW）and muscle wasting in critically ill patients with severe sepsis and septic shock. *J Cachexia Sarcopenia Muscle* **1**：147-157, 2010
12) De Jonghe B, et al：Paresis acquired in the intensive care unit：a prospective multicenter study. *JAMA* **288**：2859-2867, 2002
13) Stevens RD, et al：A framework for diagnosing and classifying intensive care unit-acquired weakness. *Crit Care Med* **37**：S299-308, 2009
14) Walsh CJ, et al：Muscle Wasting and Early Mobilization in Acute Respiratory Distress Syndrome. *Clin Chest Med* **35**：811-826, 2014
15) Schweickert WD, et al：Early physical and occupational therapy in mechanically ventilated, critically ill patients：a randomised controlled trial. *Lancet* **373**：1874-1882, 2009
16) Needham DM, et al：Early physical medicine and rehabilitation for patients with acute respiratory failure：a quality improvement project. *Arch Phys Med Rehabil* **91**：536-542, 2010
17) ARDS Definition Task Force, et al：Acute respiratory distress syndrome：the Berlin Definition. *JAMA* **307**：2526-2533, 2012
18) Vollman KM：Prone positioning in the patient who has acute respiratory distress syndrome：the art and science. *Crit Care Nurs Clin North Am* **16**：319-336, 2004
19) Agostini, E, et al：Static of respiratory system. Fenn wo, et al（eds）：Handbook of physiology, Section 3 Respiration. Am Physiol Soc, Washington, DC, 1964, pp387-409
20) Shawna L et al：AARC clinical practice guideline：effectiveness of non-pharmacologic airway clearance therapies in hospitalized patients. *Respir care* **58**：2187-2193, 2013
21) Engel H, et al：ICU early mobilization：from recommendation to implementation at three medical centers. *Crit Care Med* **41**：S69-S80, 2013
22) Clavet H, et al：Joint contracture following prolonged stay in the intensive care unit. *CMAJ* **178**：691-697, 2008
23) Chang A, et al, Ventilatory effects of neurophysiological facilitation and passive movement in patients with neurological injury. *Aust J Physiothe* **48**：305-309, 2002
24) Griffiths RD, et al：Effect of passive stretching on the wasting of muscle in the critically ill. *Nutrition* **11**：428-432, 1995
25) Karatzanos E, et al：Electrical muscle stimulation：an effective form of exercise and early mobilization to preserve muscle strength in critically ill patients. *Crit Care Res Pract* 2012；2012：432752. doi：10.1155/2012/432752
26) Routsi C, et al：Electrical muscle stimulation prevents critical illness polyneuromyopathy：a randomized parallel intervention trial. *Critical Care* **14**：R74, 2010
27) Burtin C, et al：Early exercise in critically patients enhances short-term functional recovery. *Crit Care Med* **37**：2499-2505, 2009
28) Fan E, et al：Inter-rater reliability of manual muscle strength testing in ICU survivors and simulated patients. *Intensive Care Med* **36**：1038-1043, 2010
29) Connolly B, et al：Clinical predictive value of manual muscle strength testing during critical illness：an observational cohort study. *Crit Care* **17**：R229, 2013
30) Ali NA, et al：Acquired weakness, handgrip strength, and mortality in critically ill patients. *Am J Respir Crit Care Med* **178**：261-268, 2008
31) Lee JJ, et al：Global muscle strength but not grip strength predicts mortality and length of stay in a general population in a surgical intensive care unit. *Phys Ther* **92**：1546-1555, 2012
32) Hodgson C, et al：Feasibility and inter-rater reliability of the ICU Mobility Scale. *Heart Lung* **43**：19-24, 2014
33) Zanni JM, et al：Rehabilitation therapy and outcomes in acute respiratory failure：an observational pilot project. *J Crit Care* **25**：254-262, 2010
34) Thrush A, et al：The clinical utility of the functional status score for the intensive care unit（FSS-ICU）at a long-term acute care hospital：a prospective cohort study. *Phys Ther* **92**：1536-1545, 2012
35) Nordon-Craft A, et al：The physical function intensive care test：implementation in survivors of critical illness. *Phys Ther* **94**：1499-1507, 2014
36) Denehy L, et al：A physical function test for use in the intensive care unit：validity, responsiveness, and predictive utility of the physical function ICU test（scored）. *Phys Ther* **93**：1636-1645, 2013
37) Bailey P, et al：Early activity is feasible and safe in respiratory failure patients. *Crit Care Med* **35**：139-145, 2007
38) Morris PE, et al：Early intensive care unit mobility therapy in the treatment of acute respiratory failure. *Crit*

Care Med **36**：2238-2243, 2008
39) Stiller K, et al：The safety of mobilization and its effects on haemodynamic and respiratory status of intensive care patients. *Physio Theory Pract* **20**：175-185, 2004
40) Bourdin G, et al：The feasibility of early physical activity in intensive care unit patients：A prospective observational one-center study. *Respir Care* **55**：400-407, 2010
41) Zafiropoulus B, et al：Physiological responses to the early mobilization of the intubated, ventilated abdominal surgical patient. *Aust J Physiother* **50**：95-100, 2004
42) Pohlman, MC, et al：Feasibility of physical and occupational therapy beginning from initiation of mechanical ventilation. *Crit Care Med* **38**：2089-2094, 2010
43) Fan E et al：Physical complications in acute lung injury survivors：a two-year longitudinal prospective study. *Crit Care Med* **42**：849-859, 2014

9 意識障害・長期間にわたる深鎮静

飯田有輝[*1]

> **Key Questions**
> 1. 該当領域における理学療法の介入目的と目標は何か
> 2. 理学療法実施上の問題点や制限要因は何か
> 3. 具体的な進め方，効果判定や安全管理はどのように行うか

該当領域における理学療法の介入目的と目標は何か

ICUで管理された重症患者では，ICU獲得性筋力低下（ICUAW：ICU-Acquired Weakness）が高頻度に発生し，退院後も身体的・精神的に深刻な機能障害を残し日常生活や生命予後に悪影響を与えることが報告されている[1]．ICUAWの重症度はICU入室中ならびに退室後の死亡率に独立して関係することから[2,3]，ICUAWに対する予防軽減策はICUにおける早期リハビリテーションの重要な目的の一つである．

ICUにおける早期リハビリテーションの効果として，短期的にも長期的にも患者予後を改善すると多数の報告がある[4]．筋力低下を主症状とするICUAWの原因には，敗血症のような炎症性疾患のほかに，不活動，高血糖，薬剤によるものが複合的に関連すると考えられる（図1）[5]．また，自発的動作でなく他動的な関節運動であっても，筋萎縮に対する予防的効果があるとされ[6]，このことからも，ICU患者では長期不活動により弊害を伴う可能性が高いといえ，ICUにおける身体活動のあり方を再考する必要性を示している．したがって，患者を身体不活動状態から解放することは理学療法の大きな役割の一つといえる．

しかし，ICU入室中の患者は重症であり，意識障害を伴っていたり，鎮静下で管理されていることが多い．人工呼吸器装着患者では，ICU入室期間中の約30％に鎮静や意識反応低下の影響で早期リハビリテーションのできない期間があった[7]．したがって，すべてのICU入室患者を身体活動が伴う積極的な理学療法の対象とするのは困難であり，また自分で身体を動かすことができない患者の場合，外的刺激や他動運動により活動を補う必要がある．最近になって，鎮静やせん妄対策，積極的な運動療法などの対策を組み合わせたABCDEバンドル（Awakening and Breathing Coordination, Delirium monitoring/management, and Early exercise/mobility bundle）が医原性リスク低減戦略として提唱されている[8]．

持続鎮静は理学療法開始を遅らせること

[*1] Yuki Iida/JA愛知厚生連海南病院リハビリテーション科

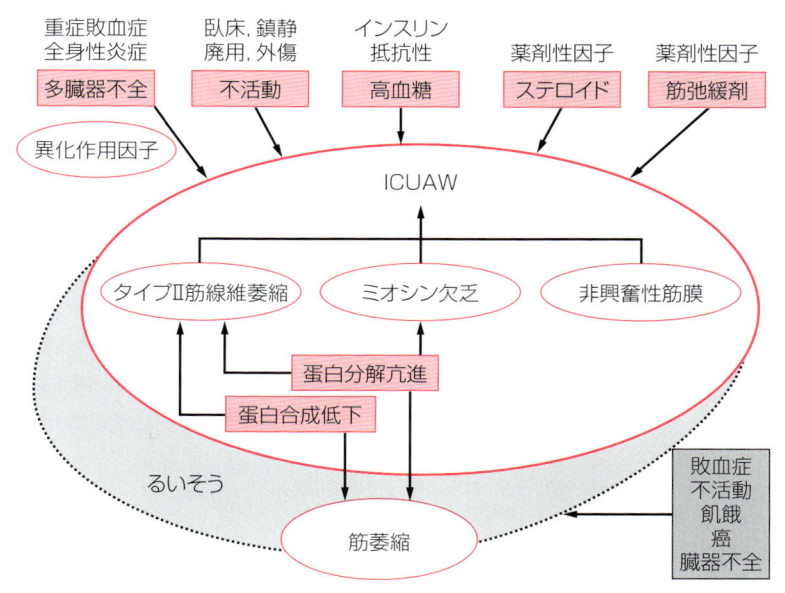

図1 ICU獲得性筋力低下（ICUAW）の関連因子 (文献5)より引用)

や，鎮静の中断，人工呼吸器ウィニング（wearning；離脱）の促進は早期リハビリテーションを促すことなど，鎮静を減らすことが患者予後の改善に関連すると報告されている[9〜11]．そのため鎮静下の患者では，まず鎮静を中断し，理学療法の適応を見極めるところから始めるべきであろう．

ICU入室中の意識障害や深鎮静下にある患者の多くは，人工呼吸器管理下にある．人工呼吸器を装着した患者では，人工呼吸器関連肺炎（VAP：Ventilator Associated Pneumonia）の発生が問題となる．VAPは人工呼吸器を装着して48時間以降に新たに発生した肺炎で，その発生率は，1,000患者/日あたり1.3件（2013年）とICUにおける院内感染で最も多い[12]．また，人工呼吸期間やICU入室日数の長期化に関連する[13]ことから，VAPの予防はICUにおいて重要な取り組みであり，呼吸理学療法の果たす役割は大きい[14]．

このように意識障害や鎮静下にある患者では，呼吸器障害をはじめとする合併症を予防するとともに筋力など身体的機能をいかに維持するか，さらに医原性リスクの低減のため，深鎮静軽減と合わせて早期リハビリテーションをいかに推し進めるかが重要な介入ポイントとなる．呼吸障害に対する理学療法介入については他節に譲り，本稿では意識障害ならびに深鎮静管理下の患者に対する運動介入について述べる．

理学療法実施上の問題点や制限要因は何か

意識障害は，大きく「意識清明度の低下」と「意識内容の変化」に分けられる．

1．意識清明度の低下

「意識清明度の低下」は狭義の意識障害で，外的刺激に対する反応の低下を示す．「錯乱」「傾眠」「昏迷」「半昏睡」「深昏睡」に分類される（**表1**）[15]．

意識障害をきたす原因は，大脳や脳幹を直接障害する頭蓋内疾患と全身性疾患（代謝性・中毒性・ショックによる脳虚血・呼吸障害による低酸素など）による脳神経機能の二次的な障害に大別される．意識障害の患者に

表1 意識障害の程度分類 (文献15)より引用）

深昏睡（deep coma）	いかなる刺激にも反応しない状態．すべての反射・反応は消失し，筋は弛緩，排尿・排便失禁状態．呼吸は不規則で脈拍促迫，血圧は低下しており，死の一歩手前．
半昏睡（semi coma）	痛み刺激に反応する状態．痛み刺激により反応・自発運動がみられる．排尿・排便失禁状態であるが種々の反射・反応は存在する．
昏迷（stupor）	痛み刺激や大声での呼びかけに反応し，開眼・手足を引っ込めるなどの逃避運動を行う状態．失禁は時折起こるが，頻回の刺激により簡単な質問や指示に応答することもある．
傾眠（somnolence）	刺激により覚醒するが，刺激がなければ眠り込むような状態．自発的な発語・自動運動がみられ，呼びかけに対して正確に応答できる．錯覚・せん妄・妄想などを伴う．
錯乱（confusion）	外界の状況を認識したり理解する能力が低下，反応も軽度障害されている状態．命令や刺激による応答は正常なこともある．見当識障害，運動過多などを示す．

表2 カーペンターの分類

- A：alcoholism：急性アルコール中毒
- E：endocrine, electrolytes：内分泌異常，電解質異常
- I：insulin：血糖異常
- O：oxygen, opiate：低酸素血症，薬物中毒
- U：uremia：尿毒症
- T：trauma, temperature：外傷，体温異常
- I：infection：感染症
- P：psychogenic：精神疾患
- S：syncope, stroke, seizure：失神，脳卒中，てんかん

対する理学療法の制限因子は，意識障害を引き起こす病態そのものであるといってもよい．救急医療の分野では，意識障害の鑑別としてカーペンターの分類（**表2**）を用いることがある．頭文字をとって「AEIOUTIPS」と覚えられることもある．特に，急性脳損傷における脳圧亢進状態やショック状態の循環不全では，不用意な離床は積極的に進めるべきではない．

意識障害の評価には，JCS（Japan Coma Scale）とGCS（Glasgow Coma Scale）がよく用いられている（**表3**）．JCSは主に日本で用いられる評価基準で，3-3-9度方式とも呼ばれる．簡便であるが，中毒患者や精神疾患など意識の内容の変化や意識変容に対して正確な評価ができない．GCSは，国際的にも広く用いられる意識障害の重症度の評価である．「開眼機能 E（eye opening）」「言語機能 V（verbal response）」「運動機能 M（motor response）」の3つの指標それぞれの点数の合計によって評価する．挿管されているICU患者では意思疎通ができないため，最高スコアは11となる．

2．意識内容の変化

意識内容の変化で代表的な病態がせん妄である．せん妄では軽度から中等度の意識レベル低下があり，精神運動性興奮，妄想，幻覚，誤認，不安などが出現し支離滅裂な発言や異常行動がみられる．症状は変動しやすく，興奮して暴れたり奇声を発したりすることもあるが，反対に精神活動が低下する場合もある．全般的に認知，判断，思考は低下する．せん妄のタイプとして，過剰覚醒や不穏を呈する「過活動型」，意識低下や無気力を呈する「低活動型」，過活動と低活動が交互にあらわれる「混合型」に分けられる．過活動型は少なく，65歳以上の高齢者では低活動型が多い[16]．また，低活動型では6カ月後の死亡率が高いとされている[17]．せん妄を発症した患者では予後が不良で，さらにせん妄罹患期間が長いと生存率が低くなるとされる[18]．

また長期的な認知機能低下，在院日数の長期化，医療費の増大にも関連するとの報告もある[19]．このため，ICUにおいてせん妄の発症をいかに抑えるかは重要な関心事である．

表3 意識障害の評価

【Japan Coma Scale（JCS）】

I（刺激しないでも覚醒している状態）	II（刺激すると覚醒している状態）	III（刺激をしても覚醒しない状態）
0．清明		
1．意識清明とはいえない	10．普通の呼びかけで容易に開眼する	100．痛み刺激に対し，払いのけるような動作をする
2．見当識障害がある	20．大きな声または体を揺さぶることで開眼する	200．痛み刺激で少し手足を動かしたり顔をしかめる
3．自分の名前，生年月日がいえない	30．痛み刺激を加えつつ呼びかけを繰り返すとかろうじて開眼する	300．痛み刺激にまったく反応しない

【Glasgow Coma Scale（GCS）】

開眼機能（E）	言語機能（V）	運動機能（M）
4．自然に開眼	5．見当識がある	6．命令どおりにできる
3．命令すると開眼	4．意味のない会話をする	5．痛み刺激の部位がわかる
2．痛みに対し開眼	3．意味のない単語を発する	4．手足を引っ込める
1．開眼しない	2．意味のない発声のみ	3．病的屈曲
	1．反応なし	2．伸展反応
		1．反応なし

ICUにおけるせん妄のモニタリングツールとして，CAM-ICU（Confusion Assessment Method for the ICU：図2）[20]，ICDSC（Intensive Care Delirium Screening Checklist：図3）[21]が妥当であり信頼できる評価法として推奨されている[22]．せん妄の危険因子には年齢，重症度，感染（敗血症），既存の認知症があげられ[22]，誘発因子はその約40％が薬物とされている[23]．せん妄に対する治療の有効性について，現在のところ薬物療法の効果はほとんど報告がなく，早期からの予防策が重要となる．その可能性があるものに適切な疼痛管理，過鎮静の中断，鎮静薬の減量，必要最低限の鎮静レベルでの管理があげられるが，せん妄管理において確実に有効といえるものは早期リハビリテーションのみであり，『日本版集中治療室における成人重症患者に対する痛み・不穏・せん妄管理のための臨床ガイドライン』[22]においても予防目的に早期離床が推奨されている（エビデンスレベル1，推奨グレードB）．

具体的な進め方，効果判定や安全管理はどのように行うか

1．鎮静管理

早期リハビリテーションを施行するうえで，意識障害において安全面で問題となるのは過活動型のせん妄である．突然動き出したり，暴れたりすることで，挿管チューブや輸液ルートなどの計画外抜去，重要な機器のトラブル，転倒・転落などの事故につながることもある．そのため，患者は適正な鎮静深度に管理される必要がある．

鎮静深度の評価には，RASS（Richmond Agitation Sedation Scale；表4）[24]がよく用いられ，積極的な理学療法にはRASSスコア−2から＋1程度が適当な鎮静深度と考えられる．これらの基準は，施設の規模や設備，マンパワーを考慮して相対的に判断されるべきである．特に，一般的な早期リハビリテーションの中止基準（表5）[25]に加え，適正な鎮静深度から外れる患者においては離床を避けるべ

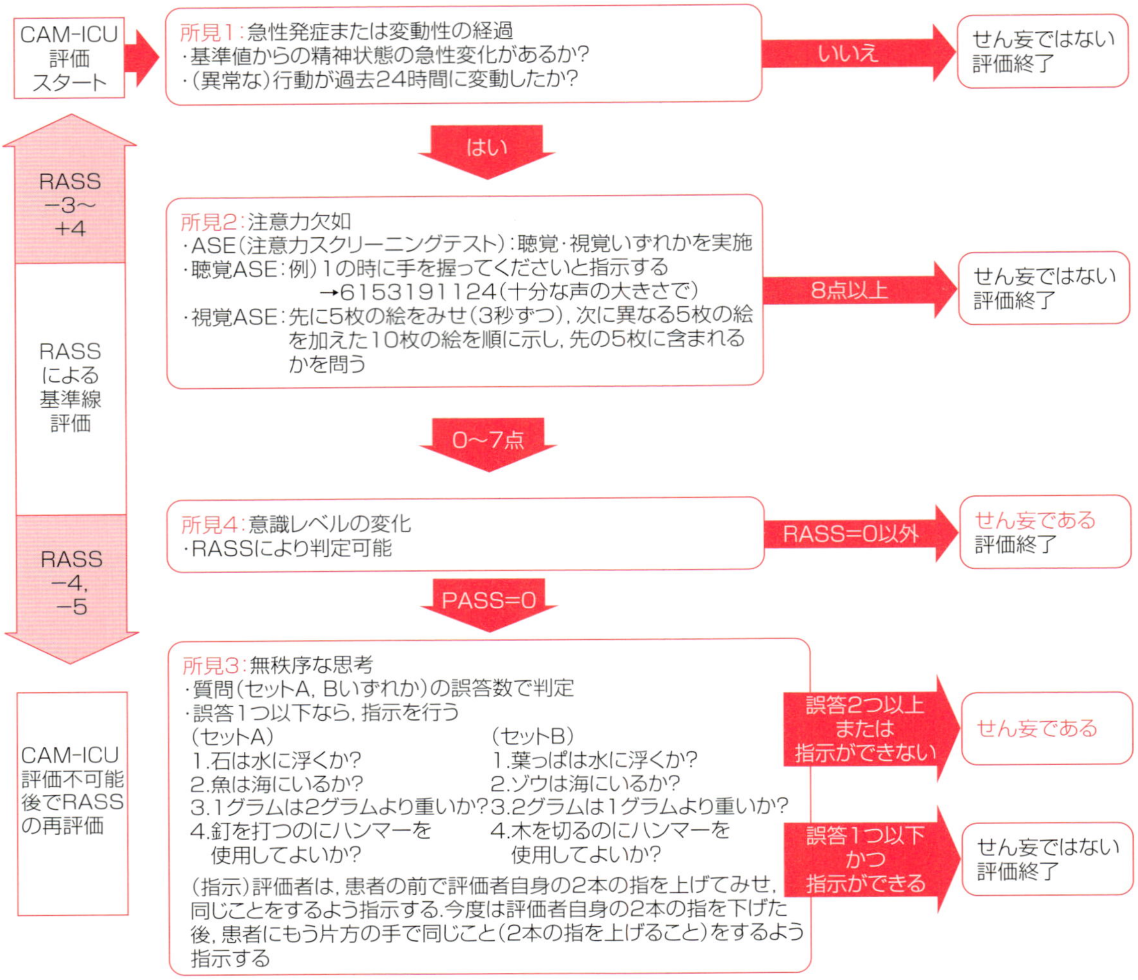
CAM-ICU
評価
スタート
所見1：急性発症または変動性の経過
・基準値からの精神状態の急性変化があるか？
・（異常な）行動が過去24時間に変動したか？
いいえ
せん妄ではない
評価終了
はい
RASS
−3〜
+4
RASS
による
基準線
評価
RASS
−4，
−5
所見2：注意力欠如
・ASE（注意力スクリーニングテスト）：聴覚・視覚いずれかを実施
・聴覚ASE：例）1の時に手を握ってくださいと指示する
→6153191124（十分な声の大きさで）
・視覚ASE：先に5枚の絵をみせ（3秒ずつ），次に異なる5枚の絵を加えた10枚の絵を順に示し，先の5枚に含まれるかを問う
8点以上
せん妄ではない
評価終了
0〜7点
所見4：意識レベルの変化
・RASSにより判定可能
RASS=0以外
せん妄である
評価終了
PASS=0
所見3：無秩序な思考
・質問（セットA，Bいずれか）の誤答数で判定
・誤答1つ以下なら，指示を行う
（セットA）
1.石は水に浮くか？
2.魚は海にいるか？
3.1グラムは2グラムより重いか？
4.釘を打つのにハンマーを使用してよいか？
（セットB）
1.葉っぱは水に浮くか？
2.ゾウは海にいるか？
3.2グラムは1グラムより重いか？
4.木を切るのにハンマーを使用してよいか？
（指示）評価者は，患者の前で評価者自身の2本の指を上げてみせ，同じことをするよう指示する．今度は評価者自身の2本の指を下げた後，患者にもう片方の手で同じこと（2本の指を上げること）をするよう指示する
誤答2つ以上
または
指示ができない
せん妄である
誤答1つ以下
かつ
指示ができる
せん妄ではない
評価終了
CAM-ICU
評価不可能
後でRASS
の再評価

図２　CAM-ICU（Confusion Assessment Method for the ICU）（文献20）より引用）
RASS：Richmond Agitation Sedation Scale

きである[26]．

鎮静管理に関しては，鎮静プロトコルならびに投与スケールを用いた鎮静剤投与により鎮静深度を適切に管理されるほうが予後良好で，「毎日鎮静を中断する」あるいは「浅い鎮静深度を目標とする」のいずれかのプロトコルをルーチンに用いることが推奨されている（＋1B）[22]．この鎮静管理により，患者の覚醒と体動および離床が促進され，せん妄患者の割合が減少すると考えられている[22]．鎮静を減らすだけでなく，鎮静プロトコルとABCDEバンドル[8]や早期リハビリテーションプログラム（**図４**）[27]などを組み合わせ，身体活動が促されるよう取り組むことが重要である．

２．他動運動の効果

自動（自発）運動が困難な意識障害の患者では，外部からの刺激による他動運動を行う．ICUで行われる他動運動には，電気刺激により筋収縮運動を促す神経筋電気刺激療法（NMES：Neuromuscular Electrical Stimulation；**図５**）や，機器を用いた持続的他動運動（CPM：Continuous Passive Motion，サイクル

ICDSC
Intensive Care Delirium Screening Checklist（ICDSC）

このスケールはそれぞれ8時間のシフトすべて，あるいは24時間以内の情報に基づき完成される．明らかな徴候がある＝1点；アセスメント不能，あるいは徴候がない＝0点で評価する．

1．意識レベルの変化 （A）反応がないか，（B）なんらかの反応を得るために強い刺激を必要とする場合は評価を妨げる重篤な意識障害を示す．もしほとんどの時間（A）昏睡あるいは（B）昏迷状態である場合，ダッシュ（-）を入力し，それ以上評価を行わない． （C）傾眠あるいは，反応までに軽度ないし中等度の刺激が必要な場合は意識レベルの変化を示し，1点である． （D）覚醒，あるいは容易に覚醒する睡眠状態は正常を意味し，0点である． （E）過覚醒は意識レベルの異常と捉え，1点である．	___点
2．注意力欠如；会話の理解や指示に従うことが困難．外からの刺激で容易に注意がそらされる．話題を変えることが困難．これらのうちいずれかがあれば1点．	___点
3．失見当識；時間，場所，人物の明らかな誤認．これらのうちいずれかがあれば1点．	___点
4．幻覚，妄想，精神異常；臨床症状として，幻覚あるいは幻覚から引き起こされていると思われる行動（例えば，空を掴むような動作）が明らかにある．現実検討能力の総合的な悪化．これらのうちいずれかがあれば1点．	___点
5．精神運動的な興奮あるいは遅滞；患者自身あるいはスタッフへの危険を予防するために追加の鎮静薬あるいは身体抑制が必要となるような過活動（例えば，静脈ラインを抜く，スタッフをたたく）．活動の低下，あるいは臨床上明らかな精神運動遅滞（遅くなる）．これらのうちいずれかがあれば1点．	___点
6．不適切な会話あるいは情緒；不適切な，整理されていない，あるいは一貫性のない会話．出来事や状況にそぐわない感情の表出．これらのうちいずれかがあれば1点．	___点
7．睡眠/覚醒サイクルの障害；4時間以下の睡眠，あるいは頻回な夜間覚醒（医療スタッフや大きな音で起きた場合の覚醒を含まない）．ほとんど1日中眠っている．これらのうちいずれかがあれば1点．	___点
8．症状の変動；上記の徴候あるいは症状が24時間のなかで変化する（例えばその勤務帯から別の勤務帯で異なる）場合は1点．	___点

合計点 ___

図3 ICDSC（Intensive Care Delirium Screening Checklist）（文献21）より引用）

表4 RASS（Richmond Agitation Sedation Scale）（文献24）より引用）

スコア	用語	説明	
+4	好戦的な	明らかに好戦的な，暴力的な，スタッフに対する差し迫った危険	
+3	非常に興奮した	チューブ類またはカテーテル類を自己抜去；攻撃的な	
+2	興奮した	頻繁な非意図的な運動，人工呼吸器ファイティング	
+1	落ち着きのない	不安で絶えずそわそわしている，しかし動きは攻撃的でも活発でもない	
0	意識清明な，落ち着いている		
-1	傾眠状態	完全に清明ではないが，呼びかけに10秒以上の開眼およびアイ・コンタクトで応答する	呼びかけ刺激
-2	軽い鎮静状態	呼びかけに10秒未満のアイ・コンタクトで応答する	呼びかけ刺激
-3	中等度鎮静	状態呼びかけに動きまたは開眼で応答するがアイ・コンタクトなし	呼びかけ刺激
-4	深い鎮静状態	呼びかけに無反応，しかし，身体刺激で動きまたは開眼	身体刺激
-5	昏睡	呼びかけにも身体刺激にも無反応	身体刺激

エルゴメーター；図6）などがあげられる．組織を修復しようとする同化作用は，細胞レベルでは異化作用と並行して起きているため[28]，同化を促す手段は異化作用の亢進を考慮して講じるべきである．したがって，他動運動の導入のタイミングについては，病態管理が安定していれば意識障害があっても早期に介入することが望ましい．

表5 運動療法の中止基準（文献25）より改変引用）

- 収縮期血圧＜80 mmHg
- 明らかに人工呼吸器の同期不全
- 明らかな苦悶の徴候や抵抗
- 新たに発生した不整脈
- コントロール不良な脳圧亢進；＞20 mmHg
- 不安定な心筋梗塞
- 不安定な消化管出血
- 30分以内に鎮静が必要であった不穏
- 呼吸器回路の整合性が疑われるとき
- 不安定な気管チューブ

1）神経筋電気刺激療法の効果

ICU入室中の患者に対するNMESの効果は，小規模の検討でいくつか報告されている．一方の下肢にNMESを施行し，他方をコントロール肢として治療効果を比較した検討では，NMESを施行した下肢で筋力低下の予防や筋蛋白産生率の改善を認めたが[29,30]，筋断面積や筋量に関しては両側とも減少し効果を認めなかった[29,31]．NMESの小規模ランダム化比較試験（RCT：Randomized Controlled Trial）では，NMES介入群で筋力の増加や人工呼吸管理期間の短縮，さらにICUAW発生の減少を認めている[32]．人工呼吸管理下の慢性閉塞性肺疾患患者に対する同様の検討でも，NMES介入群において筋力回復が早く，早期に車いす移乗の開始が可能であった[33]．これらより，ICUの重症患者におけるNMESの効

ステップ	0	1	2	3	4	5
*患者協力	なし	低い	中等度	ほぼ完全	完全	完全
#リスク基準	該当	全項目に該当しない				
ポジショニング	2時間ごとの体位変換	2時間ごとの体位変換 ファウラー肢位	2時間ごとの体位変換 ギャッジアップ90° 椅子座位	2時間ごとの体位変換 椅子座位 端座位 介助立位	移乗移動動作 端座位 介助立位	移乗移動動作 端座位 立位
理学療法	他動運動 呼吸理学療法	他動運動（機械含む） EMS 呼吸理学療法	他動運動 自動運動 EMS レジスタンストレーニング エルゴメーター	他動運動 自動運動 EMS レジスタンストレーニング エルゴメーター ADL動作	他動運動 自動運動 EMS レジスタンストレーニング エルゴメーター ADL動作 歩行器歩行	他動運動 自動運動 EMS レジスタンストレーニング エルゴメーター ADL動作 介助歩行

*患者協力は適正な鎮静下（RASS；-1〜+1）で評価する．
#リスク基準；以下の場合，ステップを進めない
- 循環動態不安定（収縮期血圧＜80 mmHg，致死的不整脈，補助循環装置）
- 新たに発生した深部静脈血栓
- 安定していない脳損傷（ICP＞20 mmHg）

外傷や出血，病態不安定などによりステップを進められない場合は許可される範囲とする．

図4 早期リハビリテーションプログラム（文献27）より改変引用）
EMS：Electrical Muscle Stimulation, RASS：Richmond Agitation Sedation Scale

果は，筋力低下および動作の改善に対して一定の効果を認めるが，筋萎縮に対する予防効果は限定的といえる[34,35]．

NMESの筋に対する直接的な効果は基礎研究[36]で示されている．重症患者において筋力が発揮できなくなる要因はいくつかあり，炎症から惹起されるニューロパチーや筋蛋白分解のほか，末梢微小循環障害やインスリン抵抗性増大，ミトコンドリア機能異常によるエネルギー代謝異常などがあげられる．このような病態に対して，NMESは末梢微小循環における血管反応の改善や収縮筋の酸素消費量増加[37]，インスリン抵抗性の改善[38]，ミトコンドリア増加[39]など，筋の異化作用を直接抑制する可能性がある．

安全性に関しては，心臓外科術直後や重症心不全患者の急性増悪でも，早期のNMESで交感神経活性の過剰な亢進を招くことはなく[40]，骨格筋機能や運動耐容能ならびに生活の質（QOL：Quality of Life）を改善することが報告されている[41]．また，一定の刺激に対する筋出力の再現性も検討され[42]，NMESの早期における使用は安全で有用であると考えられる．しかし，ICUでNMESを用いる時には，電気刺激の特性上，血圧や心拍数，呼吸数などバイタルの変化，他の重要な電子機器への電磁干渉，刺激の強さなどいくつか安全性に留意する必要がある[43]．呼吸循環指標の変化は認めないとの報告[34]もあるが，敗血症などの重症患者では筋も神経も興奮しない電気興奮性低下（electrical inexcitability）の状態にあり[44]，刺激強度に注意し，施行中は各指標のモニタリングや患者の反応など観察が必要である．

2）持続的他動運動

身体機能低下を予防する他動運動の効果については，いくつか報告がある．神経筋ブロック中の重症呼吸不全患者における検討[6]で，一方の下肢に他動運動を行い，反対側下肢をコントロール肢として介入効果をみたところ，他動運動を受けた下肢では筋線維萎縮や筋蛋白量減少が有意に低かったことが示されている．また，ICU入室中の敗血症患者にCPMを用いた同様の検討[45]では，介入肢にお

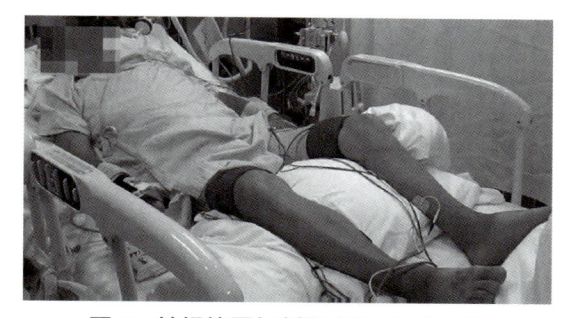

図5　神経筋電気刺激療法（NMES）

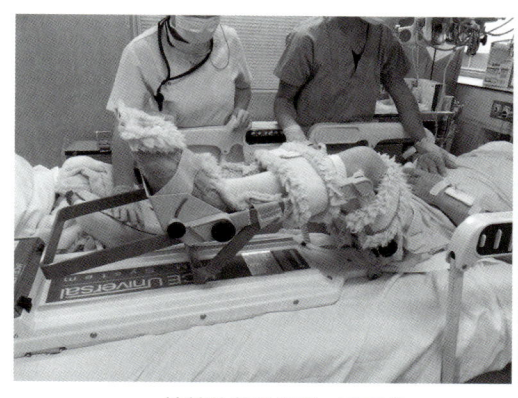

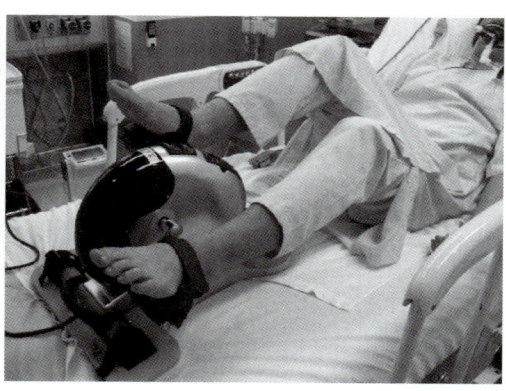

a．持続的他動運動（CPM）　　　　b．サイクルエルゴメーター

図6　持続的他動運動

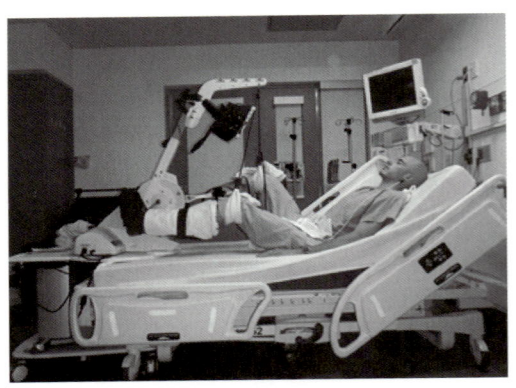

図7 FES-cycling machine（RT-300 supine model and SAGE stimulator）
（Restorative Therapies, Ltd HP より）

いて筋蛋白発現やNO（一酸化窒素）産生が有意に増加していた．長期ICU入室患者に対してサイクルエルゴメーターを用いたRCT[46]では，ベッド上臥位で他動または自動運動にてサイクルエルゴメーターを施行した介入群において，退院時の6分間歩行距離や健康関連QOL，膝関節伸展筋力が有意に高かった．この研究では，対象患者の84％が挿管人工呼吸管理であった．また，サイクルエルゴメーターに電気刺激装置を組み合わせた装置も開発されている（図7）[47]．これらの報告から，身体の不活動自体が筋の異化作用を助長している可能性があり，意識障害のある患者でも一定の他動的運動刺激が必要であることを示している．安全面に関しては，他動運動であることから交感神経系が惹起されることなく，ICU入室後間もない深鎮静患者に対して持続的に施行しても，呼吸状態，循環動態，代謝に大きな変動を認めなかったことが示されている[48]．

おわりに

　急性期治療の発展や設備の充実ならびに早期離床の効果と安全に対する認識向上により，ICUにおける理学療法は現在多くの施設で取り入れられている．しかし，その効果は，いまだ質の高い根拠をもって示されていない．ICUは多種多様な治療が同時並行的かつ包括的に施されることに加え，多くの患者が意識障害や鎮静下で管理されるため，劇的な改善をもって理学療法の短期効果を示すのは困難なのかもしれない．

　今後，筋量・筋力など身体的機能，せん妄発生，日常生活活動，健康関連QOL，生命予後など長期的視点からの効果検証と，新たな指標の構築が必要である．

Conclusion

　ICUで問題となるICUAWやせん妄の発生予防は，早期における理学療法介入の役割の一つだが，意識障害や深鎮静管理の患者では積極的な運動療法は適応ではない．この場合，理学療法の介入目的は，呼吸器障害を中心とした合併症予防ならびに機能低下予防となる．深鎮静については，プロトコルを用いて可及的早期に中断する，あるいは浅い鎮静深度を目標とする．自発運動を促せない場合，他動運動が有用である．ICUでの他動運動では，NMESや持続的他動運動の有効性ならびに安全性が示されている．効果指標は筋量・筋力ならびにせん妄発生となるが，長期的視点に立った指標の構築が必要となる．

文 献

1) Puthucheary ZA, et al：Acute skeletal muscle wasting in critical illness. *JAMA* **310**：1591-1600, 2013
2) Ali NA, et al：Acquired weakness, handgrip strength, and mortality in critically ill patients. *Am J Respir Crit Care Med* **178**：261-268, 2008
3) Sharshar T, et al：Presence and severity of intensive care unit-acquired paresis at time of awakening are associated with increased intensive care unit and hospital mortality. *Crit Care Med* **37**：3047-3053, 2009
4) Schweickert WD, et al：Early physical and occupational therapy in mechanically ventilated, critically ill patients：a randomised controlled trial. *Lancet* **373**：1874-1882, 2009
5) Schefold JC, et al：Intensive care unit-acquired weakness (ICUAW) and muscle wasting in critically ill patients with severe sepsis and septic shock. *J Cachexia Sarcopenia Muscle* **1**：147-157, 2010
6) Griffiths RD, et al：Effect of passive stretching on the wasting of muscle in the critically ill. *Nutrition* **11**：428-432, 1995
7) Zanni JM, et al：Rehabilitation therapy and outcomes in acute respiratory failure：an observational pilot project. *J Crit Care* **25**：254-262, 2010
8) Vasilevskis EE, et al：Reducing iatrogenic risks：ICU-acquired delirium and weakness--crossing the quality chasm. *Chest* **138**：1224-1233, 2010
9) Hager DN, et al：Reducing deep sedation and delirium in acute lung injury patients：a quality improvement project. *Crit Care Med* **41**：1435-1442, 2013
10) Kress JP, et al：Daily interruption of sedative infusions in critically ill patients undergoing mechanical ventilation. *N Engl J Med* **342**：1471-1477, 2000
11) Barr J, et al：Clinical practice guidelines for the management of pain, agitation, and delirium in adult patients in the intensive care unit. *Crit Care Med* **41**：263-306, 2013
12) 厚生労働省：院内感染対策サーベイランス事業 (http://www.nih-janis.jp/report/icu.html) 2015 年 5 月 12 日閲覧
13) Rello J, et al：Epidemiology and outcomes of ventilator-associated pneumonia in a large US database. *Chest* **122**：2115-2121, 2002
14) Ntoumenopoulos G, et al：Chest physiotherapy for the prevention of ventilator-associated pneumonia. *Intensive Care Med* **28**：850-856, 2002
15) Mayo Clinic and Mayo Foundation：Clinical Examination in Neurology 2nd ed. WB Saunders, Philadelphia, 1964, pp231-234
16) Peterson JF, et al：Delirium and its motoric subtypes：a study of 614 critically ill patients. *J Am Geriatr Soc* **54**：479-484, 2006
17) Robinson TN, et al：Motor subtypes of postoperative delirium in older adults. *Arch Surg* **146**：295-300, 2011
18) Pisani MA, et al：Days of delirium are associated with 1-year mortality in an older intensive care unit population. *Am J Respir Crit Care Med* **180**：1092-1097, 2009
19) Ely EW, et al：Delirium as a predictor of mortality in mechanically ventilated patients in the intensive care unit. *JAMA* **291**：1753-1762, 2004
20) Ely EW, et al：Delirium in mechanically ventilated patients：validity and reliability of the confusion assessment method for the intensive care unit (CAM-ICU). *JAMA* **286**：2703-2710, 2001
21) Bergeron N, et al：Intensive Care Delirum Screening Checklist：evaluation of a new screening tool. *Intensive Care Med* **27**：859-864, 2001
22) 日本集中治療医学会 J-PAD ガイドライン作成委員会：日本版・集中治療室における成人重症患者に対する痛み・不穏・せん妄管理のための臨床ガイドライン. 日集中医誌 **21**：539-579, 2014
23) Brown TM, et al：Delirium. *BMJ* **325**：644-647, 2002
24) Sessler CN, et al：The Richmond Agitation-Sedation Scale：validity and reliability in adult intensive care unit patients. *Am J Respir Crit Care Med* **166**：1338-1344, 2002
25) Pohlman MC, et al：Feasibility of physical and occupational therapy beginning from initiation of mechanical ventilation. *Crit Care Med* **38**：2089-2094, 2010
26) Korupolu R, et al：Early mobilization of critically ill patients：reducing neuromuscular complications after intensive care. *Contemp Critl Care* **6**：1-11, 2009
27) Morris PE, et al：Early intensive care unit mobility therapy in the treatment of acute respiratory failure. *Crit Care Med* **36**：2238-2243, 2008
28) Constantin D, et al：Novel events in the molecular regulation of muscle mass in critically ill patients. *J Physiol* **589**：3883-3895, 2011
29) Gibson JN, et al：Prevention of disuse muscle atrophy by means of electrical stimulation：maintenance of protein synthesis. *Lancet* **2**：767-770, 1988
30) Rodriguez PO, et al：Muscle weakness in septic patients requiring mechanical ventilation：protective effect of transcutaneous neuromuscular electrical stimulation. *J Crit Care* **27**：319. e1-8, 2012
31) Poulsen JB, et al：Effect of transcutaneous electrical muscle stimulation on muscle volume in patients with

septic shock. *Crit Care Med* **39**: 456-461, 2011
32) Routsi C, et al: Electrical muscle stimulation prevents critical illness polyneuromyopathy: a randomized parallel intervention trial. *Crit Care* **14**: R74, 2010
33) Zanotti E, et al: Peripheral muscle strength training in bed-bound patients with COPD receiving mechanical ventilation: effect of electrical stimulation. *Chest* **124**: 292-296, 2003
34) Gruther W, et al: Effects of neuromuscular electrical stimulation on muscle layer thickness of knee extensor muscles in intensive care unit patients: a pilot study. *J Rehabil Med* **42**: 593-597, 2010
35) Meesen RL, et al: Neuromuscular electrical stimulation as a possible means to prevent muscle tissue wasting in artificially ventilated and sedated patients in the intensive care unit: A pilot study. *Neuromodulation* **13**: 315-321, 2010
36) Bloch S, et al: Molecular mechanisms of intensive care unit-acquired weakness. *Eur Respir J* **39**: 1000-1011, 2012
37) Angelopoulos E, et al: Acute microcirculatory effects of medium frequency versus high frequency neuromuscular electrical stimulation in critically ill patients- a pilot study. *Ann Intensive care* **3**: 39, 2013
38) Hamada T, et al: Enhancement of whole body glucose uptake during and after human skeletal muscle low-frequency electrical stimulation. *J Appl Physiol* **94**: 2107-2112, 2003
39) Gordon JW, et al: Effects of contractile activity on mitochondrial transcription factor A expression in skeletal muscle. *J Appl Physiol* **90**: 389-396, 2001
40) 齊藤正和, 他: 入院期心疾患患者に対する低周波電気刺激の安全性についての検討. 心臓リハ **10**: 23-26, 2005
41) 神谷昌孝, 他: 心臓手術後の下肢筋力低下に対する電気刺激療法の効果. 心臓リハ **10**: 113-116, 2005
42) 新渡戸紗都, 他: Low Frequency Fatigue の評価指標に用いる他動的筋出力の再現性. 理学療法学 **37**: 146-152, 2010
43) 小澤哲也, 他: 心疾患の骨格筋と電気刺激療法. PTジャーナル **46**: 803-810, 2012
44) Latronico N, et al: Critical illness polyneuropathy and myopathy: a major cause of muscle weakness and paralysis. *Lancet Neurol* **10**: 931-941, 2011
45) Llano-Diez M, et al: Mechanisms underlying ICU muscle wasting and effects of passive mechanical loading. *Crit Care* **16**: R209, 2012
46) Burtin C, et al: Early exercise in critically ill patients enhances short-term functional recovery. *Crit Care Med* **37**: 2499-2505, 2009
47) Parry SM, et al: Functional electrical stimulation with cycling in the critically ill: a pilot case-matched control study. *J crit care* **29**: 695e1-695e7, 2014
48) Camargo Pires-Neto R, et al: Very early passive cycling exercise in mechanically ventilated critically ill patients: physiological and safety aspects--a case series. *PLoS One* **8**: e74182, 2013

10 外傷

山下康次[*1]

Key Questions

1. 該当領域における理学療法の介入目的と目標は何か
2. 理学療法実施上の問題点や制限因子は何か
3. 具体的な進め方，効果判定や安全管理はどのように行うか

はじめに

Japan trauma data bank report 2014[1]によると，外傷の受傷機転は，①交通事故，②転倒，③墜落・転落であった．また，年齢は，80歳代，60〜65歳，15〜20歳の順でピークを認める．外傷部位においては，①下肢，②頭部，③胸部，④上肢，⑤脊椎，⑥顔面，⑦腹部および骨盤内臓器，⑧体表・熱傷・その他の外傷，⑨頸部の順であった．しかし，下肢・上肢・顔面の重症度は比較的軽症であるが，頭部・胸部などの重症度が高いことが見受けられる．

集中治療を要する外傷患者は，損傷部位(臓器)が複数認められ高度な初期治療が求められる．しかし，外傷そのものが患者に対し侵襲を与えるため，鎮痛・鎮静を必要とし，人工呼吸器や補助循環装置，持続透析や多くの薬剤によって全身状態を安定化させつつ，手術などによる外傷の根治治療を目指す．そのような状況の中で，理学療法は早期より，呼吸器合併症や関節拘縮などの二次的合併症を予防する目的で，実施することが求められている．この時期の理学療法は，肺炎などによる手術時期の延長を避けること，四肢外傷の二期的手術後や熱傷などの植皮術後などの関節拘縮を最小限にすることにより，きたるべき離床に備えることが主な目的となる．本稿では，集中治療を要する外傷（頭部，脊椎・脊髄，四肢・骨盤，胸部，熱傷，高齢者）について解説する．

外傷治療における理学療法の介入目的と目標は何か

外傷初期診療における最優先目標は，防ぎ得た外傷死（PTD：Preventable Trauma Death）を回避することであり，さらに，その治療過程と並行して，防ぎ得た機能障害の発生をいかに減少させるかが，PTDを回避した後の次なる課題であるとされている．理学療法士は，これらのことを念頭に理学療法を実践する必要がある．そのためには，理学療法の実施前より，有害事象を発生させないための，または発生した場合の対応策を講じる必要がある．

[*1] Kouji Yamashita／市立函館病院リハビリ技術科

1. 呼吸理学療法と体位管理

集中治療が必要な外傷患者の急性期は，安静を目的として過鎮静の状態である場合が多い．そのため，安静臥床に伴う呼吸器合併症や皮膚障害を予防・治療するための体位管理は重要である．主な理学療法の実施内容は，呼吸器合併症を予防するための呼吸理学療法と，さまざまな制限により生じる安静臥床由来の合併症を予防する離床（mobilization）に分けることができる．呼吸理学療法は，肺自体の重量により生じる下側肺障害，分泌物による気道閉塞（狭窄）に伴う無気肺に起因した急性呼吸不全の予防，治療中に発症した肺障害の治療を目的とする．体位管理として最も重要なのは，安全な体位変換（表1）であるが，外傷の場合はさまざまな制限因子を伴っており，実施の際には患者個々の禁忌事項・循環動態・疼痛に配慮する必要がある．呼吸理学療法の手段は，病態に応じた体位管理，気道クリアランス手技，呼吸介助やスクイージングなどの徒手的胸郭圧迫手技を組み合わせ実施する．呼吸理学療法の介入は，患者の病態と適応・禁忌（表2）を多職種で検討し実施する．

2. 離床

離床の目的と方法は，廃用症候群の予防と活動性の向上，ICUにおいて人工呼吸器装着下でも日常生活の早期獲得を目指し，重篤な病態や全身状態が安定すれば疼痛管理を十分に行い，四肢関節可動域練習，座位，立位，歩行へと進める（図1，表3～5）．ICUに入室している患者は，全身状態が不安定であり，「適応と目的」「得られる効果と実施上のリスク」を明確にして介入することが重要である．また，適応例であったとしても，その緊急性と必要度を常に考慮しながら進めることも理学療法介入には必要である．

3. 理学療法実施時の留意点

ICUにて管理を必要とする外傷患者は，多発外傷により重症度が非常に高いことが予想され，理学療法実施上の問題点や制限因子が生じることがある．特に，理学療法実施時の問題点としては，頭部や脊椎，四肢・骨盤の骨折のみならず，胸腹部外傷による重要臓器損傷や熱傷に伴う皮膚の傷害を有する場合，また外傷に伴い生命徴候が不安定である場合が多いことがあげられる．また近年では，高齢者の外傷例も少なくなく，さまざまな内因性要因をもつ患者も存在する．そのため，搬入時の外傷に加えて，併存合併症にも注意を要する．制限因子は，外傷に伴う疼痛により体位変換や離床を困難とする．加えて，全身状態が不安定で骨折に対する早期固定が得られていない場合には，関節可動域練習の実施も困難となることが多い．頭部外傷を伴う場合には，意識障害が遷延し積極的な理学療法介入が困難となる．また，せん妄の発症も理学療法を実施するうえで制限因子となる．せん妄の影響については，Latら[7]は，術後24時間以上人工呼吸器管理が必要となった外傷患者を調査し，せん妄が発症した群では，ICU在室日数や在院期間，人工呼吸器装着日数が有意に延長していたと報告している．

4. 理学療法実施時の効果判定

理学療法の具体的な進め方や効果判定については，近年重症患者に対する管理としてABCDEs bundle[8]やPAD guideline[9]の概念が提唱され，鎮痛や鎮静の管理は従来の医療者中心（いわゆる過鎮静）の状態から患者中心の鎮静へ，そして早期に患者を動かす（early mobilization）へと変化してきた．しかし，外傷患者においては，損傷部位を考慮したうえで治療方針を確認し，どの程度の動静が可能なのか，またその方法は誰とどのように行うのか，実際に患者を動かした時に起こりう

表 1 安全な体位変換のための確認事項 (文献 2) より引用)

	確認事項	チェックポイント	注意・備考
実施前確認	患者の状態	・全身状態や治療に関する情報収集と確認 ・意識状態 ・患者の表情 ・モニター所見 ・聴診所見 ・皮膚の状態：褥瘡好発部位の観察	・苦悶様表情ではないか ・循環動態，呼吸状態 ・気道内分泌物の貯留の有無：必要に応じて事前に気管内吸引実施
	ルートなど	・中心静脈カテーテル，動脈ラインおよび末梢ルート ・各種ドレーン	・屈曲や閉塞，三法活栓の緩み，固定状態，ルートが体の下敷きになっていないか ・挿入留置部位，ドレナージの状態
	使用機器	・人工呼吸器，輸液・輸注ポンプ	・作動状態，気管チューブおよび回路の固定・接続状態，回路の結露，換気様式，アラーム設定
体位変換の実施	準備	・気管チューブおよび回路の位置調整 ・ライン，ドレーン，ルート類の整理，接続に緩みがないか ・ドレナージバッグや周辺機器の固定位置調整	・変換する体位を想定して長さに余裕をもたせる（必要最小限のライン以外であれば三方活栓などで一次的に外してもよい），身体の下に入り込まないように調整 ・モニターは外さない，人工呼吸器のアラームはオフにしない
	実施	・四肢の関節および体幹はゆっくりと愛護的に動かす ・ベッド側方あるいは上方への移動の際は，身体を持ち上げながら行う（引きずらない）	・実施しているスタッフが声をかけ合いながら，「○○大丈夫？」など注意喚起しながら行う
実施直後の確認	患者の状態	・モニターおよび聴診所見 ・患者の表情，自覚症状	・有意な変動がないか，呼吸音が聴取できているか ・疼痛，深い不快，目眩などの症状の確認
	人工呼吸器	・作動状態，気管チューブと回路の固定状態の確認	・患者の口元から回路をたどっていき人工呼吸器まで問題がないか
	ルート類	・抜去，身体の下敷き，屈曲・閉塞，固定状態，長さの余裕の有無について確認	・ルート留置部からたどって確認，指さし呼称にて確認
終了	患者の状態	・安楽な体位となっているか ・寝衣，シーツ	・四肢の過伸展はないか，枕やクッションを多用し微調整する．末梢神経麻痺の好発部位（腓骨神経など）に圧迫がないか，顔面の状態は？ ・褥瘡の原因となる寝衣やシーツの皺を伸ばす
	人工呼吸器	・気管チューブ ・呼吸器回路 ・人工鼻の位置	・口元から垂直に立つ位置にし，回路の重みでチューブや固定テープに負担をかけない ・必ずアームに取り付け，確実に固定 ・気管チューブより高い位置に固定する
	ルートなど		・再度調整する
	その他	・ベッド周囲環境の安全確認 ・安全であることを十分に確認した後に，次の業務に移る	・各種使用機器の位置，電気コードの確認，ベッド柵およびストッパーの確認

有害事象を予測しながら行う必要がある．予測される有害事象については，外傷の部位や重症度により異なるため，実際の臨床場面では，医師・看護師と連携しながら理学療法を進めることが重要である．効果判定は，外傷急性期においては動静拡大や離床が安全に行われているか生命徴候より検討することが重要であり，かつ評価と治療を同時に進める必

表2 急性期呼吸理学療法の適応と禁忌 (文献3)より引用

呼吸理学療法適応
・区域性または肺葉性の急性無気肺 ・大量の気道内分泌物貯留 ・片側性肺病変 ・長期臥床状態

絶対禁忌	相対禁忌
・胸腔ドレーンが挿入されていない気胸 ・喀血を伴う肺内出血 ・コントロール不良な重症心不全 ・ショック ・肺血栓塞栓症 ・治療が行われていない喘息重積発作など	・不安定な循環動態 ・鎮痛不十分な多発肋骨骨折，肺挫傷，フレイルチェスト ・肺瘻を伴う膿胸 ・脳外科手術後，頭部外傷後の頭蓋内圧亢進 ・頸髄損傷後の損傷部非固定状態など

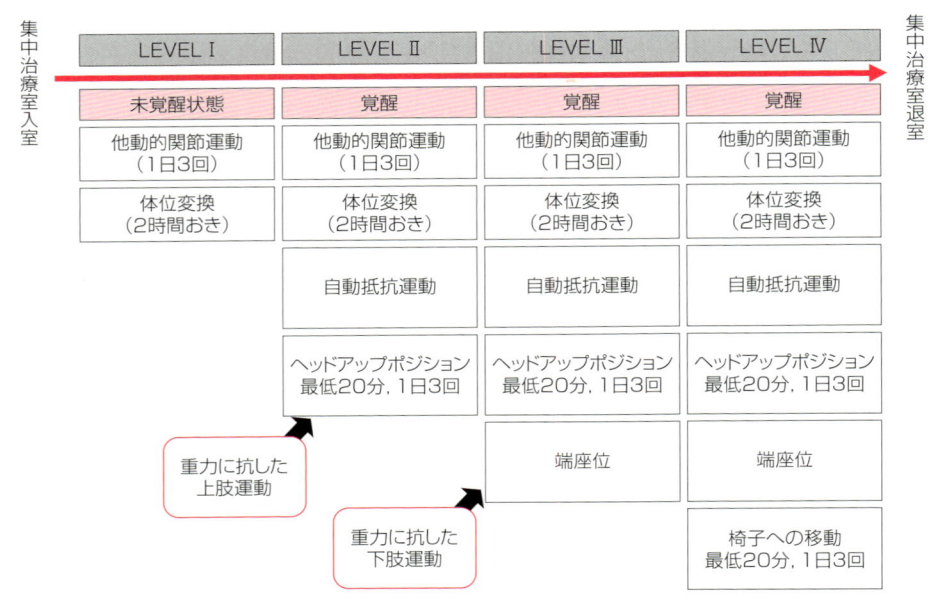

	LEVEL I	LEVEL II	LEVEL III	LEVEL IV	
集中治療室入室 →	未覚醒状態	覚醒	覚醒	覚醒	→ 集中治療室退室
	他動的関節運動 (1日3回)	他動的関節運動 (1日3回)	他動的関節運動 (1日3回)	他動的関節運動 (1日3回)	
	体位変換 (2時間おき)	体位変換 (2時間おき)	体位変換 (2時間おき)	体位変換 (2時間おき)	
		自動抵抗運動	自動抵抗運動	自動抵抗運動	
		ヘッドアップポジション 最低20分, 1日3回	ヘッドアップポジション 最低20分, 1日3回	ヘッドアップポジション 最低20分, 1日3回	
		重力に抗した上肢運動	端座位	端座位	
			重力に抗した下肢運動	椅子への移動 最低20分, 1日3回	

図1 急性呼吸不全患者の離床プロトコル (文献4)より引用

5. 疼痛の評価

外傷患者に対して理学療法を安全に行うために重要なことは，疼痛の評価である．疼痛の存在は，離床を大きく左右するものであり，可能なかぎり除痛された状態で理学療法介入を行うべきである．ICUに入室している患者の疼痛の評価には，BPS〔Behavioral Pain Scale（挿管患者にも評価可能）〕[10]やCPOT〔Critical Care Pain Observation Tool（抜管後にも使用可能）〕[11]などが推奨されている．離床には，鎮静深度の判断や患者の協力を必要とするため，離床前の鎮静状態や不穏・せん妄の状況をRASS（Richmond Agitation Sedation Scale）[12]やCAM-ICU（Confusion Assessment Method for The ICU[13]，またはCAM-ICUフローチャート[14]）を用いて評価し，離床が可能かどうか判断する．離床が可能であると判断した場合には，呼吸器系・循環器系・神経系やカテーテルの状態，禁忌を把握したうえで離床を開始する．その際に重要なのは，中止基準を離床にかかわるスタッフ全員が把握することであり，なんらかの理由により中止

表3 挿管人工呼吸患者の離床基準 (文献5)より引用)

呼吸状態
1. 吸入酸素濃度（FiO$_2$）＜0.6
2. 呼気終末陽圧（PEEP）＜10 cmH$_2$O

循環/カテーテル/禁忌
1. 過去2時間昇圧剤の増量がない
2. 24時間以内に活動期の心筋虚血がない
3. 24時間以内に新しい抗不整脈薬が必要となるような不整脈がない
4. 動きを制限されるような治療を受けていない
 （ECMO, 開腹, 頭蓋内モニタリング・大腿動脈カテーテル, ドレナージ）
5. 運動が禁忌となるような障害がない（不安定な骨折など）

覚醒状態
患者が言葉の刺激に反応する（RASS＞-3）
〔昏睡状態で意識が無い患者には始められない（RASS＜-4/or-5）〕

RASS：Richmond Agitation Sedation Scale

表4 離床の中止基準 (文献6)より引用)

心拍数 ・年齢予測心拍数70％以上 ・安静時心拍数の20％以上の減少 ・心拍数40以下，130以上 ・新たな不整脈の出現 ・新たに抗不整脈薬が追加 ・新たな心筋梗塞	**酸素飽和度** ・経皮的酸素飽和度が4％減少 ・経皮的酸素飽和度が88〜90％以下
血圧 ・収縮期血圧180 mmHg以上 ・収縮期血圧/拡張期血圧が20％以上減少，起立性低血圧 ・平均血圧65以下，110以上 ・新たな昇圧剤投与，または増量されたとき	**人工呼吸器** ・吸入酸素濃度（FiO$_2$）が0.6以上 ・呼気終末陽圧（PEEP）が10 cmH$_2$O以上 ・人工呼吸器の非同調 ・人工呼吸器のA/Cモードへの変更 ・気管チューブ固定の緩み
呼吸回数 ・呼吸数が1分間に5回以下，40回以上	**覚醒・不穏患者状態** ・鎮静中の患者のRASS −3以下 ・追加の鎮静薬が必要，RASS 2以上 ・労作時の強い呼吸困難 ・患者の拒否

RASS：Richmond Agitation Sedation Scale

が必要な場合には躊躇なく決断するべきである．積極的な離床と無理な離床は同義ではない．なお，患者評価の詳細については別節を参照いただきたい．

集中治療管理が必要な外傷

外傷の受傷機転は高エネルギー外傷であり，単独外傷として捉えるべきではない．そのため，理学療法介入そのものがリスクを伴うことを理解し，安全に実施するために患者情報の収集と多職種間での検討を行う（**表6**）．以下に集中治療を必要とする外傷の概要を記す．

1．頭部外傷

頭部外傷は限局した脳損傷にとどまらず，びまん性軸索損傷のように広範囲損傷に及ぶことがあり，その症状は多彩で予後予測が困難な病態である．具体的には，認知障害・片麻痺・失語症・情緒行動異常・失調症・構音障害・四肢麻痺・てんかんなどである．頭部

表5　集中治療室で治療が必要な外傷患者での把握するべき情報とリスク

障害項目	疾患	理学療法実施における把握しておくべき情報とリスク
共通事項		①治療方針，計画，②複合臓器損傷の有無，③使用されている機器情報（人工呼吸器，経皮的補助循環装置，持続透析装置など），④各種ドレーン，点滴確保の部位，⑤使用されている薬剤の作用，副作用，⑥バイタルサイン※（前日からの流れ，介入前後），⑦血液データ所見，⑧フィジカルイグザミネーション，⑨許可されている動静，⑩皮膚の状態，⑪疼痛，⑫実施日の患者スケジュールと看護師情報，⑬年齢，⑭ICU入室後の患者状況（せん妄など），⑮入院前の日常生活動作（嚥下機能も含めて），⑯家族状況，など
神経障害	頭部外傷	【頭蓋内病変】①出血，②びまん性軸索損傷 画像所見（CT，MRA，MRI），頭蓋内圧，障害部位，搬入時のGCS（またはJCS），麻痺の有無，高次脳機能など
	頸髄損傷	損傷部位，画像所見（単純X線，CT，MRIなど），脊髄ショックの有無（循環動態も含む），呼吸状態（人工呼吸器装着，呼吸パターンなど），麻痺の程度（Frankel分類，ASIA機能評価尺度，Zancolli分類，MMT，感覚，反射など）
骨関節障害	脊椎外傷	損傷部位，画像所見，手術方法，神経症状（麻痺の有無，完全麻痺，不全麻痺），保存療法（装具療法の有無）
	骨盤外傷	骨折分類，出血のコントロール，固定の有無（創外固定なのか固定バンドなのか，二期的内固定の時期も含めて），腹囲（腹腔内圧上昇に伴う換気障害を呈することがある），排尿量，排便の有無（特に骨盤内臓器損傷を認めるとき）
	四肢外傷	観血的骨接合術の場合（術式や荷重有無），保存療法（禁忌事項など），切断を伴う場合（切断部位や創部の状態，感染徴候など）
呼吸器障害	胸部外傷	・画像所見：血気胸の有無，フレイルチェストの有無，肺挫傷の有無，気管，気管支損傷の有無，心大血管損傷の有無，肝損傷の有無，人工呼吸器作動状況，血液ガス所見，呼吸に関するフィジカルイグザミネーション，胸腔ドレーン（排液量，色や性状，気漏の有無）
広範囲熱傷		重症度評価〔burn index（BI），PBI（Prognostic Burn Index：年齢＋BI）〕，気道熱傷に伴う一酸化炭素濃度や喀痰の性状，気管支鏡所見，頸部熱傷の有無（開口制限の恐れ），胸部X線や水分出納量，排尿量，四肢，体幹の浮腫，植皮の方法，時期，感染徴候や植皮部生着状況，熱傷浴や創処置のスケジュール，良肢位，装具療法の確認，患者の精神状態など
高齢者		加齢に伴う慢性疾患の有無，内服状況，受傷前状況（認知面，活動量や自助具の活用など，日常生活自立度，義歯の有無や嚥下状況など），早期のソーシャルワーカーとの連携や介入が重要である（多くは家族からの情報収集となるが，担当ケアマネジャーなども情報源となりうるため多方面からの情報収集が必要となる）

※バイタルサイン：収縮期血圧/拡張期血圧（平均血圧），心拍数，呼吸数，体温，意識状態のみならず，排便（回数や性状，色）や排尿（量や色，時間尿）の状態などを確認する必要があるが，重要なのは「各種薬剤や機器」の影響を受けていることを認識することである（例えば，カテコラミンサポートにより血圧は安定していても，薬剤がないと血圧は不安定になってしまう）．また，炎症所見や栄養状態，水分出納量も重要である．GCS：Glasgow Coma Scale，JCS：Japan Coma Scale

外傷の原因には，交通外傷・転落外傷などがあり，多くは頭部外傷に加え，頸部・四肢・体幹，そして重要臓器の損傷を伴うため，鎮静・鎮痛薬を併用した挿管人工呼吸管理を伴う集学的全身管理が必要となる．その際には，頭蓋内圧をコントロールするために頭位挙上（30°）は有効である[16]とされているが，過剰な挙上は脳灌流を低下させる恐れがあるため15～30°が推奨されている．特に頸部屈曲により静脈還流が障害されると，脳組織の充実により頭蓋内圧が上昇するため，頭位は正中位を維持することが重要である．理学療法における体位管理を実施する時は，これらのことに十分に注意する必要がある．さらに重症頭部外傷例では，頭蓋内圧低下を目的とした脳低体温療法の導入や減圧開頭術を実施される場合がある．低体温療法においては，NABISH Ⅱ（the National Acute Brain Injury Study：Hypothermia Ⅱ）[17]のサブ解析で，びまん性脳損傷群と局所開頭手術群では後者にお

いて有効性が示されており，理学療法実施においても考慮する必要がある．また，減圧開頭術については，長期成績において有効であったとする報告[18]や内科的治療のみで頭蓋内圧をコントロールしたほうが予後は良好とする報告[19]など現時点では有効性が明らかになっていないが，急性期理学療法は離床の準備段階として合併症を予防する目的で介入する．その際には，それぞれの治療の特徴を理解し介入する．

2．脊椎・脊髄外傷

脊髄損傷に対する早期の除圧術が神経学的予後を改善し，ICU 在室日数や全入院期間の短縮が認められ[20,21]，その効果が明らかになってきた．しかし，呼吸器合併症，心合併症，尿路感染症，創感染，褥瘡，消化管出血，深部静脈血栓症などの合併症発生率や早期または晩期の手術については，その効果は明らかになっていない．

Dimarら[22]は，早期手術が呼吸器合併症の発生を減少させることには高いエビデンスがあり，それは ISS（Injury Severity Score）が高値であればあるほど有効であると報告している．さらに，Fehlingsら[23]は，早期手術のほうが，24 時間以降の手術よりも有意に麻痺の改善を認めたと報告している．したがって，理学療法介入は，合併症の予防や治療のみに捉われるのではなく，麻痺の改善を視野に入れて実施することが重要である．早期の脊椎固定術が実施できない場合には，医師の監視または許可のもと脊椎保護を目的として，複数人で脊椎が捻れないようにログロールを実践し，慎重に体位管理を行う必要がある．しかし，脊椎・脊髄外傷では，その他の臓器損傷を伴っていることが多く，その場合には他の外傷部位や疼痛に考慮することが重要である．

急性期脊髄損傷患者に対する理学療法を実施する際には，脊髄ショックをしっかりと理解し離床を行う必要がある．すなわち高位胸髄レベル（第 6 胸髄より高位）の横断性脊髄障害では脊髄の伝達機能が失われるため（交感神経障害），弛緩性麻痺に伴う血圧低下が生じ，特に頸髄損傷例では，徐脈や房室ブロックなど生命の危機にさらされることがあるからである．徐脈は脊髄ショック（神経原性ショック）の離脱とともに改善するが，稀に洞停止に至ることや，低酸素状態で気管内吸引などを契機に迷走神経反射から心停止に至ることがあるので注意を要する．呼吸理学療法の手技である胸腔内圧上昇を伴う胸郭圧迫手技や呼吸練習でも，徐脈や血圧低下を助長する恐れがあるため，理学療法介入時には医師・看護師と連携する必要がある．脊髄ショックは，受傷後 24 時間から 6 週間（平均 3～4 週間）持続するため，この期間の離床や呼吸理学療法には，細心の注意を払うべきである．

頸髄損傷患者において呼吸管理は最も重要である．特に完全損傷で第 4 頸髄髄節以上の損傷では，自発呼吸は，著しく低下する（胸鎖乳突筋や僧帽筋上部線維などの呼吸補助筋群による呼吸となる）．第 5 頸髄髄節以下の場合でも，受傷直後は脊髄浮腫の一過性の上行や呼気筋の麻痺による強制呼出障害，横隔膜疲労などにより呼吸障害に陥ることもあり，注意を要する．脊髄ショック期では，副交感神経優位となり，細気管支筋収縮能低下・気管支攣縮・分泌物増加・気管支平滑筋収縮能低下により呼吸器合併症をきたす恐れがある．

3．四肢・骨盤外傷

四肢外傷，特に大腿骨外傷においては，骨折部の固定術が施行されてから有効な体位管理が可能となる（図2, 3）．しかし，そのタイミングについては，現在明確な基準はない．多発外傷領域では，ETC（Early Total Care）や

表6 熱傷受傷後の病態生理と症状 (文献15)より引用)

病期	受傷から利尿期	利尿期（48〜72時間）	利尿期から感染期
循環器系	・hypovolemia（血管透過性亢進） ・心機能障害（熱傷によるSIRS）	・over volume（利尿期） ・心機能障害（熱傷によるSIRS）	・hypovolemia（敗血症） ・心機能障害（敗血症）
呼吸器系	・喉頭浮腫（上気道型熱傷・頸部Ⅲ度熱傷） ・肺水腫（下気道型熱傷） ・ARDS（熱傷によるSIRS） ・換気障害（胸部広範囲Ⅲ度熱傷）	・気道閉塞、無気肺（下気道型気道熱傷） ・肺うっ血（利尿期）	・ARDS（敗血症） ・VAP ・VILI
中枢神経系	・意識障害（急性一酸化炭素中毒、頭部外傷合併）		
その他	・腎障害（熱傷によるSIRS） ・末梢血流障害（四肢全周性Ⅲ度熱傷） ・血液希釈、低蛋白血症 ・DIC ・ヘモグロビン尿、ミオグロビン尿 ・熱傷創拡大		臓器障害（敗血症）

（ ）内は病態・症状の主たる原因．SIRS：全身性炎症反応症候群，ARDS：急性呼吸促迫症候群，VAP：人工呼吸器関連肺炎，VILI：人工呼吸器誘発性肺障害，DIC：播種性血管内凝固症候群

DCO（Damage Control Orthopaedics）という相反する概念がある．大腿骨外傷早期固定が非早期固定と比較して，呼吸器合併症が少ない[24,25]，入院期間が短い[24]，医療費が少ない[24]など有効性が報告されている．一方で，重症胸部外傷を伴う大腿骨外傷患者への早期髄内釘手術を実施した場合には，急性呼吸促迫症候群の発症率や死亡率が上昇する報告[26]やそれらを否定する報告[25]も認められ，手術のタイミングに明確な基準はない．近年，多発外傷に対する治療方針としてDCOが提唱され，整形外科領域においても全身状態の安定化を優先し，二期的に手術が行われるようになってきた[27]．すなわち，早期固定には創外固定術による固定を行い，全身状態の改善の後，可及的に髄内釘またはプレートによる固定術を行うことが推奨されている．Rixenら[28]は，大腿骨外傷患者に対しETCとDCOで死亡率を比較した場合に有意差は認めなかったが，ギプス固定や牽引のみを行った群と創外固定や髄内釘などの種類を問わず初期固定を行った群で比較した場合に，初期固定群では死亡リスクを有意に減少させた，と報告している．

骨盤骨折は，全骨折の約3％に生じると報告[29]されている．骨盤骨折は高エネルギー外傷に伴う骨折であり，さらに単独骨盤骨折での死亡率は1〜2％であるが，骨盤骨折を伴った多発外傷の死亡率は15〜20％に急増する[30]．骨盤骨折の治療においては出血が問題となるため，出血源の検索・骨折の分類・合併損傷の評価・初期（場合によっては二期的に分ける）固定などが行われる．

4．高齢者の外傷

高齢者外傷の特徴は，若年者と比較して比較的軽微な外力でも重篤な外傷を引き起こすことが知られている．また，加齢に伴う慢性疾患（慢性閉塞性肺疾患，高血圧，虚血性心疾患，糖尿病など）や老年症候群（易転倒性，

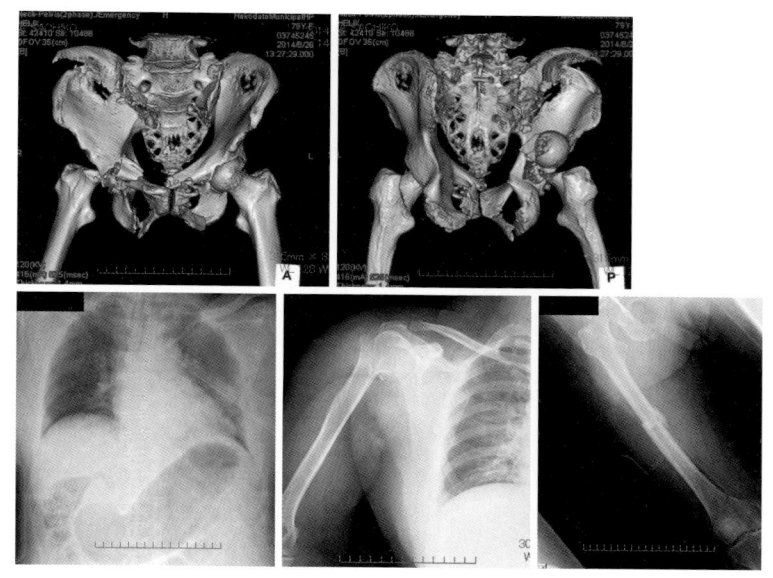

図2 受傷時

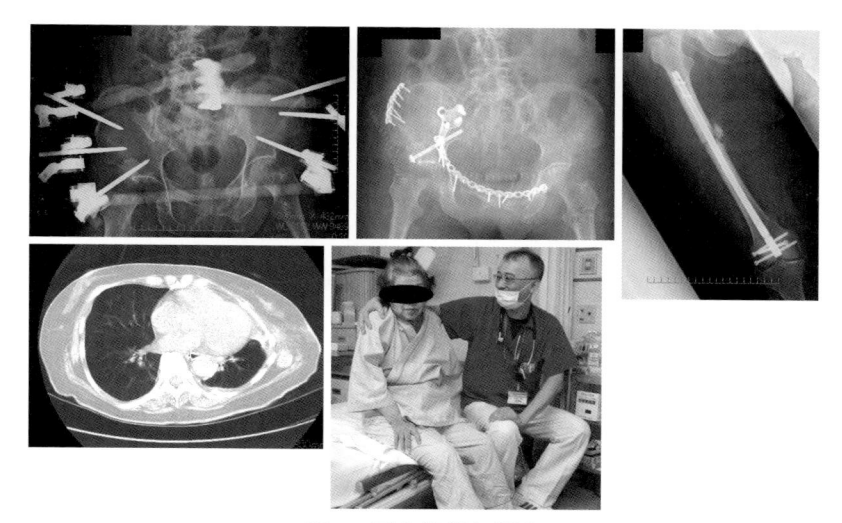

図3 固定術後と離床

関節痛,摂食嚥下障害,日常生活動作の低下,脱水,栄養障害など)を併せ持っており,入院を余儀なくされた場合には,容易に身体・認知機能は低下する[31]．慢性疾患,特に虚血性心疾患や心房細動,脳梗塞などで抗血小板薬や抗凝固薬を服用していることにより,外傷に伴う止血異常も全身状態を悪化させる要因となる．さらに,核家族化により独居の高齢者が増加しているが,自宅内で転倒した場合には発見が遅れ救急搬送までに時間を要し,褥瘡や誤嚥性肺炎,横紋筋融解症などの合併症を発症する恐れもある．そのため,機能回復に長期間を要するか,または発症前の日常生活レベルに到達することが困難となる．

高齢者の重症外傷例では,集中治療を余儀なくされることがあるが,加齢に伴い侵襲に対する予備力が低下しており,容易に合併症に罹患しやすく,死亡へとつながる恐れもある．生命維持に重要な呼吸や心血管系,腎・

電解質，内分泌・代謝系，栄養などの加齢に伴う生理的変化に加え，環境変化によるせん妄の出現によりICU入室期間や在院日数の長期化，6カ月後の死亡率上昇も報告されている．

また，高齢者の頭部外傷はより深刻化している．日本神経外傷学会において発足した日本頭部外傷データバンク（JNTDB：Japan Neurotrauma Data Bank）によるプロジェクト1998，2004，2009からの報告によると，若年層と高年齢層にピークをもつ二峰性が示されたが，年代別では若年層は経年的に減少し，また高齢者のピークは高齢側へとシフトし，かつ受傷者数も増大していた．さらに高齢者の頭部外傷の特徴として，転倒・転落の比率が高く，急性硬膜下血腫や脳挫傷，脳内出血などの局所損傷が多く，重症度にかかわらず予後不良または死亡率が増加すると報告[32]されており，JNTDBのデータにおいても，これらの特徴は明瞭化してきている[33]．

熱　傷

熱傷の病態は，熱傷ショック期，利尿期，感染期に分けられる．特にICUでの治療が必要な広範囲熱傷においては，これらの病期を把握する必要がある（**表6**）．さらに広範囲熱傷では，複数回の皮膚移植が必要となり，体液管理や感染管理が重要である．気道熱傷を合併している場合には，喉頭浮腫による気道狭窄，気管支粘膜損傷に伴う無気肺，肺胞損傷に伴う肺水腫を生じることがある．加えて，二期的に筋肉や重要臓器にまで侵襲が及ぶことがあり，長期に及ぶ全身管理が必要となる．

1．熱傷ショック期

熱傷ショック期は，血管透過性の亢進に伴い，循環血液量減少，末梢血管抵抗亢進，心拍出量低下を要因とする病態である．循環血液量の減少は8～12時間がピークとされており，血管透過性亢進に伴う浮腫は24時間でピークに達し，1～2日間持続する．浮腫に伴う四肢末梢循環不全や胸壁運動障害由来の呼吸障害では，減張切開を必要とする場合もある．腸管が著明な浮腫をきたした場合，腹腔内圧の上昇に伴い胸腔内圧が上昇し換気障害を呈することがあり，筋膜切開が必要なこともある．

2．利尿期

熱傷による炎症反応が消退してくると，浮腫液がリンパ管を通して循環器系に戻り利尿期となる．通常は受傷48～72時間で利尿期となるが，熱傷部位が広範囲に及ぶと遷延することがある．利尿期には，循環血液量が増大し循環器系への負荷が増大し，重症例や高齢者では心不全症状を発症することがあるため評価を怠らないよう心がける必要がある．

3．感染期

利尿期が終了し，熱傷創が上皮化するまでの期間を感染期と呼ぶ．この時期は外界とのバリアがないために容易に感染し敗血症を併発する恐れがあり，理学療法実施時には，感染対策チームと連携することが重要である．

熱傷の予後予測については多くの報告[34~36]があるが，O'Keefeら[37]は，熱傷面積・Ⅲ度熱傷面積・気道熱傷の有無・年齢が患者転帰に有意に関連する（エビデンスレベルⅡb）と報告している．

気道熱傷は，熱傷の予後に重要なかかわりをもつ．上気道熱傷は，浮腫に伴い気道閉塞や窒息をもたらすため，正確な気道確保が必要である．下気道熱傷では，ススを吸引することにより気管支粘膜の炎症と脱落が起こり，分泌物と混ざり粘稠痰を形成し，気管支を栓のように閉塞させ無気肺を形成する．気管支粘膜の再生が遅れると粘膜繊毛の機能障

害により老廃物などの気管への移動能力が低下し，排痰困難から無気肺・肺炎へと重篤な状態を引き起こす．気道熱傷は，生命予後にも影響するため[38]気道クリアランスをしっかりと行う必要がある．

広範囲熱傷の場合，急性期を脱しても繰り返される植皮術や瘢痕形成により，手術のたびに全身または局所の安静が必要となる．そのため，適切な時期に理学療法を再開するには，形成外科医などとの綿密な連携が重要であり，可能なかぎり処置や熱傷浴へ同席し方針を検討していく．近年，日本熱傷学会から『熱傷診療ガイドライン』[39]が提唱されたが，熱傷に対するリハビリテーションのガイドラインはないのが現状である．木村ら[40]の『熱傷診療におけるリハビリテーションの文献的考察』のエビデンスレベルでは，良肢位保持（エビデンスレベルⅢ），手部関節可動域運動（エビデンスレベルⅠb），呼吸理学療法（エビデンスレベルⅢ），筋力トレーニング（エビデンスレベルⅢ），離床・日常生活動作練習（エビデンスレベルⅢ）としている．

胸部外傷

多くの胸部外傷は，鈍的外傷によって生じ，代表的なものには，肋骨骨折，胸骨骨折，フレイルチェストなどがあげられる．フレイルチェストは，強大な外力が胸郭に加えられることにより生じ，交通外傷，墜落外傷，挟圧外傷により発生するため，多くの場合は肺実質損傷や血気胸を伴う．また，高エネルギー外傷のため，胸郭内の臓器損傷，頭部・腹部・骨盤臓器損傷も高率合併する．

しかし，胸壁外傷の損傷程度と呼吸不全の程度は相関しておらず，呼吸不全の発症は肺への直接損傷を伴う患者や肺に基礎疾患のある患者が多い．つまり，フレイルチェストのみで呼吸不全に陥る頻度はきわめて低く，肺実質損傷を合併することにより呼吸状態が悪化するといわれている．予後は，胸郭変形が残ったとしても肺挫傷がなければ6カ月以内に呼吸機能は改善するが，肺挫傷があると数年後でも機能的残気量と背臥位での動脈血酸素分圧は低下する[41]．EAST（Eastern Association for the Surgery of Trauma）が提唱している『Pulmonary Contusion-Flail Chest のガイドライン』[42]では，肺挫傷を合併したフレイルチェストは，呼吸不全の可能性や人工呼吸管理を最小限にするために十分な疼痛管理と積極的な理学療法を行うことが推奨されている（エビデンスレベルⅡ）．

Conclusion

集中治療室で管理される外傷患者の多くは，多発外傷を伴い（図2, 3）入室直後は重篤かつ生命の危機的状況下にある．刻々と状況が変化する中で，理学療法を行うためには外傷管理の専門知識を，医師・看護師とともに共通言語で情報共有する必要がある．さらに合併症を最小限にし，全身状態が安定した後には可及的に離床へと進める必要がある．多発外傷患者の離床は，理学療法士のみでは危険を伴うおそれがあり，多職種連携のもと職種を超え役割を明確にしたうえでチームにおける実施体制を構築することが求められる．離床チームの中核を担うのは，理学療法士であることを認識するとともに，患者情報や離床環境をまとめ調和のあるチームづくりを心がけるべきである．

文 献

1) 日本外傷診療研究機構：[JTDB] 日本外傷データバンクレポート 2014（2009-2013）．（https://www.jtcr-jatec.org/traumabank/dataroom/data/JTDB2014.pdf）2015 年 8 月 10 日閲覧
2) 妙中伸之（監）：なぜ起こる？どう防ぐ？イラストでわかる人工呼吸器合併症の予防＆ケア．メディカ出版，p200, 2012
3) 高橋仁美，他（編）：臨床アプローチ急性期呼吸理学療法．メジカルビュー社，2010, p14
4) Morris PE, et al：Early intensive care unit mobility therapy in the treatment of acute respiratory failure. *Crit Care Med* **36**：2238-2243, 2008
5) Balas MC, et al：Critical care nurses' role in implementing the "ABCDE bundle" into practice. *Crit Care Nurse* **32**：35-38, 40-47, 2012
6) Adler J, et al：Early mobilization in the intensive care unit：a systematic review. *Cardiopulm Phys Ther J* **23**：5-13, 2012
7) Lat I, et al：The impact of delirium on clinical outcomes in mechanically ventilated surgical and trauma patients. *Crit Care Med* **37**：1898-1905, 2009
8) Balas MC, et al：Critical care nurses' role in implementing the "ABCDE bundle" into practice. *Crit Care Nurse* **32**：35-48, 2012
9) Barr J, et al：Clinical practice guidelines for the management of pain, agitation, and delirium in adult patients in the intensive care unit. *Crit Care Med* **41**：263-306, 2013
10) Payen JF, et al：Assessing pain in critically ill sedated patients by using a behavioral pain scale. *Crit Care Med* **29**：2258-2263, 2001
11) Gélinas C, et al：Validation of the critical-care pain observation tool in adult patients. *Am J Crit Care* **15**：420-427, 2006
12) Sessler CN, et al：The Richmond Agitation-Sedation Scale：validity and reliability in adult intensive care unit patients. *Am J Respir Crit Care Med* **166**：1338-1344, 2002
13) Ely EW, et al：Evaluation of delirium in critically ill patients：validation of the Confusion Assessment Method for the Intensive Care Unit（CAM-ICU）. *Crit Care Med* **29**：1370-1379, 2001
14) Vasilevskis EE, et al：Reducing iatrogenic risks：ICU-acquired delirium and weakness--crossing the quality chasm. *Chest* **138**：1224-1233, 2010
15) 上山昌史：熱傷ガイドライン 2010「熱傷の病態」．救急医学 **34**：393-398, 2010
16) Ledwith MB, et al：Effect of body position on cerebral oxygenation and physiologic parameters in patients with acute neurological conditions. *J Neurosci Nurs* **42**：280-287, 2010
17) Clifton GL, et al：Very early hypothermia induction in patients with severe brain injury（the National Acute Brain Injury Study：Hypothermia II）：a randomised trial. *Lancet Neurol* **10**：131-139, 2011
18) Morgalla MH, et al：Do long-term results justify decompressive craniectomy after severe traumatic brain injury? *J Neurosurg* **109**：685-690, 2008
19) Cooper DJ, et al：Decompressive craniectomy in diffuse traumatic brain injury. *N Engl J Med* **364**：1493-1502, 2011
20) Schinkel C, et al：Timing of thoracic spine stabilization in trauma patients：impact on clinical course and outcome. *J Trauma* **61**：156-160, 2006
21) Cengiz SL, et al：Timing of thoracolomber spine stabilization in trauma patients；impact on neurological outcome and clinical course. A real prospective（rct）randomized controlled study. *Arch Orthop Trauma Surg* **128**：959-966, 2008
22) Dimar JR, et al：Early versus late stabilization of the spine in the polytrauma patient. *Spine* **35**：S187-192, 2010
23) Fehlings MG, et al：Early versus delayed decompression for traumatic cervical spinal cord injury：results of the Surgical Timing in Acute Spinal Cord Injury Study（STASCIS）. *PLoS One* **7**：e32037, 2012
24) Bone LB, et al：Early versus delayed stabilization of femoral fractures. A prospective randomized study. *J Bone Joint Surg Am* **71**：336-340, 1989
25) Charash WE, et al：Delayed surgical fixation of femur fractures is a risk factor for pulmonary failure independent of thoracic trauma. *J Trauma* **37**：667-672, 1994
26) Pape HC, et al：Primary intramedullary femur fixation in multiple trauma patients with associated lung contusion--a cause of posttraumatic ARDS? *J Trauma* **34**：540-548, 1993
27) Scalea TM, et al：External fixation as a bridge to intramedullary nailing for patients with multiple injuries and with femur fractures：damage control orthopedics. *J Trauma* **48**：613-623, 2000
28) Rixen D, et al：Evaluation of criteria for temporary external fixation in risk-adapted damage control orthopedic surgery of femur shaft fractures in multiple trauma patients："evidence-based medicine" versus "reality" in the trauma registry of the German Trauma Society. *J Trauma* **59**：1375-1395, 2005
29) Bassam D, et al：A protocol for the initial management of unstable pelvic fractures. *Am Surg* **64**：862-867, 1998

30) Mohanty K, et al：Emergent management of pelvic ring injuries：an update. *Can J Surg* **48**：49-56, 2005
31) 石井伸弥, 他：救急医に必要な高齢者医療の最新の知識；診かた, 評価法（身体面）. 救急医 **38**：1012-1016, 2014
32) Mosenthal AC, et al：Isolated traumatic brain injury：age is an independent predictor of mortality and early outcome. *J Trauma* **52**：907-911, 2002
33) 亀山元信, 他：重症頭部外傷の年齢構成はどのように変化してきたのか？：頭部外傷データバンク【プロジェクト 1998, 2004, 2009】の推移. 神経外傷 **36**：10-16, 2013
34) Kobayashi K, et al：Epidemiological and outcome characteristics of major burns in Tokyo. *Burns* **31**：S3-S11, 2005
35) Moreau AR, et al：Development and validation of an age-risk score for mortality predication after thermal injury. *J Trauma* **58**：967-972, 2005
36) Meshulam-Derazon S, et al：Prediction of morbidity and mortality on admission to a burn unit. *Plast Reconstr Surg* **118**：116-120, 2006
37) O'Keefe GE, et al：An evaluation of risk factors for mortality after burn trauma and the identification of gender-dependent differences in outcomes. *J Am Coll Surg* **192**：153-160, 2001
38) Endorf FW, et al：Inhalation injury, pulmonary perturbations, and fluid resuscitation. *J Burn Care Res* **28**：80-83, 2007
39) 日本熱傷学会学術委員会（編）：熱傷診療ガイドライン. 日本熱傷学会, 2009
40) 木村雅彦, 他：熱傷診療におけるリハビリテーションの文献的考察. 熱傷 **36**：231, 2010
41) Kishikawa M, et al：Pulmonary contusion causes long-term respiratory dysfunction with decreased functional residual capacity. *J Trauma* **31**：1203-1208, 1991
42) EAST Practice Management Workgroup for Pulmonary Contusion-Flail Chest：Practice Management Guideline for "Pulmonary Contusion-Flail Chest"（https://www.east.org/content/documents/pulmonary-contusion-and-flail-chest-management.pdf）2015年5月11日閲覧

11 ICU理学療法のための体制づくり

伊藤義広[*1]

🔒 Key Questions

1. 急性期病院における理学療法部門はどのような管理体制が必要か
2. ICU専任あるいは専従理学療法士の体制をどのように構築するか
3. ICUとの連携をどのように進めて管理するか

理学療法部門の管理体制

1. はじめに

　近年の急性期医療の目覚ましい発展のなか，ICU入室患者の短期予後の改善とともに，救命された患者の回復期の生活を見据えた身体機能や生活の質（QOL：Quality of Life）を意識した治療管理のあり方がICUにおいても求められている．

　特定機能病院などの高度急性期病院におけるリハビリテーション科あるいは理学療法部門の管理運営には，医療の質の向上とともに診療実績や人材の有効活用などの重要な課題が内在している．また，専任・専従体制構築や病棟・医療チームとの連携も，ICUにおけるリハビリテーションを充実させるために重要な要因と考える．本稿では，筆者の現職および国立大学リハビリテーション療法士協議会における経験をもとにICU理学療法のための管理および体制づくりについて述べる．これらの内容は一般病院でのICU理学療法の体制づくりにも応用可能と思われる．

　なお，本稿における「専従」と「専任」の用語については，診療報酬で規定されるものよりもやや広義に捉え，理学療法部門の中で比較的多くICU入院患者を担当している状態を「専任」とし，週5日，一日約8時間のほとんどをICUで理学療法に従事する状態を「専従」として述べる．

2. 理学療法士数の変化

　周知のように急性期病院に勤務する理学療法士（以下，PT）は，近年特に増加しており，その背景には在院日数の短縮化，診療報酬改定，国公立病院の法人化，チーム医療推進と専門性の向上，PT養成校の増加など医療・教育環境の変化がある．国立大学リハビリテーション療法士協議会の調査によると，10年前には国立大学法人附属病院（以下，大学病院）のPT数は一大学平均6.0名であったが，平成26年度には平均13.1名と倍増している．特に大学病院の平均病床数が774床であり，平均在院日数が15.2日と年々急性期化が進んでいることは，理学療法の潜在的ニーズの増加とPT増員の必要性を裏づけるものと考えられる．

[*1]Yoshihiro Ito/広島大学病院診療支援部

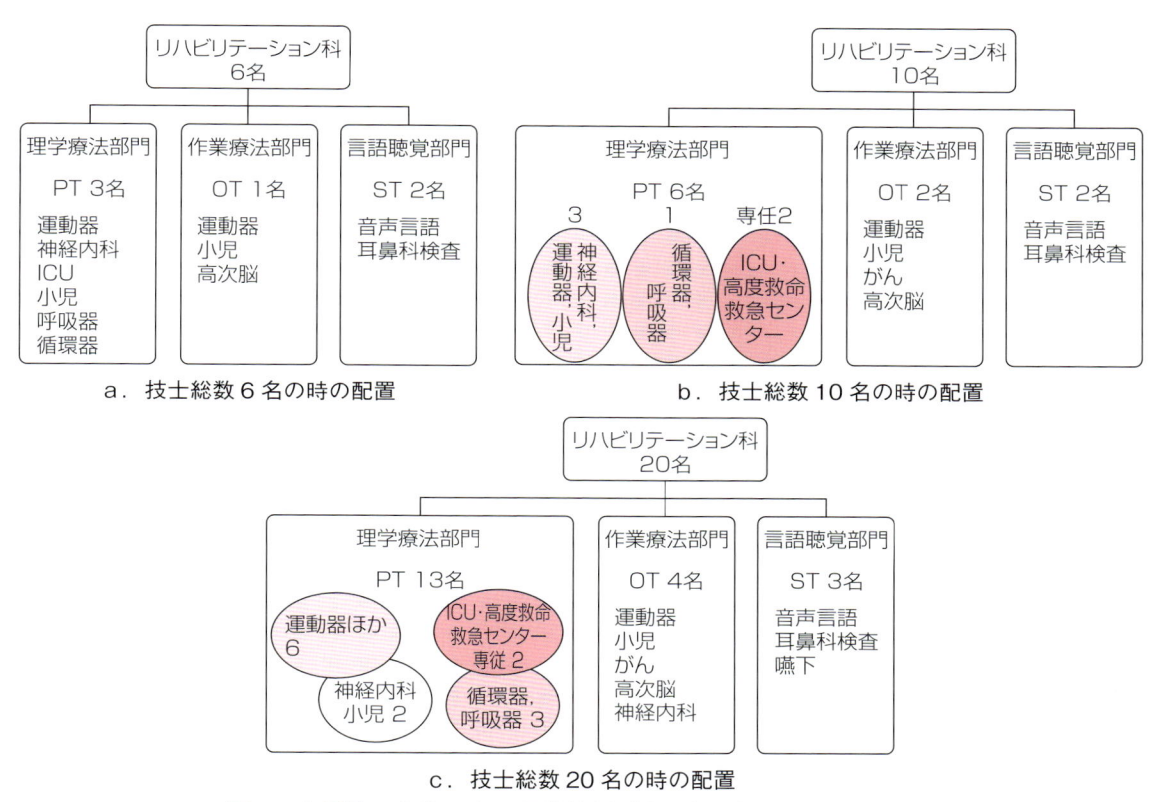

図1 人員数の変化による運営体制（専門領域）の変化イメージ
PT：理学療法士, OT：作業療法士, ST：言語聴覚士

　今なお，急性期病院におけるPTの配置数は十分とはいえない状況にあるが，それでも近年のPT数増加により，流動的な人員配置や病棟への専任・専従化を具体的に検討できる状況になりつつある．

　具体例として，PT数と部門運営の変遷をもとにイメージ図（**図1**）で示す．急性期病院700床に対してPT 3名体制（**図1a**）の時は，PT全員が疾患領域を幅広く担当せざるをえない．しかしPT 6名体制（**図1b**）になると，PT個々はオーバーラップしながら専門領域をもつ形での専任配置が可能となる．さらにPT 10名超の体制（**図1c**）になると，運用次第ではPTを専従配置することが可能となる．当院の場合は13年前からPTの増員を年次的に行い，PTが10名を超えた段階でICU・高度救命救急センターにPT 2名を専従配置した．実際の業務配置においては，増員採用したPTの臨床経験の有無や院内での教育期間などの関係があり，また退職者が担当していた専門領域を過不足なく補充することも難しいため，必ずしもイメージ図どおりの理想的な配置にすることは容易ではない．

　前述のように，近年は大学病院において100床あたりPT数が1.5～2名程度に増加し，多様な疾患群にも対応できる人材が徐々に増加している．そのため，一人のPTがあらゆる疾患，診療科を担当する体制から，担当疾患領域をより専門的に担当する体制，あるいは教育的な目的を付加させた小グループの診療班体制を導入する病院が増加している．しかし，これら大学病院において，各診療科から依頼されるリハビリテーション医療を安定的に提供するための人員体制と職場教

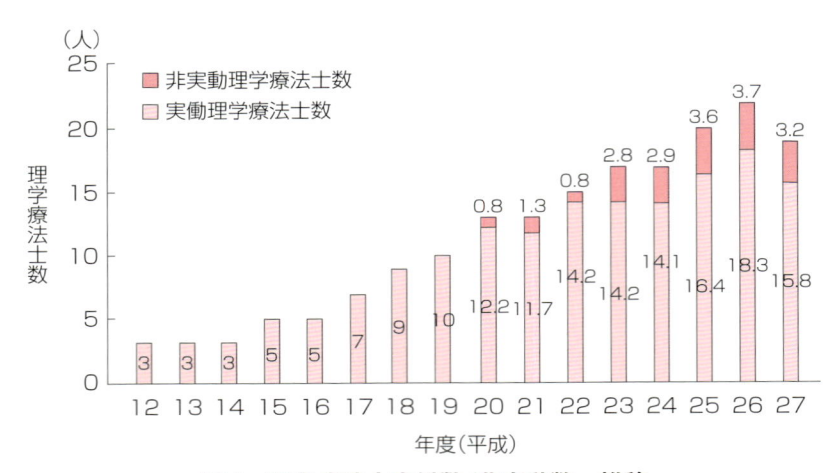

(人)
25
■ 非実動理学療法士数
□ 実働理学療法士数

図2　理学療法士実働数/非実動数　推移
年度途中の変動と部分休業は小数点以下で表示

グラフ数値（年度：実働／非実働）:
- 12: 3
- 13: 3
- 14: 3
- 15: 5
- 16: 5
- 17: 7
- 18: 9
- 19: 10
- 20: 12.2 / 0.8
- 21: 11.7 / 1.3
- 22: 14.2 / 0.8
- 23: 14.2 / 2.8
- 24: 14.1 / 2.9
- 25: 16.4 / 3.6
- 26: 18.3 / 3.7
- 27: 15.8 / 3.2

育を達成し，さらに特定機能病院の認可要件となる研究成果を生成するためには，病床数100床あたり最低でも4～5名のPT数は必要と考える．

3．非実働スタッフの発生と対策

PT増員とともに急な退職，休職，育児・介護支援のために，フルタイムで診療従事できない非実働スタッフ・非実動時間の発生が多くなっている．そのため，労務管理面からの専任・専従配置のデメリットが顕在化してきた．例えば，PT 2～3名の少人数のICUチームに産休など（産休，育休，病休，退職）が発生した時には，チーム内スタッフの超過勤務，他チームPTの時間的なサポート，配置の組み換えなどで調整を図るなどの対策が考えられる．しかし，多くの大学病院では元来，診療時間と診療実績（単位数）に余裕をもたせていないため，実際には患者数や治療時間の抑制という手段で診療調整をせざるをえない状況となる．当院の理学療法士の実働数と非実働数の推移を図2に示す．平成20年度から非実動数が発生し，年々増加傾向にある．また過去2年間のうちに退職者2名，育休2名，新採用3名，時短復帰1名が年度の途中に発生し，人員配置や担当調整も十分にはできず，診療実績や時間外にも大きな影響を生じた．

7対1看護のように診療報酬上の基準職員数に沿って配置されている職種は別として，病院運営上の判断から予備的な人員配置がなされていない部門や職種においては，実働スタッフ数の減少による診療体制および病院経営への影響は常に予測しておくことが大切である．特に，予備的な配置数の可否，臨時採用の可能性，採用者の教育期間，現スタッフによるローテーション教育など医療サービスの標準化と高度化の均衡を，部門運営の観点から常に考慮しておく必要がある．予備的な人員配置がない場合には，教育カリキュラムの整備，定期的なローテーション，計画的な増員要望，そして診療科との日頃からの業務調整などを進めておく．また対外交渉として，ICUほか関連診療科への影響や，診療実績減の予測情報を病院経営陣へ報告しておくことも大切である．

4．リハビリテーション科医師の役割

リハビリテーション科医師の役割は，PT応需体制に合わせた処方数調整，治療方針の

決定における ICU 医師との調整，リスク管理，部内教育など，急性期病院のハイリスク患者の理学療法を安全かつ有効に実施するために重要である．また，リハビリテーション科医師が複数配置されていると，ICU カンファレンスへの参加や休日診療体制への移行も容易になると考える．

ICU 患者の治療方針の決定においては，ICU 医師，元科（例えば，循環器内科の患者であれば循環器内科）の医師，そしてリハビリテーション科医師の 3 者間で調整することになる．そのうえで ICU 患者の退室後の QOL を意識した治療方針について PT とともに協議を進めていきたい．

5．休日診療体制

36 の大学病院の中でリハビリテーション科の休日対応は，長期休暇対応 18，土曜対応 11，日曜対応 1 と増加傾向にある．しかし，休日対応を ICU にまで拡充している病院は多くない．休日の ICU 理学療法介入の有無が治療効果にどのように影響するかのエビデンスは示されていないが，急性期医療の継続性の観点から不要という判断は考えにくい．また，ICU には病棟医師が常駐しているため，リスク管理の観点からは休日診療の単発的な導入であれば，リハビリテーション室で理学療法を導入開始する場合よりも比較的容易である．

いずれにしても，フルタイムで休日出勤をした時には，平日を振替休日に充てざるをえないため，平日の人員不足への対処という問題は生じる．根本的には，ICU に限らず一般病棟も含めて平均在院日数短縮への対応策として，マンパワーの増強と休日診療体制導入をセットで進めていくことになろう．

急性期病院における理学療法部門の管理体制としては，適正な PT 数の確保，診療技術の向上を目指した専従・専任化，業務の安定化を考慮した人材育成と労務管理について理学療法部門，リハビリテーション科，病院という階層構造の中で均衡を考えて運営することが大切である．また，運営状況をタイムリーに評価し，フィードバックできる運用が望ましい．

専任・専従体制の構築方法

1．専任・専従体制の構築

1）専任・専従体制の導入前

専任・専従 PT を配置する際には，PT の人員配置と個人スキル，さらにスキルアップの方法や病棟チーム内の役割を考慮し，調整していくことが必要となる．

例として，当院において専任・専従体制を構築するまでを経過に沿って解説する．従来 PT 3 人体制の時代は，全患者について PT 一人ひとりの個別担当制で診療にあたり，新患の担当振り分けは ICU・一般病棟と区別せず，PT 個々の臨床経験や患者重症度とリスクを勘案して技師長の裁量で行っていた．この体制では，経験年数や疾患の偏りはあるものの明確な専従・専任体制はとっていなかった．そのため，高度で専門的なリスク管理と積極的な体位変換や離床介入は行えず，四肢他動運動や呼吸療法など比較的短時間の介入にとどまっていた．ただし，患者の病状に応じて休日の単発的な介入も PT の判断で実施するなど運用上の柔軟さを感じることもあった．

2）専任・専従体制の導入（初期）

やがて当院は，高度急性期化に対応したリハビリテーション診療に展開するため，病棟へ PT を専任配置することを模索し始めた．すでに過去に循環器疾患などの病棟専任を実施していた大学病院などからの情報として，労務管理の難しさや指揮・命令系統の二重性というリハビリテーション科内調和の問題点が指摘されていたため，当院ではその点に留

意しつつ平成18年からICU・高度救命救急センターへのPT専任配置を開始した．さらに，翌年のPT2名増員のタイミングに合わせて，臨床経験7年程度のPT2名をICU・高度救命救急センターへ専従配置した．週間スケジュールは平日週5日間2名体制とし，一日のスケジュールは朝8時から病棟回診，8時半から一日の診療方針を決定するICU医師のカンファレンスへ参加，10〜17時は対象となる患者全員に断続的な理学療法介入を行い，可能な範囲で看護師のカンファレンスにも参加するといったものであった．

　専従配置の基本方針は，ICU病棟の治療や業務を理解し，病棟スタッフの一員として認められ，従来以上の理学療法介入の可能性を検討することとした．初年度はこの方針に沿ってICUにおけるPT専従業務の確立を図った．次年度からの方針は，専従していないPTスタッフにもICUにおけるPT業務を理解させ，将来的にローテーションができる体制を確立することとし，数カ月から半年の期間で2名のうち1名が交代するスライドシフトを実施した．それにより，3カ年をかけて技師長を含むPT全員がICU専従を体験した．

　しかし，業務や役割が十分に確立していない段階でローテーションを開始したこともあって，PTスタッフからは不慣れな環境で長時間従事することで精神的負担が大きいとの訴えが多くなった．そこで，専従配置であってもリハビリテーション室でのカルテ記載や飲水休憩を増やして，精神的な緊張の緩和を図るようにした．新たな体制の導入時には世代間の発想や受け止め方の違いを理解し，状況や個人に応じた調整が大切である．

3）診療報酬減少と対策

　専従配置にすることで，より積極的な理学療法介入が可能となるが，患者の状態に合わせて介入時間の変更，中断，再開が頻繁に発生する．人工呼吸器装着患者への積極的早期離床の場合は，事故抜管・抜去などの安全配慮とマンパワーサポートを目的に看護師や医師の協力を得るために時間調整が必要となる．CT検査の搬送に帯同する医師・看護師の動向によって理学療法介入の予定時刻を変更することもある．ICUでは，このように患者状態，理学療法内容，他検査に応じた時間調整が常に発生する．

　ICU診療について当院の25年度診療実績を例に示す（**表1**）．ICU専従の場合，PT1名一日あたり患者数は6.2人，15.1単位であった．さらに後述する教育プログラムを実施した場合には，指導PTと教育プログラム受講者の2名では6.9人（16.4単位）となった．専従配置PTの診療報酬実績は一般病棟の疾患別リハビリテーション料のそれよりも低く，さらに高度な教育を提供する過程においては診療報酬実績を増すことは難しい．病院経営においては，診療実績の低下という数値のみが注目される傾向にあるため，その対策として専従制の利点である医療の質の向上やチーム医療連携の改善に関する職員意識調査を実施し，説明資料とした．

表1　一日あたり診療実績

平成25年度	患者数	単位数
ICU専従PT 1名	6.2	15.1
指導PTと教育プログラム受講者の2名	6.9	16.4

PT：理学療法士

2．教育体制の確立

1）経　緯

　ICU専従・専任体制の構築において大きな課題は教育体制の整備である．ICU業務については1，2週間で一連の流れはある程度理解可能となるが，医学情報の読み取りや解釈を高度に行えるように育成するには，長期間

の臨床教育あるいはトレーニングが必要となる．さらにいえば，指導するPT自体を育成することが優先課題である．医学教育を担う大学病院においても，PTを臨床的かつ専門的に指導する専任者は配置されていない．700床の病院でPT総数が数名の時代は，見よう見まねとマンツーマンの現場教育が通常であった．専任・専従体制においても，PT数名のチーム内で教育するにはマンツーマンの指導が基本となる．臨床教育に傾注できる体制（教育用の人員配置）と診療報酬実績とのバランスを示す根拠となる，臨床教育体制の実践と報告が必要と考えた．また医師の負担軽減やチーム医療推進などの社会的要請も一段と大きくなっていた．

　平成23年度，文部科学省は大学改革の事業として，初めてPTや診療放射線技師などの医療技術職の教育のために交付金事業を開始した．事業名は「チーム医療推進のための大学病院職員の人材養成システムの確立」[1]である．当院から「急性期医療を支援する医療人教育モデル」を提案し，専任で臨床指導を行うPTをICUへ配置して教育プログラムを構築することを始めた．

2）事業概要

　ICU理学療法の教育プログラムは，本事業8つの教育プログラムのうちの一つである[1]．大学病院に勤務する医師や看護師は，教員あるいは教育担当として臨床教育の役割が明確になっている．しかし病院勤務のPTが専任で教育を担当することは従来なかった．本事業によって臨床指導を専任とするPTがICU経験のないPTを指導する試み，またその教育プログラムを構築することを始めた．

　教育プログラムの主な内容は，専任指導PTによるマンツーマンの臨床指導，症例検討会，実務講義，実務実習などである．ICUの医師，保健学科教員，学外講師などによる指導，講義なども適宜組み合わせて実施し，独自で作成したチェックリストで毎月到達度を相互確認しながら進めていくものであった．さらに，教育コストの試算において参考となる診療実績を示し，事業費用終了後の人材養成と病院経営の指標とする計画とした．

3）教育プログラムの詳細

a．臨床指導

　臨床指導を専任とするPTには，診療報酬請求をしないで指導に専念するように「臨床指導専門職」という独自の名称を付与した．さらに，当院職員でICU配置の経験がないPT 1名をICUに専従配置し，2名一組で1患者の理学療法と臨床指導を同時に行うOJT（On the Job Training）教育体制とした（図3, 4）．

　一日に担当する患者は数名程度にとどめ，専門用語など知識の補充，患者およびモニタ類の観察や操作に重点をおいた．2カ月経過後から患者数を徐々に増やし，年度後半は一日10人20単位程度の診療を指導者とともに行うよう調整した．

b．症例検討会

　症例検討会は内容，職種，頻度を考慮して4種を実施した（表2）．

①症例検討会

　情報共有および理学療法内容と方針の決定，若手PTの教育のため，毎朝診療前30分間，病棟にて新規患者および担当患者について症例検討を実施した．若手PTは診療録などの情報収集，解釈，治療方針決定までの判断について説明する．さらに，指導PTと診療前に患者情報を集約・共有し，一日の診療スケジュールと患者ごとの診療内容を確認した．

②治療方針検討会

　担当患者の治療・リハビリテーション方針検討のために，治療方針検討会を毎週1回実施した．その際，前週からの患者状態の変化を再確認させ，今後の理学療法方針について

ほかのICU専従PTも加えて協議させた．

③リハビリテーション科カンファレンス

リハビリテーション科カンファレンスでは医師や一般病棟PT，OTも同席の中で症例提示を行わせ，文献収集，学術報告，質疑応答の技術向上を図った．

④救急科カンファレンス

ICU医師カンファレンス（60分/回）には週2回参加させた．医師・研修医が説明する治療方針や判断根拠を知り，病態やリスクを把握するポイントを学ぶ目的とした．ICUでの専門的な用語を整理し，自己学習項目に加えることで専門知識の補完を図った．

c．多職種による実習と講義

ICU医師，看護師，臨床工学技士の業務について，臨床現場での直接指導を受ける実務実習を行った（図5）．内容は，人工呼吸器のトラブルと対処方法，気管切開下人工呼吸器管理中の吸引手技，咳嗽介助と強制咳嗽，開放式吸引手技，人工呼吸器モードの理解など多岐にわたる．実務実習では体位変換方法や吸引手技など，臨床の中で活用可能な項目を

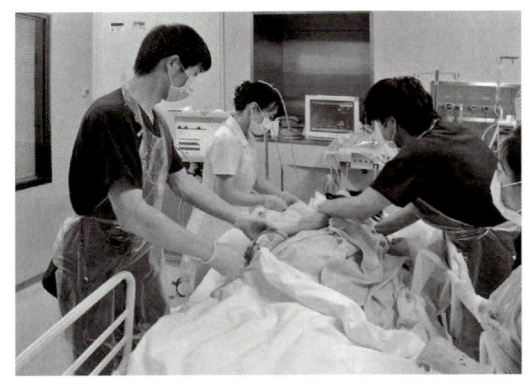

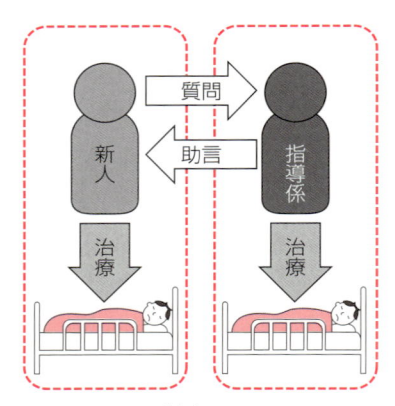

図3 ICUでの臨床の一場面（指導理学療法士，看護師と協働で体位変換）

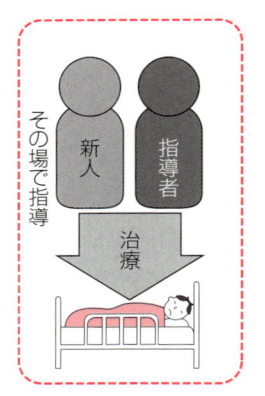

a．従来のOJT　　b．専任指導者を配置した教育モデル

図4 臨床指導体制の違いによる治療と指導イメージ
OJT：On the Jop Training

表2 理学療法士が参加する症例検討会など一覧

頻度・時間	名称	内容・目的
毎朝診療前，30分	症例検討会	情報共有，治療方針決定
週1回夕刻，1時間	治療方針検討会	週総括と治療方針確認，プレゼンテーション練習
月1回昼，30分	リハビリテーション科カンファレンス	文献収集，学術報告のスキルアップ，質疑応答
週2回午前中，1時間	ICU医師カンファレンス	治療方針，病態・リスク情報の把握

課題として設定した．

さらに，ICU医師，看護師，薬剤師，臨床工学技士，PTのそれぞれが講師となり，講義を行った．講義内容は体外式膜型人工肺（ECMO：Extracorporeal Membrane Oxygenation）の治療方針，看護業務と吸引，循環および鎮静・鎮痛薬，持続的血液濾過装置，呼吸ケア・リハビリテーションなどである．その他，看護師，薬剤師や臨床工学技士の業務を一日見学し，単純な業務内容の理解にとどまらず，時間管理の工夫や限界，つまり苦労話を聞くことで共感や協働の下地を固めることとした．

d．他施設の見学，講師招聘

特定の職種や職域の講師を招聘するには院内研修費用や診療科の財政支援が必要である．今回は事業費用が交付されたため，国内で先進的な取り組みを実施している施設から講師を招聘し，年2回程度の講義と臨床指導を行った．また，指導者・受講者には個々にも主要医療機関を視察させて知識と経験の補充を図った．

e．到達度評価

教育プログラムの到達度を客観化，視覚化するとともに，今後の修正・更新を容易にするため，平成23,24年度と指導内容の見直しを行うとともに到達度評価の仕組みを構築した．平成25年度版では，2カ月ごとの到達目標「超急性期医療促進プログラム理学療法士コース 月別到達度目標」（大項目11，小項目60）を設定した．評価基準は「十分できる」「できる」「要努力」の3段階評価とし，受講者自身と指導者がおのおのに評価を行った後，具体的な観察事項を指摘しつつ指導した．

さらに，ICU理学療法に必要な知識と技術について詳細な習得状況を確認するチェックリスト『超急性期医療促進プログラム理学療法士コースリスト（図6）』を作成し使用した（http://home.hiroshima-u.ac.jp/tmiryou/）．

4）教育プログラム導入の成果

高度救命救急センターに緊急入室して24時間以上人工呼吸器を装着した患者を年度で比較すると，教育プログラム初年度（平成23年度）は106人の人工呼吸器装着期間が14.1日から9.3日へと短縮し，再挿管も16/90例から13/114例に減少するなど介入成果が現れた．図7に示すように，リハビリテーション開始までの期間は9.0日から平成24年度には4.2日へと短縮し，在室期間も短縮できた．専任指導者を配置し教育プログラムを構築することによって専任指導者，受講者ともに技術の向上が図られ，医療の質の観点からも一定の成果が得られた．

ICU理学療法は，さまざまな医療機器が装着された中で離床（座位練習，車いす座位移

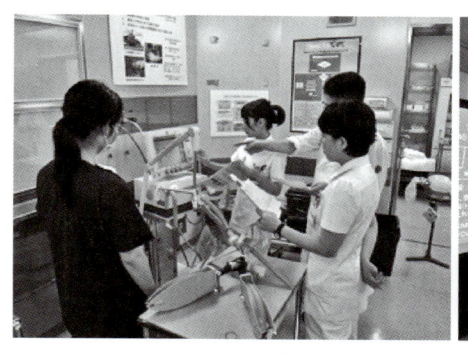

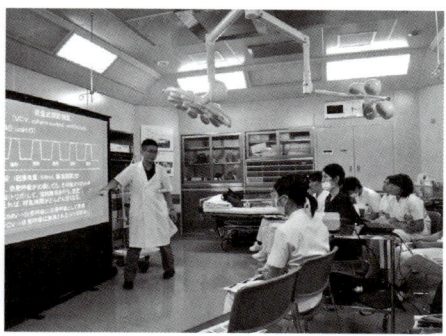

a．実務実習　　b．実務講義

図5　実務実習と実務講義
実務実習ではICU医師による人工呼吸器のトラブル対処を行った

				c=要努力, b=できる, a=十分できる (3段階評価)	評価不能 未実施	c	b	a

7. フィジカルアセスメントを実施(精神運動的領域)
  7.1 視診
    7.1.1 肢位の確認

| 7.1.1.1 | 異常肢位の確認を実施する | 1 | 自己 | ○ | | | |
| | | | 他者 | ○ | | | |

  7.1.2 意識レベルの確認

7.1.2.1	JCSを使用して意識レベル評価を実施する	2	自己	○			
			他者	○			
7.1.2.2	GCSを使用して意識レベル評価を実施する	3	自己	○			
			他者	○			

  7.1.3 呼吸状態の確認

7.1.3.1	胸郭の形状を観察する	4	自己	○			
			他者	○			
7.1.3.2	呼吸補助筋の活動を観察する	5	自己	○			
			他者	○			
7.1.3.3	呼吸数を測定する	6	自己	○			
			他者	○			
7.1.3.4	胸郭運動の左右差を観察する	7	自己	○			
			他者	○			

図6 超急性期医療促進プログラム理学療法士コースリスト

a. リハビリテーション開始までの期間

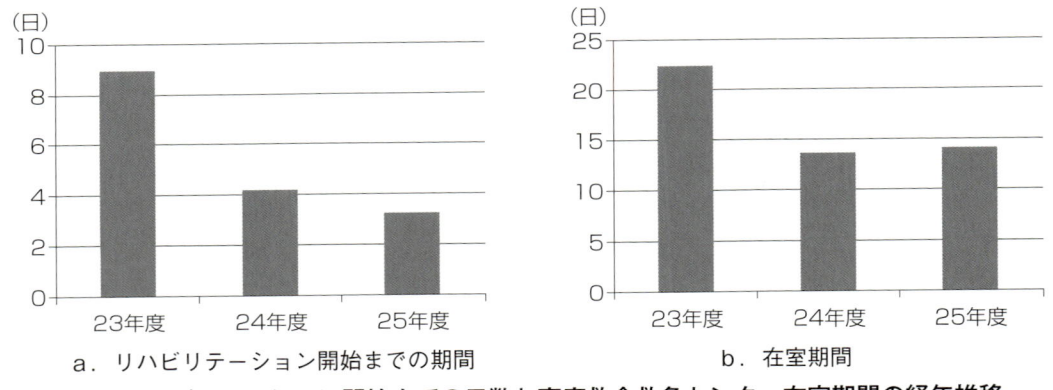

b. 在室期間

図7 リハビリテーション開始までの日数と高度救命救急センター在室期間の経年推移

乗,立位練習,歩行練習など)を行うため,一人のPTによる診療ではルートの引き抜きや転倒・転落などのリスクが大きく十分な介入ができないことがある.教育プログラムのように,専任指導者と教育プログラム受講者との2名一組の体制をとることで,数分間のマンパワー不足を解消しつつ高度なリスク管理をしながら安全に診療ができることも実感できた.

5) 教育体制の課題

a. 専任指導者による教育・診療体制の必要性

臨床教育の手法についてPT以外の医療職種を参照すると,医師では2004年より卒後臨床研修の必修化[2]やコア・カリュキュラムの作成が行われており[3,4],歯科医師も2006年より1年間の卒後臨床研修が必修化されている[5].看護師においては,卒後研修の到達目標と指導指針が示されており,努力義務化がなされている[6].これらを達成するために,

臨床研修医制度や看護師のプリセプターシップ制度を構築して，指導者と新人が同時に診療する OJT を通して人材育成を図る体制を構築している．

PT が毎年 1 万人を超えて増加するなか，ICU においても PT の技術を普及・発展させるためには，まず十分な教育体制が必要であり，その普及が急務である．

b．専任指導者の不足

急性期病院に勤務する PT にとっても ICU はまだ特別な領域であり，専門的に高い臨床能力や指導能力を備えた PT は少ない．加えて ICU のように多職種が濃密に連携するチーム医療の中で独自に技術向上を図ることは容易ではない．医師の場合は医学科教授が診療科長を兼任して臨床指導を行うが，保健学科においては実務レベルで兼任して臨床指導を行うことはまれであり，大学病院に勤務する PT が臨床教育を行わなければならない．当院では ICU 理学療法の指導者育成のために，先駆的に取り組んでいる施設の見学，専門学会での知識の補充，他施設の専門家とのディスカッションを重ね，指導者としての資質向上を図ってきた．

c．教育期間と教育コスト

教育期間については，単年度で教育プログラムを作成し，短期的な成果を普及伝達することを目指した．しかし ICU の教育を完遂するには，さらに数年以上の研修や実務経験を重ね，いずれは次の指導者として新たな後進育成へと引き継がれることが必要である．

永続的に「専任指導 PT」を配置するかどうかは経営的な判断にもよるが，診療体制の安定化と医療の質の向上にかかる専任指導者の費用（人件費）については，余りある効果が得られたと考えられる．

本事業に関しては，国公私立病院と日本理学療法士協会から多数の視察があった．これら急性期病院間で相互視察や人事交流を図り，指導者の育成を継続していくことが本事業継続においても重要であり，大学間の相互教育システムの構築が今後の鍵となるのではなかろうか．

ICU 理学療法において高度な専門性と安全性を担保するには，専任・専従制が必要であり，その体制づくりには人員数，コスト，教育者育成などの教育体制の整備が不可欠である．

ICU との連携

1．専従か専任か

専任制の場合，PT の中でいわゆる ICU 担当をあらかじめ設定し，ICU からの処方に合わせてリハビリテーション室から ICU に移動して介入する．メリットとしては，診療実績が比較的低下しにくいこと，心理的な負担が少ないこと，担当 PT の変更や代診が調整しやすいことが考えられる．

対して，専従制の場合，終日 ICU に従事するため診療の対応能としては専任制よりも優位である．専従することでリアルタイムに病態を把握し，医学的な知識やその実際を深く学ぶことが可能になる．また次項でも述べるが，診療依頼があって対応するのではなく，必要性の発生と同時に介入ができる．そのほか専従制のメリットには介入時間の調整が容易となるため，短時間の頻繁な介入も可能となる．医学的な知識の向上はリスク管理の向上につながり，スタッフと協働する時間が長くなることで多職種連携性の向上を図ることも容易になる．

各病院のスタッフ構成や ICU 病床数あるいは教育体制などによって，配置体制を選定し，成果を振り返り修正することが望ましい．

2．処方と介入のタイミング

リハビリテーションは，ICU もしくは診療

科からリハビリテーション科への紹介があって，リハビリテーション科医師からの処方を受けて介入することが原則であるが，早期介入が優先される場合はICU医師からの口頭処方で開始し，事後に処方オーダー入力や治療計画書・同意書作成となることもある．例えば，肺炎による敗血症性ショック状態を呈していても，人工呼吸器および昇圧剤の投与で呼吸および循環状態がコントロール可能な状態であることをICU医師が判断して即座にPT介入を開始する．

理想的には，PTもICU・高度救命救急センターへ入室してくる全患者の情報を常に把握し，担当医もしくは主治医が往診に来たときにはPTも立ち会い，その場で紹介受診〜当日処方〜当日介入となることが望ましい．たとえ入棟翌日のコンサルテーションとなっても，事前に入室患者の状況を把握していることで医師からの情報提供も簡潔に済ませることができる．

3．総合実施計画書の作成時期，方法

総合実施計画書に本人または家族の同意を得ることも，ICUでは迅速にできないことが多い．これには急性外傷，身元不明，居住地域外での発症などさまざまな要因がある．専従制の場合には，ICU医師，看護師と頻繁に会話できるため，時間調整や協力も比較的得られやすい．

4．呼吸器ケアサポートチーム，疼痛および不穏・せん妄管理チーム

急性期病院のチーム医療としては，呼吸器ケアサポートチーム（RST：Respiratory Support Team），褥瘡管理，栄養サポート，医療安全のほか，たくさんのチームが院内に結成されている．RSTは診療報酬加算に裏づけられた多職種連携であり，チーム回診や研修会の開催が求められている．教育プログラムの中で連携教育を推進する契機となり，看護師や臨床工学技士による講義も増加し，多職種と常に顔のみえる距離で日常的に診療することは有意義である[7]．

以前は，鎮静および鎮痛管理に関して多職種で話し合う機会はなく，基本的には医師からほかのメディカルスタッフへの"指示"という一方向性のコミュニケーションであった．しかし，疼痛および不穏・せん妄管理チーム（Pain Agitation Delirium Team）が結成されてからは，多職種が同時に集まり議論する双方向性のコミュニケーションが活発になった．

5．看護師との連携

看護師とは，多職種連携の必要性について共通認識をもつことができたことにより，PTが看護師カンファレンスへ参加することは歓迎されるようになった．ただし，急患対応などで開催時間が流動的になるため，PTからの伝達はできるだけ簡潔に済ませている．例えば，体位呼吸療法など介入開始時間を看護師向けにメモしておき，看護介入のスケジュール調整やPT介入後の患者情報を共有しやすくするなど，相互に協力できる連携の深化が有益であった．

6．体位変換表の活用

ベッドサイドに体位変換表を掲示している．目的は，患者に関わるすべての職種にリハビリテーション介入の情報を提供し共有することにある．土日や夜間でも継続して体位変換を実施し，離床が進んでいる患者では，看護師のみでも離床練習を実施してもらえるように働きかけている．

7．多職種連携教育

ICUにおける理学療法は，時間軸でみると多職種が個別介入する時間以外の隙間の時間

に介入することになる．そのため患者の一日の予定を把握することが最も重要で，それを管理する看護師のケア予定，看護師の休憩時間，カンファレンス開催時間などを把握しておくことに留意している．看護師だけでなくその他の職種の受け入れやすさを高めるためには，それぞれの職種の予定を把握し，何を優先して実施していくのかを協議して全職種が納得した時間調整を行ったうえで理学療法介入時間を決定する必要がある．

チーム医療とは各職種の専門性を持ち寄って包括的介入をすることが目的であり，漏れなく患者サービスを提供し相互に補完し合うことで効果的な診療や役割の見直しを積極的に検討することができる．しかし，看護師は看護，医師は医師業，PTは理学療法をそれぞれがスペシャリティをもって介入する．各職種の各論的な課題を解消するには，相互に支援する姿勢と実際に動かす仕組みが必要になる．

ICUと各種医療チームの連携強化には，専従制が理想である．体制の構築・維持のためには多職種業務の理解，協働の実践，教育体制の整備，目的に合わせた部門運営が重要である．

Conclusion

　急性期病院における理学療法部門は，PT数に合わせた専任・専従配置と教育システム構築が重要である．

　ICUには専従配置が望ましく，配置数，ローテーション，休日対応などについて検討するとともに，診療収入などの数値も明示して計画的に提案・導入していく．教育システム構築においては，診療報酬（疾患別リハビリテーション料）にかかわらない教育担当のPTもICUへ専従配置することが理想である．教育担当の専従配置は人件費の負担増になる一方で，超急性期のリスク管理，短期集中による効率的な人材養成，診療におけるマンパワー不足の軽減，教育プログラムの確立など利点はとても多い．当院では，ICUでの理学療法介入までの期間短縮，ICU在室期間の短縮，合併症の減少，ICU医師・看護師の負担軽減，新たな多職種連携チームの発足，知識・技術到達度の可視化など多くの効果が現れた．

文献

1) 文部科学省：平成25年度事業「チーム医療推進のための大学病院職員の人材養成システムの確立・高度急性期医療を支援する医療人教育モデル」事業報告書（事業推進責任者：伊藤義広）．平成23～25年度，広島大学
2) 平出　敦：卒後臨床研修．日本医学教育学会（編）：医学教育白書2010年度版．篠原出版新社，2010，pp71-73．
3) 厚生労働省：卒後臨床研修におけるコア・カリキュラム（案）．
（http://www.mhlw.go.jp/shingi/2002/06/s0627-3f.html）2014年3月25日閲覧
4) モデル・コア・カリキュラム改訂に関する連絡調整委員会，他（編）：医学教育モデル・コア・カリキュラム　—教育内容ガイドライン—平成22年度改訂版．
（http://www.mext.go.jp/component/b_menu/shingi/toushin/__icsFiles/afieldfile/2011/06/03/1304433_1.pdf）2014年3月25日閲覧
5) 厚生労働省：歯科医師臨床研修制度．
（http://www.mhlw.go.jp/stf/seisakunitsuite/bunya/kenkou_iryou/iryou/shikarinsyo/index.html）2014年3月25日閲覧
6) 厚生労働省：新人看護職員研修ガイドライン．

(http://www.nurse.or.jp/nursing/education/shinjin/index.html) 2014年3月25日閲覧
7) 西川裕一,他:集中治療病棟における人工呼吸器装着患者に対する痛み・不穏・せん妄管理チームの取り組み.国大リハ療士会誌 **36**:57-61,2015

理学療法 MOOK 18
ICU の理学療法

発　　　行	2015 年 12 月 7 日　第 1 版第 1 刷Ⓒ
シリーズ編集	福井　勉・神津　玲・大畑光司・甲田宗嗣
責任編集	神津　玲
発　行　者	青山　智
発　行　所	株式会社 三輪書店
	〒 113-0033　東京都文京区本郷 6-17-9　本郷綱ビル
	☎ 03-3816-7796　FAX 03-3816-7756
	http://www.miwapubl.com
印　刷　所	三報社印刷 株式会社

本書の無断複写・複製・転載は，著作権・出版権の侵害となることがありますのでご注意ください．

ISBN 978-4-89590-528-2　C 3047

JCOPY　＜（社）出版者著作権管理機構　委託出版物＞

本書の無断複製は著作権法上での例外を除き禁じられています．複製される場合は，そのつど事前に，（社）出版者著作権管理機構（電話 03-3513-6969，FAX 03-3513-6979，e-mail: info@jcopy.or.jp）の許諾を得てください．

■ 理学療法の"いま"がわかるMOOKシリーズ！待望のリニューアル続刊!!

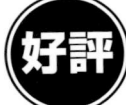

理学療法MOOK 17
理学療法技術の再検証 好評
科学的技術の確立に向けて

責任編集　福井 勉・神津 玲・大畑 光司・甲田 宗嗣

● 定価（本体 4,000 円+税）
B5　220頁　2015 年　ISBN 978-4-89590-512-1

時代にあったトピックスを前面に打ち出し、臨床家の向上心をくすぐる内容とボリュームで多くの人に愛されてきた本書が、最新の知見を取り入れて生まれ変わった。リニューアル続刊第1弾として、理学療法生誕50年の節目に相応しく、いままでを振り返り、科学的根拠に耐えうる理学療法技術とは何かを探る。これまで様々な技術が提唱されてきたが、それが次世代の技術に成りうるかは提唱された時点では不明である。つまり、検証というフェーズを経ることで確かな技術だけが生き残り、全体的な技術が進歩していく。本書では、「運動器」「中枢神経」「内部障害」「小児」の各種技術に対して問題点をあげ、その問題点に対する最新の考察や理論的技術を提示した。ぜひ、本シリーズを通して理学療法の技術ロードマップを作ってほしい。

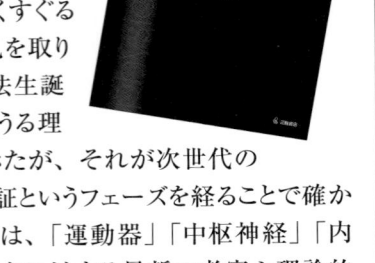

■ 主な内容

第1章　中枢神経疾患アプローチに対する検証
1. 中枢神経疾患に対する理学療法技術の変遷
2. 脳卒中患者に対する急性期の理学療法技術の検証
3. 脳卒中患者における姿勢制御再建と理学療法技術の検証
4. 脳卒中患者における歩行機能再建と理学療法技術の検証
5. 脊髄損傷患者における理学療法技術の検証
6. 神経難病に対する理学療法技術の検証

第2章　運動器障害アプローチに対する検証
1. 頸部・頭部に対する理学療法技術の検証
2. 体幹に対する理学療法技術の検証
3. 腰痛に対する理学療法技術の検証
4. 股関節に対する理学療法技術の検証
5. 膝関節・足関節に対する理学療法技術の検証

第3章　内部障害アプローチに対する検証
1. 急性呼吸障害に対する理学療法技術の検証
2. 慢性呼吸障害に対する理学療法技術の検証
3. 心臓外科術後に対する理学療法技術の検証
4. 心不全に対する理学療法技術の検証
5. 糖尿病に対する理学療法技術の検証

第4章　発達障害(小児障害)アプローチに対する検証
1. 運動発達障害に対する理学療法技術の検証
2. 重症心身障害児に対する理学療法技術の検証

好評既刊　理学療法MOOK

- 理学療法MOOK 1　**脳損傷の理学療法①【第2版】** 超早期から急性期のリハビリテーション
- 理学療法MOOK 2　**脳損傷の理学療法②【第2版】** 回復期から維持期のリハビリテーション
- 理学療法MOOK 3　**疼痛の理学療法【第2版】**
- 理学療法MOOK 4　**呼吸理学療法【第2版】**
- 理学療法MOOK 5　**物理療法**
- 理学療法MOOK 6　**運動分析**
- 理学療法MOOK 7　**義肢装具**
- 理学療法MOOK 8　**下肢関節疾患の理学療法**
- 理学療法MOOK 9　**スポーツ傷害の理学療法【第2版】**
- 理学療法MOOK 10　**高齢者の理学療法【第2版】**
- 理学療法MOOK 11　**健康増進と介護予防【増補版】**
- 理学療法MOOK 12　**循環器疾患のリハビリテーション**
- 理学療法MOOK 13　**QOLと理学療法**
- 理学療法MOOK 14　**腰痛の理学療法**
- 理学療法MOOK 15　**子どもの理学療法**
- 理学療法MOOK 16　**脳科学と理学療法**

お求めの三輪書店の出版物が小売書店にない場合は、その書店にご注文ください。お急ぎの場合は直接小社に。

編集 03-3816-7796　FAX 03-3816-7756
販売 03-6801-8357　FAX 03-6801-8352

〒113-0033
東京都文京区本郷6-17-9 本郷綱ビル

三輪書店

ホームページ：http://www.miwapubl.com